U0395799

LINCHUANG HULI SHIJIAN YU ANLI FENXI

临床护理实践与案例分析——

孙　红　等主编

上海科学普及出版社

图书在版编目（CIP）数据

临床护理实践与案例分析／孙红等主编.—上海：上海科学普及出版社，2023.8
ISBN 978-7-5427-8528-2

Ⅰ.①临… Ⅱ.①孙… Ⅲ.①护理学–案例 Ⅳ.①R47

中国国家版本馆CIP数据核字（2023）第139474号

统　　筹　张善涛
责任编辑　陈星星
整体设计　宗　宁

临床护理实践与案例分析

主编　孙　红　等

上海科学普及出版社出版发行

（上海中山北路832号　邮政编码200070）

http://www.pspsh.com

各地新华书店经销　　山东麦德森文化传媒有限公司印刷

开本 787×1092 1/16　印张 22.25　插页 2　字数 570 000

2023年8月第1版　　2023年8月第1次印刷

ISBN 978-7-5427-8528-2　定价：198.00元

本书如有缺页、错装或坏损等严重质量问题
请向工厂联系调换

联系电话：0531-82601513

编委会

主　编

孙　红　王黎明　张文静　崔华蔚

孙田田　揭桂莲　丁庆美

副主编

孙璐璐　王静霞　顾晓燕　崔茹洁

刘金玲　周丽云　郑郁荣

编　委（按姓氏笔画排序）

丁庆美（烟台毓璜顶医院）

王　瑞（枣庄市中医医院）

王静霞（河北省儿童医院）

王黎明（青岛市第八人民医院）

刘金玲（菏泽市巨野县北城医院）

孙　红（青岛大学附属青岛市海慈医院/青岛市中医医院）

孙田田（济宁医学院附属医院）

孙璐璐（聊城市人民医院）

张文静（济宁医学院附属医院）

陈　晨（河南中医药大学人民医院/郑州人民医院）

周丽云（天祝县人民医院）

郑郁荣（宜城市人民医院）

顾晓燕（江苏省东台市人民医院）

崔华蔚（山东省公共卫生临床中心）

崔茹洁（常州市儿童医院）

揭桂莲（茂名市人民医院）

护理学作为自然科学与社会科学相结合的一门综合性应用学科，始终以人的健康为中心，为人类健康服务。随着当前社会经济的发展、疾病谱的变化，以及人口老龄化进程的加快，我国对护理事业的改革发展提出了更高的要求，即推行以改革护理服务模式与落实整体护理为核心的优质护理服务，使其不断适应人民群众日益多样化、多层次的健康需求，逐步向多领域进行延伸。因此，为了提高我国护理工作者的护理专业技术水平与临床护理服务质量，适应当前人民群众不断增长的健康需求以及经济社会发展对护理事业发展的新要求，我们特邀请众多有丰富护理经验的专家精心编写了《临床护理实践与案例分析》一书。

本书在内容编排上首先介绍了护理学绪论和基础护理技术，然后详细阐述了临床常见病与多发病的病因、临床表现、诊断、治疗、护理评估、护理诊断、护理措施和健康指导等内容。本书融入了国内外护理学的新理论，总结了近年来护理学领域发展的新技术和新成果，注重科学性和实用性的统一，资料翔实、内容丰富、重点突出，有利于为广大护理工作者提供更加规范的疾病护理标准，以提高护理质量。本书可供各级医院护理工作者及护理院校师生参考学习。

由于护理学处于不断发展的阶段，加上本书编者较多，知识和经验有限，且编写风格不尽相同，书中不足和疏漏之处在所难免，望广大读者批评指正，以便我们学习和改进。

《临床护理实践与案例分析》
2023 年 6 月

目录

CONTENTS

第一章

护理学绪论

第一节 护理学新概念

一、基本概念的转变

护理学是医学的重要组成部分,医学模式直接影响着护理学的指导思想、工作性质、任务以及学科发展的方向。生物-心理-社会医学模式的出现,毫无疑问地对护理专业(从理论和实践各个方面)产生了巨大的影响,其中首先表现在一些基本概念的转变上。

(一)关于人的概念

新的医学模式对人的认识直接影响了现代护理学中有关人的概念。由于护理学研究和服务的对象是人,对人的认识是护理理论和实践等的核心和基础,它影响了整个护理概念的发展,并决定了护理工作的任务和性质。许多护理理论家都对人有过不同的论述,概括起来,有以下一些共同点。

1.人是有生物和社会双重属性的一个整体

人是有生物和社会双重属性的一个整体,而不是各个器官单纯的集合体。人这个整体包含了生理、心理、精神、社会等各个方面,任何一个方面的疾病、不适和功能障碍都会对整体造成影响。生理的疾病会影响人的功能和情绪,心理的压力和精神抑郁又会导致或加重生理的不适而致病。从这个概念出发,就没有单纯的疾病护理,而是对患病的人的护理。

2.人是一个开放的系统

人既受环境的影响又可以影响环境——适应环境和改造环境。人作为自然系统中的一个次系统,是一个开放系统,与周围环境不断地进行着物质、信息和能量的交换。人的基本目标是保持机体的平衡,包括机体内部各次系统间以及机体与环境间(自然环境和社会环境)的平衡。人必须不断调节自身的内环境,以适应外环境的变化,应对应激,避免受伤。强调人是一个整体的开放的系统,是要让护士重视调节服务对象的机体内环境,使之适应周围环境,同时也要创造一个良好的外环境,以利于人的健康。

3.人对自身的健康负有重要的责任

生物-心理-社会医学模式强调人是一个整体,强调人的心理、社会状态对人的健康的影响。

1

因此,人不是被动地等待治疗和护理,而是对自身的良好的健康状态有所追求,并有责任维持健康和促进健康,并且在患病后努力恢复健康。充分调动人的内在的主观能动性,对预防疾病促进康复是十分重要的。这个概念对护理工作提出了新的要求,要求护理工作者明白患者不仅仅需要照顾,更需要指导和教育,以便最大限度地进行自我护理。

(二)关于健康的概念

世界卫生组织(WHO)关于健康的概念,指出:"所谓健康就是在身体上,精神上,社会适应上完全处于良好的状态,而不是单纯地指疾病或病弱。"后来提出新的健康概念,它不仅涉及人的心理,而且涉及社会道德和社会适应方面的问题,生理健康、心理健康、道德健康和社会适应健康四方面构成健康的整体概念。这标志着以健康和疾病为研究中心的医学科学进入了一个崭新的发展时期。对健康的概念一直是医学模式的焦点。在新的医学模式下,护理学对健康的概念主要包含以下一些基本思想。

(1)健康是动态的过程,没有绝对静止的健康状态。健康和疾病也没有绝对的分界线,而是一个连续的过程。护理工作要参与健康全过程的护理,包括从维持健康的最佳状态直到让患病的濒死的人平静、安宁地死去。

(2)健康是指个人机体内各个系统内部、系统之间以及机体和外部环境之间的和谐与平衡。最良好的平衡与和谐就是最佳的健康状态。包括所有生理、心理、精神、社会方面的平衡与协调。

(3)健康是有不同水平的。没有绝对的唯一的"健康"标准。对某些没有生理疾患的人,但心情抑郁、精神不振、对周围的事情麻木不仁,可认为是不健康的。而某些已经患了较严重的生理疾患的人,心胸开朗、精神乐观,在其可能范围内最大限度地发挥机体的潜能,可以认为在这种情况下,这些患者是比较健康的。

(4)健康的概念是受社会和文化观念影响的。不同的人会对自己的健康有不同定义,而观念转变会影响人对健康的理解。护理工作可以通过宣传教育,改变人们对健康的理解。

(三)关于环境的概念

生物-心理-社会医学模式重视人与环境的相互影响。不仅是自然环境,同样包括社会环境。现代护理学对环境有以下认识。

1.人与环境紧密联系

人的环境分为内环境——人的生理、心理活动,外环境——自然环境和社会环境。自然环境包括人生存的自然空间、水、空气、食物等。社会环境则是指经济条件、劳动条件、卫生和居住条件、生活方式、人际关系、社会安全、健康保健条件等。

2.环境影响人的健康

良好的环境可以促进人的健康,而不良的环境则可能对人的健康造成危害。护理人员有责任帮助自己的服务对象正确认识个体所处的环境,并且尽可能地利用良好的环境,改造不良环境,以利健康。

3.人体应与环境协调和统一

环境是动态的、变化的,人体必须不断地调整机体内环境,使其适应周围环境的变化。如果人体不能很好地与环境相适应和协调,机体的功能就会发生紊乱,以致引起疾病。

4.环境是可以被人改造的

新模式认为人与环境这一对矛盾中,人不完全是被动的。人可以通过自身的力量来创造和改变某一环境。护士的任务则是为患者创造一个有利于康复的环境。

（四）关于护理的概念

对护理的定义，反映了一个人、一个团体和一个社会对护理的认识。这种认识随着医学模式的转变以及社会所赋予护理的任务而不断变化。自从南丁格尔创立护理工作以来，世界范围内有各种各样有关护理的定义，从不同的侧面阐述了对护理及护理学的认识。现代护理学对护理的概念大致包含以下内容。

（1）护理是一个帮助人，为人的健康服务的专业。护理的任务是促进健康，预防疾病，帮助患者康复，协助濒死的人平静地、安宁地死去。这些都是在满足人们不同的健康需求。

（2）护理的服务对象是整体的人，包括已经患病的和尚未患病的人。因此，护理工作不仅仅限于医院。

（3）护理学是一门综合自然科学和社会科学知识的科学，是一门独立的应用性学科。护理工作研究和服务的对象是具有自然和社会双重属性的人，不仅要有自然科学（如数学、物理、化学、生物医学等）方面的知识，也要了解社会科学（如心理学、美学、伦理学、行为学、宗教信仰等）方面的知识，才能很好地了解自己的服务对象并为其提供恰当的、优质的服务。

（4）护理既是一门科学，又是一门艺术。护理的科学性表现在护理工作是以科学为指导的。如各种护理操作，消毒无菌的概念。药物的浓度、剂量和使用方法、各种疾病的处理原则等都必须严格遵循客观规律，不可以有丝毫的"创造"和盲干，这是人命关天的大事。而护理又是一门艺术，它不仅表现在护士优雅的举止、整洁的仪表和轻盈的动作能给人以舒适的美感，更主要的是表现在每个患者的情况是千差万别的。护士必须综合地、创造性地应用所掌握的知识，针对每个患者的具体情况提供不同的护理，特别是对不同年龄、不同文化背景、不同心理状态的人，使他们都恢复到各自的最佳状态，这本身就是一项非常精美的艺术。

（5）护理学是一门正在逐渐完善和发展的专业。现代护理学的发展，产生了护理学独特的理论，并且综合和借鉴了相关专业的知识和理论，正在形成护理学独立的知识体系和研究方向。护理学的研究重点和工作重心已经同传统模式下的护理有了很大的不同，但是作为一门专业，目前还不是十分完善。护理学的不断发展，将有助于整个医疗保健事业的发展。我们相信，在新的模式下，护理学将会有更快的发展。

二、护理工作内容和护士角色的扩展

医学模式的转变带来了护理模式、护理工作内容以及护士角色的重大的变化，同以往相比，护理工作内容和护士角色都较传统模式下有了相当大的扩展。

（一）护理模式的变化

在生物医学模式下，是以疾病为中心的护理模式。协助医师诊断和治疗疾病、执行医嘱是护理工作的主要内容。无论护理教育还是临床护理，强调的都只是对不同疾病的护理。在这种模式下，护理没有自己的理论体系，医疗的理论基本就是护理的理论。在护理教育上，教材基本上是医疗专业的压缩本，教师多数是临床医师。在以疾病为中心的模式下，护理工作强调的是疾病的护理常规，而不太考虑作为患病的人是什么样的人。护理操作技术是护士独特的本领。因此，在这一模式下，护理仅是一门技术，而不可能成为专业。护理工作也只能是医疗工作的附属，而没有自己独特的研究领域。

生物-心理-社会医学模式的出现，使护理模式由以疾病为中心转向以整体的人的健康为中心，强调了疾病是发生在人体上的。由于对人、健康、环境、护理等概念的转变，提出了整体护理的思想。

整体护理的思想包括以下几项。

(1)疾病与患者是一个整体。

(2)生物学的人和心理、社会学的人是一个整体。

(3)患者和社会是一个整体。

(4)患者和生物圈是一个整体。

(5)患者从入院到出院是一个连贯的整体。

这一新的模式的形成,改变了护士的工作重点和工作内容,也改变了护理教育的课程设置结构及护理管理的重点。除了完成医嘱指定任务之外,护理注重人的心理、社会状态,注重调动患者的内因来战胜疾病。

生物-心理-社会医学模式不仅改变了护理以疾病为中心的模式,建立了以患者为中心的模式。还促使护理模式向更新的阶段——以人的健康为中心的模式发展。在这种模式下,护士的服务对象不仅仅是已经患病的人(不论是住在医院的还是回到家中的),而是所有的人,包括尚未患病的人。世界上一些发达国家的护理工作正由医院内扩展到社区,而我国的护理工作也正在朝着这个方向努力前进。

(二)护理工作内容的变化

在旧的模式下,护士工作的重点是执行医嘱、协助医师诊治疾病和进行各项技术操作,帮助患者料理生活和促进其康复。护理工作的主要场所是诊所和医院。

在新的模式下,护士的工作除了执行医嘱、协助医师诊治疾病以外,扩大了对患者心理、社会状况的了解,进行心理和精神的护理;健康宣教和指导,使患者尽快恢复健康,减少并发症,最大限度地发挥机体的潜能;教育人们改变不良的生活习惯,主动调节个人的情绪等来预防疾病;及时针对患者的情况与医师和家属进行沟通等。

护士工作任务的扩大还导致了护士工作场所的扩大。由于对健康和疾病是连续和动态过程的理解,对环境的重视,使护理工作从医院扩展到社区,从对患急性疾病的人的护理扩大到对患慢性病和老年患者的护理,从对患者的护理扩大到对尚未患病者的护理;从对个体的护理扩大到对群体的护理。这些任务的扩展为护理工作提供了更为广阔的天地和研究领域,也使护理工作在医疗卫生保健队伍中发挥越来越大的作用。

(三)护士角色的变化

由于护理模式和护理工作任务的变化,护士的角色也由原来传统模式中单纯是照顾者扩大到多重角色。在现代护理学中,护理工作要求护士除了是照顾者(照顾生病的人)之外,还是教育指导者(对患病的人和尚未患病的人)、沟通交流者(医师和患者之间、患者和家属之间、患者和社区保健机构之间、其他辅助人员和患者之间)、组织管理者(病房、诊断、社区)和研究者。

三、现代护理学的研究范围

护理工作任务和功能的转变,向护理学的研究范围提出了新的要求。就致力于人类健康这一总目标来说,护理学作为医学科学的组成部分,仍然是始终如一的。100 多年来,护理学在各种疾病的护理和常规护理方面积累了相当丰富的经验,形成了较为完整的内容体系。但在生物-心理-社会医学模式下,护理内容和任务日益扩展。把护理学的研究范围仅限于疾病护理(虽然目前我国在这方面的研究仍不够),显然是不能满足科学发展要求的。为适应新的情况,现代护理学的研究范围应包括以下方面。

(1)各种疾病的护理技术和要求:探索新技术应用对护理所提出的新课题,如现代社会常见疾病:心理精神方面疾病、免疫及器官移植、老年病、慢性病、长期依赖药物或某些人工装置存活(如心脏起搏器、瓣膜置换)等患者的护理中的问题。

(2)精神和心理的护理:如患者心理变化的规律、心理平衡的训练与建立,患者心理状态同疾病愈后的关系,护士(医师)行为对患者心理环境的影响,特殊心理护理措施与方法等方面的研究。

(3)社会护理:如社会环境对健康的影响;社会保健体系的构成和建立;家庭护理的体制;健康人成为患者(角色改变后)使社会关系发生变化;建立公众健康指导对预防疾病或慢性患者康复的作用等。

(4)护理管理中的科学化、知识化以及与其他专业人员的协调配合等问题的研究。

(5)人们的健康概念,寻求健康的行为和方式以及在此过程中可能存在的问题。

(6)护理教育方面知识结构、能力要求,在职人员教育等方面问题。

(7)健康宣教方面的问题:对不同年龄、不同健康状态(包括不同智力水平和精神状态)的人的教育策略和手段等方面的研究。

(8)高科技发展对护理的要求:如器官移植、影像技术和遗传技术的应用、航天等环境中有关人的健康的护理问题等。

由于医学科学以及心理学、行为科学、社会学的巨大进步,特别是医学模式的转变,为各种护理行为提供了理论支持。护理学发展到今天,已经或正在形成护理学本身的学说和观点。护理学已经发展成为既包括护理理论又包括实现这些理论的各种手段的一门科学,并且已经逐渐形成一门独立的专业。虽然护理学作为一门科学和专业,但是在我国,还需要进一步丰富、完善、补充和发展。护理学所面临的研究课题虽然很多,但是树立"护理是一门科学、一个专业,而不仅是一个职业"这一观点,必将有利于推动我国护理学的发展,有利于提高护理工作的社会地位,有利于人民的健康保障。

(孙　红)

第二节　护理工作模式

我们知道护理工作的完成实际上是由一定数量的护理人员组成的工作团队,利用所提供的物质资源按照一定的分配原则和工作程序实现的。其中合理的工作分配和组织原则是影响护理质量的重要因素之一。即使护理人员具有很高的业务水平以及足够的人员配备,若工作分配不合理,势必影响工作的协调性,最终影响护理质量,甚至影响护理人员的成就感而失去对工作的兴趣。护理工作模式是一种为了满足护理对象的护理要求,提高护理工作质量和效率,根据护理人员的工作能力和数量,设计出来的不同结构的工作分配方式。在不同的历史时期,不同的社会文化背景,受不同护理理念的影响以及工作环境、工作条件等的限制,相继出现了各种不同的护理工作模式。

一、个案护理

个案护理（case nursing）是指患者所需的护理完全由一位护理人员完成。此种工作模式适用于需特殊护理的患者，如大手术后、监护病房的患者等，一般由经验较为丰富的高年资护理人员承担，每个人专门护理1～2个患者，当班时负责患者的全部护理工作。

事实上，个案护理是一种最早出现的护理工作模式。最初，由于医院还无法提供必要的医疗服务，护理人员多以特别护士的身份在家庭中照顾患者，分两班制，一星期工作6～7天，只照顾一位患者。后来随着患者主要住在医院，护理人员也回到医院。

（一）个案护理的优点

(1)能够对患者实施细致、全面的观察和护理，满足其各种不同的护理需求。

(2)有助于护患之间的沟通和良好护患关系的建立。

(3)护理人员的职责和任务明确，有助于增强护理人员的责任心。

（二）个案护理的缺点

(1)要求护理人员具有一定的临床工作经验和较高的专业知识和专业技能。

(2)所需人力较大，效率又低，因而人事费用较高。

(3)若患者住院期间每天由不同的护理人员进行护理，患者则无法获得连续性和整体性的护理，同时由于每位患者的护理是由病房的所有护理人员轮流完成的，没有人对患者的护理真正负责和进行协调，给患者提供什么样的护理完全在于护理人员本身的教育及理念，因而不同班次及每天所提供的护理差异很大，缺乏连贯性，势必使护理质量受到影响。

二、功能制护理

到了20世纪50年代，由于经济的大力发展，人们对疾病的治疗和护理的要求也发生了很大的改变，造成医院数量的不断增长和护理人员的严重不足。为了弥补这一矛盾，提高工作效率，护理专业将工业管理的研究成果，如流水线生产、动作与时间的关系以及人员的综合利用（utilization of personnel），应用于护理管理，将护理服务划分为不同的工作种类，如打针、发药、大量静脉注射、治疗、换药及推送患者等。根据个人的能力及所受训练的不同，每个人负责不同的工作。这就形成了所谓的功能制护理（图1-1）。

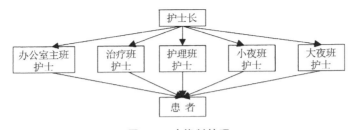

图1-1　功能制护理

功能制护理（functional nursing）所引用的是现代工业流水作业法，就是按工作内容分配护理人员，每组1～2个人承担特定的护理工作，如处理医嘱、生活护理、给药、治疗等。由于每个人负责全病房所有患者的少数几项护理工作，重复性高，可以熟能生巧，提高工作效率，节约人力资源，因此，适用于人力严重短缺或为降低人事成本的护理工作。

（一）功能制护理的优点

提高工作效率,节约人力,降低人力成本是功能制护理的突出特点。

（二）功能制护理的缺点

(1)由于每个护理人员只负责几项特定的工作,整个患者的护理工作被分成许多片断,护理人员对患者的病情及护理需求缺乏整体的概念。

(2)由于没有人对患者的护理需求进行整体的分析和考虑,每个护理人员忙于各自所负责的工作任务,对患者的护理缺乏主动性,往往表现为机械地完成医嘱,而患者的心理、社会方面的需要往往被忽视。

(3)护理人员每天都是重复的技术性工作,不能发挥其主动性和创造性,容易产生疲劳和厌倦情绪。

总之,功能制护理工作模式是特定历史时期、特定条件下的必然产物。然而,随着护理的发展,护理理念的改变,尤其是整体护理理念的提出,功能制护理所存在的弊端愈加突出。

三、小组制护理

随着护理人员的不断增加,人们开始思考如何克服功能制护理的弊端,充分发挥护理人员的能力,调动护理人员的积极性,提高护理服务的质量,提出了小组制护理的工作模式。理由是小组形式下各成员分工合作,可激发各成员的积极性、主动性和创造性,能更好地完成护理任务,实现护理目标。

小组制护理(team nursing)是将护理人员分成小组,每组由一位有经验的护理人员任组长,领导小组成员为一组患者提供护理。小组成员间分工合作,通过相互沟通,共同分析患者的需要,共同制订和实施护理计划,可充分发挥集体的力量,更好地完成护理任务。

（一）小组制护理的优点

(1)患者能得到连续性的、有计划的护理,有助于整体护理的实施。

(2)小组成员间通过共同合作,可集思广益,有助于护理质量的提高。

(3)小组成员由不同级别的护理人员组成,可充分发挥不同成员的水平和能力,通过共同参与、互相学习,有利于成员的业务水平和共同协作能力的提高。

(4)小组拥有较大的自主权,可激发小组成员的积极性和创造性,可产生较强的成就感。

（二）小组制护理的缺点

(1)对组长的业务水平、组织和领导能力要求较高。由于小组制护理模式下,护理的责任到组,而非责任到人,若小组缺乏凝聚力和共识,则会影响到小组成员的责任感,从而影响护理服务的质量。

(2)若人员配置不足或不合理,使小组成员没有时间和精力进行充分的沟通和有效的协作,则难以发挥小组护理的优势。

四、责任制护理

随着专业护理人员的增加,受教育层次的不断提高,以及"以患者为中心"的整体护理理念的提出等,护理人员希望能更多地接触患者,为患者提供直接的护理。正是在这种背景下,1968年美国明尼苏达大学医院,在 Marie Manthey 的指导下提出了全责护理的概念。1973年圣路克医学中心等在相关研究的基础上提出了责任制护理工作模式。该模式的主要目的是使护理人员能够有更多的时间和精力直接接触和照顾患者,使患者的护理具有连续性和整体性。

责任制护理(primary nursing)是受生物-心理-社会医学模式的影响,在整体护理理念的指导下所产生的一种临床护理工作制度。责任制护理是由具有一定临床经验的护理人员作为责任护士,每个患者从入院到出院都有责任护士负责,要求责任护士对其所负责的患者做到8小时在班,24小时负责。责任护士不在班时,其他护士按护理计划和责任护士的护嘱为患者实施护理。根据责任护士的能力和水平的不同,一般负责3～6位患者。这种工作模式与每个患者都有自己的主管医师的形式类似。责任制护理强调以患者为中心,以护理程序为手段,对患者的身心实施全面的、有计划的整体护理。

(一)责任制护理的优点

(1)有助于"以患者为中心"的整体护理理念的贯彻和实施。

(2)保证了患者护理的连续性。

(3)患者的护理责任到人,能激发责任护士的积极性、主动性和创造性,提高对工作的兴趣和满意度。

(4)能够更直接有效地满足患者的各种需要,增加了患者对护理的满意度。

(二)责任制护理的缺点

(1)对责任护士的专业知识和能力要求较高。

(2)对人力的需要量较大,增加了人力资源成本。

责任制护理可以说是一种较为理想的护理工作模式,但由于对护理人员的水平要求较高,加之需要有足够的人员配置等,目前尚难以广泛推广实施。

五、综合性护理

综合性护理(modular nursing)是近年来发展的一种护理工作模式,它是将责任制护理和小组制护理结合起来,由一组护理人员为一组患者提供整体护理。护理小组由组长和助理护士组成,其中的组长相当于责任护士,助理护士主要执行患者日常的生活护理等。而护士长则扮演咨询者、协调者和激励者的角色。

综合性护理是在护理人员的水平及人员配置难以满足责任制护理需要的情况下的一种变通形式。

(一)综合性护理的优点

(1)以患者为中心,以整体护理理念为指导,以护理程序为基础,将护理工作的各个环节系统化,既提高了工作效率,又能满足整体护理的需要。

(2)护理人员与患者之间有较多的沟通交流机会,增进了双方的理解,既增强了护理人员的责任感和同情心,又提高了患者的满意度。

(二)综合性护理的缺点

(1)亦需要较多的护理人员。

(2)由于护理人员只固定于一单元中,当患者床位由一个单元转到另一单元时,就必须换由另一小组负责,此时必然影响到患者护理的连续性。

以上对不同的护理工作模式进行了简单的介绍,护理工作者们可以在今后的学习和实践过程中逐渐明晰。从上述的介绍中不难看出,每一种护理工作模式的发展都有其历史背景和意义,各有优缺点。目前,由于不同地区的发展水平不同,不同情景下的具体情况和需要不同等,上述这些工作模式在临床中都有存在。我们应在了解不同模式的具体要求和特点的基础上,结合我国的国情、护理专业发展状况、本单位护理服务的宗旨、护理人员编制和人员素质以及患者的需要等选择适宜的工作模式,只有这样,才能充分发挥护理工作模式的优点,尽量避免其缺点,达到充分发挥护理人员的能力和水平,满足患者的护理需求,提高护理工作质量。

(孙璐璐)

第三节 护患关系

护理服务过程中涉及多方面的人际关系,但其本质是以患者为中心延伸开来的,即护患关系。护患关系是护理人际关系的核心,也是影响护理人际关系平衡的最重要因素。因此,了解护患关系的内容、特征等,可以很好地认识其存在的问题,对建立和谐的护患关系具有重要意义。

一、护患关系的性质

护患关系是一种人际关系,是帮助者与被帮助者之间的关系。有时还是两个系统之间的关系,即帮助系统(包括与患者相互作用的护士和其他工作人员)和被帮助系统(包括寻求帮助的患者和其亲属、重要成员等)之间的关系。每个人在不同时期可以成为帮助者或被帮助者,如朋友之间相互帮助,父母是子女的主要帮助者,但子女有时也可帮助父母。护患关系的特点是护士对患者的帮助一般是发生在患者无法满足自己的基本需要的时候,其中心是帮助患者解决困难,通过执行护理程序,使患者能够克服病痛,生活得更舒适。因而作为帮助者的护士是处于主导地位的,这就意味着护士的行为可能使双方关系健康发展,有利于患者恢复健康,但也有可能是消极的,使关系紧张,患者的病情更趋恶化。

护患关系是一种专业性的互动关系,通常还是多元化的,即不仅是限于两个之间的关系。由于护患双方都有属于他们自己的知识、感觉、情感、对健康与疾病的看法以及不同的生活经验,这些因素都会影响互相的感觉和期望,并进一步影响彼此间的沟通和由此所表现出来的任何行为和所有行为,即护理效果。

护士作为一个帮助者有责任使其护理工作达到积极的、建设性的效果,而起到治疗的作用,护患关系也就成为治疗性的关系。治疗性的护患关系不是一种普通的关系,它是一种有目标的、需要谨慎执行、认真促成的关系。由于治疗性关系是以患者的需要为中心,除了一般生活经验等上列因素有影响外,护士的素质、专业知识和技术也将影响到治疗性关系的发展。

二、护患关系的基本内容

和谐的护患关系是良好护理人际关系的主体,并能影响其他人际关系。护患关系主要包括以下几个方面。

(一)技术性关系

技术性关系是指护患双方在一系列的护理技术活动中所建立起来的,以护士拥有相关护理知识及技术为前提的一种帮助性关系。护士一般是具有专业知识和技能的人,处于主动地位,在技术上帮助患者(如输液、注射等),是护患关系的基础。如果技术熟练,则很快博得患者的信任;

相反,患者则很难信任。

(二)非技术性关系

非技术性关系是指护患双方受社会、心理、教育、经济等多方面的影响,在护患交往过程中所形成的道德、利益、法律、价值等多方面的关系。

1.道德关系

道德关系是非技术关系中最重要的内容。由于护患双方所处的地位、环境、利益、文化教育以及道德修养的不同。在护理活动中,对一些问题和行为的看法及要求也会有所不同,为了协调矛盾,必须按照一定的道德原则和规范来约束自己的行为。另外,建立良好的护患关系,护患双方一要尊重对方的人格、权利和利益,二要注意适度,掌握好分寸,禁止与患者拉关系、谈恋爱,要自尊、自重、自爱。

2.利益关系

利益关系是在相互关心的基础上发生的物质和精神方面的利益关系。患者的利益表现在支付了一定的费用之后,满足了解除病痛、求得生存、恢复健康等切身利益的需要。护理人员的利益表现在付出了身心劳动后所得到的工资、奖金等经济利益,以及由于患者的康复所得到的精神上的满足和欣慰,提高了自己工作上的满意度。

3.法律关系

患者接受护理和护理人员从事护理活动都受到法律保护,侵犯患者和护理人员的正当权利都是法律所不容许的。

4.价值关系

护理人员运用护理知识和技能为患者提供优质服务,履行了对他人的道德责任和社会义务,实现了个人的社会价值,对社会做出了贡献。而患者恢复了健康,重返了工作岗位,又能为社会做出贡献,实现其社会价值。

在医疗服务过程中,技术和非技术两方面的交往是相互依赖、相互作用、相互联系的。非技术交往的成功可以增进患者对护理的依赖性及护士对工作的热忱,从而有利于技术性交往;而技术性交往的失败,如护士打错针、发错药等,也会影响非技术性交往。

三、护患关系的基本模式

1976年,美国学者萨斯和荷伦德提出了3种医患关系模式,这些模式同样也适用于护患关系。一般根据护患双方在共同建立及发展护患关系过程中所发挥的主导作用、各自所具有的心理方位、主动性及感受性等因素的不同,可以将护患关系分为3种基本模式。

(一)主动-被动型(最古老的护患关系模式——纯护理型)

主动-被动型是一种最常见的、单向性的,以生物医学模式及疾病的护理为主导思想的护患关系模式,这种护理模式的特征为"护士为服务对象做什么",患者无法参与意见,不能表达自己的愿望,患者的积极性调动不出来。所以,对于这类全依赖型的患者,护士要增强责任心,勤巡视。但目前一般来说,不提倡采用这种模式。

这种模式主要适用于对昏迷、休克、全麻、有严重创伤及精神病的服务对象进行护理时的护患关系,一般此类服务对象部分或完全失去正常思维能力,需要护士有良好的护理道德、高度的工作责任心及对服务对象的关心和同情,使服务对象在这种单向的护患关系中,能够很快战胜疾病,早日康复。

(二)指导-合作型(指引型)

指导-合作型是一种微弱单向,以生物医学-社会心理及疾病的护理为指导思想的护患关系,其特征是"护士教会服务对象做什么"。护患双方在护理活动中都应当是主动的,其中以执行护士的意志为基础,但患者可以向护士提供有关自己疾病的信息,同时也可提出要求和意见。目前,提倡采用这种模式,这种模式主要适用于清醒的、急性、较严重的患者。因为此类服务对象神志清楚,但病情重,病程短,对疾病的治疗和护理了解少,需要依靠护士的指导以便更好地配合治疗及护理。此模式的护患关系需要护士有良好的护理道德,高度的工作责任心,良好的护患沟通及健康教育技巧,使服务对象能在护士的指导下早日康复。

(三)共同参与型(自护型)

共同参与型是一种双向性的,以生物医学-社会心理模式及健康为中心的护患关系模式。其特征为"护士帮助服务对象自我恢复",这种模式的护患关系是一种新型的平等合作的护患关系,护患双方共同探讨护理疾病的途径和方法,在护理人员的指导下充分发挥患者的积极性,并主动配合,亲自参与护理活动。

这种模式主要适用于对慢性病服务对象的护理。服务对象不仅清醒,而且对疾病的治疗及护理比较了解。此类疾病的护理常会涉及帮助服务对象改变以往的生活习惯、生活方式、人际关系等。因此,需要护士不仅了解疾病的护理,而且要了解疾病对服务对象的生理、社会心理、精神等方面的影响,设身处地地为服务对象着想,以服务对象的整体健康为中心,尊重服务对象的自主权,给予服务对象充分的选择权,以恢复服务对象在长期慢性的疾病过程中丧失的信心及自理能力,使服务对象在功能受限的情况下有良好的生活质量。

以上3种护患关系模式在临床护理实践中不是固定不变的,护士应根据患者的具体情况、患病的不同阶段,选择适宜的护患关系模式,以达到满足患者需要、提高护理水平、确保护理服务质量的目的。

四、护患关系的建立过程

护患关系是一种以服务对象康复为目的的特殊人际关系,其建立与发展并非由于护患之间相互吸引,而是护士出于工作的需要,服务对象出于需要接受护理而建立起来的一种工作性的帮助关系。因此,护患关系的建立既要遵循一般的人际关系建立的规律,又与一般的人际关系的建立及发展过程有一定的区别。良好护患关系的建立与发展一般分为以下3个阶段。

(一)观察熟悉期

观察熟悉期指服务对象与护士初期的接触阶段。护患关系初期的主要任务是护士与服务对象之间建立相互了解及信任关系。护患双方在自我介绍的基础上从陌生到认识,从认识到熟悉。护士在此阶段需要向服务对象介绍病区的环境及设施、医院的各种规章制度、与治疗护理有关的人员等。护士也需要初步收集有关服务对象的身体、心理、社会文化及精神等方面的信息及资料。在此阶段,护士与服务对象接触时所展现的仪表、言行及态度,在工作中体现出的爱心、责任心、同情心等第一印象,都有利于护患间信任关系的建立。

(二)合作信任期

护士与服务对象在信任的基础上开始了护患合作。此期的主要任务是应用护理程序以解决服务对象的各种身心问题,满足服务对象的需要。因此,护士需要与服务对象共同协商制订护理计划,与服务对象及有关人员合作完成护理计划,并根据服务对象的具体情况修改及完善护理计划。在此阶段,护士的知识、能力及态度是保证良好护患关系的基础。护士应该对工作认真负责,对服务对象一视同仁,尊重服务对象的人格,维护服务对象的权利,并鼓励服务对象充分参与自己的康复及护理活动,使服务对象在接受护理的同时获得有关的健康知识,逐渐达到自理及康复。

(三)终止评价期

护患之间通过密切合作,达到了预期的护理目标,服务对象康复出院时,护患关系将进入终止阶段。护士应该在此阶段来临前为服务对象做好准备。护士需要进行有关的评价,如评价护理目标是否达到,服务对象对自己目前健康状况的接受程度及满意程度,对所接受的护理是否满意等。护士也需要对服务对象进行有关的健康教育及咨询,并根据服务对象的具体情况制订出院计划或康复计划。

五、建立良好护患关系对护士的要求

护患关系是护理人员与患者为了医疗护理的共同目标而发生的互动现象。在医院这个特定的环境中,护患关系是护理人员所面临的诸多人际关系中最重要的关系。在护理实践中,护患关系与护理效果密切相关。因此,良好的护患关系能使患者产生良好的心理效应、拉近护患距离,有助于按时按质完成各种治疗,促进患者早日康复。

(一)重视和患者的沟通与交流

护士要更新护理观念,要按生理-心理-社会的医学模式去处理与患者的关系,在日常工作中,经常与患者沟通。在沟通时护士应做到仪表端庄、举止大方、服饰整洁、面带微笑、语言和蔼,这样才容易得到患者的信任。

(二)需要具备一些基本的沟通技巧

护士要成功地沟通,关键是掌握与患者的沟通技巧。一方面,护士要扩充自己的知识,训练并提高自己的语言表达能力,注意自己的谈吐和解说技巧。另一方面,在护患沟通过程中护士还要学会倾听,善于倾听。运用移情,即设身处地站在对方的位置,并通过认真地倾听和提问,确切地理解对方的感受。

(三)有高超的护理工作能力

护理工作者要提高自身的护理工作技能和水平,增进患者对自己工作的信赖感,才能为良好护患关系的建立提供最有力的保障。

(四)有足够的自信心

想要促进成功的交际、建立良好的护患关系,拥有足够的自信心是必不可少的。过硬的护理技能、丰富的护理学知识和科学人文知识、崭新的护理理念不仅能极大地为患者减轻痛苦,为患者解决诸多的疑难困惑,而且能赢得患者对护士的尊重、赞扬和信任,从而极大地增强护士在工作中的自信心,进而有利于良好的护患沟通与交流,促进良好护患关系的建立。

(丁庆美)

第四节 护患沟通

护患沟通从狭义来讲是指护士与患者的沟通,从广义来讲是指护理人员与患者、患者家属亲友等的沟通。护患关系是一种帮助性的人际关系,良好的护患关系可帮助患者获得或维持理想的健康状态。而良好的护患沟通,则是建立和发展护患关系的基础,它贯穿于护理工作的每个步骤中,良好的护患沟通有助于加强护患之间的配合,增强患者对护理工作的满意度。在护患沟通中,抱怨沟通占据着主导地位。本节将重点介绍护理人员沟通技能的培养,建立良好护患沟通的途径,护理实践中的常用语,沟通在健康促进中的作用。

一、护患沟通在健康促进中的作用

随着社会的进步,人们对健康的需求越来越高,医学科学发展的目标也是尽可能地去解决人群的健康问题和满足人们的健康需求。但在实际医疗护理服务中,需求与满足需求之间存在着矛盾,如果处理不好,轻者将影响医患、护患关系,重者可能导致医疗纠纷。主要表现在人们对健康需求的无止境性与医学科学的局限性之间的矛盾,从而形成医学责任的有限性。目前在卫生服务系统存在的现象是:①人们的健康问题并没有随着医学的进步而减少。②医患纠纷并没有随医学的发展而下降。③人们对健康的需求永不满足,但医学研究的范围并不能涵盖人类所有的健康问题,医学自身有限的理论和技术能力只能解决部分的健康问题,并非所有的健康问题都能通过医学技术手段解决,人们的期望和实际的结果有差异时,容易出现医疗纠纷。面对医疗护理服务的现实情况,迫切需要卫生服务提供者与被服务对象之间的支持与理解,而沟通则是双方理解的桥梁。

古希腊著名医师希波克拉底曾经说过:"医师有两种东西能治病,一种是药物,另一种是语言。"医务人员和患者及其家属之间的沟通、理解和信任则是有效建立和维持医务人员与患者及其家属之间良好人际关系的关键。

医疗护理服务系统中的沟通将从以下几个方面发挥作用。

(一)沟通有利于建立帮助性人际关系

护患关系是一种帮助性的人际关系,表现在患者寻求医疗护理帮助以获得理想的健康状态,护理人员的中心工作就是最大限度地帮助人们获得健康。护理人员的许多帮助性照顾行为就是通过与患者的沟通来完成和实现的。

(二)沟通有利于提高临床护理质量

良好的护患沟通是做好一切护理工作的基础。由于护理的对象是人,很多的护理工作都需要患者的密切配合,发挥患者的主观能动性,使医疗护理活动能顺利地进行。护患之间的良好配合能增强护理效果,利于患者尽快地恢复健康,从而增强患者对护理工作的满意度。

(三)沟通有利于营造良好的健康服务氛围

人与人之间良好的沟通会产生良好的社会心理氛围,使护患双方心情愉悦。在这种环境中,护患双方相互理解、相互信任,患者和医护人员双方的心理需求得到满足,医护人员会投入更高的热情到工作中,患者也会更主动地配合治疗和护理,从而促使患者早日康复。

(四)沟通有利于健康教育

健康教育是护理活动中全面促进人群健康的一个重要的方面。护士可以通过与患者进行评估性沟通,了解其现有的健康知识需求,并针对患者的个体情况向患者传递有关的健康知识和技能,达到提高患者及家属自我保健的能力。

(五)沟通有利于适应医学模式的转变

生物医学模式是从局部和生物的角度去界定健康与疾病,忽略了人的社会属性,不利于护理工作的进行。现代医学模式不仅把患者看成是生物的人,也是心理的社会的人。参与社会活动与他人交往和沟通是人类重要的心理社会需求,要求护理人员从整体的观念出发,主动关心患者,与患者进行良好的沟通,了解患者的心理精神状态,从整体的角度满足患者的综合要求。

二、护理活动中的治疗性沟通

护士与患者之间的沟通成功与否,除了护患双方本身的因素外,还存在沟通技能的问题。护理活动中的沟通必须是双向的,既需要接收信息,又需要发送信息,才能达到预期的沟通效果。人与人之间由于年龄、性别、背景、受教育程度、生活环境、种族文化差异等因素,使人形成不同的价值观念和生活方式,这些价值观念和生活方式的差异,将直接影响护患之间的沟通效果。认识这些因素,将有助于沟通的成功。

(一)治疗性沟通的含义与特点

治疗性沟通是指护患之间、护理人员之间、护理人员与医师及其他医务人员之间,围绕患者的治疗问题并能对治疗起积极作用而进行的信息传递和理解。治疗性沟通是一般沟通在护理实践中的应用,除一般沟通的特征外,还具有以下自身的特征。

1.以患者为中心

在日常生活中,沟通的双方处于平等互利的地位,沟通的双方能关注对方的动机、情绪,并能根据对方的反应做出相应的改变。在这种沟通中,双方是平等的、无主动与被动之分。而在治疗性沟通中信息传递的焦点是围绕着患者进行的,在护理服务过程中,应以满足患者的需求为主要沟通目的。

2.治疗性沟通有明确的目的性

治疗性沟通的目的在于:①建立和维护良好的护患关系,有利于护理工作的顺利进行。②收集患者的资料,进行健康评估,确定患者的健康问题。③针对患者存在的健康问题实施护理活动。④了解患者的心理精神状态,对患者实施心理护理,促进患者的心理健康。⑤共同讨论确定解决患者的护理问题。医疗护理活动中所有的沟通内容都是为了解决患者的健康问题,达到恢复、促进、维持患者健康的目的,这是治疗性沟通的一个重要特征。

3.沟通过程中的护患自我暴露的要求

沟通过程中的护患自我暴露的要求是与一般性沟通的重要区别。一般来说,在社交性沟通中,沟通双方都会有一定程度和内容的自我暴露,虽然在暴露的量和程度上不一定对等,而在治疗性沟通中,比较注重的是促进患者的自我暴露,以增加患者对自我问题的洞察力和便于护理人员了解患者实际情况,评估患者的需求。而对护理人员,则要求在患者面前尽量减少自我暴露,以免患者反过来担心护理人员而增加患者的压力。

(二)评估患者的沟通能力

评估患者的沟通能力是有效进行治疗性沟通的基础条件。人的沟通能力是不同的,影响患者沟通能力的因素很多,除了不同的经济文化背景、价值观因素外,患者自身的生理、心理状况等因素也会影响患者的沟通能力。护理人员只有充分了解患者沟通能力方面的有关信息,才能有的放矢地进行沟通,达到预期目的。患者沟通能力评估主要包括以下几方面。

1.听力

一定程度的听力是语言沟通应具备的基本条件。当患者的听觉器官受到损伤后,会出现听力的缺陷,直接影响与患者进行有声语言的沟通。除了各种原因引起的耳聋外,老年人随着年龄的增长,也会出现听力下降。

2.视力

据统计,人的信息80％以上是通过视觉获得,视力的好坏,直接影响患者对非语言的沟通,良好的视力能提高沟通的效率。

3.语言表达能力

每个人的语言表达能力不同。如对同一件事情的陈述,有些人描述得很清楚,而有些人却不知道怎样叙述。语言表达能力还受到个体年龄、教育文化背景、个体患病经验等因素的影响。

4.语言的理解能力

良好的沟通,不仅仅需要良好的表达能力,而且需要良好的理解能力。如有些人听不懂外语、方言,容易造成沟通困难。人的理解能力同样受到文化教育等因素的影响。

5.病情和情绪

患者病情的轻重和情绪直接影响沟通的效果。患者病重时无兴趣和精力进行,甚至不能进行语言沟通。护士可以通过观察患者的身体语言获取信息,评估患者,制订护理计划,进行护理干预。

(三)如何引导患者谈话

1.护士要有同情心

护士是否关心患者,对患者是否有同情心,是患者是否愿意与护士沟通的基础和关键。对患者而言,患病后总认为自己的病情很严重,希望护士特别关注、关心、照顾,以他为中心,一切以他为重。但事实上护士不能满足患者的所有要求。因为一个护士不仅要照顾这个特定的患者,同时还要护理其他患者。但护士要从态度和行为上表现出对患者的关心和同情,并对患者做适当的解释,如"请稍候,等我把手里的事处理完就来"。

2.使用开放式谈话方式

开放式谈话原则上是向患者提出问题,即询问患者,患者根据其实际情况回答。而不是由护士提供答案,让患者在几个答案中选择。

例如,患者:"我可以留陪护吗?"护士:"不行,这是医院的规定。"这样,患者与护士的谈话就结束了。这是一种封闭式谈话,护士只能获取少量信息。如果改变问话方式,谈话就会进行下去,并且能获取更多信息。

护士:"按医院规定是不能留陪护的,请问你为什么想留陪护?"患者:"我明天手术,心里有些紧张,希望家属能陪伴我。"这样,护士就可以获得患者紧张的信息,并采取相应措施缓解患者的紧张情绪。

3.学会询问

在医疗护理实践中护理人员可向患者提出一些问题,并采用鼓励的语言和促使患者把自己的真实感受讲出来,询问可帮助医护人员获取信息和确认有关健康问题,以保证医疗护理措施的有效进行。

（四）其他常用护患沟通策略

1.了解患者的价值观、情感和态度

患者的文化程度、生活环境、文化背景、信仰和价值观,直接影响患者对某些事件的看法和采取的行为。护理人员只有在充分了解患者情况的基础上,才能与患者进行很好的沟通,避免误解。

2.尊重患者

每个患者都有尊严,护士应该以礼貌、尊重的态度对待他们,以真心、爱心赢得患者的信任。尊重患者是与患者进行良好沟通并建立良好护患关系的先决条件。比如,病重或视力差的患者,通常存在生活部分或完全不能自理等问题,易产生孤独、焦虑、自卑的感觉,护士应主动关心患者,多与其沟通,了解和满足患者的需要。

3.掌握谈话节奏

不同的患者,其谈话和反应的节奏不同,有快有慢,护士应根据患者的具体情况,注意掌握沟通的节奏,尽量与患者保持一致,而不能强迫患者与护士保持一致。如与某患者的沟通一直都很顺利,按计划今天护士要与患者进行某个问题的沟通,但患者拒绝回答,或干脆不理睬。这时,护士就要考虑是否交谈进行得太快,患者不能适应是否应该调整谈话节奏或进程。

4.合理分配时间

与患者的沟通需要进行时间安排,如果是比较正式的沟通,如对患者进行评估,进行健康教育,则要有一定的时间计划。如这个话题将要花多长时间。是否需要事先约定。如对糖尿病患者实施胰岛素的自我注射方法教育,在时间安排上注意与主要的治疗和其他护理的时间错开,有足够的时间实施教育计划而不被打断,才能保证健康教育顺利和有效。

5.积极的倾听态度

护士认真、积极的倾听态度,表示出对患者的谈话感兴趣,愿意听患者诉说,是鼓励患者继续交谈下去的动力。如果是正式谈话,需事先安排合适的时间,不要让其他事情分散自己的注意力。仔细倾听患者的诉说,不轻易打断患者的陈述。护士应用自己的眼睛、面部表情、话语传递出对患者的关注。在与患者交谈的过程中,护士注意观察患者的面部表情、姿势、动作、说话的语调等,有时患者的身体语言更能表达患者的真实意思。沟通中最重要的技巧是关注对方,关注患者的需要,而不是关注护士的需要。谈话过程中注意不要有东张西望和分散注意力的小动作,如不停地看表、玩弄手指或钥匙等,这些会使对方认为你心不在焉,影响沟通的进行。同时,护士应及时回应患者,对视力好或有残余视力的患者,可用点头等身体语言示意;对视力差的患者应给予口头上的反应,如"是吗""你说得对"等话语,以促进沟通的继续进行。

6.传递温暖的感觉

护士在与患者沟通时,尽量在各方面使患者感到舒适,如安排谈话的时间、地点、沟通的方式等。在日常护理工作中,护士应表现出愿意与患者接触、愿意帮助他,关心他的行为和态度,使患者感到被尊重、被关心和被重视。护士真诚对待患者,方能赢得患者的信任,而护患之间只有建立较深的信任感,才能达到较高层次的沟通。

7.巧用非语言沟通

护士的手势、面部表情、语调等也能传递出对患者的关心和对沟通的关注等信息。在患者行走时搀扶他（她）,痛苦时抚慰他（她）,紧张时握住他（她）的双手以及帮助患者整理用物,将其用物放在患者易于取拿之处,这些行为都是无声的语言,传递着护士的关心和爱心。

8.注意观察患者的非语言表达方式

护士可通过观察患者的面部表情、姿势、眼神等,了解患者的真实信息。患者可能并没有用语言表达自己的情绪,但从患者的表情中护士也可以得到一些信息,如从患者捂住腹部的姿势上,护士能判断出患者可能有腹部不适等。

9.保护患者的隐私

如谈话的内容涉及患者的隐私,不要传播给与治疗和护理无关的医务人员,更不能当笑料或趣闻四处播散。如有必要转达给他人时,应告诉患者并征得其同意。比如,患者告诉护士她的人工流产情况,若与治疗方案的选择有关,需转告医师时,护士要向患者说明将把这一信息告诉医师并解释转告医师的必要性。

10.理解患者的感觉

人是经验主义的,对于人和事的理解高度依赖于自己的直接经验。人的思维常常以自我为中心,没有切身体验过的事往往觉得难以理解。只有当别人经历的情感是自己曾经体验过或正在体验的,才能真正理解。因此,自我经验的丰富无疑是护理人员理解和同情患者的前提。但是,由于受年龄、阅历和生活视野等因素的限制,人们亲身体验、亲眼所见的事物总是不够的,这就需要靠"同理心"来补偿。同理心不是指情感的转移,而是对人更高一层的理解与同情。它的含义包括:①用对方的眼光来看待对方世界。②用对方的心灵来体会对方的世界。在护理队伍中,绝大多数护士都不曾体会疾病缠身对人的身心折磨,也未曾遭遇更多的人生坎坷与磨难,故对患者的某些要求及表现缺乏同情和理解。如果我们能设身处地地从患者的角度理解患者的疾苦,倾听他们的诉说并给予真诚的关怀,就能使护理工作更有成效。

11.对患者的需要及时做出反应

在绝大多数情况下,护士与患者交谈都带有一定的目的性。患者的一般需要和情感需要将得到回应。如患者诉说某处疼痛,护士应立即评估患者的疼痛情况,并给予及时处理;如问题严重,护士不能单独处理时,应及时通知医师进行处理,不能因有其他事情而怠慢患者。

12.向患者提供健康有关的信息

在护理活动中,护士应尽量利用和患者接触的时间,向患者提供有关信息,解答患者的疑问。在向患者提供信息时,应使用通俗易懂的语言,尽量不用或少用医学专业术语。

对一时不能解答的问题,护士应如实告诉患者并及时、努力地寻求答案,切忌对患者说谎或胡乱解答,对一些可能医师才了解的信息,护士可告诉患者会去咨询医师,或建议患者直接去询问医师。

三、建立良好的护患沟通途径

由于护患之间存在个体差异和群体差异,如儿童与老年患者就有其年龄特点,在沟通过程中既具有一般人际沟通共同的特点,也具有护患沟通独有的特点和途径,了解和掌握好这些特殊年龄段患者的特点,将有利于进行护患沟通,提高护理措施的有效性,促进患者的康复。

特殊年龄段主要是指儿童和老年人,他们在沟通方面具有一定的特点,如不了解他们的特点,将不能进行有效的沟通,甚至会导致沟通的失败。

(一)儿童与青少年的特点及沟通要求

护士与儿童进行沟通时需要有一些特别的考量,才能与儿童及其家长建立良好的治疗性人际关系。不同年龄段的儿童有不同的沟通特点,护士只有了解这些特殊年龄段患者的特点,才能与他们进行有效的沟通。

1.婴儿的特点和沟通技巧

婴儿阶段的患者不具备用语言进行沟通和表达个体感受的能力,常以哭、笑动作等非语言形式表达自己的舒适与否、好恶等。护士在与婴儿沟通时应避免过大和刺耳的声音,不要突然移动,动作应轻缓,轻柔的抚摸有助于使婴儿安静下来。沟通时,护士应面带微笑、在婴儿的视野范围内,多与婴儿接触,特别是将他们抱在胸前,让他们熟悉护士,使他们感到安全和温暖。

2.幼儿或学龄前儿童的特点和沟通技巧

此年龄段的幼儿能用语言和非语言的形式简单地表达自己的意见和感受,他们自我中心意识较强,说话和思维是具体的,不抽象。与这个年龄段的儿童沟通,重点是关注孩子的个人需要和兴趣。告诉孩子他(她)应该怎样做,怎样去感觉,允许孩子自己去探索周围环境(如玩听诊器、压舌板等,但须注意安全)。在与孩子谈话时,注意尽量用简单的短句、熟悉的词汇和具体形象的解释。注意避免使用含糊不清的话语,因为直截了当的语言更利于他们的理解,如直接对孩子说:"现在该吃药了"。

3.学龄期儿童的特点和沟通技巧

学龄期儿童能使用语言进行沟通。他们有较强的求知欲,对周围世界感兴趣,关心自己身体的完整性。在与学龄期儿童交往时,护士应对其感兴趣的事物给予简单的说明和解释,必要时给他们示范怎样操作一些仪器和设备,如给洋娃娃打针,以帮助他们克服对打针的恐惧;鼓励他们表达自己的兴趣、爱好、恐惧等,便于护士针对性地进行护理。

4.少年的特点和沟通技巧

少年人群的抽象思维、逻辑判断能力和行为介于成人和儿童之间,喜欢独立行事。护士应允许他们有自己的想法,不要强迫他们;认真倾听他们的诉说,了解他们的想法。在这个阶段的孩子可能有他们年龄段的一些独特的词汇,所以护士应熟悉并且能运用这些独特的词汇,以利于更好地与孩子进行沟通。

值得注意的是,儿童特别是年龄较小的儿童,对非语言信息比语言信息更敏感,他们往往对一定的姿势和移动的物体更有兴趣,突然的移动或威胁的动作可能会使儿童惊吓,所以护士的任何动作都必须轻缓,温柔、友善和平缓的语调能使患儿感到舒适和容易接受。

儿童也有被尊重的需要,当大人以俯视姿势与他们谈话时,他们会感到不高兴。所以在与儿童交谈时,护士的眼睛应尽量与他们的眼睛处于一个水平面。当孩子患病后,他们会感到无助,护士在与他们交谈时,应坐在矮椅子上或蹲下身来,有时甚至可以将他们抱在怀里或放在腿上。

任何时候,护士在给患儿做解释或指导时,都应使用简单的和直接的语言,并且告诉儿童你希望他怎样做。为了减少儿童的恐惧和焦虑,给儿童的一些解释应该在操作前进行,一般不提早告知。

绘画和游戏是与幼儿有效沟通的两种重要方式。绘画给儿童提供了非语言表达(绘画)和语言表达(解释画面)的机会。儿童的绘画通常能显示出他们自己的经历、喜好等信息,有时候可以作为心理分析的资料。护士也可以从儿童的绘画上开始与他们的交谈。游戏是一种独特的沟通方式。在游戏过程中,儿童与护士逐渐熟悉,戒备和恐惧心理得到缓解,护士就能了解儿童的真实情况。治疗性的游戏能减轻患儿的焦虑和因疾病引起的不适。在给患儿进行体格检查前,先与他们游戏,再进行体格检查,可取得他们的配合。

儿童与他们的父母接触的时间最多,如果患儿不能表达或表达不清,患儿的相关信息就可以从他们的家长处获得或得到核实。

(二)老年人的特点及沟通要求

老年人是社会中一个特殊的群体,随着社会的老龄化,老年人口会越来越多。老年人患病率和住院率也高于其他人群,所以与老年人的沟通是做好老年患者护理服务的关键。

1.老年人的沟通特点

老年人随着机体的生理性老化,感觉器官的功能也逐渐减退或出现病变,如老年性白内障、青光眼、黄斑变性、糖尿病视网膜病变、眼底血管性病变以及老年聋等,加上老年患者的记忆力下降,将严重影响患者与他人的沟通。一般老年人的共同特点如下。①视力差:老年人视力减退的程度和持续时间各异,但都不同程度地影响与他人沟通的能力,特别是患者对他人身体语言的感受。人从外界环境接受各种信息时,有 80%以上的信息是从视觉通道输入。由于视力受损,患者接受信息的能力减弱和变慢,所以老年患者对护士所给信息的反应速度不及正常人或年轻人快。②反应变慢:老年人对外界事物的灵敏性和反应速度下降,会不同程度地影响老年人与他人的沟通。③记忆力下降:会直接影响老年人对某些信息的记忆和回忆,从而影响沟通效果。④听力下降:也会直接影响沟通双方口头语言信息的传递和理解。

2.与老年人沟通时的注意事项

(1)选择适当的沟通方式:通过评估老年人的沟通能力,选择适当的方式与老年人进行沟通。如交谈、表情与手势、书写等,强化沟通效果。

(2)语速要慢:因为老年人的反应速度减慢,在与老年人进行沟通时,要适当减缓语言速度,说完一句话后应给一定的时间让老年人反应,切忌催促。

(3)创造一个适宜沟通的环境:如患者舒适的体位,安静的环境,没有人打断,时间充裕。

(4)简短、重复:在与老年人沟通时,注意语句简短,一次交代一件事情,以免引起老年人的混淆。对重要的事情,有必要重复交代,直到老年人理解、记住为止,必要时可用书面记录提示或告知其家属,协助老年人完成。

（孙田田）

第二章

基础护理技术

第一节 床上擦浴

一、目的

去除皮肤污垢,消除令人不快的身体异味,保持皮肤清洁,促进患者机体放松,增进患者舒适及活动度,防止肌肉挛缩和关节僵硬等并发症的发生,刺激皮肤的血液循环,增加皮肤的排泄功能,防御皮肤感染和压疮的发生。适用于病情较重、长期卧床或使用石膏、牵引、生活不能自理及无法自行沐浴的患者,应给予床上擦浴适当刺激皮肤的血液循环,增加皮肤的排泄功能,防御皮肤感染和压疮的发生。皮肤覆盖于人体表面,是身体最大的器官。完整的皮肤还具有保护机体、调节体温、吸收、分泌、排泄及感觉等功能,是抵御外界有害物质入侵的第一道屏障。皮肤的新陈代谢迅速,其代谢产物如皮脂、汗液及表皮碎屑等能与外界细菌及尘埃结合成污垢,黏附于皮肤表面,如不及时清除,可刺激皮肤,降低皮肤的抵抗力,以致破坏其屏障作用,成为细菌入侵的门户,造成各种感染。因此,皮肤的清洁与护理有助于维持机体的完整性,给机体带来舒适感,可预防感染发生,防止压疮及其他并发症。

二、准备

(一)物品准备

(1)治疗盘内:浴巾、毛巾各2条、沐浴液或浴皂、小剪刀、梳子、50%乙醇、护肤用品(爽身粉、润肤剂)、一次性油布1条、手套。

(2)治疗盘外:面盆2个,水桶2个(一桶内盛50~52℃的温水,并按年龄、季节和生活习惯调节水温;另一桶接盛污水用)、清洁衣裤和被服,另备便盆、便盆巾和屏风。

(二)患者、操作人员及环境准备

患者了解床上擦浴的目的、方法、注意事项及配合要点,根据需要协助患者使用便器排便,避免温水擦洗中引起患者的排尿和排便反射,调整情绪,指导或协助患者取舒适体位。操作人员应衣帽整齐,修剪指甲,洗手,戴口罩。环境安静、整洁,关闭门窗,室温控制在22~26℃,必要时备屏风。

三、评估

(1)评估患者病情、治疗情况、意识、心理状态、卫生习惯及合作度。

(2)评估患者皮肤情况,有无感染、破损及并发症,肢体活动度,自理能力。

(3)向患者解释床上擦浴的目的、方法、注意事项及配合要点。

四、操作步骤

(1)根据医嘱确认患者,了解病情。

(2)向患者解释说明床上擦浴的目的、过程及方法。消除患者的紧张情绪,使患者有安全感,取得合作。

(3)拉布幔或屏风遮挡患者,预防受凉并保护患者隐私,使患者身心放松。

(4)面盆内倒入 50～52 ℃温水至约 2/3 处或根据患者的习性调节水温。

(5)根据病情摇平床头及床尾支架,松开床尾盖被,放平靠近操作者的床档,将患者身体移向床沿,尽量靠近操作者,确保患者舒适,利用人体力学的原理,减少操作过程中机体的伸展和肌肉的紧张及疲劳度。

(6)戴手套,托起头颈部,将浴巾铺在枕头上,另一浴巾放在患者胸前(每擦一处均应在其下面铺浴巾,保护床单位,并用浴毯遮盖好擦洗周围的暴露部位),防止弄湿枕头和被褥。

(7)毛巾放入温水中浸透,拧至半干叠成手套状,包在操作者手上,用毛巾不同面,先擦患者眼部,按由内眦到外眦依次擦干眼部,再用较干的毛巾擦洗一遍。毛巾折叠能提高擦洗效果,同时保持毛巾的温度。

(8)操作者一手轻轻固定患者头部,用洗面乳或香皂(根据患者习惯选择),依次擦洗患者额部、鼻翼、颊部、耳郭、耳后直至颌下、颈部,再用清水擦洗,然后再用较干毛巾擦洗一遍。褶皱部应重复擦洗如颌下、颈部、耳郭、耳后。

(9)协助患者脱下上衣,置治疗车下层。按先近侧后对侧,先擦洗双上肢(上肢由远心端向近侧擦洗,避免静脉回流),再擦洗胸腹部顺序(腹部以脐为中心,从右向左顺结肠走向擦洗,乳房处环形擦洗)。先用涂浴皂的湿毛巾擦洗,再用干净的湿毛巾擦净皂液,清洗拧干毛巾后再擦洗干,最后用大浴巾边按摩边擦干。根据需要随时调节水温。擦洗过程中注意观察患者病情及皮肤情况,患者出现寒战、面色苍白时,应立即停止擦洗,给予适当处理。

(10)协助患者侧卧,背向操作者,浴巾一底一盖置患者擦洗部下及暴露部,依次进行擦洗后颈、背、臀部。背部及受压部位可用 50％乙醇做皮肤按摩,促进血液循环,防止并发症发生。根据季节扑爽身粉。

(11)协助患者更换清洁上衣,一般先穿远侧上肢,再穿近侧、患侧,再穿健侧,可减少关节活动,避免引起患者的疼痛不适。及时用棉被盖好胸、腹部,避免受凉。

(12)更换水、盆、毛巾,擦洗患者下肢、足部背侧,患者平卧,脱下裤子后侧卧,脱下衣物置治疗车下层,将浴巾纵向垫在下肢,浴巾盖于会阴部及下肢前侧,依次从踝部向膝关节、大腿背侧顺序擦洗。

(13)协助患者平卧,擦洗两下肢、膝关节处、大腿前侧部位。

(14)更换温水、盆、毛巾,擦洗会阴部、肛门处(注意肛门部皮肤的褶皱处擦洗干净,避免分泌物滞留、细菌滋生),撤去浴巾,为患者换上干净裤子。

（15）更换温水、盆、毛巾，协助患者移向近侧床边，盆移置足下，盆下铺一次性油布或将盆放于床旁椅上，托起患者小腿部屈膝，将患者双脚同时或先后浸泡于盆内，浸泡片刻软化角质层，洗清双足，擦干足部。

（16）根据需要修剪指甲，足部干裂者涂护肤品，防止足部干燥和粗糙。

（17）为患者梳头，维护患者个人形象，整理床单位，必要时更换床单。

（18）协助患者取舒适体位后，开窗换气。

（19）整理用物，进行清洁消毒处理，避免致病菌的传播。

（20）洗手、记录。

五、注意事项

（1）按擦浴顺序、步骤和方法进行。

（2）擦洗眼部时，尽量避免使用浴皂，防止刺激眼部。

（3）操作过程中注意观察患者的病情变化，保持与患者的沟通，询问患者的感受。

（4）擦洗动作要轻柔、利索，尽量注意少搬动、少暴露患者，注意保暖。

（5）擦洗时注意褶皱处如额下、颈部、耳郭、耳后、腋窝、指间、乳房下褶皱处、脐部、腹股沟、肛周等要擦洗干净。

（6）肢体有损伤者，应先脱健侧衣裤后脱患侧，穿时应先穿患侧后穿健侧，避免患者关节的过度活动，引起疼痛和损伤。

（揭桂莲）

第二节 鼻 饲 法

一、目的

对病情危重、昏迷、不能经口或不愿正常摄食的患者，通过胃管供给患者所需的营养、水分和药物，维持机体代谢平衡，保证蛋白质和热量的供给需求，维持和改善患者的营养状况。

二、准备

（一）物品准备

（1）治疗盘内：一次性无菌鼻饲包一套（硅胶胃管1根、弯盘1个、压舌板1个、50 mL注射器1个、润滑剂、镊子2把、治疗巾1条、纱布5块）、治疗碗2个、弯血管钳1把、棉签适量、听诊器1副、鼻饲流质液（38～40 ℃）200 mL，温开水适量、手电筒1个、调节夹1个（夹管用）、松节油、漱口液、毛巾。慢性支气管炎患者视情况备镇静剂、氧气。

（2）治疗盘外：安全别针1个、夹子或橡皮圈1个、卫生纸适量。

（二）患者、护理人员及环境准备

患者了解鼻饲的目的、方法、注意事项及配合要点，调整情绪。护士指导或协助患者摆好体位。护理人员应衣帽整齐，修剪指甲，洗手，戴口罩。环境安静、整洁、光线、温湿度适宜。

三、评估

（1）评估患者病情、治疗情况、意识、心理状态及合作度。

（2）评估患者鼻腔状况，有无鼻中隔偏曲、息肉，鼻黏膜有无水肿、炎症等。

（3）向患者解释鼻饲的目的、方法、注意事项及配合要点。

四、操作步骤

（1）确认患者并了解病情，向患者解释鼻饲目的、过程及方法。

（2）备齐用物，携至床旁核对床头卡、医嘱、饮食卡，核对流质饮食的种类、数量、性质、温度、质量。

（3）患者如有义齿、眼镜应协助取下，妥善存放。防止义齿脱落误吞入食管或落入气管引起窒息。插管时由于刺激可致流泪，取下眼镜便于擦除。

（4）取半坐位或坐位，可减轻胃管通过咽喉部时引起的咽反射，利于胃管插入。无法坐起者取右侧卧位，昏迷患者取去枕平卧位，头向后仰可避免胃管误入气管。

（5）将治疗巾围于患者颌下，保护患者衣服和床单，弯盘、毛巾放于方便易取处。

（6）观察鼻孔是否通畅，黏膜有无破损，清洁鼻腔，选择通畅一侧便于插管。

（7）准备胃管，测量胃管插入的长度，成人插入长度为 $45\sim55$ cm，一般取发际至胸骨剑突处或鼻尖经耳垂至胸骨剑突处，并做标记，倒润滑剂于纱布上少许，润滑胃管前段 $10\sim20$ cm 处，减少插管时的摩擦阻力。

（8）左手持纱布托住胃管，右手持镊子夹住胃管前端，沿选定侧鼻孔缓缓插入，插管时动作轻柔，镊子前端勿触及鼻黏膜，以防损伤，当胃管插入 $10\sim15$ cm 通过咽喉部时，如为清醒患者指导其做吞咽动作及深呼吸，随患者做吞咽动作及深呼吸时顺势将胃管向前推进，直至标记处。如为昏迷患者，将患者头部托起，使下颌靠近胸骨柄，可增大咽喉部通道的弧度，便于胃管顺利通过，再缓缓插入胃管至标记处。若插管时患者恶心、呕吐感持续，用手电筒、压舌板检查口腔咽喉部有无胃管盘曲卡住。如患者有呛咳、发绀、喘息、呼吸困难等误入气管现象，应立即拔管。休息后再插。

（9）确认胃管在胃内，用胶布交叉固定胃管于鼻翼和面颊部。验证胃管在胃内的三种方法：①打开胃管末端胶塞连接注射器于胃管末端抽吸，抽出胃液即可证实胃管在胃内。②置听诊器于患者胃区，快速经胃管向胃内注入 10 mL 空气，同时在胃部听到气过水声，即表示已插入胃内。③将胃管末端置于盛水的治疗碗内，无气泡溢出。

（10）灌食：连接注射器于胃管末端，先回抽见有胃液，再注入少量温开水，可润滑管壁，防止喂食溶液黏附于管壁，然后缓慢灌注鼻饲液或药液等。鼻饲液温度为 $38\sim40$ ℃，每次鼻饲量不应超过 200 mL，间隔时间不少于 2 小时，新鲜果汁应与奶液分别灌入，防止产生凝块。鼻饲结束后，再次注入温开水 $20\sim30$ mL 冲洗胃管，避免鼻饲液积存于管腔中变质，造成胃肠炎或堵塞管腔。鼻饲过程中，避免注入空气，以防造成腹胀。

（11）胃管末端塞上胶塞，如无胶塞可反折胃管末端，用纱布包好，橡皮圈系紧，用别针将胃管固定于大单、枕旁或患者衣领处，防止灌入的食物反流和胃管脱落。

（12）协助患者清洁口腔和鼻孔，整理床单位，嘱患者维持原卧位 $20\sim30$ 分钟，防止发生呕吐，促进食物消化、吸收。长期鼻饲者应每天进行口腔护理。

（13）整理用物，并清洁、消毒、备用。鼻饲用物应每天更换消毒，协助患者擦净面部，取舒适卧位。

（14）洗手，记录。记录插管时间，鼻饲液种类、量及患者反应等。

五、拔管

停止鼻饲或长期鼻饲需要更换胃管时进行拔管。

（1）携用物至床前，说明拔管的原因，并选择末次鼻饲结束时拔管。

（2）置弯盘于患者颌下，夹紧胃管末端放于弯盘内，防止拔管时液体反流，胃管内残留液体滴入气管。揭去固定胶布，用松节油擦去胶布痕迹，再用清水擦洗。

（3）嘱患者深呼吸，在患者缓缓呼气时稍快拔管，到咽喉处快速拔出。

（4）将胃管放入弯盘中，移出患者视线，避免患者产生不舒服的感觉。

（5）清洁患者面部、口腔及鼻腔，协助患者漱口，取舒适卧位。

（6）整理床单位，清理用物。

（7）洗手，记录拔管时间和患者的反应。

六、注意事项

（1）注入某些药片时应充分研碎，全部溶解方可灌注。多种药物灌注时，应将药物分开灌注，每种药物之间用少量温开水冲洗一次，注意药物配伍禁忌。

（2）插胃管时护士与患者进行有效沟通，缓解紧张。

（3）插管动作要轻稳，尤其是通过食管三个狭窄部位时（环状软骨水平处，平气管分叉处，食管通过膈肌处），以免损伤食管黏膜。

（4）每次鼻饲前应检查胃管是否在胃内及是否通畅，并用少量温开水冲管后方可进行喂食，鼻饲完毕后再次注入少量温开水，防止鼻饲液凝结。注入鼻饲液的速度要缓慢，以免引起患者不适。

（5）鼻饲液应现配现用，已配制好的暂不用时，应放在 4 ℃以下的冰箱内保存，保证 24 小时内用完，防止长时间放置变质。

（6）长期鼻饲者应每天进行两次口腔护理，并定期更换胃管，普通胃管每周更换一次，硅胶胃管每月更换一次，聚氨酯胃管 2 个月更换一次。更换胃管时应于当晚最后一次喂食后拔出，翌日晨从另一侧鼻孔插入胃管。

（7）每次灌注前或间隔 4～8 小时应抽胃内容物，检查胃内残留物的量。如残留物的量大于灌注量的 50%，说明胃排空延长，应告知医师采取措施。

（王静霞）

第三节　氧　疗　法

一、目的

提高动脉血氧分压和动脉血氧饱和度，增加动脉血氧含量，纠正各种因素导致的缺氧状态，促进组织的新陈代谢，维持机体正常生命活动。

根据呼吸衰竭的类型及缺氧的严重程度选择给氧方法和吸入氧分数。Ⅰ型呼吸衰竭：PaO_2 在 6.7～8.0 kPa（50～60 mmHg），$PaCO_2 < 6.7$ kPa（50 mmHg），应给予中流量（2～4 L/min）吸氧，吸入氧浓度>35％。Ⅱ型呼吸衰竭：PaO_2 在 5.3～6.7 kPa（40～50 mmHg），$PaCO_2$ 正常，间断给予高流量（4～6 L/min）高浓度（>50％）吸氧，若 $PaO_2 > 9.3$ kPa（70 mmHg），应逐渐降低吸氧浓度，防止长期吸入高浓度氧引起中毒。

供氧装置分氧气筒和管道氧气装置两种。给氧方法分鼻导管给氧、氧气面罩给氧及高压给氧。氧气面罩给氧适用于长期使用氧气，患者严重缺氧、神志不清、病情较重者，氧气面罩吸入氧分数最高可达90％，但由于气流较大并且无法及时喝水，常会造成口腔干燥，患者佩戴面罩也会导致沟通及谈话受限。鼻导管给氧方法又分单侧鼻导管给氧法和双侧鼻导管给氧法，其中，双侧鼻导管给氧则可以避免上述问题的发生。

吸氧方式的选择：严重缺氧但无二氧化碳潴留者，宜采用面罩吸氧（吸入氧分数最高可达90％）；缺氧伴有二氧化碳潴留者可用双侧鼻导管吸氧。

二、准备

（一）用物准备

1.治疗盘外

氧气装置一套包括氧气筒（管道氧气装置无）、氧气流量表装置，扳手、用氧记录单、笔、安全别针。

2.治疗盘内

橡胶管、湿化瓶、无菌容器内盛一次性双侧鼻导管或一次性吸氧面罩、消毒玻璃接管、无菌持物镊、无菌纱布缸、治疗碗内盛蒸馏水、弯盘、棉签、胶布、松节油。

3.氧气筒

氧气筒顶部有一总开关，控制氧气的进出。氧气筒颈部的侧面有一气门与氧气表相连，是氧气自氧气瓶中输出的途径。

4.氧气流量表装置

氧气流量表装置由压力表、减压阀、安全阀、流量表和湿化瓶组成。压力表测量氧气筒内的压力。减压阀是一种自动弹簧装置，将氧气筒流出的氧压力减至 2～3 kg/cm²（0.2～0.3 mPa），使流量平稳安全。当氧流量过大、压力过高时，安全阀内部活塞自行上推，过多的氧气由四周小孔流出，确保安全。流量表是测量每分钟氧气的流量，流量表内有浮标上端平面所指的刻度，可知氧气每分钟的流出量。湿化瓶内盛 1/3～1/2 蒸馏水、凉开水、20％～30％乙醇（急性肺水肿患者吸氧时用，可降低肺泡内泡沫的表面张力，使泡沫破裂，扩大气体和肺泡壁接触面积，使气体易于弥散，改善气体交换功能），通气管浸入水中，湿化瓶出口与鼻导管或面罩相连，可用以湿化氧气。

5.装表

把氧气放在氧气架上，打开总开关放出少量氧气，快速关上总开关，此为吹尘（为防止氧气瓶上灰尘吹入氧气表内）。然后将氧气表向后稍微倾斜置于气阀上，用手初步旋紧固定然后再用扳手旋紧螺帽，使氧气表立于氧气筒旁，按湿化瓶，打开氧气检查氧气装置是否漏气，氧气输出是否通畅后，关闭流量表开关，推至病床旁备用。

(二)患者、护理人员及环境准备

患者了解吸氧目的、方法、注意事项及配合要点,取舒适体位,调整情绪。护理人员应衣帽整齐,修剪指甲,洗手,戴口罩。环境安静、整洁,光线、温湿度适宜,远离火源。

三、操作步骤

(1)携用物至病床旁,再次核对患者。

(2)用湿棉签清洁患者双侧鼻腔,清除鼻腔分泌物。

(3)连接鼻导管及湿化瓶的出口。调节氧流量,轻度缺氧 $1\sim2$ L/min,中度缺氧 $2\sim4$ L/min,重度缺氧 $4\sim6$ L/min,氧气筒内的氧气流量=氧气筒容积(L)×压力表指示的压力(kg/cm)/1 kg/cm²。

(4)鼻导管插入患者双侧鼻腔约 1 cm,鼻导管环绕患者耳部向下放置,动作要轻柔,避免损伤黏膜,根据情况调整长度。

(5)停止用氧时,首先取下鼻导管(避免误操作引起肺组织损伤),安置患者于舒适体位。

(6)关流量表开关,关氧气筒总阀,再开流量表开关,放出余气,再关流量表开关,最后撤表(中心供氧装置,取下鼻导管后,直接关闭流量表开关)。

(7)处理用物,预防交叉感染。

(8)记录停止用氧时间及效果。

四、注意事项

(1)用氧时认真做好四防:防火、防震、防热、防油。

(2)禁用带油的手进行操作,氧气和螺旋口禁止上油。

(3)氧气筒内氧气不能用完,压力表指针应>0.5 mPa。

(4)防止灰尘进入氧气瓶,避免充氧时引起爆炸。

(5)长期、高浓度吸氧者,应观察患者有无胸骨后烧热感、干咳、恶心呕吐、烦躁及进行性呼吸困难加重等氧中毒现象。

(6)长期吸氧,吸氧浓度应<40%。氧气浓度与氧流量的关系:吸氧浓度(%)=21+4×氧气流量(L/min)。

(顾晓燕)

第四节 机械吸痰法

一、目的

清除呼吸道分泌物,保持呼吸道通畅,预防并发症发生。适用于排痰无力、痰液黏稠、意识不清、危重、年老体弱及身体各脏器衰竭者。可通过患者口腔、鼻腔、气管插管或气管切开处进行负压吸引。

二、准备

(一)用物准备

1.治疗盘外

电动吸引器或中心吸引器包括马达、偏心轮、气体过滤器、压力表、安全瓶、贮液瓶。开口器、舌钳、压舌板、电源插座等。

2.治疗盘内

带盖缸2只(1只盛消毒一次性吸痰管若干根、1只盛有消毒液的盐水瓶)、消毒玻璃接管、治疗碗2个(1只内盛无菌生理盐水、1只内盛消毒液用于消毒玻璃接管)、弯盘、消毒纱布、无菌弯血管钳一把、消毒镊子一把、棉签一包、液状石蜡、冰硼散等,急救箱1个备用。

(二)患者、护理人员及环境准备

患者取舒适体位,稳定情绪,了解吸痰目的、方法、注意事项及配合要点。护理人员应衣帽整齐,修剪指甲,洗手,戴口罩。环境安静、整洁,光线、温湿度适宜。

三、操作步骤

(1)携用物至病床旁,接通电源,打开开关,调节负压,检查吸引器性能。

(2)检查患者口腔(昏迷患者可借助压舌板及开口器)、鼻腔,有无义齿,如有应先取下活动义齿,患者头部转向一侧,面向操作者。

(3)连接吸痰管,先吸少量生理盐水。用于检查吸痰管是否通畅,并润滑吸痰管前端。

(4)一手反折吸痰管末端,另一手持无菌弯血管钳或无菌镊子夹取吸痰管前端,插入口咽部10～15 cm(过深可触及支气管处,易堵塞呼吸道)后,放松吸痰管末端,先吸口咽部分泌物,再吸气管内分泌物。吸痰时采取上下左右旋转向上提吸痰管的方法,有利于呼吸道分泌物吸出,避免损伤呼吸道黏膜。每次吸引时间少于15秒,防止缺氧。

(5)吸痰管拔出后,用生理盐水抽吸。防止分泌物堵塞吸痰管。

(6)观察患者呼吸道是否畅通及面部、呼吸、心率、血压等情况及吸出液的色、质、量。

(7)协助患者擦净面部分泌物,整理床单位,取舒适体位。

(8)处理用物,吸痰管玻璃接头清洁后,放入盛有消毒液的治疗碗中浸泡,或清洁后,置低温消毒箱内消毒备用。

(9)洗手,观察并记录治疗效果与反应。

四、注意事项

(1)严格无菌操作,吸痰管应即吸即弃。

(2)吸痰动作应轻柔,以防呼吸道黏膜损伤。

(3)痰液黏稠者可配合叩击、雾化吸入,提高治疗效果。

(4)储液瓶内的液体不得超过2/3。

(5)每次吸痰时间不超过15秒,以免缺氧。

(6)两次吸痰间隔不少于30分钟。

(7)气管隆嵴处不宜反复刺激,避免引起咳嗽反射。

(崔茹洁)

第五节 导 尿 术

一、目的

(1)为尿潴留患者解除痛苦;使尿失禁患者保持会阴清洁干燥。

(2)收集无菌尿标本,做细菌培养。

(3)避免盆腔手术时误伤膀胱,为危重、休克患者正确记录尿量,测尿比重提供依据。

(4)检查膀胱功能,测膀胱容量、压力及残余尿量。

(5)鉴别尿闭和尿潴留,以明确肾功能不全或排尿功能障碍。

(6)诊断及治疗膀胱和尿道的疾病,如进行膀胱造影或对膀胱肿瘤患者进行化疗等。

二、准备

(一)物品准备

(1)治疗盘内:橡皮圈1个,别针1枚,备皮用物1套,一次性无菌导尿包一套[治疗碗2个、弯盘、双腔气囊导尿管(根据年龄选不同型号尿管),弯血管钳1把,镊子1把,小药杯内置棉球若干个,液状石蜡棉球瓶1个,洞巾1块]。弯盘1个,一次性手套1双,治疗碗1个(内盛棉球若干个),弯血管钳1把,镊子2把,无菌手套1双,常用消毒溶液0.1%苯扎溴铵(新洁尔灭)、0.1%氯己定等,无菌持物钳及容器一套,男患者导尿另备无菌纱布2块。

(2)治疗盘外:小橡胶单和治疗巾一套(或一次性治疗巾),便盆及便盆巾。

(二)患者、护理人员及环境准备

患者了解导尿目的、方法、注意事项及配合要点,取仰卧屈膝位,调整情绪。护士指导或协助患者清洗外阴,备便盆。护理人员应衣帽整齐,修剪指甲,洗手,戴口罩。环境安静、整洁,光线、温湿度适宜,关闭门窗,备屏风或隔帘。

三、评估

(1)评估患者病情、治疗情况、意识、心理状态及合作度。

(2)患者排尿功能异常的程度,膀胱充盈度及会阴部皮肤、黏膜的完整性。

(3)向患者解释导尿的目的、方法、注意事项及配合要点。

四、操作步骤

将用物推至患者处,核对患者床号、姓名,向患者解释导尿的目的、方法、注意事项及配合要点。消除患者紧张和窘迫的心理,以取得合作。用屏风或隔帘遮挡患者,保护患者的隐私,使者精神放松。帮助患者清洗外阴部,减少逆行尿路感染的机会。检查导尿包的日期,是否严密干燥,确保物品无菌性,防止尿路感染。根据男女性尿道解剖特点执行不同的导尿术。

(一)男性患者导尿术操作步骤

(1)操作者位于患者右侧,帮助患者取仰卧屈膝位,脱去对侧裤腿,盖在近侧腿上,对侧下肢和上身用盖被盖好,两腿略外展,暴露外阴部。

(2)将一次性橡胶单和治疗巾垫于患者臀下,弯盘放于患者臀部,治疗碗内盛棉球若干个。

(3)左手戴手套,用纱布裹住阴茎前1/3,将阴茎提起,另一手持镊子夹消毒棉球按顺序消毒阴茎后2/3部、阴阜、阴囊暴露面。

(4)用无菌纱布包裹消毒过的阴茎后2/3部、阴阜、阴囊暴露面,消毒阴茎前1/3,并将包皮向后推,换另一把镊子夹消毒棉球消毒尿道口,向外螺旋式擦拭龟头、冠状沟、尿道口数次,包皮和冠状沟易藏污,应彻底消毒,预防感染。污棉球置于弯盘内移至床尾。

(5)在患者两腿间打开无菌导尿包,用持物钳夹浸消毒液的棉球于药杯内。

(6)戴无菌手套,铺洞巾,使洞巾与包布内面形成无菌区域。嘱患者勿移动肢体保持体位,以免污染无菌区。

(7)按操作顺序排列好用物,用镊子取液状石蜡棉球,润滑导尿管前端。

(8)左手用纱布裹住阴茎并提起,使之与腹壁呈60°,使耻骨前弯消失,便于插管。将包皮向后推,右手用镊子夹取浸消毒液的棉球,按顺序消毒尿道口、螺旋消毒龟头、冠状沟、尿道口数遍,每个棉球只可用一次,禁止重复使用,确保消毒部位不受污染,污棉球置于弯盘内,右手将弯盘移至靠近床尾无菌区域边沿,便于操作。

(9)左手固定阴茎,右手将治疗碗置于洞巾口旁,男性尿道长而且又有三个狭窄处,当插管受阻时,应稍停片刻嘱患者深呼吸,减轻尿道括约肌紧张,再徐徐插入导尿管,切忌用力过猛而损伤尿道。

(10)用另一只血管钳夹持导尿管前端,对准尿道口轻轻插入20～22 cm,见尿液流出后,再插入约2 cm,将尿液引流入治疗碗。第一次放尿不超过1 000 mL,防止大量放尿,腹腔内压力急剧下降,血液大量滞留腹腔血管内,引起血压下降虚脱及膀胱内压突然降低,导致膀胱黏膜急剧充血,发生血尿。

(11)治疗碗内尿液盛2/3满后,可用血管钳夹住导尿管末端,将尿液导入便器内,再打开导尿管继续放尿。注意询问患者的感觉,观察患者的反应。

(12)导尿毕,夹住导尿管末端,轻轻拔出导尿管,避免损伤尿道黏膜。撤下洞巾,擦净外阴,脱去手套置弯盘内,撤出臀部一次性橡胶单和治疗巾置治疗车下层。协助患者穿好裤子,整理床单位。

(13)整理用物。

(14)洗手,记录。

(二)女性患者导尿术操作步骤

(1)操作者位于患者右侧,帮助患者取仰卧屈膝位,脱去对侧裤腿,盖在近侧腿上,对侧下肢和上身用盖被盖好,两腿略外展,暴露外阴部。

(2)将一次性橡胶单和治疗巾垫于患者臀下,弯盘放于患者臀部,治疗碗内盛棉球若干个。

(3)左手戴手套,右手持血管钳夹取消毒棉球做外阴初步消毒,按由外向内,自上而下,依次消毒阴阜、两侧大阴唇。

(4)左手分开大阴唇,换另一把镊子按顺序消毒大小阴唇之间、小阴唇、尿道口、自尿道口至肛门,减少逆行感染的机会。污棉球置于弯盘内,消毒完毕,脱下手套置于治疗碗内,污物放置治疗车下层。

（5）在患者两腿间打开无菌导尿包，用持物钳夹浸消毒液的棉球于药杯内。

（6）戴无菌手套，铺洞巾，使洞巾与包布内面形成无菌区域。嘱患者勿移动肢体保持体位，以免污染无菌区。

（7）按操作顺序排列好用物，用镊子取液状石蜡棉球，润滑导尿管前端。

（8）左手拇指、示指分开并固定小阴唇，右手持弯持物钳夹取消毒棉球，按由内向外，自上而下顺序消毒尿道口、两侧小阴唇、尿道口，尿道口处要重复消毒一次，污棉球及弯血管钳置于弯盘内，右手将弯盘移至靠近床尾无菌区域边沿，便于操作。

（9）右手将无菌治疗碗移至洞巾旁，嘱患者张口呼吸，用另一只弯血管钳夹持导尿管对准导尿口轻轻插入尿道4～6 cm，见尿液后再插入1～2 cm。

（10）左手松开小阴唇，下移固定导尿管，将尿液引入治疗碗。注意询问患者的感觉，观察患者的反应。

（11）导尿毕，夹住导管末端，轻轻拔出导尿管，避免损伤尿道黏膜。撤下洞巾，擦净外阴，脱去手套置弯盘内，撤出臀部一次性橡胶单和治疗巾置治疗车下层。协助患者穿好裤子，整理床单位。

（12）整理用物。

（13）洗手，记录。

五、注意事项

（1）向患者及其家属解释留置导尿管的目的和护理方法，使其认识到预防泌尿道感染的重要性，并主动参与护理。

（2）保持引流通畅，避免导尿管扭曲堵塞，造成引流不畅。

（3）防止泌尿系统逆行感染。

（4）患者每天摄入足够的液体，每天尿量维持在2 000 mL以上，达到自然冲洗尿路的目的，以减少尿路感染和结石的发生。

（5）保持尿道口清洁，女性患者用消毒棉球擦拭外阴及尿道口，如分泌物过多，可用0.02％高锰酸钾溶液冲洗，再用消毒棉球擦拭外阴及尿道口。男性患者用消毒棉球擦拭尿道口、阴茎头及包皮，1～2次/天。

（6）每周定时更换集尿袋1次，定时排空集尿袋，并记录尿量。

（7）每月定时更换导尿管1次。

（8）采用间歇性夹管方式，训练膀胱反射功能。关闭导尿管，每4小时开放1次，使膀胱定时充盈和排空，促进膀胱功能的恢复。

（9）离床活动时，应用胶布将导尿管远端固定在大腿上，集尿袋不得超过膀胱高度，防止尿液逆流。

（10）协助患者更换体位，倾听患者主诉，并观察尿液性状、颜色和量，若发现尿液混浊、沉淀、有结晶，应做膀胱冲洗，每周检查一次尿常规。

（周丽云）

第六节 灌 肠 术

一、目的

(1)刺激肠蠕动,软化和清除粪便,排出肠内积气,减轻腹胀。

(2)清洁肠道,为手术、检查和分娩做准备。

(3)稀释和清除肠道内有害物质,减轻中毒。

(4)为高热患者降温。

根据灌肠目的的不同分为保留灌肠和不保留灌肠。不保留灌肠按灌入液体量不同分为大量不保留灌肠和小量不保留灌肠(小量不保留灌肠适用于危重患者、老年体弱患者、小儿、孕妇等)。

二、准备

(一)物品准备

(1)治疗盘内备:通便剂(按医嘱备),一次性手套1双,剪刀(用开塞露时)1把,弯盘1个,卫生纸,纱布1块。

(2)治疗盘外备:温开水(用肥皂栓时)适量,屏风、便盆、便盆布1个。

(二)患者、护理人员及环境准备

患者了解通便目的、方法、注意事项及配合要点。助其取侧卧屈膝位,调整情绪,护士指导或协助患者清洗肛周,备便盆。护理人员应衣帽整齐,修剪指甲,洗手,戴口罩。环境安静、整洁,光线、温湿度适宜,关闭门窗,备屏风或隔帘,保护患者隐私,消除紧张、恐惧心理,取得合作。

三、评估

(1)评估患者病情、治疗情况、意识、心理状态及合作度。

(2)评估患者的腹胀情况、肛周皮肤、黏膜的完整性。

四、操作步骤

(1)关闭门窗,用屏风遮挡患者,保护患者隐私。

(2)条件许可患者可帮助其取左侧卧位,双腿屈曲,背向操作者,暴露肛门,便于操作。

(3)患者臀部移至床沿,臀下铺一次性尿垫,保持床单位清洁,便器放置在床旁。

(4)将弯盘置于臀部旁,用血管钳关闭灌肠筒胶管倒灌肠液于筒内,悬挂灌肠筒于输液架上,灌肠筒内液面与肛门距离不超过30 cm。

(5)将玻璃接头一头连接肛管,另一头连接灌肠筒胶管。

(6)戴一次性手套,一手分开肛门,暴露肛门口,嘱患者张口呼吸,使患者放松便于插管,另一手将肛管轻轻旋转插入肛门,沿着直肠壁进入直肠7~10 cm。

(7)固定肛管,打开血管钳,缓缓注入灌肠液,速度不可过快过猛,以防刺激肠黏膜,出现排便。

（8）用血管钳关闭灌肠筒胶管，一手持卫生纸紧贴肛周下沿，防止灌肠液流出，另一手将肛管轻轻拔出，置弯盘内。

（9）擦净肛周，协助患者取舒适卧位，灌肠液在体内保留10～20分钟后再排便。充分软化粪便，提高灌肠效果。

（10）清理用物。

（11）协助患者排便，整理床单位。

（12）洗手、记录。

五、注意事项

（1）灌肠液温度控制在38 ℃，温度过高可损伤肠黏膜，温度过低可引起肠痉挛。

（2）灌肠如遇患者有便意、腹胀时，嘱患者做深呼吸，让灌肠液在体内尽量保留10～20分钟后再排便。

（3）消化道出血、急腹症、妊娠、严重心血管疾病患者禁忌灌肠。

六、相关护理方法

（一）人工取便术

（1）条件许可患者可帮助其取左侧卧位，双腿屈曲，背向操作者，暴露肛门，便于操作。

（2）患者臀下铺一次性尿垫保持床单位清洁，便器放置在床旁。

（3）戴一次性手套，在右手示指端倒1～2 mL的2%利多卡因，插入肛门停留5分钟，利多卡因对肛管和直肠起麻醉作用，能减少刺激，减轻疼痛。

（4）嘱患者张口呼吸，轻轻旋转插入肛门，沿着直肠壁进入直肠。

（5）手指轻轻摩擦，松弛粪块，取出粪块，放入便器，重复数次，直至取净，动作轻柔，避免损伤肠黏膜或引起肛周水肿。

（6）取便过程中注意观察患者的生命体征和反应，如发现面色苍白、出汗、疲惫等表现，应暂停，休息片刻，若患者心率明显改变，应立即停止操作。

（7）操作结束，清洗肛门和臀部并擦干，病情许可时可行热水坐浴，促进局部血液循环，减轻疼痛，防止病原微生物传播。

（8）整理消毒用物，洗手并记录。

（9）注意事项：有肛门黏膜溃疡、肛裂及肛门剧烈疼痛者禁用此法。

（二）便秘的护理

（1）正确引导，安排合理膳食结构。

（2）协助患者适当增加运动量。

（3）养成良好的排便习惯。

（4）腹部进行环形按摩，通过按摩腹部，刺激肠蠕动，促进排便。方法：用右手或双手叠压稍微按压腹部，自右下腹盲肠部开始，依肠蠕动方向，经升结肠、横结肠、降结肠、乙状结肠做环形按摩，或在乙状结肠部，由近心端向远心端做环形按摩，每次5～10分钟，每天2次。可由护士操作或指导患者自己进行。

（5）遵医嘱给予口服缓泻药物，禁忌长期使用，会产生依赖性而失去正常的排便功能。

（6）简便通便术包括通便剂通便术和人工取便术，是患者及家属经过护士指导，可自行完成的一种简单易行、经济有效的护理技术。常用通便剂有开塞露(由 50% 的甘油或少量山梨醇制成,装于塑料胶壳内的一种溶剂)、甘油栓(由甘油和硬脂酸制成,为无色透明或半透明栓剂,呈圆锥形,密封于塑料袋内的一种溶剂,需冷藏储存)、肥皂栓(将普通肥皂削成底部直径 1 cm,长 3~4 cm 的圆锥形栓剂),具有吸收水分、软化粪便、润滑肠壁、刺激肠蠕动的作用。人工取便术是用手指插入直肠,破碎并取出嵌顿粪便的方法,常用于粪便嵌塞的患者采用灌肠等通便术无效时,以解除患者的痛苦。

(郑郁荣)

第七节　膀胱冲洗术

一、目的

(1)对留置导尿管的患者,保持其尿液引流通畅。

(2)清除膀胱内的血凝块、黏液、细菌等异物,预防感染的发生。

(3)治疗某些膀胱疾病,如膀胱炎、膀胱肿瘤。

二、准备

(一)用物准备

治疗盘(消毒物品)1 套、无菌膀胱冲洗装置 1 套、冲洗液(按医嘱备)、弯血管钳 1 把、输液调节器 1 个,必要时备启瓶器、输液架各 1 个。

膀胱冲洗常用冲洗溶液:生理盐水、0.02% 呋喃西林溶液、3% 硼酸溶液、0.1% 新霉素溶液、0.2% 氯己定、0.1% 雷夫奴尔溶液、2.5% 醋酸等。

(二)患者、护理人员及环境准备

患者了解膀胱冲洗目的、方法、注意事项及配合要点。护理人员应衣帽整齐,修剪指甲,洗手,戴口罩。环境安静、整洁,光线、温湿度适宜,关闭门窗。

三、操作步骤

(1)准备物品和冲洗溶液,仔细检查冲洗液有无浑浊、沉淀或絮状物。备齐用物,携至患者床边。

(2)核对患者床号、姓名,向患者解释操作目的和过程。

(3)按医嘱取冲洗液,冬季冲洗液应加温至 38~40 ℃,以防低温刺激膀胱,常规消毒瓶塞,打开膀胱冲洗装置,将冲洗导管针头插入瓶塞,严格执行无菌操作技术,将冲洗液瓶倒挂于输液架上,瓶内液面距床面 60 cm,以便产生一定的压力使液体能够顺利滴入膀胱,排气后用弯血管钳夹导管。

(4)打开引流管夹子,排空膀胱,降低膀胱内压,便于冲洗液顺利滴入膀胱。

(5)夹毕引流管,开放冲洗管,使溶液滴入膀胱,调节滴速,滴速一般为 60~80 滴/分钟,以患者尿意强烈,膀胱收缩,迫使冲洗液从导尿管侧溢出尿道外。

（6）待患者有尿意或滴入溶液 200～300 mL 后,夹毕冲洗管,放开引流管,将冲洗液全部引流出来后,再夹毕引流管。

（7）按需要量,如此反复冲洗,一般每天冲洗 2 次,每次 500～1 000 mL,冲洗过程中,经常询问患者感受,观察患者反应及引流液性状。

（8）冲洗完毕,取下冲洗管,清洁外阴部,固定好导尿管。

（9）协助患者取舒适卧位,整理床单位,清理物品。

（10）洗手,记录冲洗液名称、冲洗量、引流量、引流液性质及冲洗过程中患者的反应。

四、注意事项

（1）严格遵医嘱并根据病情准备冲洗液。

（2）根据膀胱冲洗"微温、低压、少量、多次"的原则进行冲洗。

（3）保持冲洗管及引流管无菌,冲洗过程中注意无菌原则。

（4）冲洗过程若患者出现不适或有出血情况,应立即停止冲洗,并与医师联系。

（5）如滴入治疗用药,须在膀胱内保留 30 分钟后再引流出体外,有利于药液与膀胱内液充分接触,并保持有效浓度。

（6）冲洗时不宜按压膀胱。

（陈　晨）

第三章

呼吸内科护理

第一节　急性呼吸道感染

　　急性呼吸道感染通常包括急性上呼吸道感染和急性气管-支气管炎。急性上呼吸道感染是鼻腔、咽或喉部急性炎症的总称。常见病原体为病毒,仅有少数由细菌引起。本病全年皆可发病,但冬春季节多发,具有一定的传染性,有时引起严重的并发症,应积极防治。急性气管-支气管炎是指感染、物理、化学、过敏等因素引起的气管-支气管黏膜的急性炎症。可由急性上呼吸道感染蔓延而来。多见于寒冷季节或气候多变时,或气候突变时多发。

一、护理评估

(一)病因和发病机制

1.急性上呼吸道感染

　　急性上呼吸道感染有 $70\%\sim80\%$ 由病毒引起。其中主要包括流感病毒、副流感病毒、呼吸道合胞病毒、腺病毒、鼻病毒等。由于感染病毒类型较多,又无交叉免疫,人体产生的免疫力较弱且短暂,同时在健康人群中有病毒携带者,故一个人可有多次发病。细菌感染占 $20\%\sim30\%$,可直接或继病毒感染之后发生,以溶血性链球菌最为多见,其次为流感嗜血杆菌、肺炎球菌和葡萄球菌等,偶见革兰阴性杆菌。当全身或呼吸道局部防御功能降低时,尤其是年老体弱或有慢性呼吸道疾病者更易患病,原先存在于上呼吸道或外界侵入的病毒和细菌迅速繁殖,引起本病。通过含有病毒的飞沫或被污染的用具传播,引起发病。

2.急性气管-支气管炎

　　(1)感染:由病毒、细菌直接感染,或急性上呼吸道病毒(如腺病毒、流感病毒)、细菌(如流感嗜血杆菌、肺炎链球菌)感染迁延而来,也可在病毒感染后继发细菌感染。亦可为衣原体和支原体感染。

　　(2)物理、化学性因素:过冷空气、粉尘、刺激性气体或烟雾的吸入使气管-支气管黏膜受到急性刺激和损伤,引起本病。

　　(3)变态反应:花粉、有机粉尘、真菌孢子等的吸入以及对细菌蛋白质过敏等,均可引起气管-支气管的变态反应。寄生虫(如钩虫、蛔虫的幼虫)移行至肺,也可致病。

(二)健康史

有无受凉、淋雨、过度疲劳等使机体抵抗力降低等情况,应注意询问本次起病情况,既往健康情况,有无呼吸道慢性疾病史等。

(三)身体状况

1.急性上呼吸道感染

急性上呼吸道感染主要症状和体征个体差异大,根据病因不同可有不同类型,各型症状、体征之间无明显界定,也可互相转化。

(1)普通感冒:又称急性鼻炎或上呼吸道卡他,以鼻咽部卡他症状为主要表现,俗称"伤风"。成人多为鼻病毒所致,起病较急,初期有咽干、咽痒或咽痛,同时或数小时后有打喷嚏、鼻塞、流清水样鼻涕,2~3天后分泌物变稠,伴咽鼓管炎可引起听力减退,伴流泪、味觉迟钝、声嘶、少量咳嗽、低热不适、轻度畏寒和头痛。检查可见鼻腔黏膜充血、水肿、有分泌物,咽部轻度充血。如无并发症,一般经5~7天痊愈。

(2)病毒性咽炎和喉炎:临床特征为咽部发痒、不适和灼热感、声嘶、讲话困难、咳嗽、咳嗽时咽喉疼痛,无痰或痰呈黏液性,有发热和乏力,伴有咽下疼痛时,常提示有链球菌感染。体检发现咽部明显充血和水肿、局部淋巴结肿大且触痛,提示流感病毒和腺病毒感染,腺病毒咽炎可伴有眼结膜炎。

(3)疱疹性咽峡炎:主要由柯萨奇病毒A引起,夏季好发。有明显咽痛、常伴有发热,病程约1周。体检可见咽充血,软腭、腭垂、咽和扁桃体表面有灰白色疱疹及浅表溃疡,周围有红晕。多见儿童,偶见于成人。

(4)咽结膜热:常为柯萨奇病毒、腺病毒等引起。夏季好发,游泳传播为主,儿童多见。表现为发热、咽痛、畏光、流泪、咽及结膜明显充血。病程为4~6天。

(5)细菌性咽-扁桃体炎多由溶血性链球菌感染所致,其次为流感嗜血杆菌、肺炎球菌、葡萄球菌等引起。起病急,咽痛明显、伴畏寒、发热,体温超过39℃。检查可见咽部明显充血,扁桃体充血肿大,其表面有黄色点状渗出物,颌下淋巴结肿大伴压痛,肺部无异常体征。

本病如不及时治疗可并发急性鼻窦炎、中耳炎、急性气管-支气管炎。部分患者可继发病毒性心肌炎、肾炎、风湿热等。

2.急性气管-支气管炎

急性气管-支气管炎起病较急,常先有急性上呼吸道感染的症状,继之出现干咳或少量黏液性痰,随后可转为黏液脓性或脓性痰液,痰量增多,咳嗽加剧,偶可痰中带血。全身症状一般较轻,可有发热,38℃左右,多于3~5天后消退。咳嗽、咳痰为最常见的症状,常为阵发性咳嗽,咳嗽、咳痰可延续2~3周才消失,如迁延不愈,则可演变为慢性支气管炎。呼吸音通常正常或增粗,两肺可听到散在干、湿性啰音。

(四)实验室和其他检查

1.血常规

病毒感染者白细胞计数正常或偏低,淋巴细胞比例升高;细菌感染者白细胞计数和中性粒细胞增高,可有核左移现象。

2.病原学检查

可做病毒分离和病毒抗原的血清学检查,确定病毒类型,以区别病毒和细菌感染。细菌培养及药物敏感试验,可判断细菌类型,并可指导临床用药。

3.X 线检查

胸部 X 线多无异常改变。

二、主要护理诊断和医护合作性问题

(一)舒适的改变

鼻塞、流涕、咽痛、头痛与病毒和(或)细菌感染有关。

(二)潜在并发症

鼻窦炎、中耳炎、心肌炎、肾炎、风湿性关节炎。

三、护理目标

患者躯体不适缓解,日常生活不受影响;体温恢复正常;呼吸道通畅;睡眠改善;无并发症发生或并发症被及时控制。

四、护理措施

(一)一般护理

注意隔离患者,减少探视,避免交叉感染。患者咳嗽或打喷嚏时应避免对着他人。患者使用的餐具、痰盂等用具应按规定消毒,或用一次性器具,回收后焚烧弃去。多饮水,补充足够的热量,给予清淡易消化、高热量、丰富维生素、富含营养的食物。避免刺激性食物,戒烟、酒。患者以休息为主,特别是在发热期间。部分患者往往因剧烈咳嗽而影响正常的睡眠,可给患者提供容易入睡的休息环境,保持病室适宜温度、湿度和空气流通。保证周围环境安静,关闭门窗。指导患者运用促进睡眠的方式,如睡前泡脚、听音乐等。必要时可遵医嘱给予镇咳、祛痰或镇静药物。

(二)病情观察

关注疾病流行情况,鼻咽部发生的症状、体征,血常规和 X 线胸片改变。注意并发症,如耳痛、耳鸣、听力减退、外耳道流脓等提示中耳炎;如头痛剧烈、发热、伴脓涕、鼻窦有压痛等提示鼻窦炎;如在恢复期出现胸闷、心悸、眼睑水肿、腰酸和关节痛等提示心肌炎、肾炎或风湿性关节炎,应及时就诊。

(三)对症护理

1.高热护理

体温超过 37.5 ℃,应每 4 小时测体温 1 次,观察体温过高的早期症状和体征,体温突然升高或骤降时,应随时测量和记录,并及时报告医师。体温>39 ℃时,要采取物理降温。降温效果不好可遵照医嘱选用适当的解热剂进行降温。患者出汗后应及时处理,保持皮肤的清洁和干燥,并注意保暖。鼓励多饮水。

2.保持呼吸道通畅

清除气管、支气管内分泌物,减少痰液在气管、支气管内的聚积。指导患者采取舒适的体位进行有效咳嗽。观察咳痰情况,如痰液较多且黏稠,可嘱患者多饮水,或遵照医嘱给予雾化吸入治疗,以湿润气道、利于痰液排出。

(四)用药护理

1.对症治疗

选用抗感冒复合剂或中成药减轻发热、头痛,减少鼻、咽充血和分泌物,如对乙酰氨基酚(扑热息痛）、银翘解毒片等。干咳者可选用右美沙芬、喷托维林（咳必清）等；咳嗽有痰可选用复方氯化铵合剂、溴己新（必嗽平）或雾化祛痰。咽痛者可含服喉片或草珊瑚片等。气喘者可用平喘药，如特布他林、氨茶碱等。

2.抗病毒药物

早期应用抗病毒药有一定疗效，可选用利巴韦林、奥司他韦、金刚烷胺、吗啉胍和抗病毒中成药等。

3.抗菌药物

如有细菌感染，最好根据药物敏感试验选择有效抗菌药物治疗，常可选用大环内酯类、青霉素类、氟喹诺酮类及头孢菌素类。

根据医嘱选用药物，告知患者药物的作用、可能发生的不良反应和服药的注意事项，（如按时服药）；应用抗生素者，注意观察有无迟发变态反应发生；对于应用解热镇痛药者注意避免大量出汗引起虚脱等。发现异常及时就诊等。

（五）心理护理

急性呼吸道感染预后良好，多数患者于1周内康复，仅少数患者可因咳嗽迁延不愈而发展为慢性支气管炎，患者一般无明显心理负担。但如果咳嗽较剧烈，加之伴有发热，可能会影响患者的休息、睡眠，进而影响工作和学习，个别患者产生急于缓解咳嗽等症状的焦虑情绪。护理人员应与患者进行耐心、细致的沟通，通过对病情的客观评价，解除患者的心理顾虑，建立治疗疾病的信心。

（六）健康指导

1.疾病知识指导

帮助患者和家属掌握急性呼吸道感染的诱发因素及本病的相关知识，避免受凉、过度疲劳，注意保暖；外出时可戴口罩，避免寒冷空气对气管、支气管的刺激。积极预防和治疗上呼吸道感染，症状改变或加重时应及时就诊。

2.生活指导

平时应加强耐寒锻炼，增强体质，提高机体免疫力。有规律地生活，避免过度劳累。室内空气保持新鲜、阳光充足。少去人群密集的公共场所。戒烟、酒。

五、护理评价

患者舒适度改善；睡眠质量提高；未发生并发症或发生后被及时控制。

（张文静）

第二节　支气管扩张症

支气管扩张症是指直径＞2 mm的支气管由于管壁的肌肉和弹性组织破坏引起的慢性异常扩张。临床特点为慢性咳嗽、咳大量脓性痰和（或）反复咯血。患者常有童年麻疹、百日咳或支气管肺炎等病史。随着人民生活条件的改善，麻疹、百日咳疫苗的预防接种，以及抗生素的应用，本病发病率已明显降低。

一、病因和发病机制

(一)支气管-肺组织感染和支气管阻塞

支气管-肺组织感染和支气管阻塞是支气管扩张症的主要病因。感染和阻塞症状相互影响,促使支气管扩张症的发生和发展。其中婴幼儿期支气管-肺组织感染是最常见的病因,如婴幼儿麻疹、百日咳、支气管肺炎等。

由于儿童支气管较细,易阻塞,且管壁薄弱,反复感染破坏支气管壁各层结构,尤其是平滑肌和弹性纤维的破坏削弱了对管壁的支撑作用。支气管炎使支气管黏膜充血、水肿、分泌物阻塞管腔,导致引流不畅而加重感染。支气管内膜结核、肿瘤、异物引起管腔狭窄、阻塞,也是导致支气管扩张症的原因之一。由于左下叶支气管细长,且受心脏血管压迫引流不畅,容易发生感染,故支气管扩张左下叶比右下叶多见。肺结核引起的支气管扩张多发生在上叶。

(二)支气管先天性发育缺陷和遗传因素

此类支气管扩张症较少见,如巨大气管-支气管症、卡塔格内综合征(Kartagener's syndrome,支气管扩张、鼻窦炎和内脏转位)、肺囊性纤维化、先天性丙种球蛋白缺乏症等。

(三)全身性疾病

目前已发现类风湿关节炎、克罗恩病(Crohn's Disease)、溃疡性结肠炎、系统性红斑狼疮、支气管哮喘等疾病可同时伴有支气管扩张症;有些不明原因的支气管扩张患者,其体液免疫和(或)细胞免疫功能有不同程度的异常,提示支气管扩张可能与机体免疫功能失调有关。

二、临床表现

(一)症状

1.慢性咳嗽、大量脓痰

痰量与体位变化有关。晨起或夜间卧床改变体位时,咳嗽加剧、痰量增多。痰量多少可估计病情严重程度。感染急性发作时,痰量明显增多,每天可达数百毫升,外观呈黄绿色脓性痰,痰液静置后出现分层的特征:上层为泡沫;中层为脓性黏液;下层为坏死组织沉淀物。合并厌氧菌感染时痰有臭味。

2.反复咯血

$50\%\sim70\%$的患者有程度不等的反复咯血,咯血量与病情严重程度和病变范围不完全一致。大量咯血最主要的危险是窒息,应紧急处理。部分发生于上叶的支气管扩张,引流较好,痰量不多或无痰,以反复咯血为唯一症状,称为"干性支气管扩张"。

3.反复肺部感染

其特点是同一肺段反复发生肺炎并迁延不愈。

4.慢性感染中毒症状

反复感染者可出现发热、乏力、食欲减退、消瘦、贫血等,儿童可影响发育。

(二)体征

早期或干性支气管扩张多无明显体征,病变重或继发感染时在下胸部、背部常可闻及局限性、固定性湿啰音,有时可闻及哮鸣音;部分慢性患者伴有杵状指(趾)。

三、辅助检查

(一)胸部 X 线检查

早期无异常或仅见患侧肺纹理增多、增粗现象。典型表现是轨道征和卷发样阴影,感染时阴影内出现液平面。

(二)胸部 CT 检查

管壁增厚的柱状扩张或成串成簇的囊状改变。

(三)纤维支气管镜检查

有助于发现患者出血的部位,鉴别腔内异物、肿瘤或其他支气管阻塞原因。

四、诊断要点

根据患者有慢性咳嗽、大量脓痰、反复咯血的典型临床特征,以及肺部闻及固定而局限性的湿啰音,结合儿童时期有诱发支气管扩张的呼吸道病史,一般可作出初步临床诊断。胸部影像学检查和纤维支气管镜检查可进一步明确诊断。

五、治疗要点

治疗原则是保持呼吸道引流通畅,控制感染,处理咯血,必要时手术治疗。

(一)保持呼吸道通畅

1.药物治疗

祛痰药及支气管扩张剂具有稀释痰液、促进排痰作用。

2.体位引流

对痰多且黏稠者作用尤其重要。

3.经纤维支气管镜吸痰

若体位引流排痰效果不理想,可经纤维支气管镜吸痰及生理盐水冲洗痰液,也可局部注入抗生素。

(二)控制感染

控制感染是支气管扩张急性感染期的主要治疗措施。应根据症状、体征、痰液性状,必要时参考细菌培养及药物敏感试验结果选用抗菌药物。

(三)手术治疗

对反复呼吸道急性感染或大咯血,病变局限在一叶或一侧肺组织,经药物治疗无效,全身状况良好的患者,可考虑手术切除病变肺段或肺叶。

六、常用护理诊断

(一)清理呼吸道无效

咳嗽、大量脓痰、肺部湿啰音与痰液黏稠和无效咳嗽有关。

(二)有窒息的危险

与痰多、痰液黏稠或大咯血造成气道阻塞有关。

(三)营养失调

乏力、消瘦、贫血、发育迟缓与反复感染导致机体消耗增加以及患者食欲缺乏、营养物质摄入不足有关。

(四)恐惧

精神紧张、面色苍白、出冷汗与突然或反复大咯血有关。

七、护理措施

(一)一般护理

1.休息与环境

急性感染或咯血时应卧床休息,大咯血患者需绝对卧床,取患侧卧位。病室内保持空气流通,维持适宜的温、湿度,注意保暖。

2.饮食护理

提供高热量、高蛋白、高维生素饮食,发热患者给予高热量流质或半流质饮食,避免冰冷、油腻、辛辣食物诱发咳嗽。鼓励患者多饮水,每天 1 500 mL 以上,以稀释痰液。指导患者在咳痰后及进食前后用清水或漱口液漱口,保持口腔清洁,促进食欲。

(二)病情观察

观察痰液量、颜色、性质、气味和与体位的关系,记录 24 小时痰液排出量;定期测量生命体征,记录咯血量,观察咯血的颜色、性质及量;病情严重者需观察有无窒息前症状,若发现窒息先兆,立即向医师汇报并配合处理。

(三)对症护理

1.促进排痰

(1)指导有效咳嗽和正确的排痰方法。

(2)采取体位引流者需依据病变部位选择引流体位,使病肺居上,引流支气管开口向下,利于痰液流出。一般于饭前 1 小时进行。引流时可配合胸部叩击,提高引流效果。

(3)必要时遵医嘱选用祛痰剂或 β_2 受体激动剂喷雾吸入,扩张支气管、促进排痰。

2.预防窒息

(1)痰液排除困难者,鼓励多饮水或雾化吸入,协助患者翻身、拍背或体位引流,以促进痰液排除,减少窒息发生的危险。

(2)密切观察患者的表情、神志、生命体征,观察并记录痰液的颜色、量与性质,及时发现和判断患者有无发生窒息的可能。如患者突然出现烦躁不安、神志不清,面色苍白或发绀、出冷汗、呼吸急促、咽喉部明显的痰鸣音,应警惕窒息的发生,并及时通知医师。

(3)对意识障碍、年老体弱、咳嗽咳痰无力、咽喉部明显的痰鸣音、神志不清者,突然大量呕吐物涌出等高危患者,立即做好抢救准备,如迅速备好吸引器、气管插管或气管切开等用物,积极配合抢救工作。

(四)心理护理

病程较长,咳嗽、咳痰、咯血反复发作或逐渐加重时,患者易产生焦虑、沮丧情绪。护士应多与其交谈,讲明支气管扩张反复发作的原因及治疗进展,帮助患者树立战胜疾病的信心,缓解焦虑不安情绪。咯血时医护人员应陪伴、安慰患者,帮助情绪稳定,避免因情绪波动加重出血。

(五)健康教育

1.疾病知识指导

帮助患者及家属了解疾病发生、发展与治疗、护理过程并与其共同制订长期防治计划。宣传防治百日咳、麻疹、支气管肺炎、肺结核等呼吸道感染的重要性;及时治疗上呼吸道慢性病灶;避免受凉,预防感冒;戒烟、减少刺激性气体吸入,防止病情恶化。

2.生活指导

讲明加强营养对机体康复的作用,使患者能主动摄取必需的营养素,以增强机体抗病能力。鼓励患者参加体育锻炼,建立良好的生活习惯,劳逸结合,以维护心、肺功能状态。

3.用药指导

向患者介绍常用药物的用法和注意事项,观察疗效及不良反应。指导患者及家属学习和掌握有效咳嗽、胸部叩击、雾化吸入和体位引流的方法,以利于长期坚持,控制病情的发展;了解抗生素的作用、用法和不良反应。

4.自我监测指导

告知患者应定期复查。嘱患者按医嘱服药,教患者学会观察药物的不良反应。教会患者识别病情变化的征象,观察痰液量、颜色、性质、气味和与体位的关系,并记录 24 小时痰液排出量。如有咯血、窒息先兆,立即前往医院就诊。

(张文静)

第三节　支气管哮喘

支气管哮喘是一种慢性气管炎症性疾病,其支气管壁存在以肥大细胞、嗜酸细胞和 T 淋巴细胞为主的炎性细胞浸润,可经治疗缓解或自然缓解。本病多发于青少年,儿童多于成人,城市多于农村。近年的流行病学显示,哮喘的发病率或病死率均有所增加,我国哮喘发病率为 1% ～ 2%。支气管哮喘的病因较为复杂,大多在遗传因素的基础上,受到体内外多种因素激发而发病,并反复发作。

一、临床表现

(一)症状和体征

典型的支气管哮喘,发作前多有鼻痒、打喷嚏、流涕、咳嗽、胸闷等先兆症状,进而出现呼气性的呼吸困难伴喘鸣,患者被迫呈端坐呼吸,咳嗽、咳痰。发作持续几十分钟至数小时后自行或经治疗缓解。此为速发性哮喘反应。迟发性哮喘反应时,患者气管呈持续高反应性状态,上述表现更为明显,较难控制。

少数患者可出现哮喘重度或危重度发作,表现为重度呼气性呼吸困难、焦虑、烦躁、端坐呼吸、大汗淋漓、嗜睡或意识模糊,经应用一般支气管扩张药物不能缓解。此类患者若不及时救治,可危及生命。

(二)辅助检查

1.血液检查

嗜酸性粒细胞、血清总免疫球蛋白 E(IgE)及特异性免疫球蛋白 E 均可增高。

2.胸部 X 线检查

哮喘发作期由于肺脏充气过度,肺部透亮度增高,合并感染时可见肺纹理增多及炎症阴影。

3.肺功能检查

哮喘发作期有关呼气流速的各项指标,如第一秒用力呼气容积(FEV₁)、最大呼气流速峰值(PEF)等均降低。

二、治疗原则

本病的防治原则是去除病因、控制发作和预防发作。控制发作应根据患者发作的轻重程度,抓住解痉、抗炎两个主要环节,迅速控制症状。

(一)解痉

哮喘轻、中度发作时,常用氨茶碱稀释后静注或加入液体中静滴。根据病情吸入或口服β_2-受体激动剂。常用的β_2-受体激动剂气雾吸入剂有特布他林、沙丁胺醇、甲泼尼龙等。

哮喘重度发作时,应及早静脉给予足量氨茶碱及琥珀酸氢化可的松或甲基强的松龙琥珀酸钠,待病情得到控制后再逐渐减量,改为口服泼尼松龙,或根据病情吸入糖皮质激素,注意不宜骤然停药,以免复发。

(二)抗感染

肺部感染的患者,应根据细菌培养及药敏结果选择应用有效抗生素。

(三)稳定内环境

及时纠正水、电解质及酸碱失衡。

(四)保证气管通畅

痰多而黏稠不易咳出或有严重缺氧及二氧化碳潴留者,应及时行气管插管吸出痰液,必要时行机械通气。

三、护理

(一)一般护理

(1)将患者安置在清洁、安静、空气新鲜、阳光充足的房间,避免接触变应原,如花粉、皮毛、油烟等。护理操作时防止灰尘飞扬。喷洒灭蚊蝇剂或某些消毒剂时要转移患者。

(2)患者哮喘发作呼吸困难时应给予适宜的靠背架或过床桌,让患者伏桌而坐,以帮助呼吸,减少疲劳。

(3)给予营养丰富的易消化的饮食,多食蔬菜、水果,多饮水。同时注意保持大便通畅,减少因用力排便所致的疲劳。严禁食用与患者发病有关的食物,如鱼、虾、蟹等,并协助患者寻找变应原。

(4)危重期患者应保持皮肤清洁干燥,定时翻身,防止压疮发生。因大剂量使用糖皮质激素,故需做好口腔护理,防止发生口腔炎。

(5)哮喘重度发作时,由于大汗淋漓,呼吸困难甚至有窒息感,所以患者极度紧张、烦躁、疲倦。要耐心安慰患者,及时满足患者需求,缓解紧张情绪。

(二)观察要点

1.观察哮喘发作先兆

如患者主诉有鼻、咽、眼部发痒及咳嗽、流鼻涕等黏膜过敏症状时,应及时报告医师采取措施,减轻发作症状,尽快控制病情。

2.观察药物毒副反应

氨茶碱 0.25 g 加入 25％～50％葡萄糖注射液 20 mL 中静脉推注,时间需在 5 分钟以上,因浓度过高或推注过快可使心肌过度兴奋而产生心悸、惊厥、血压骤降等严重反应。使用时要现配现用,静脉滴注时,不宜和维生素 C、促皮质激素、去甲肾上腺素、四环素类等配伍。糖皮质激素类药物久用可引起钠潴留、血钾降低、消化道溃疡病、高血压、糖尿病、骨质疏松、停药反跳等,故须加强观察。

3.根据患者缺氧情况调整氧流量

一般为 3～5 L/min。保持气体充分湿化,氧气湿化瓶每天更换、消毒,防止医源性感染。

4.观察痰液黏稠度

哮喘发作患者由于过度通气,出汗过多,因而身体丢失水分增多,致使痰液黏稠形成痰栓,阻塞小支气管,导致呼吸不畅,感染难以控制。应通过静脉补液和饮水补足水分和电解质。

5.严密观察有无并发症

如自发性气胸、肺不张、脱水、酸碱失衡、电解质紊乱、呼吸衰竭、肺性脑病等并发症。监测动脉血气、生化指标,如发现异常需及时对症处理。

6.注意呼吸频率、深浅幅度和节律

重度发作患者喘鸣音减弱乃至消失,呼吸变浅,神志改变,常提示病情危急,应及时处理。

(三)家庭护理

1.增强体质,积极防治感染

平时注意增加营养,根据病情做适量体力活动,如散步、做简易操、打太极拳等,以提高机体免疫力。当感染发生时应及时就诊。

2.注意防寒避暑

寒冷可引起支气管痉挛,分泌物增加,同时感冒易致支气管及肺部感染。因此,冬季应适当提高居室温度,秋季进行耐寒锻炼防治感冒,夏季避免大汗,防止痰液过稠不易咳出。

3.尽量避免接触变应原

患者应戒烟,尽量避免到人员众多、空气污浊的公共场所。保持居室空气清新,室内可安装空气净化器。

4.防止呼吸肌疲劳

坚持进行呼吸锻炼。

5.稳定情绪

一旦哮喘发作,应控制情绪,保持镇静,及时吸入支气管扩张气雾剂。

6.家庭氧疗

家庭氧疗又称缓解期氧疗,对于患者的病情控制,存活期的延长和生活质量的提高有着重要意义。家庭氧疗时应注意氧流量的调节,严禁烟火,防止火灾。

7.缓解期处理

哮喘缓解期的防治非常重要,对于防止哮喘发作及恶化,维持正常肺功能,提高生活质量,保持正常活动量等均具有重要意义。哮喘缓解期患者,应坚持吸入糖皮质激素,可有效控制哮喘发作,吸入色甘酸钠和口服酮替酚亦有一定的预防哮喘发作的作用。

（张文静）

第四节 慢性支气管炎

慢性支气管炎是由于感染或非感染因素引起气管、支气管黏膜及其周围组织的慢性非特异性炎症。临床以咳嗽、咳痰或伴有喘息反复发作为特征,每年持续 3 个月以上,且连续 2 年以上。

一、病因和发病机制

慢性支气管炎的病因极为复杂,迄今尚有许多因素还不够明确,往往是多种因素长期相互作用的综合结果。

(一)感染

病毒、支原体和细菌感染是本病急性发作的主要原因。病毒感染以流感病毒、鼻病毒、腺病毒和呼吸道合胞病毒常见;细菌感染以肺炎链球菌、流感嗜血杆菌和卡他莫拉菌及葡萄球菌常见。

(二)大气污染

化学气体如氯气、二氧化氮、二氧化硫等刺激性烟雾,空气中的粉尘等均可刺激支气管黏膜,使呼吸道清除功能受损,为细菌入侵创造条件。

(三)吸烟

吸烟为本病发病的主要因素。吸烟时间的长短与吸烟量决定发病率的高低,吸烟者的患病率较不吸烟者高 2~8 倍。

(四)过敏因素

喘息型支气管患者,多有过敏史。患者痰中嗜酸性粒细胞和组胺的含量及血中 IgE 明显高于正常。此类患者实际上应属慢性支气管炎合并哮喘。

(五)其他因素

气候变化,特别是寒冷空气对慢支的病情加重有密切关系。自主神经功能失调,副交感神经功能亢进,老年人肾上腺皮质功能减退,慢性支气管炎的发病率增加。维生素 C 缺乏,维生素 A 缺乏,易患慢性支气管炎。

二、临床表现

(一)症状

患者常在寒冷季节发病,出现咳嗽、咳痰,尤以晨起明显,白天多于夜间。病毒感染痰液为白色黏液泡沫状,继发细菌感染,痰液转为黄色或黄绿色黏液脓性,偶可带血。慢性支气管炎反复发作后,支气管黏膜的迷走神经感受器反应性增高,副交感神经功能亢进,可出现过敏现象而发生喘息。

(二)体征

早期多无体征。急性发作期可有肺底部闻及干、湿性啰音。喘息型支气管炎在咳嗽或深吸气后可闻及哮鸣音,发作时有广泛哮鸣音。

(三)并发症

(1)阻塞性肺气肿:为慢性支气管炎最常见的并发症。

(2)支气管肺炎:慢性支气管炎蔓延至支气管周围肺组织中,患者表现寒战、发热、咳嗽加剧、痰量增多且呈脓性;白细胞总数及中性粒细胞增多;X线胸片显示双下肺野有斑点状或小片阴影。

(3)支气管扩张症。

三、诊断

(一)辅助检查

1.血常规

白细胞总数及中性粒细胞数可升高。

2.胸部X线检查

单纯型慢性支气管炎,X线片检查阴性或仅见双下肺纹理增多、增粗、模糊、呈条索状或网状。继发感染时为支气管周围炎症改变,表现为不规则斑点状阴影,重叠于肺纹理之上。

3.肺功能检查

早期病变多在小气道,常规肺功能检查多无异常。

(二)诊断要点

凡咳嗽、咳痰或伴有喘息,每年发作持续3个月,连续2年或2年以上者,并排除其他心、肺疾患(如肺结核、肺尘埃沉着病、支气管哮喘、支气管扩张症、肺癌、肺脓肿、心脏病、心功能不全等)、慢性鼻咽疾患后,即可诊断。如每年发病不足3个月,但有明确的客观检查依据(如胸部X线片、肺功能等)亦可诊断。

(三)鉴别诊断

1.支气管扩张

支气管扩张多于儿童或青年期发病,常继发于麻疹、肺炎或百日咳后,并有咳嗽、咳痰反复发作的病史,合并感染时痰量增多,并呈脓性或伴有发热,病程中常反复咯血。在肺下部周围可闻及不易消散的湿性啰音。晚期重症患者可出现杵状指(趾)。胸部X线片上可见双肺下野纹理粗乱或呈卷发状。薄层高分辨CT(HRCT)检查有助于确诊。

2.肺结核

活动性肺结核患者多有午后低热、消瘦、乏力、盗汗等中毒症状。咳嗽痰量不多,常有咯血。老年肺结核的中毒症状多不明显,常被慢性支气管炎的症状所掩盖而误诊。胸部X线片上可发现结核病灶,部分患者痰结核菌检查可获阳性。

3.支气管哮喘

支气管哮喘常为特质性患者或有过敏性疾病家族史,多于幼年发病。一般无慢性咳嗽、咳痰史。哮喘多突然发作,且有季节性,血和痰中嗜酸性粒细胞常增多,治疗后可迅速缓解。发作时双肺布满哮鸣音,呼气延长,缓解后可消失,且无症状,但气道反应性仍增高。慢性支气管炎合并哮喘的患者,病史中咳嗽、咳痰多发生在喘息之前,迁延不愈较长时间后伴有喘息,且咳嗽、咳痰的症状多较喘息更为突出,平喘药物疗效不如哮喘等可资鉴别。

4.肺癌

肺癌多发生于40岁以上男性,并有多年吸烟史的患者,刺激性咳嗽常伴痰中带血和胸痛。

X 线胸片检查肺部常有块影或反复发作的阻塞性肺炎。痰脱落细胞及支气管镜等检查,可明确诊断。

5.慢性肺间质纤维化

慢性肺间质纤维化患者通常有慢性咳嗽,咳少量黏液性非脓性痰,进行性呼吸困难,双肺底可闻及爆裂音(Velcro 啰音),严重者发绀并有杵状指。X 线胸片见中下肺野及肺周边部纹理增多紊乱呈网状结构,其间见弥漫性细小斑点阴影。肺功能检查呈限制性通气功能障碍,弥散功能降低,PaO_2 下降。肺活检是确诊的手段。

四、治疗

(一)急性发作期及慢性迁延期的治疗

以控制感染、祛痰、镇咳为主,同时解痉平喘。

1.抗感染药物

及时、有效、足量,感染控制后及时停用,以免产生细菌耐药或二重感染。一般患者可按常见致病菌用药。可选用青霉素 G 80 万 U 肌内注射;复方磺胺甲噁唑(SMZ),每次 2 片,2 次/天;阿莫西林 2～4 g/d,3～4 次口服;氨苄西林 2～4 g/d,分 4 次口服;头孢氨苄 2～4 g/d 或头孢拉定 1～2 g/d,分 4 次口服;头孢呋辛 2 g/d 或头孢克洛 0.5～1 g/d,分 2～3 次口服。亦可选择新一代大环内酯类抗生素,如罗红霉素,0.3 g/d,2 次口服。抗菌治疗疗程一般 7～10 天,反复感染病例可适当延长。严重感染时,可选用氨苄西林、环丙沙星、氧氟沙星、阿米卡星、奈替米星或头孢菌素类联合静脉滴注给药。

2.祛痰镇咳药

刺激性干咳者不宜单用镇咳药物,否则痰液不易咳出。可给盐酸溴环己胺醇 30 mg 或羧甲基半胱氨酸 500 mg,3 次/天口服。乙酰半胱氨酸(富露施)及氯化铵甘草合剂均有一定的疗效。α-糜蛋白酶雾化吸入亦有消炎祛痰的作用。

3.解痉平喘

解痉平喘主要为解除支气管痉挛,利于痰液排出。常用药物为氨茶碱 0.1～0.2 g,8 次/小时口服;丙卡特罗 50 mg,2 次/天;特布他林 2.5 mg,2～3 次/天。慢性支气管炎有可逆性气道阻塞者应常规应用支气管舒张剂,如异丙托溴铵(异丙阿托品)气雾剂、特布他林等吸入治疗。阵发性咳嗽常伴不同程度的支气管痉挛,应用支气管扩张药后可改善症状,并有利于痰液的排出。

(二)缓解期的治疗

应以增强体质,提高机体抗病能力和预防发作为主。

(三)中药治疗

采取扶正固本原则,按肺、脾、肾的虚实辨证施治。

五、护理措施

(一)常规护理

1.环境

保持室内空气新鲜,流通,安静,舒适,温湿度适宜。

2.休息

急性发作期应卧床休息,取半卧位。

3.给氧

持续低流量吸氧。

4.饮食

给予高热量、高蛋白、高维生素易消化饮食。

（二）专科护理

1.解除气道阻塞，改善肺泡通气

及时清除痰液，神志清醒患者应鼓励咳嗽，痰稠不易咯出时，给予雾化吸入或雾化泵药物喷入，减少局部淤血水肿，以利痰液排出。危重体弱患者，定时更换体位，叩击背部，使痰易于咯出，餐前应给予胸部叩击或胸壁震荡。

方法：患者取侧卧位，护士两手手指并拢，手背隆起，指关节微屈，自肺底由下向上，由外向内叩拍胸壁，震动气管，边拍边鼓励患者咳嗽，以促进痰液的排出，每侧肺叶叩击 3～5 分钟。对神志不清者，可进行机械吸痰，需注意无菌操作，抽吸压力要适当，动作轻柔，每次抽吸时间不超过 15 秒，以免加重缺氧。

2.合理用氧减轻呼吸困难

根据缺氧和二氧化碳潴留的程度不同，合理用氧，一般给予低流量、低浓度、持续吸氧，如病情需要提高氧浓度，应辅以呼吸兴奋剂刺激通气或使用呼吸机改善通气。吸氧后如呼吸困难缓解、呼吸频率减慢、节律正常、血压上升、心率减慢、心律正常、发绀减轻、皮肤转暖、神志转清、尿量增加等，表示氧疗有效。若呼吸过缓、意识障碍加深，需考虑二氧化碳潴留加重，必要时采取增加通气量措施。

（张文静）

第五节　胸　腔　积　液

一、概述

（一）概念和特点

胸膜腔内液体简称胸液，其形成与吸收处于动态平衡状态，正常情况下胸膜腔内仅有 13～15 mL 的微量液体，在呼吸运动时起润滑作用。任何原因使胸液形成过多或吸收过少时，均可导致胸液异常积聚，称为胸腔积液。胸腔积液可以根据其发生机制和化学成分不同分为漏出液、渗出液、血液（称为血胸）、脓液（称为脓胸）和乳糜液。

（二）相关病理生理

胸液的形成主要取决于壁层和脏层毛细血管与胸膜腔内的压力梯度，有两种方向相反的压力促使液体的移动，即流体静水压和胶体渗透压。胸膜腔内液体自毛细血管的静脉端再吸收，其余的液体由淋巴系统回收至血液，滤过与吸收处于动态平衡。许多肺、胸膜和肺外疾病破坏了此种动态平衡，致使胸膜腔内液体形成过快或吸收过缓，从而导致液体不正常地积聚在胸膜腔内引起胸腔积液。

(三)病因和诱因

1.胸膜毛细血管内静水压升高

体循环静水压的升高是生成胸腔积液最重要的因素,充血性心力衰竭、缩窄性心包炎、血容量增加、上腔静脉或奇静脉受阻等因素均可使胸膜毛细血管内静水压升高,胸膜液体滤出增加,产生胸腔漏出液。

2.胸膜毛细血管通透性增加

胸膜炎症、结缔组织病(如系统性红斑狼疮、类风湿关节炎)、胸膜肿瘤、肺梗死等,可使胸膜毛细血管通透性增加,毛细血管内细胞、蛋白和液体等大量渗入胸膜腔,产生胸腔渗出液。

3.胸膜毛细血管内胶体渗透压降低

如低蛋白血症、肝硬化、肾病综合征、急性肾小球肾炎等,产生胸腔漏出液。

4.壁层胸膜淋巴引流障碍

如淋巴导管阻塞、发育性淋巴引流异常等,产生胸腔渗出液。

5.损伤

如主动脉瘤破裂、食管破裂、胸导管破裂等,产生血胸、脓胸和乳糜胸。

(四)临床表现

1.症状

胸腔积液局部症状的轻重取决于积液量,全身症状取决于原发疾病。

(1)呼吸困难:最常见,与胸腔积液的量有关。少量胸腔积液常无症状或仅有咳嗽,常为干咳。当胸腔积液量超过 500 mL 时,大量积液可使胸廓顺应性下降、膈肌受压、纵隔移位和肺容量下降,患者出现胸闷和呼吸困难,并随积液量的增多而加重。

(2)胸痛:多为单侧锐痛,并随呼吸或咳嗽加重,可向患侧肩、颈或腹部放射,疼痛程度随着胸腔积液增多反而缓解。

(3)伴随症状:病因不同,其伴随症状不同。炎性积液多为渗出性,伴有咳嗽、咳痰和发热;心力衰竭所致胸腔积液为漏出液,伴有心功能不全的其他表现;结核性胸膜炎多见于青年人,常有发热、干咳;恶性胸腔积液多见于中年以上患者,伴有消瘦和呼吸道或原发部位肿瘤的症状;肝脓肿所致的右侧胸腔积液可为反应性胸膜炎,亦可为脓胸,常伴有发热和肝区疼痛。

2.体征

少量积液时,体征不明显或可闻及胸膜摩擦音。典型积液患者的体征为患侧肋间隙饱满,呼吸运动减弱;语颤减弱或消失,可伴有气管、纵隔向健侧移位;局部叩诊呈浊音;积液区呼吸音减弱或消失。肺外疾病引起的胸腔积液可有原发病的体征。

(五)辅助检查

相关辅助检查可帮助医师确定患者有无胸腔积液,区别漏出液和渗出液,寻找胸腔积液的病因。

1.X线检查

少量胸腔积液时,仅见患侧肋膈角变钝;中等量积液时,呈内低外高的弧形积液影,平卧时积液散开,使整个肺野透亮度降低;大量积液时整个患侧胸部呈致密阴影,气管和纵隔推向健侧。CT 检查有较高的敏感性与密度分辨率,有助于病因诊断。

2.B超检查

可探查胸液掩盖的肿块,估计胸腔积液的量和深度,协助胸腔穿刺的定位。

3.胸腔积液检查

(1)外观:漏出液常为清晰、透明的淡黄色液体,静置不凝固,渗出液可因病因不同而颜色不一,以草黄色多见,可有凝块。血性胸液呈程度不等的洗肉水样或静脉血样。乳糜胸的胸腔积液呈乳状。

(2)细胞:正常胸液中有少量间皮细胞或淋巴细胞。漏出液细胞数较少,常$<100\times10^6$/L(与渗出液鉴别时以500×10^6/L为界),以淋巴细胞与间皮细胞为主。渗出液的细胞数较多,以白细胞为主,常$>500\times10^6$/L。中性粒细胞增多时,提示为急性炎症;淋巴细胞为主则多为结核性或恶性。胸液中红细胞$>5\times10^9$/L时呈淡红色,多由恶性肿瘤或结核所致。

(3)pH:正常胸液pH 7.6左右,pH降低见于脓胸、食管破裂、结核性和恶性胸腔积液。

(4)生化检查:包括葡萄糖、蛋白质、类脂、酶和肿瘤标志物。漏出液和大多数渗出液葡萄糖定量与血糖近似,当葡萄糖含量<3.35 mmol/L时可能为脓胸、类风湿关节炎所致的胸腔积液、结核性或恶性胸腔积液,当葡萄糖和pH均较低,提示肿瘤广泛浸润。类脂用于鉴别乳糜胸。胸腔积液中乳酸脱氢酶(LDH)水平则是反映胸膜炎症程度的指标,其值越高,炎症越明显。胸腔积液淀粉酶升高可见于急性胰腺炎、恶性肿瘤等。结核性胸膜炎时,胸腔积液中腺苷脱氨酶(ADA)多高于45 U/L。肿瘤标志物的测定可以用于区别良、恶性胸腔积液。

(5)病原体:胸液涂片查找细菌及培养,有助于病原学诊断。

(6)免疫学检查:结核性胸膜炎胸腔积液的T细胞增高;系统性红斑狼疮及类风湿关节炎引起的胸腔积液中补体C_3、C_4成分降低,免疫复合物的含量增高。

4.胸膜活检

经皮闭式胸膜活检或胸膜针刺活检对确定胸腔积液的病因具有重要意义;CT或B超引导下活检可提高成功率,但脓胸或有出血倾向者不宜做胸膜活检。

5.纤维支气管镜检查

用于咯血或疑有气道阻塞患者。

(六)治疗原则

病因治疗最重要,因胸腔积液为胸部或全身疾病的一部分。漏出液常在纠正病因后可吸收,渗出液常见于结核性胸膜炎、类肺炎性胸腔积液、脓胸及恶性肿瘤。

1.结核性胸膜炎

(1)胸腔抽液:结核性胸膜炎患者胸腔积液中的蛋白含量高,为防止和减轻胸膜粘连,故应尽早抽尽胸腔内积液。抽液治疗可解除积液对心肺和血管的压迫作用,使被压迫的肺迅速复张,改善呼吸,减轻结核中毒症状。大量胸腔积液者首次抽液量不超过700 mL,每周抽液2~3次,每次抽液量不应超过1 000 mL,直至胸腔积液完全消失。抽液后无须向胸腔注入抗结核药物,但可注入链激酶预防胸膜粘连。

(2)抗结核药物治疗:执行早期、联合、适量、规律和全程的化疗原则。

(3)糖皮质激素:全身中毒症状严重、有大量胸腔积液者,需在有效抗结核药物治疗的同时,加用糖皮质激素治疗至体温正常、全身中毒症状消退、胸腔积液明显减少止。通常用泼尼松每天30 mg,分3次口服,一般疗程为4~6周。

2.类肺炎性胸腔积液和脓胸

少量类肺炎性胸腔积液经有效抗生素治疗后可吸收,大量胸腔积液时需胸腔穿刺抽液,胸腔积液pH<7.2时需行胸腔闭式引流。脓胸治疗原则是控制感染、引流胸腔积液、促使肺复张、恢

复肺功能。

（1）抗生素治疗：原则是足量和联合用药，可全身和（或）胸腔内给药。体温正常后还需继续用药2周以上，以防复发。

（2）引流：反复抽脓或胸腔闭式引流为脓胸最基本的治疗方法。可用2％碳酸氢钠或生理盐水反复冲洗胸腔，然后注入抗生素及链激酶，使脓液稀释易于引流。支气管胸膜瘘患者不宜进行胸腔冲洗，以免窒息或感染播散。慢性脓胸应改进原有的胸腔引流，也可采用外科胸膜剥脱术等治疗。

3.恶性胸腔积液

恶性胸腔积液是晚期恶性肿瘤的常见并发症，肺癌、乳腺癌、淋巴瘤、卵巢癌的转移是恶性胸腔积液最常见的病因，治疗方法包括原发病的治疗和胸腔积液的治疗。

（1）去除胸腔积液：恶性胸腔积液的生长速度极快，常因大量积液的压迫引起严重呼吸困难，甚至导致死亡，需反复穿刺抽液。可用细管做胸腔内插管进行持续闭式引流，细管引流具有创伤小、易固定、效果好、可随时胸腔内注入药物等优点。

（2）减少胸腔积液的产生：化学性胸膜固定术和免疫调节治疗可减少胸腔积液的产生。化学性胸膜固定术指在抽吸胸腔积液或胸腔插管引流后，在胸腔内注入博来霉素、顺铂、丝裂霉素等抗肿瘤药物，也可注入胸膜粘连剂如滑石粉等，使胸膜发生粘连，以减缓胸腔积液的产生。免疫调节治疗是在胸腔内注入生物免疫调节剂如短小棒状杆菌疫苗、白细胞介素-2、干扰素等，可抑制恶性肿瘤细胞、增强淋巴细胞局部浸润及活性，并使胸膜粘连。

（3）外科治疗：经上述治疗仍不能使肺复张者，可行胸腹腔分流术或胸膜切除术。

二、护理评估

（一）一般评估

1.患者主诉

有无胸闷、气促、咳嗽、咳痰、疲倦、乏力等症状。

2.生命体征

体温正常或偏高，结核性胸膜炎患者可为午后潮热，脓胸患者体温可为高热。

3.通气功能

严密监测呼吸的形态、频率、节律、深浅和音响，观察患者的痰液情况和排痰能力。观察患者意识状态、皮肤黏膜的颜色、血氧饱和度的变化，判断呼吸困难的程度。患者呼吸可正常或增快，大量积液或感染严重时可伴随不同程度的呼吸困难和发绀。

4.疼痛情况

观察患者体位，疼痛的部位、范围、性质、程度、持续时间、伴随的症状和影响因素等。

5.其他

血气分析、血氧饱和度、体重、体位、出入量等记录结果。

（二）身体评估

1.头颈部

有无心慌气促、鼻翼煽动、口唇发绀等呼吸困难和缺氧的体征；患者的意识状态，呼吸方式；有无急性面容。

2.胸部

判断患者有无被迫体位；检查胸廓的弹性，两肺呼吸运动是否一致，有无胸廓的挤压痛，是否存在气管、纵隔向健侧移位。病变部位叩诊呈浊音。积液区呼吸音减弱或消失,可闻及胸膜摩擦音。

3.其他

重点观察胸腔引流液的量、颜色、性质、气味和与体位的关系,记录 24 小时胸腔引流液排出量。

(三)心理-社会评估

询问健康史,发病原因、病程进展时间以及以往所患疾病对胸腔积液的影响,评估患者对胸部疼痛的控制能力、疲劳程度和应激水平。

(四)辅助检查阳性结果评估

血氧饱和度的数值;血气分析结果报告;组织灌注情况;胸腔积液生化检查结果;胸部 CT 检查明确的病变部位。

(五)常用药物治疗效果的评估

1.抗结核药物

严密观察体温、体重的变化;补充 B 族维生素可减轻胃肠道不良反应;注意观察的药物的毒性反应,定期检查视力和听力,定期复查肝、肾功能。

2.糖皮质激素及免疫抑制剂

严密观察患者有无体温过高及上呼吸道、泌尿道、皮肤等继发感染的表现。定期检查肝、肾功能和外周血常规,及时发现骨髓抑制这一极为严重的不良反应。

三、主要护理诊断/问题

(一)气体交换受损

气体交换受损与气体交换面积减少有关。

(二)疼痛:胸痛

胸痛与胸膜摩擦或胸腔穿刺术有关。

(三)体温过高

体温过高与感染有关。

(四)营养失调

低于机体需要量与机体高消耗状态有关。

四、护理措施

(一)环境

提供安全舒适的环境,保持室内空气新鲜流通,维持适宜的温湿度,减少不良刺激。

(二)休息和活动

大量胸腔积液致呼吸困难或发热者,应卧床休息减少氧耗,以减轻呼吸困难症状。按照胸腔积液的部位采取舒适的体位,抬高床头,半卧或患侧卧位,减少胸腔积液对健侧肺的压迫以利于呼吸。胸腔积液消失后,患者还需继续休养 2～3 个月,可适当进行户外活动,但要避免剧烈活动。

(三)饮食护理

给予高蛋白质、高热量、高维生素、营养丰富的食物,增强机体抵抗力。大量胸腔积液患者应控制液体入量,保持水、电解质平衡。

(四)促进呼吸功能

1.保持呼吸道通畅

避免剧烈咳嗽,鼓励患者积极排痰,保持呼吸道通畅。

2.给氧

大量胸腔积液影响呼吸时按患者的缺氧情况给予低、中流量持续吸氧(2～4 L/min,30％～40％),增加氧气吸入可弥补气体交换面积的不足,改善患者的缺氧状态。

3.缓解胸痛

胸腔积液患者常有随呼吸运动而加剧的胸痛,为了减轻疼痛,患者常采取浅快的呼吸方式,可导致缺氧加重和肺不张,因此,需协助患者取患侧卧位,必要时用宽胶布固定胸壁,以减少胸廓活动幅度,减轻疼痛,或遵医嘱给予止痛剂。

4.呼吸锻炼

胸膜炎患者在恢复期,应每天督导患者进行缓慢的腹式呼吸。经常进行呼吸锻炼可减少胸膜粘连的发生,提高通气量。

(五)病情观察

注意观察患者胸痛及呼吸困难的程度、体温的变化;监测血氧饱和度或动脉血气分析的改变;正确记录每天胸腔引流液的量及性状,必要时留取标本。有呼吸困难者准备好气管插管机械通气、吸痰、吸氧设备。

(六)用药护理

遵医嘱使用抗生素、抗结核药物、糖皮质激素,指导患者掌握药物的疗效、剂量、用法和不良反应。注意观察抗结核药物的毒性反应,糖皮质激素治疗时停药速度不宜过快,应逐渐减量至停用,避免出现反跳现象。

(七)胸腔闭式引流的护理

胸腔引流管是指放置在胸膜腔用于排出胸腔内积气或积液的管道。留置胸腔引流管可达到重建胸腔负压,维持纵隔的正常位置,平衡两侧胸腔压力,促使患侧肺复张,防止感染的作用。胸腔闭式引流是胸腔内插入引流管,管下端连接至引流瓶水中,维持引流单一方向,避免逆流,以重建胸腔负压。引流液体时,选腋中线和腋后线之间的第6～8肋间;引流气体时,一般选锁骨中线第2肋间或腋中线第3肋间插管。

1.体位

胸腔闭式引流术后常置患者于半卧位,以利呼吸和引流。鼓励患者进行有效咳嗽和深呼吸运动,利于积液排出,恢复胸膜腔负压,使肺扩张。

2.保持胸腔引流管的无菌

严格执行无菌操作,防止感染。胸壁伤口引流管周围,用油纱布包盖严密,每48～72小时更换。管道与水封瓶做好时间、刻度标识,接口处用无菌纱布包裹,并保持干净,每天更换。

3.保持管道的密闭性和有效固定

确认整个引流装置固定妥当、连接紧密,水封瓶长管应浸入水中3～4 cm,并确保引流瓶保持直立状态。运送患者或更换引流瓶时必须用两把钳双向夹闭管道,防止气体进入胸膜腔。若引流管从胸腔滑脱,应迅速用无菌敷料堵塞、包扎胸壁引流管处伤口。

4.维持引流通畅

注意检查引流管是否受压、折曲、阻塞、漏气等,通过观察引流液的情况和水柱波动来判断引流是否通畅,一般水柱上下波动在 4~6 cm。定期以离心方向闭挤捏引流管,以免管口被血凝块堵塞。若患者出现胸闷气促,气管向健侧偏移等肺受压的症状,应疑为引流管被血块堵塞,需设法挤捏或使用负压间断抽吸引流管的短管,促使其通畅,并通知医师。

5.观察记录

观察引流液的量、颜色、性状、水柱波动范围,并准确记录。

6.拔管

24 小时引流液<50 mL,脓液<10 mL,无气体溢出,患者无呼吸困难,听诊呼吸音恢复,X 线检查肺膨胀良好,即可拔管。拔管后应观察患者有无胸闷、呼吸困难、切口漏气、渗液、出血、皮下气肿等症状。

(八)心理护理

耐心向患者解释病情,消除悲观、焦虑不安的情绪,配合治疗。教会患者调整自己的情绪和行为,指导使用各种放松技巧,采取减轻疼痛的合适体位。

(九)健康教育

(1)饮食指导:向患者及家属讲解加强营养是胸腔积液治疗的重要组成部分,需合理调配饮食,高热量、高蛋白、富含维生素饮食。

(2)指导患者合理安排休息与活动,适当进行户外运动以增加肺活量,但应避免剧烈活动或突然改变体位。

(3)指导患者有意识地使用控制呼吸的技巧,如进行缓慢的腹式呼吸、有效咳嗽运动等。

(4)用药指导:向患者及家属解释本病的特点及目前的病情,介绍所采用的治疗方法,药物剂量、用法和不良反应。对结核性胸膜炎的患者需特别强调坚持用药的重要性,即使临床症状消失,也不可自行停药。

(5)病情监测:遵从治疗、定期复查,每 2 个用复查胸腔积液 1 次。

(6)及时到医院就诊的指标:体温过高;出现胸闷、胸痛、气促、呼吸困难、发绀、面色苍白、出冷汗、烦躁不安等症状。

五、护理效果评估

(1)患者无气体交换障碍的发生,血氧饱和度、动脉血气分析值在正常范围。

(2)患者主动参与疼痛治疗护理,疼痛程度得到有效控制。

(3)患者胸腔闭式引流留置管道期间能保持有效的引流效果,患者自觉症状好转,无感染等并发症的发生。

(张文静)

第六节　肺　脓　肿

肺脓肿是由多种病原菌引起肺实质坏死的肺部化脓性感染。早期为肺组织的化脓性炎症,继而坏死、液化,由肉芽组织包绕形成脓肿。高热、咳嗽和咳大量脓臭痰为其临床特征。本病可见于任何年龄,青壮年男性及年老体弱有基础疾病者多见。自抗生素广泛应用以来,发病率有明显降低。

一、护理评估

(一)病因和发病机制

急性肺脓肿的主要病原体是细菌,常为上呼吸道、口腔的定植菌,包括需氧、厌氧和兼性厌氧菌。厌氧菌感染占主要地位,较重要的厌氧菌有核粒梭形杆菌、消化球菌等。常见的需氧和兼性厌氧菌为金黄色葡萄球菌、化脓链球菌(A 组溶血性链球菌)、肺炎克雷白杆菌和铜绿假单胞菌等。免疫力低下者,如接受化疗、白血病或艾滋病患者其病原菌也可为真菌。根据不同病因和感染途径,肺脓肿可分为以下 3 种类型。

1.吸入性肺脓肿

吸入性肺脓肿是临床上最多见的类型,病原体经口、鼻、咽吸入致病,误吸为最主要的发病原因。正常情况下,吸入物可由呼吸道迅速清除,但当由于受凉、劳累等诱因导致全身或局部免疫力下降时;在有意识障碍,如全身麻醉或气管插管、醉酒、脑血管意外时,吸入的病原菌即可致病。此外,也可由上呼吸道的慢性化脓性病灶,如扁桃体炎、鼻窦炎、牙槽脓肿等脓性分泌物经气管被吸入肺内致病。吸入性肺脓肿发病部位与解剖结构有关,常为单发性,由于右主支气管较陡直,且管径较粗大,因而右侧多发。病原体多为厌氧菌。

2.继发性肺脓肿

继发性肺脓肿可继发于:①某些肺部疾病如细菌性肺炎、支气管扩张、空洞型肺结核、支气管肺癌、支气管囊肿等感染。②支气管异物堵塞也是肺脓肿尤其是小儿肺脓肿发生的重要因素。③邻近器官的化脓性病变蔓延至肺,如食管穿孔感染、膈下脓肿、肾周围脓肿及脊柱脓肿等波及肺组织引起肺脓肿。阿米巴肝脓肿可穿破膈肌至右肺下叶,形成阿米巴肺脓肿。

3.血源性肺脓肿

因皮肤外伤感染、痈、疖、骨髓炎、静脉吸毒、感染性心内膜炎等肺外感染病灶的细菌或脓毒性栓子经血行播散至肺部引起小血管栓塞,产生化脓性炎症、组织坏死导致肺脓肿。金黄色葡萄球菌、表皮葡萄球菌及链球菌为常见致病菌。

(二)病理

肺脓肿早期为含致病菌的污染物阻塞细支气管,继而形成小血管炎性栓塞,进而致病菌繁殖引起肺组织化脓性炎症、坏死,形成肺脓肿,继而肺坏死组织液化破溃经支气管部分排出,形成有气液平的脓腔。另因病变累及部位不同,可并发支气管扩张、局限性纤维蛋白性胸膜炎、脓胸、脓气胸、支气管胸膜瘘等。急性肺脓肿经积极治疗或充分引流,脓腔缩小甚至消失,或仅剩少量纤维瘢痕。如治疗不彻底或支气管引流不畅,炎症持续存在,超过 3 个月以上称为慢性肺脓肿。

(三)健康史

多数吸入性肺脓肿患者有齿、口咽部的感染灶,故要了解患者是否有口腔、上呼吸道慢性感染病灶如龋齿、化脓性扁桃体炎、鼻窦炎、牙周溢脓等;或手术、劳累、受凉等;是否应用了大量抗生素。

(四)身体状况

1.症状

急性肺脓肿患者,起病急,寒战、高热,体温达 39～40 ℃,伴有咳嗽、咳少量黏液痰或黏液脓性痰,典型痰液呈黄绿色、脓性,有时带血,炎症累及胸膜可引起胸痛。伴精神不振、全身乏力、食欲减退等全身毒性症状。如感染未能及时控制,于发病后 10~14 天可突然咳出大量脓臭痰及坏死组织,痰量可达 300~500 mL/d,痰静置后分 3 层。厌氧菌感染时痰带腥臭味。一般在咳出大量脓痰后,体温明显下降,全身毒性症状随之减轻。约 1/3 患者有不同程度的咯血,偶有中、大量咯血而突然窒息死亡者。部分患者发病缓慢,仅有一般的呼吸道感染症状。血源性肺脓肿多先有原发病灶引起的畏寒、高热等全身脓毒血症的表现。经数天或数周后出现咳嗽、咳痰,痰量不多,极少咯血。慢性肺脓肿患者除咳嗽、咳脓痰、不规则发热、咯血外,还有贫血、消瘦等慢性消耗症状。

2.体征

肺部体征与肺脓肿的大小、部位有关。早期病变较小或位于肺深部,多无阳性体征;病变发展较大时可出现肺实变体征,有时可闻及异常支气管呼吸音;病变累及胸膜时,可闻及胸膜摩擦音或胸腔积液体征。慢性肺脓肿常有杵状指(趾)、消瘦、贫血等。血源性肺脓肿多无阳性体征。

(五)实验室及其他检查

1.实验室检查

急性肺脓肿患者血常规白细胞计数明显增高,中性粒细胞计数在 90% 以上,多有核左移和中毒颗粒。慢性肺脓肿血白细胞计数可稍升高或正常,红细胞和血红蛋白含量减少。血源性肺脓肿患者的血培养可发现致病菌。并发脓胸时,可做胸腔脓液培养及药物敏感试验。

2.痰细菌学检查

气道深部痰标本细菌培养可有厌氧菌和(或)需氧菌存在。血培养有助于确定病原体和选择有效的抗菌药物。

3.影像学检查

X 线胸片早期可见肺部炎性阴影,肺脓肿形成后,脓液排出,脓腔出现圆形透亮区和气液平面,四周有浓密炎症浸润。炎症吸收后遗留有纤维条索状阴影。慢性肺脓肿呈厚壁空洞,周围有纤维组织增生及邻近胸膜增厚。CT 能更准确定位及发现体积较小的脓肿。

4.纤维支气管镜检查

纤维支气管镜检查有助于明确病因、病原学诊断及治疗。

(六)心理-社会评估

部分肺脓肿患者起病多急骤,畏寒、高热伴全身中毒症状明显,厌氧菌感染时痰有腥臭味等,使患者及家属常深感不安。患者会表现出忧虑、悲观、抑郁和恐惧。

二、主要护理诊断和医护合作性问题

(一)体温过高

体温过高与肺组织炎症性坏死有关。

(二)清理呼吸道无效

清理呼吸道无效与脓痰聚积有关。

(三)营养失调

低于机体需要量与肺部感染导致机体消耗增加有关。

(四)气体交换受损

气体交换受损与气道内痰液积聚、肺部感染有关。

（五）潜在并发症

咯血、窒息、脓气胸、支气管胸膜瘘。

三、护理目标

体温降至正常，营养改善，呼吸系统症状减轻或消失，未发生并发症。

四、护理措施

（一）一般护理

保持室内空气流通、适宜温湿度、阳光充足。晨起、饭后、体位引流后及睡前协助患者漱口，做好口腔护理。鼓励患者多饮水，进食高热量、高蛋白、高维生素等营养丰富的食物。

（二）病情观察

观察痰的颜色、性状、气味和静置后是否分层。准确记录 24 小时排痰量，当大量痰液排出时，要注意观察患者咳痰是否顺畅、咳嗽是否有力，避免脓痰引起窒息；当痰液减少时，要观察患者中毒症状是否好转，若中毒症状严重，提示痰液引流不畅，做好脓液引流的护理，以保持呼吸道通畅。若发现血痰，应及时报告医师，咯血量较多时，应严密观察体温、脉搏、呼吸、血压以及神志的变化，准备好抢救药品和用品，嘱患者患侧卧位，头偏向一侧，警惕大咯血或窒息的突然发生。

（三）用药及体位引流护理

肺脓肿治疗原则是抗生素治疗和痰液引流。

1.抗生素治疗

吸入性肺脓肿一般选用青霉素，对青霉素过敏或不敏感者可用林可霉素、克林霉素或甲硝唑等药物。开始给药采用静脉滴注，体温通常在治疗后 3～10 天降至正常，然后改为肌内注射或口服。如抗生素有效，宜持续 8～12 周，直至胸片上空洞和炎症完全消失，或仅有少量稳定的残留纤维化。若疗效不佳，要注意根据细菌培养和药物敏感试验结果选用有效抗菌药物。遵医嘱使用抗生素、祛痰药、支气管扩张剂等药物，注意观察疗效及不良反应。

2.痰液引流

痰液引流可缩短病程，提高疗效。无大咯血、中毒症状的轻者可进行体位引流排痰，每天 2～3 次，每次 10～15 分钟。痰黏稠者可用祛痰药、支气管扩张剂或生理盐水雾化吸入以利脓液引流。有条件应尽早应用纤维支气管镜冲洗及吸引治疗，脓腔内还可注入抗生素，加强局部治疗。

3.手术治疗

内科积极治疗 3 个月以上效果不好，或有并发症可考虑手术治疗。

（四）心理护理

向患者及家属及时介绍病情，解释各种症状和不适的原因，说明各项诊疗、护理操作目的、操作程序和配合要点。由于疾病带来口腔脓臭气味使患者害怕与人接近，在帮助患者口腔护理的同时消除患者的紧张心理。主动关心并询问患者的需要，使患者增加治疗的依从性和信心，指导患者正确对待本病，使其勇于说出内心感受，并积极进行疏导。教育患者家属配合医护人员做好患者的心理指导，使患者树立治愈疾病的信心，以促进疾病早日康复。

（五）健康指导

1.疾病知识指导

指导患者及家属了解肺脓肿发生、发展、治疗和有效预防方面的知识。积极治疗肺炎、皮肤疗、痈或肺外化脓性等原发病灶。教会患者练习深呼吸,鼓励患者咳嗽并采取有效的咳嗽方式进行排痰,保持呼吸道的通畅,促进病变的愈合。对重症患者做好监护,教育家属及时发现病情变化,并及时向医师报告。

2.生活指导

指导患者生活要有规律,注意休息,劳逸结合,应增加营养物质的摄入。提倡健康的生活方式,重视口腔护理,在晨起、饭后、体位引流后、晚睡前要漱口、刷牙,防止污染分泌物误吸入下呼吸道。鼓励平日多饮水,戒烟、酒。保持环境整洁、舒适,维持适宜的室温与湿度,注意保暖,避免受凉。

3.用药指导

抗生素治疗非常重要,但需要的使用时间较长,为防止病情反复,应遵从治疗计划。指导患者及家属根据医嘱服药,向患者讲解抗生素等药物的用药疗程、方法、不良反应,发现异常及时向医师报告。

4.加强易感人群护理

对意识障碍、慢性病、长期卧床者,应注意指导家属协助患者经常变换体位、翻身、拍背促进痰液排出,疑有异物吸入时要及时清除。有感染征象时应及时就诊。

五、护理评价

患者体温平稳,呼吸系统症状消失,营养改善,无并发症发生或发生后及时得到处理。

(张文静)

第七节 肺 结 核

肺结核是由结核分枝杆菌感染引起的肺部慢性传染性疾病。排菌患者为重要传染源,病原菌通过呼吸道传播感染,当机体抵抗力降低时发病。可累及全身多个脏器,以肺部感染最为常见。发病以青壮年居多,男性多于女性。结核病为全球流行的传染病之一,为传染疾病的主要死因,在我国仍属于需要高度重视的公共卫生问题。

一、病因和发病机制

(一)结核菌

肺炎致病菌为结核分枝杆菌,又称抗酸杆菌。可分为人型、牛型、非洲型和鼠型4类,引起人类感染的为人型结核分枝杆菌,少数为牛型菌感染。结核菌抵抗力强,在阴湿处能生存5个月以上,但在烈日暴晒下2小时,5%～12%甲酚(来苏水)接触2～12小时,70%乙醇接触2分钟,或煮沸1分钟,即被杀死。该病原菌有较强的耐药性,最简单灭菌方法是将痰吐在纸上直接焚烧。

(二)感染途径

肺结核通过呼吸道传播,患者随地吐痰,痰液干燥后随尘埃飞扬;病原菌也可通过飞沫传播,免疫力低下者吸入传染源喷出的带菌飞沫可发病。少数患者可经饮用未消毒的带菌牛奶引起消化道传染。其他感染途径少见。

(三)人体反应性

机体对入侵结核菌的反应有两种。

1.免疫力

机体对结核菌的免疫力分非特异性和特异性免疫力两种。后者通过接种卡介苗或感染结核菌后获得免疫力。机体免疫力强可不发病或病情较轻,免疫力低下者易感染发病,或引发原病灶重新发病。

2.变态反应

结核菌入侵4～8周后,机体针对致病菌及其代谢产物所发生的变态反应,属Ⅳ型(迟发型)变态反应。

(四)结核感染及肺结核的发生发展

1.原发性结核

初次感染结核,病菌毒力强、机体抵抗力弱,病原菌在体内存活并大量繁殖引起局部炎性病变,称原发病灶。可经淋巴引起血行播散。

2.继发性结核

原发病灶遗留的结核分枝杆菌重新活动引起结核病,属内源性感染;由结核分枝杆菌再次感染而发病,由于机体具备特异性免疫力,一般不引起局部淋巴结肿大和全身播散,但可导致空洞形成和干酪性坏死。

(五)临床类型

1.Ⅰ型肺结核(原发性肺结核)

Ⅰ型肺结核多发生于儿童或边远山区、农村初次进入城市的成人。初次感染肺结核即发病,以上叶底部、中叶或下叶上部多见,X线典型征象为哑铃型阴影。通常病灶逐渐自行吸收或钙化。

2.Ⅱ型肺结核(血行播散型肺结核)

Ⅱ型肺结核分急性、慢性或亚急性血行播散型肺结核。成人多见,结核病灶破溃,致病菌短时间内大量进入血液循环可引起肺内广泛播散引起急性病征,X线显示肺内病灶细如粟米、均匀散布于两肺。若机体免疫力强,少量致病菌经血分批侵入肺部,形成亚急性或慢性血行性播散型肺结核。

3.Ⅲ型肺结核(浸润型肺结核)

Ⅲ型肺结核包括干酪性肺炎和结核球两种特殊类型。以成人多见,抵抗力降低时,原发病灶重新活动,引起渗出和细胞浸润,是最常见的继发性肺结核。病灶多位于上肺野,X线显示渗出和浸润征象,可有不同程度的干酪样病变和空洞形成。

4.Ⅳ型肺结核(慢性纤维空洞型肺结核)

Ⅳ型肺结核为各种原因使肺结核迁延不愈,症状起伏所致,属于肺结核晚期。痰中常有结核菌,为结核病的重要传染源。X线显示单或双侧肺有厚壁空洞,伴明显胸膜肥厚。由于肺组织纤维收缩,肺门向上牵拉,肺纹理呈垂柳状阴影,纵隔向患侧移位,健侧呈代偿性肺气肿。

5.Ⅴ型肺结核(结核性胸膜炎)

Ⅴ型肺结核多见于青少年,结核菌累及胸膜引起渗出性胸膜炎。X线显示病变部位均匀致密阴影,可随体位变换而改变。

二、临床表现

(一)症状和体征

1.全身症状

起病缓慢,病程长。常有午后低热、面颊潮红、乏力、食欲缺乏、体重减轻、盗汗等结核毒性症状。当肺部病灶急剧进展播散时,可出现持续高热。妇女可有月经失调、结节性红斑。

2.呼吸系统症状

干咳或有少量黏液痰。继发感染时,痰呈黏液性或脓性。痰中偶有干酪样物,约 1/3 患者有痰血或不同程度咯血,少数患者可出现大量咯血。胸痛、干酪样肺炎或大量胸腔积液者,可有发绀和渐进性呼吸困难。病灶范围大而表浅者可有实变体征,叩诊呈浊音。大量胸腔积液局部叩诊浊音或实音。锁骨上下及肩胛间区可闻及湿啰音。慢性纤维空洞型肺结核及胸膜增厚者可有胸廓内陷,肋间变窄,气管偏移等。

(二)并发症

可并发自发性气胸、脓气胸、支气管扩张、慢性肺源性心脏病等。

三、辅助检查

(一)血常规检查

活动性肺结核有轻度白细胞计数升高,红细胞沉降率增快,急性粟粒型肺结核时白细胞计数可减少,有时出现类白血病反应的血常规。

(二)结核菌检查

痰中查到结核菌是确诊肺结核的主要依据。涂片抗酸染色镜检快捷方便,痰菌量较少可用集菌法。痰培养、聚合酶链反应(PCR)检查更为敏感。痰菌检查阳性,提示病灶为开放性有传染性。

(三)影像学检查

胸部 X 线检查可早期发现肺结核。常见肺结核 X 线检查表现有纤维钙化的硬结病灶者呈高密度、边缘清晰的斑点、条索或结节;浸润性病灶则呈现出低密度、边缘模糊的云雾状阴影;X 线征象呈现出较高密度、浓淡不一,有环形边界的透光空洞者,提示干酪样病灶。胸部 CT 检查可发现微小、隐蔽性病变。

(四)结核菌素(简称结素)试验

用于测定人体是否感染过结核菌。常用 PPD 试验,方法为取 0.1 mL 纯结素(5 U)稀释液,常规消毒后于左前臂屈侧中、上 1/3 交界处行皮内注射,48～72 小时后观察皮肤硬结的直径,＜5 mm 为阴性,5～9 mm 为弱阳性,10～19 mm 为阳性反应,超过 20 mm 或局部发生水疱与坏死者为强阳性反应。

我国城镇居民的结核感染率高,5 U 阳性表示已有结核感染,若 1 U 皮试强阳性提示体内有活动性结核病灶。成人结素试验阳性表示曾感染过结核菌或接种过卡介苗,并不一定患病;反之,则提示未感染过结核菌,或感染初期机体变态反应尚未建立。机体免疫功能低下或受抑制,可显示结素试验阴性。

(五)其他检查

纤维支气管镜检查对诊断有重要价值。

（六）诊治结果的描述和记录

描述内容包括肺结核类型、病变范围、痰菌检查、治疗史等。

1.肺结核类型的记录

血行播散型肺结核应注明"急性"或"慢性"；继发性肺结核应注明"浸润型"或"纤维空洞"。

2.病变范围的描述

按左、右侧，以第 2 肋和第 4 肋下缘内侧端为分界线又分为上、中、下肺野。

3.痰菌检查结果的描记

分别用"（－）"或"（＋）"描述；痰涂片、痰集菌和痰培养检查分别用"涂""集""培"表示，患者无痰或未查痰，应注明"无痰"或"未查"。

4.治疗史的描记

可分为"初治""复治"。初治指未开始抗结核治疗；正进行标准化疗疗程未满；不规则化疗未满 1 个月者。复治则指初治失败；规则满疗程用药后痰菌复阳性；不规范化疗超过 1 个月；慢性排菌者。

以上条件符合其中任何 1 条即为初治或复治。

5.并发症或手术情况描述

并发症如"自发性气胸、肺不张"等；并存病如"糖尿病"等以及手术情况。

描述举例：右侧浸润型肺结核涂（＋），初治，支气管扩张、糖尿病。

四、诊断要点

根据患者症状体征和病史，结合体格检查、痰结核菌检查及胸部 X 线检查结果可做出诊断。确诊后应进一步明确肺结核是否处于活动期，有无排菌等，以确定是否属于传染源。

（1）经确定为活动性病变必须给予治疗。活动性病变胸片可显示有中心溶解和空洞或播散病灶。无活动性肺结核胸片显示钙化、硬结或纤维化，痰检查不排菌，无肺结核症状。

（2）肺结核的转归的综合判断。①进展期：新发现的活动性病变；病变较前增多、恶化；新出现空洞或空洞增大；痰菌转阳性。凡有其中任何 1 条，即属进展期。②好转期：病变较前吸收好转；空洞缩小或闭合；痰菌减少或转阴。凡具备其中 1 条，即为好转期。③稳定期：病变无活动性，空洞关闭，痰菌连续 6 个月均为阴性者（每月至少查 1 次），若有空洞存在者，则痰菌连续阴性 1 年以上。

五、治疗要点

治疗原则为监督患者全程化疗，加强支持疗法，根治病灶，达痊愈目的。

（一）抗结核化疗

化疗对疾病控制起关键作用，凡为活动性肺结核患者均需化疗。

1.化疗原则

治疗强调早期、规律、全程、联合和适量用药，即肺结核一经确诊立即给予化疗，根据病情及药物特点，联合使用两种以上的药物，以增强疗效，减少耐药性的产生。严格遵医嘱按时按量用药，指导患者执行治疗方案，途中无遗漏或间断，坚持完成规定疗程，以达彻底杀菌和减少疾病复发的目的。

2.常规用药

见表 3-1。

表 3-1　常用抗结核药物剂量、不良反应和注意事项

药名	每天剂量(g)	间歇疗法(g/d)	主要不良反应	注意事项
异烟肼 (H,INH)	0.3 空腹顿服	0.6～0.8 2～3 次/周	周围神经炎、偶有肝功能损害、精神异常、皮疹、发热	避免与抗酸药同服,注意消化道反应,肢体远端感觉及精神状态,定期查肝功能
利福平 (R,REP)	0.45～0.6 空腹顿服	0.6～0.9 2～3 次/周	肝、肾功能损害、胃肠不适、腹泻	体液及分泌物呈橘黄色,监测肝脏毒性及变态反应,会加速口服避孕药、茶碱等药物的排泄,降低药效
链霉素 (S,SM)	0.75～1.0 一次肌内注射	0.75～1.0 2 次/周	听神经损害、眩晕、听力减退、口唇麻木、发热、肝功能损害、痛风	进行听力检查,了解有无平衡失调及听力改变,了解尿常规及肾功能变化
吡嗪酰胺 (Z,PZA)	1.5～2.0 顿服	2～3 2～3 次/周	可引起发热、黄疸、肝功能损害、痛风	警惕肝脏毒性,注意关节疼痛、皮疹反应,定期监测 ALT 及血清尿酸,避免日光过度照射
乙胺丁醇 (E,EMB)	0.75～1.0 顿服	1.5～2.0 3 次/周	视神经炎	检查视觉灵敏度和颜色的鉴别力
对氨基水杨酸钠 (P,PAS)	8～12 分 3 次饭后服	10～12 3 次/周	胃肠道反应、变态反应、肝功能损害	定期查肝功能,监测不良反应的症状和体征

3.化疗方法

两阶段化疗法。开始 1～3 个月为强化阶段,联合应用 2 种或 2 种以上的抗生素,迅速控制病情,至痰菌检查阴性或病灶吸收好转后,维持治疗或称巩固期治疗,疗程为 9～15 个月。

(1)间歇疗法:有规律用药,每周 2～3 次,由于用药后结核菌生长受抑制,当致病菌重新生长繁殖时再度高剂量用药,使病菌最终被消灭。此法与每天给药效果相同,其优点在于可减少用药的次数,节约经费,减少药物毒性作用。一般主张在巩固期采用。

(2)顿服:即一次性将全天药物剂量全部服用,使血药浓度维持相对高峰,效果优于分次口服。

4.化疗方案

分长程和短程化疗。应根据病情轻重、痰菌检查和细菌耐药情况,结合药源供应和个人经济条件等,选择化疗方案。

(1)长程化疗为联合应用异烟肼、链霉素及对氨基水杨酸钠,疗程为 12～18 个月。常用方案为 $2HSP/10HP$、$2HSE/16H_3E_3$,即前 2 个月为强化阶段,后 10 个月为巩固阶段,H_3E_3 表示间歇用药,每周 3 次。其中英文字母为各种药物外文缩写,数字为用药疗程"月",下标数字代表每周用药的次数。

(2)短程化疗总疗程为 6～9 个月,联合应用 2 个或 2 个以上的杀菌剂。常用方案有 $2SHR/4HR$、$2HRZ/4HR$、$2HRZ/4H_3R_3$ 等,短程化疗与标准化疗相比,患者容易接受和执行,因而已在全球推广。

(二)对症治疗

1.毒性症状

轻度结核毒性症状会在有效治疗 1～3 周消退,重症者可酌情加用肾上腺糖皮质激素对症

治疗。

2.胸腔积液

胸腔积液过多引起呼吸困难者,可行胸腔穿刺抽液,每次抽液量不超过1 L,抽液速度不宜过快,操作中患者出现头晕、心悸、四肢发凉等胸膜反应时,应立即停止操作,让患者平卧,密切观察血压变化,必要时皮下注射肾上腺素,防止休克。

(三)手术治疗

肺结核以内科治疗为主,手术适用于合理化疗无效,多重耐药的厚壁空洞、大块干酪灶、支气管胸膜瘘和大咯血非手术治疗无效者。

六、护理评估

(一)健康史

患者既往健康状况,有无结核病史,了解患病及治疗经过,有无接受正规治疗,有无传染源接触史,有无接受卡介苗注射,有无长期使用激素或免疫抑制药,居住环境如何,日常活动与休息、饮食情况等。

(二)身体状况

测量生命体征,了解全身有无盗汗、乏力、午后低热及消瘦等中毒症状,有无咳嗽、咳痰、呼吸困难及咯血,咯血量的大小等。

(三)心理及社会因素

了解患者及家属对疾病的认知及态度,有无心理障碍,经济状况,家庭支持程度,对疾病干预方案的了解程度。

(四)实验室及其他检查

追踪痰培养结果,X线胸片及血常规检查是否异常。

七、护理诊断及合作性问题

(一)知识缺乏

缺乏疾病预防及化疗方面的知识。

(二)营养失调

低于机体需要量与长期低热消耗增多及摄入不足有关。

(三)活动无耐力

活动无耐力与长期低热、咳嗽、体重逐渐下降有关。

(四)社交孤立

社交孤立与呼吸道隔离沟通受限及健康状况改变有关。

八、护理目标

(1)加强相关知识宣教,提高患者及家属对疾病的认知、治疗依从性增加。

(2)患者体重增加,恢复基础水平,清蛋白、血红蛋白值在正常范围内。

(3)进行适当的户外活动,无气促疲乏感。

(4)能描述新的应对行为所带来的积极效果,能尽快恢复健康与人沟通和交流。

九、护理措施

(一)一般护理

室内保持良好的空气流通。肺结核活动期,有咯血、高热等重症者,应卧床休息。症状轻者适当增加户外活动,保证充足的睡眠,做到劳逸结合。盗汗者及时擦汗和更衣,避免受凉。

(二)饮食护理

供给高热量、高蛋白、高维生素、富含钙质饮食,促进机体康复。成人每天蛋白质为 1.5～2.0 g/kg,以优质蛋白为主。适量补充矿物质和水分,如铁、钾、钠和水分。注意饮食调配,患者不需忌口,食物应多样化,荤素搭配,色、香、味俱全,刺激患者食欲。患者在化疗期间尤其注意营养的补充。每周测量体重 1 次。

(三)用药护理

本病疗程长,短期化疗不少于 10 个月。应提供药物治疗知识,强调早期、联合、适量、规律、全程化疗的重要性,告知耐药产生与加重经济负担等不合理用药的后果,使患者理解规范治疗的重要意义,提高用药的依从性。督促患者按时按量用药,告知并密切观察药物疗效及药物不良反应,如有胃肠不适、眩晕、耳鸣、巩膜黄染等症状时,应及时与医师沟通,不可擅自停药。

(四)咯血的护理

患者大咯血出现窒息征象时,立即协助其取头低足高位,头偏一侧,快速清除气道和口咽部血块,及时解除呼吸道阻塞。必要时气管插管、气管切开或气管镜直视下吸出血凝块。

(五)消毒隔离

痰涂片阳性的肺结核患者住院治疗期间须进行呼吸道隔离,要求病室光线充足,通风良好,定时进行空气消毒。患者衣被要经常清洗,被褥、书籍在烈日下暴晒 6 小时以上。餐具要专用,经煮沸或消毒液浸泡消毒,剩下饭菜应煮沸后弃掉。注意个人卫生,打喷嚏时应用纸巾遮掩口鼻,纸巾焚烧处理;不要随地吐痰,痰液吐在有盖容器中,患者的排泄物、分泌物应消毒后排放。减少探视,避免患者与健康人频繁接触,探视者应戴口罩。患者外出应戴口罩,口罩要每天煮沸清洗。医护人员与患者接触可戴呼吸面罩、接触患者应穿隔离衣、戴手套。处置前、后应洗手。传染性消失应及时解除隔离措施。

(六)心理护理

结核病是慢性传染病,病程长,恢复慢,在工作、生活等方面对患者乃至整个家庭产生不良影响,患者情绪变化呈多样性,护士及家属应主动了解患者的心理状态,应给予良好的心理支持,督促患者按要求用药,告知不规则用药的后果,使患者树立战胜疾病的信心,安心休息,积极配合治疗。一般情况下,痰涂片阴性和经有效抗结核治疗 4 周以上,无传染性或仅有极低传染性者,鼓励患者回归家庭和社会,以消除隔离感。

十、护理评价

(1)患者治疗的依从性是否提高,能否自觉按时按量服药。

(2)营养状况如何,饮食摄入量是否充足,体重有无改变。

(3)日常活动耐受水平是否有改变。

(4)是否有孤独感,与周围环境的关系如何。

十一、健康教育

（1）加强疾病传播知识的宣教，普及新生儿接种卡介苗制度，疾病的高危人群应定期到医院体检或进行相应预防性处理。

（2）培养良好的卫生习惯，不随地吐痰和凌空打喷嚏，同桌共餐应使用公筷。

（3）注意营养，忌烟酒，避免疲劳，增强体质，预防呼吸道感染。

（4）处于传染活动期的患者，应进行隔离治疗。

（5）全程督导结核患者坚持化疗，避免复发，定期复查肝功能和胸片。

（张文静）

第四章

心内科护理

第一节 心律失常

正常心律起源于窦房结,并沿正常房室传导系统顺序激动心房和心室,频率为60~100次/分(成人),节律基本规则。心律失常是指心脏冲动的起源、频率、节律、传导速度和传导顺序等异常。

一、分类

心律失常按其发生机制分为冲动形成异常和冲动传导异常两大类。

(一)冲动形成异常

1.窦性心律失常

(1)窦性心动过速。

(2)窦性心动过缓。

(3)窦性心律不齐。

(4)窦性停搏等。

2.异位心律

(1)主动性异位心律:①期前收缩(房性、房室交界区性、室性)。②阵发性心动过速(房性、房室交界区性、室性)。③心房扑动、心房颤动。④心室扑动、心室颤动。

(2)被动性异位心律:①逸搏(房性、房室交界区性、室性)。②逸搏心律(房性、房室交界区性、室性)。

(二)冲动传导异常

1.生理性

干扰及房室分离。

2.病理性

(1)窦房传导阻滞。

(2)房内传导阻滞。

(3)房室传导阻滞。

(4)室内传导阻滞(左、右束支及左束支分支传导阻滞)。

3.房室间传导途径异常

预激综合征。

二、病因和发病机制

(一)生理因素

健康人均可发生心律失常,特别是窦性心律失常和期前收缩等。情绪激动、精神紧张、过度疲劳、大量吸烟、饮酒、喝浓茶或咖啡等常为诱发因素。

(二)器质性心脏病

各种器质性心脏病是引发心律失常的最常见原因,以冠心病、心肌病、心肌炎、风湿性心脏病多见,尤其发生心力衰竭或心肌梗死时。

(三)非心源性疾病

除了心脏病外,其他系统的严重疾病,均可引发心律失常,如急性脑血管病、甲状腺功能亢进、慢性阻塞性肺病等。

(四)其他

电解质紊乱(低钾血症、低钙血症、高钾血症等)、药物作用(洋地黄、肾上腺素等)、心脏手术或心导管检查、中暑、电击伤等均可引发心律失常。

心律失常发生的基本原理是由于多种原因引起心肌细胞的自律性、兴奋性、传导性改变,导致心脏冲动形成异常、冲动传导异常,或两者兼而有之。

三、诊断要点

通过病史、体征可以做出初步判定。确定心律失常的类型主要依靠心电图,某些心律失常尚需做心电生理检查。

(一)病史

心律失常的诊断应从详尽采集病史入手,让患者客观描述发生心悸等症状时的感受。症状的严重程度取决于心律失常对血流动力学的影响,轻者可无症状或出现心悸、头晕;严重者可诱发心绞痛、心力衰竭、晕厥甚至猝死,增加心血管病死亡的危险性。

(二)体格检查

体格检查包括心脏视诊、触诊、叩诊、听诊的全面检查,并注意检查患者的神志、血压、脉搏频率及节律。

(三)辅助检查

心电图是诊断心律失常最重要的一项无创性检查技术。应记录多导联心电图,并记录能清楚显示P波导联的心电图长条以备分析,通常选择Ⅱ或V_1导联。其他辅助诊断的检查还有动态心电图、运动试验和食管心电图等。临床心电生理检查,如食管心房调搏检查、心室内心电生理检查对明确心律失常的发病机制、治疗、预后均有很大帮助。

四、各种心律失常的概念、临床意义及心电图特点

(一)窦性心律失常

正常心脏起搏点位于窦房结,由窦房结发出冲动引起的心律称窦性心律,成人频率为60～

100 次/分。正常窦性心律的心电图特点(图 4-1)为:①P 波在Ⅰ、Ⅱ、aVF 导联直立,aVR 导联倒置。②PR 间期0.12~0.20 秒。③PP 间期之差<0.12 秒。窦性心律的频率可因年龄、性别、体力活动等不同有显著差异。

1.窦性心动过速

(1)成人窦性心律的频率超过 100 次/分,称为窦性心动过速,其心率的增快和减慢是逐渐改变的。

(2)心电图特点(图 4-2)为窦性心律,PP 间期<0.60 秒,成人频率大多在 100~180 次/分。

(3)窦性心动过速一般不需特殊治疗。治疗主要针对原发病和去除诱因,必要时可应用 β 受体阻滞剂(如普萘洛尔)或镇静剂(如地西泮)。

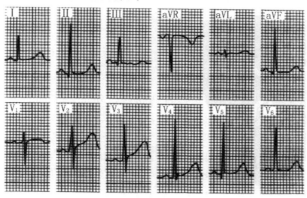

图 4-1 正常心电图

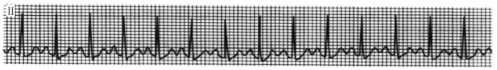

图 4-2 窦性心动过速

2.窦性心动过缓

(1)成人窦性心律的频率低于 60 次/分,称为窦性心动过缓。

(2)心电图特点(图 4-3)为窦性心律,PP 间期>1.0 秒。常伴窦性心律不齐,即 PP 间期之差>0.12 秒。

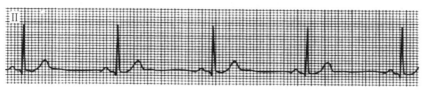

图 4-3 窦性心动过缓

(3)无症状的窦性心动过缓通常无需治疗。因心率过慢出现头晕、乏力等心排血量不足症状时,可用阿托品、异丙肾上腺素等药物,必要时需行心脏起搏治疗。

3.窦性停搏

(1)窦性停搏是指窦房结冲动形成暂停或中断,导致心房及心室活动相应暂停的现象,又称窦性静止。

（2）心电图特点（图 4-4）为一个或多个 PP 间期显著延长，而长 PP 间期与窦性心律的基本 PP 间期之间无倍数关系，其后可出现交界性或室性逸搏或逸搏心律。

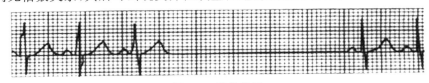

图 4-4　窦性停搏

（3）窦性停搏可由迷走神经张力增高或洋地黄、胺碘酮、钾盐、乙酰胆碱等药物，高钾血症、心肌炎、心肌病、冠心病等引起。临床症状轻重不一，轻者无症状或偶尔出现心搏暂停，重者可发生阿-斯综合征甚至死亡。

4.病态窦房结综合征

（1）病态窦房结综合征（SSS）简称病窦综合征。由窦房结及其邻近组织病变引起的窦房结起搏功能和（或）窦房结传导功能障碍，从而产生多种心律失常的综合表现。

（2）病窦综合征常见病因为冠心病、心肌病、心肌炎，亦可见于结缔组织病、代谢性疾病及家族性遗传性疾病等，少数病因不明。主要临床表现为心动过缓所致脑、心、肾等脏器供血不足症状，尤以脑供血不足症状为主。轻者表现为头晕、心悸、乏力、记忆力减退等，重者可发生短暂晕厥或阿-斯综合征。部分患者合并短阵室上性快速性心律失常发作（慢-快综合征），进而可出现心悸、心绞痛或心力衰竭。

（3）心电图特点（图 4-5）为：①持续而显著的窦性心动过缓（＜50 次/分）。②窦性停搏和（或）窦房阻滞。③窦房传导阻滞与房室传导阻滞并存。④心动过缓-心动过速综合征，又称慢-快综合征，是指心动过缓与房性快速性心律失常（如房性心动过速、心房扑动、心房颤动）交替发作，房室交界区性逸搏心律。

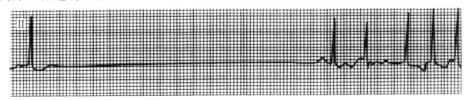

图 4-5　病态窦房结综合征（慢-快综合征）

（4）积极治疗原发疾病。无症状者，不必给予治疗，仅定期随访观察。反复出现严重症状及心电图大于 3 秒长间歇者宜首选安装人工心脏起搏器。慢-快综合征应用起搏器治疗后，患者仍有心动过速发作，则可同时用药物控制快速性心律失常发作。

（二）期前收缩

期前收缩又称过早搏动，简称早搏。它是指窦房结以外的异位起搏点发出的过早冲动引起的心脏搏动。根据异位起搏点的部位不同可分为房性、房室交界性和室性。早搏可分为偶发或频发，如每个窦性搏动后出现一个早搏，称为二联律；每两个窦性搏动后出现一个早搏，称三联律。在同一导联上如室性早搏的形态不同，称为多源性室性早搏。

期前收缩可见于健康人，其发生与情绪激动、过度疲劳、过量饮酒或吸烟、饮浓茶、咖啡等有关。冠心病急性心肌梗死、风湿性心瓣膜病、心肌病、心肌炎等各种心脏病常可引起。此外，药物毒性作用，电解质紊乱，心脏手术或心导管检查均可引起期前收缩。

1.临床意义

偶发的期前收缩一般无症状,部分患者可有漏跳的感觉。频发的期前收缩由于影响心排血量,可引起头痛、乏力、晕厥等;原有心脏病者可诱发或加重心绞痛或心力衰竭。听诊心律不规则,期前收缩的第一心音增强,第二心音减弱或消失。脉搏触诊可发现脉搏脱落。

2.心电图特点

(1)房性期前收缩(图4-6):提前出现的房性异位 P'波,其形态与同导联窦性 P 波不同;P'R 间期>0.12 秒;P 波后的 QRS 波群有三种可能:①与窦性心律的 QRS 波群相同。②因室内差异性传导出现宽大畸形的 QRS 波群。③提前出现的 P'波后无 QRS 波群,称为未下传的房性期前收缩;多数为不完全性代偿间歇(即期前收缩前后窦性 P 波之间的时限常短于 2 个窦性 PP 间期)。

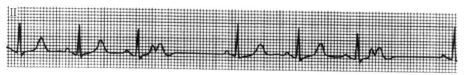

图 4-6　房性期前收缩

(2)房室交界区性期前收缩(图4-7):提前出现的 QRS 波群,其形态与同导联窦性心律 QRS 波群相同,或因室内差异性传导而变形;逆行 P 波(Ⅰ、Ⅱ、aVF 导联倒置,aVR 导联直立)有三种可能:①P 波位于 QRS 波群之前,PR 间期<0.12 秒。②P 波位于 QRS 波群之后,RP间期<0.20 秒。③P 波埋于 QRS 波群中,QRS 波群之前后均看不见 P 波;多数为完全性代偿间期(即期前收缩前后窦性 P 波之间的时限等于 2 个窦性 PP 间期)。

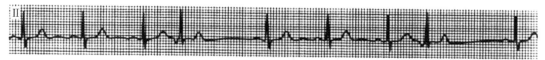

图 4-7　房室交界性期前收缩

(3)室性期前收缩(图4-8):①提前出现的 QRS 波群宽大畸形,时限>0.12 秒。②QRS 波群前无相关的 P 波。③T 波方向与 QRS 波群主波方向相反。④多数为完全性代偿间歇。

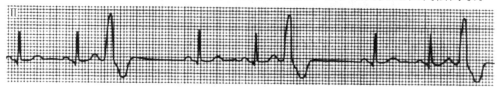

图 4-8　室性期前收缩

3.治疗要点

(1)病因治疗:积极治疗原发病,解除诱因,如改善心肌供血,控制心肌炎症,纠正电解质紊乱,避免情绪激动或过度疲劳等。

(2)药物治疗:无明显自觉症状或偶发的期前收缩者,一般无需抗心律失常药物治疗,可酌情使用镇静剂(如地西泮等)。如频繁发作,症状明显或有器质性心脏病者,必须积极治疗。根据期前收缩的类型选用不同的药物。房性期前收缩、交界性期前收缩可选用维拉帕米、普罗帕酮、莫雷帕酮或 β 受体阻滞剂等药物。室性期前收缩选用 β 受体阻滞剂、美西律、普罗帕酮、莫雷帕酮等药物。

（3）其他：急性心肌梗死早期发生的室性期前收缩可选用利多卡因；洋地黄中毒引起的室性期前收缩者首选苯妥英钠。

（三）阵发性心动过速

阵发性心动过速是一种阵发性快速而规律的异位心律，是由三个或三个以上连续发生的期前收缩形成，根据异位起搏点的部位不同可分为房性、房室交界性和室性阵发性心动过速。由于房性、房室交界性阵发性心动过速在临床上难以区别，故统称为阵发性室上性心动过速（PSVT）。阵发性室上性心动过速常见于无器质性心脏病者，其发作与体位改变、情绪激动、过度疲劳、烟酒过量等有关。阵发性室性心动过速多见于心肌病变广泛而严重的患者（如冠心病发生急性心肌梗死时）；其次是心肌病、心肌炎、二尖瓣脱垂、心瓣膜病等。

1.临床意义

（1）阵发性室上性心动过速突然发作、突然终止，持续时间长短不一。发作时患者常有心悸、焦虑、紧张、乏力，甚至诱发心绞痛、心功能不全、晕厥或休克。症状轻重取决于发作时的心率、持续时间和有无心脏病变等。听诊心律规则，心率150～250次/分，心尖部第一心音强度不变。

（2）阵发性室性心动过速症状轻重取决于室速发作的频率、持续时间、有无器质性心脏病及心功能状况。非持续性室速（发作时间＜30秒）患者通常无症状或仅有心悸；持续性室速患者常伴明显血流动力学障碍与心肌缺血，可出现低血压、晕厥、心绞痛、休克或急性肺水肿。听诊心律略不规则，心率常在100～250次/分。如发生完全性房室分离，则第一心音强度不一致。

2.心电图特点

（1）阵发性室上性心动过速（图4-9）：①三个或三个以上连续而迅速的室上性早搏，频率范围达150～250次/秒，节律规则。②P波不易分辨。③绝大多数患者QRS波群形态与时限正常。

（2）阵发性室性心动过速（图4-10）：①三个或三个以上连续而迅速的室性早搏，频率范围达100～250次/分，节律较规则或稍有不齐。②QRS波群形态畸形，时限＞0.12秒，有继发ST-T改变。③如有P波，则P波与QRS波无关，且其频率比QRS频率缓慢。④常可见心室夺获与室性融合波。

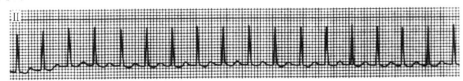

图4-9 阵发性室上性心动过速

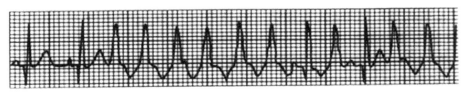

图4-10 阵发性室性心动过速

3.治疗要点

（1）阵发性室上性心动过速。急性发作时治疗如下。①刺激迷走神经：可起到减慢心率、终止发作的作用。方法包括刺激悬雍垂诱发恶心、呕吐；深吸气后屏气，再用力做呼气动作（Valsalva动作）；颈动脉窦按摩等。上述方法可重复多次使用。②药物终止发作：当刺激迷走神经无效时,可采用维拉帕米或三磷酸腺苷(ATP)静脉注射。

预防复发:除避免诱因外,发作频繁者可选用地高辛、长效钙通道阻滞剂、长效普萘洛尔等药物。

对于反复发作或药物治疗无效者,可考虑施行射频消融术。该方法具有安全、迅速、有效且能治愈心动过速的优点,可作为预防发作的首选方法。

(2)阵发性室性心动过速:由于室速多发生于器质性心脏病者,往往导致血流动力学障碍,甚至发展为室颤,应严密观察予以紧急处理,终止其发作。

一般遵循的原则是:无器质性心脏病者发生的非持续性室速,如无症状,无需进行治疗;持续性室速发作,无论有无器质性心脏病,均应给予治疗;有器质性心脏病的非持续性室速亦应考虑治疗。药物首选利多卡因,静脉注射 100 mg,有效后可予静脉滴注维持。其他药物如普罗帕酮、胺碘酮也有疗效。如使用上述药物无法终止发作,且患者已出现低血压、休克、脑血流灌注不足等危险表现,应立即给予同步直流电复律。

(四)扑动与颤动

当自发性异位搏动的频率超过阵发性心动过速的范围时,形成扑动或颤动。根据异位起搏点的部位不同可分为心房扑动(简称房扑)与心房颤动(简称房颤);心室扑动(简称室扑)与心室颤动(简称室颤)。房颤是成人最常见的心律失常之一,远较房扑多见,二者发病率之比为 10∶1～20∶1,绝大多数见于各种器质性心脏病,其中以风湿性心瓣膜病最为常见。室扑与室颤是最严重的致命性心律失常,室扑多为室颤的前奏,而室颤则是导致心源性猝死的常见心律失常,也是心脏病或其他疾病临终前的表现。

1.临床意义

(1)心房扑动与心房颤动:房扑和房颤的症状取决于有无器质性心脏病、基础心功能以及心室率的快慢。如心室率不快且无器质性心脏病者可无症状;心室率快者可有心悸、胸闷、头晕、乏力等。房颤时心房有效收缩消失,心排血量减少 25%～30%,加之心室率增快,对血流动力学影响较大,导致心排血量、冠状循环及脑部供血明显减少,引起心力衰竭、心绞痛或晕厥;还易引起心房内附壁血栓的形成,部分血栓脱落可引起体循环动脉栓塞,以脑栓塞最常见。房扑者的心室律可规则或不规则。房颤时,心室律绝对不规则,听诊第一心音强弱不等;心室率较快时,脉搏短绌(即脉率慢于心率)明显。

(2)心室扑动与心室颤动:室扑和室颤对血流动力学的影响均等于心室停搏,其临床表现无差别,二者具有下列特点:意识突然丧失,常伴有全身抽搐,持续时间长短不一;心音消失,脉搏触不到,血压测不出;呼吸不规则或停止;瞳孔散大,对光反射消失。

2.心电图特点

(1)心房扑动心电图特征(图 4-11):①P 波消失,代之以 250～350 次/分,间隔均匀,形状相似的锯齿状心房扑动波(F 波)。②F 波与 QRS 波群成某种固定的比例,最常见的比例为 2∶1 房室传导,有时比例关系不固定,则引起心室律不规则。③QRS 波群形态一般正常,伴有室内差异性传导者 QRS 波群可增宽、变形。

(2)心房颤动心电图特征(图 4-12):①P 波消失,代之以大小不等、形态不一、间期不等的心房颤动波(f 波),频率为 350～600 次/分。②RR 间期绝对不等。③QRS 波群形态通常正常,当心室率过快,发生室内差异性传导时,QRS 波群增宽、变形。

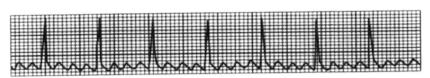

图 4-11　心房扑动(2∶1 房室传导)

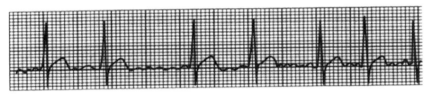

图 4-12　心房颤动

（3）心室扑动的心电图特点（图 4-13）：P-QRS-T 波群消失,代之以 150～300 次/分波幅大而较规则的正弦波（室扑波）图形。

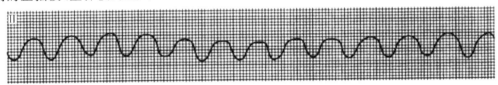

图 4-13　心室扑动

（4）心室颤动的心电图特点（图 4-14）：P-QRS-T 波群消失,代之以形态、振幅与间隔绝对不规则的颤动波（室颤波）,频率为 150～500 次/分。

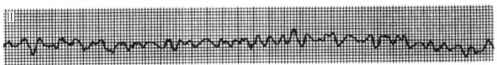

图 4-14　心室颤动

3.治疗要点

（1）心房扑动和颤动：房扑或房颤伴有较快心室率时,可使用洋地黄类药物减慢心室率,以保持血流动力学的稳定,此法可以使有些房扑或房颤转为窦性心律。其他药物如维拉帕米、地尔硫草等也能起到终止房扑、房颤的作用。对于持续性房颤的患者,符合条件者可采用药物如奎尼丁、胺碘酮等进行复律。无效时可使用电复律。

（2）心室扑动和颤动：室扑或室颤发生后,如果不迅速采取抢救措施,患者一般在 3～5 分钟内死亡,因此必须争分夺秒、尽快恢复有效心律。一旦心电监测确定为心室扑动或颤动时,立即采用除颤器进行非同步直流电除颤,同时配合胸部按压及人工呼吸等心肺复苏术,并经静脉注射利多卡因以及其他复苏药物如肾上腺素等。

（五）房室传导阻滞

房室传导阻滞（AVB）是指冲动从心房传到心室的过程中,冲动传导的延迟或中断。根据病因不同,其阻滞部位可发生在房室结、房室束以及束支系统内,按阻滞程度可分为三类。常见器质性心脏病,偶尔一度和二度Ⅰ型房室传导阻滞可见于健康人,与迷走神经张力过高有关。

1.临床意义

(1)一度房室传导阻滞:指传导时间延长(PR 间期延长);患者多无自觉症状,听诊时第一心音可略为减弱。

(2)二度房室传导阻滞:指心房冲动部分不能传入心室(心搏脱漏);心搏脱漏仅偶尔出现时,患者多无症状或偶有心悸,如心搏脱漏频繁心室率缓慢时,可有乏力、头晕甚至短暂晕厥;听诊有心音脱漏,触诊脉搏脱落,若为 2:1 传导阻滞,则可听到慢而规则的心室率。

(3)三度房室传导阻滞:指心房冲动全部不能传入心室;患者症状取决于心室率的快慢,如心室率过慢,心排血量减少,导致心脑供血不足,可出现头晕、疲乏、心绞痛、心力衰竭等,如心室搏动停顿超过 15 秒可引起晕厥、抽搐,即阿-斯综合征发生,严重者可猝死;听诊心律慢而规则,心室率多为 35~50 次/分,第一心音强弱不等,间或闻及心房音及响亮清晰的第一心音(大炮音)。

2.心电图特点

(1)一度房室传导阻滞心电图特征(图 4-15):①PR 间期延长,成人>0.20 秒(老年人>0.21 秒);②每个 P 波后均有 QRS 波群。

(2)二度房室传导阻滞:按心电图表现可分为Ⅰ型和Ⅱ型。

二度Ⅰ型房室传导阻滞心电图特征(图 4-16):①PR 间期在相继的心搏中逐渐延长,直至发生心室脱漏,脱漏后的第一个 PR 间期缩短,如此周而复始。②相邻的 RR 间期进行性缩短,直至 P 波后 QRS 波群脱漏。③心室脱漏造成的长 RR 间期小于两个 PP 间期之和。

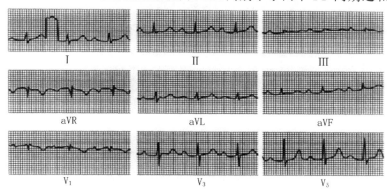

图 4-15 一度房室传导阻滞

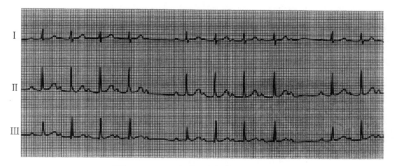

图 4-16 二度Ⅰ型房室传导阻滞

二度Ⅱ型房室传导阻滞心电图特征(图 4-17):①PR 间期固定不变(可正常或延长);②数个 P 波之后有一个 QRS 波群脱漏,形成 2:1、3:1、3:2 等不同比例房室传导阻滞;③QRS 波群形态一般正常,亦可有异常。

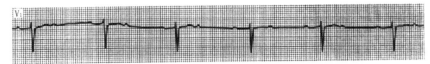

图 4-17　二度Ⅱ型房室传导阻滞

　　如果二度Ⅱ型房室传导阻滞下传比例≥3:1时,称为高度房室传导阻滞。

　　(3)三度房室传导阻滞心电图特征(图 4-18):①P 波与 QRS 波群各有自己的规律,互不相关,呈完全性房室分离。②心房率>心室率。③QRS 波群形态和时限取决于阻滞部位,如阻滞位于希氏束及其附近,心室率 40~60 次/分,QRS 波群正常。④如阻滞部位在希氏束分叉以下,心室率可在 40 次/分以下,QRS 波群宽大畸形。

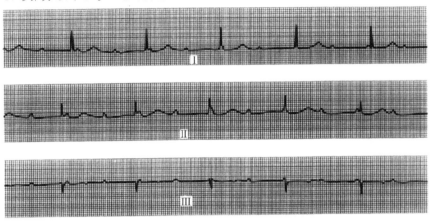

图 4-18　三度房室传导阻滞

3.治疗要点

　　(1)病因治疗:积极治疗引起房室传导阻滞的各种心脏病,纠正电解质紊乱,停用有关药物,解除迷走神经过高张力等。一度或二度Ⅰ型房室传导阻滞,心室率不太慢(>50 次/分)且无症状者,仅需病因治疗,心律失常本身无须进行治疗。

　　(2)药物治疗:二度Ⅱ型或三度房室传导阻滞,心室率慢并影响血流动力学,应及时提高心室率以改善症状,防止发生阿-斯综合征。常用药物有:①异丙肾上腺素持续静脉滴注,使心室率维持在 60~70 次/分,对急性心肌梗死患者要慎用。②阿托品静脉注射,适用于阻滞部位位于房室结的患者。

　　(3)人工心脏起搏治疗:对心室率低于 40 次/分,症状严重者,特别是曾发生过阿-斯综合征者,应首选安装人工心脏起搏器。

五、常见护理诊断

(一)活动无耐力
　　其与心律失常导致心排血量减少有关。

(二)焦虑
　　其与心律失常致心跳不规则、停跳及反复发作、治疗效果不佳有关。

（三）潜在并发症

心力衰竭、猝死。

六、护理措施

（一）一般护理

1.体位与休息

当心律失常发作患者出现胸闷、心悸、头晕等不适时,应采取高枕卧位、半卧位或其他舒适体位,尽量避免左侧卧位。有头晕、晕厥发作或曾有跌倒病史者应卧床休息,加强生活护理。

2.饮食护理

给予清淡易消化、低脂和富于营养的饮食,且少量多餐,避免刺激性饮料。有心力衰竭患者应限制钠盐摄入,对服用利尿剂者应鼓励多进食富含钾盐的食物,避免出现低钾血症而诱发心律失常。

（二）病情观察

（1）评估心律失常可能引起的临床症状,如心悸、乏力、胸闷、头晕、晕厥等,注意观察和询问这些症状的程度、持续时间以及给患者日常生活带来的影响。

（2）定期测量心率和心律,判断有无心动过速、心动过缓、过早搏动、房颤等心律失常发生。对于房颤患者,两名护士应同时测量患者心率和脉率一分钟,并记录,以观察脉短绌的变化发生情况。

（3）心电图检查是判断心律失常类型及检测心律失常病情变化的最重要的手段,护士应掌握心电图机的使用方法,在患者心律失常突然发作时及时描记心电图并表明日期和时间。行 24 小时动态心电图检查的患者,应嘱其保持平素的生活和活动,并记录症状出现的时间及当时所从事的活动,以利于发现病情及查找病因。

（4）对持续心电监测的患者,应注意观察是否出现心律失常及心律失常的类型、发作次数、持续时间、治疗效果等情况。当患者出现频发、多源性室性早搏、RonT 现象、阵发性室性心动过速、二度 II 型及三度房室传导阻滞时,应及时通知医师。

（三）用药护理

严格遵医嘱按时按量应用抗心律失常药物,静脉注射抗心律失常药物时速度应缓慢,静脉滴注速度严格按医嘱执行。用药期间严密监测脉率、心律、心率、血压及患者的反应,及时发现因用药而引起的新的心律失常和药物中毒,做好相应的护理。

1.奎尼丁

毒性反映较重,可致心力衰竭、窦性停搏、房室传导阻滞、室性心动过速等心脏毒性反应,故在给药前要测量血压、心率、心律,如有血压低于 12.0/8.0 kPa（90/60 mmHg）,心率慢于 60 次/分,或心律不规则时需告知医师。

2.普罗帕酮

该药可引起恶心、呕吐、眩晕、视物模糊、房室传导阻滞,诱发和加重心力衰竭等。餐时或餐后服用可减少胃肠道刺激。

3.利多卡因

该药有中枢抑制作用和心血管系统不良反应,剂量过大可引起震颤、抽搐,甚至呼吸抑制和心脏停搏等,应注意给药的剂量和速度。对心力衰竭、肝肾功能不全、酸中毒和老年人应减少剂量。

4.普萘洛尔

该药可引起低血压、心动过缓、心力衰竭等,并可加重哮喘与慢性阻塞性肺部疾病。在给药前应测量患者的心率,当心率低于 50 次/分时应及时停药。糖尿病患者可能引起低血糖、乏力。

5.胺碘酮

该药可致胃肠道反应、肝功能损害、心动过缓、房室传导阻滞,久服可影响甲状腺功能和引起角膜碘沉着,少数患者可出现肺纤维化,是其最严重的不良反应。

6.维拉帕米

该药可出现低血压、心动过缓、房室传导阻滞等。严重心力衰竭、高度房室传导阻滞及低血压者禁用。

7.腺苷

该药可出现面部潮红、胸闷、呼吸困难,通常持续时间小于 1 分钟。

(四)特殊护理

当患者发生较严重心律失常时应采取如下护理措施。

(1)嘱患者卧床休息,保持情绪稳定,以减少心肌耗氧量和对交感神经的刺激。

(2)给予鼻导管吸氧,改善因心律失常造成血流动力学改变而引起的机体缺氧。立即建立静脉通道,为用药、抢救做好准备。

(3)准备好纠正心律失常的药物、其他抢救药品及除颤器、临时起搏器等。对突然发生室扑或室颤的患者,应立即施行非同步直流电除颤。

(4)遵医嘱给予抗心律失常药物,注意药物的给药途径、剂量、给药速度,观察药物的作用效果和不良反应。用药期间严密监测心电图、血压,及时发现因用药而引起的新的心律失常。

(五)健康教育

1.疾病知识指导

向患者及家属讲解心律失常的常见病因、诱因及防治知识,使患者和家属能充分了解该疾病,而与医护人员配合共同控制疾病。

2.生活指导

快速心律失常患者应改变不良的生活习惯,如吸烟、饮酒、喝咖啡、浓茶等;避开造成精神紧张激动的环境,保持乐观稳定的情绪,分散注意力,不要过分注意心悸的感受。使患者和亲属明确无器质性心脏病的良性心律失常对人的影响主要是心理因素。帮助患者协调好活动与休息,根据心功能情况合理安排,注意劳逸结合。运动有诱发心律失常的危险,建议做较轻微的运动或最好在有家人陪同的条件下运动。心动过缓者应避免屏气用力的动作,以免兴奋迷走神经而加重心动过缓。

3.用药指导

让患者认识服药的重要性,按医嘱继续服用抗心律失常药物,不可自行减量或撤换药物。指导患者观察药物疗效和不良反应,必要时提供书面材料,嘱有异常时及时就医。对室上性阵发性心动过速的患者和家属,指导采用刺激迷走神经的方法,如刺激咽后壁诱发恶心;深吸气后屏气再用力呼气,上述方法可终止或缓解室上速。教会患者家属徒手心肺复苏的方法,以备紧急需要时应用。

4.自我监测指导

教会患者及家属测量脉搏的方法,每天至少一次,每次应在一分钟以上,并做好记录。告诉患者和家属何时应来医院就诊:①脉搏过缓,少于60次/分,并有头晕、目眩、或黑矇。②脉搏过快,超过100次/分,休息及放松后仍不减慢。③脉搏节律不齐,出现漏搏、期前收缩超过5次/分。④原本整齐的脉搏出现脉搏忽强忽弱、忽快忽慢的现象。⑤应用抗心律失常药物后出现不良反应。出现上述情形应及时就诊,并能按时随诊复查。

（王黎明）

第二节 心 肌 炎

心肌炎常是全身性疾病在心肌上的炎症性表现,由于心肌病变范围大小及病变程度的不同,轻者可无临床症状,严重可致猝死,诊断及时并经适当治疗者,可完全治愈,迁延不愈者,可形成慢性心肌炎或导致心肌病。

一、病因病机

(一)病因

细菌性白喉杆菌、溶血性链球菌、肺炎双球菌、伤寒杆菌等。病毒如柯萨奇病毒、艾柯病毒、肝炎病毒、流行性出血热病毒、流感病毒、腺病毒等,其他如真菌、原虫等均可致心肌炎。但目前以病毒性心肌炎较常见。

致病条件因素如下。①过度运动:运动可致病毒在心肌内繁殖复制加剧,加重心肌炎症和坏死。②细菌感染:细菌和病毒混合感染时,可能起协同致病作用。③妊娠:妊娠可以增强病毒在心肌内的繁殖,所谓围产期心肌病可能是病毒感染所致。④其他:营养不良、高热寒冷、缺氧、过度饮酒等,均可诱发病毒性心肌炎。

(二)发病机制

从动物实验、临床与病毒学、病理观察,发现有以下2种机制。

1.病毒直接作用

实验中将病毒注入血循环后可致心肌炎。以在急性期,主要在起病9天以内,患者或动物的心肌中可分离出病毒,病毒荧光抗体检查结果阳性,或在电镜检查时发现病毒颗粒。病毒感染心肌细胞后产生溶细胞物质,使细胞溶解。

2.免疫反应

病毒性心肌炎起病9天后心肌内已不能再找到病毒,但心肌炎病变仍继续,部分患者病毒感染的其他症状轻微而心肌炎表现颇为严重;也有患者心肌炎的症状在病毒感染其他症状开始一段时间以后方出现;另外,在部分患者的心肌中也可能发现抗原抗体复合体。以上情况都提示免疫机制的存在。

(三)病理改变

病变范围大小不一,可为弥漫性或局限性,随病程发展可为急性或慢性。病变较重者肉眼见心肌非常松弛,呈灰色或黄色,心腔扩大。病变较轻者在大体检查时无发现,仅在显微镜下有所发现而赖以诊断,而病理学检查必须在多个部位切片,方使病变免于遗漏。在显微镜下,心肌纤维之间与血管四周的结缔组织中可发现细胞浸润,以单核细胞为主。心肌细胞可有变性、溶解或坏死。病变如在心包下区则可合并心包炎,成为病毒性心包心肌炎。病变可涉及心肌与间质,也可涉及心脏的起搏与传导系统如窦房结、房室结、房室束和束支,成为心律失常的发病基础。病毒的毒力越强,病变范围越广。在实验性心肌炎中,可见到心肌坏死之后由纤维组织替代。

二、临床表现

取决于病变的广泛程度与部位。轻者几无症状,重者可致猝死。老幼均可发病,但以年轻人较易发病。男多于女。

(一)症状

心肌炎的症状可能出现于原发的症状期或恢复期。如在原发病的症状期出现,其表现可被原发病掩盖。多数患者在发病前有发热、全身酸痛、咽痛、腹泻等症状,反映全身性病毒感染,但也有部分患者原发病症状轻而不显著,须仔细追问方被注意到,而心肌炎症状则比较显著。心肌炎患者常诉胸闷、心前区隐痛、心悸、乏力、恶心、头晕。临床上诊断的心肌炎中,90%左右以心律失常为主诉或首见症状,其中少数患者可由此而发生昏厥或阿-斯综合征。极少数患者起病后发展迅速,出现心力衰竭或心源性休克。

(二)体征

1.心脏扩大

轻者心脏不扩大,一般有暂时性扩大,不久即恢复。心脏扩大显著反映心肌炎广泛而严重。

2.心率改变

心率增速与体温不相称,或心率异常缓慢,均为心肌炎的可疑征象。

3.心音改变

心尖区第一音可减低或分裂。心音可呈胎心样。心包摩擦音的出现反映有心包炎存在。

4.杂音

心尖区可能有收缩期吹风样杂音或舒张期杂音,前者为发热、贫血、心腔扩大所致,后者因左心室扩大造成的相对性左房室瓣狭窄。杂音响度都不超过三级。心肌炎好转后即消失。

5.心律失常

极常见,各种心律失常都可出现,以房性与室性期前收缩最常见,其次为房室传导阻滞,此外,心房颤动、病态窦房结综合征均可出现。心律失常是造成猝死的原因之一。

6.心力衰竭

重症弥漫性心肌炎患者可出现急性心力衰竭,属于心肌泵血功能衰竭,左右心同时发生衰竭,引起心排血量过低,故除一般心力衰竭表现外,易合并心源性休克。

三、辅助检查

(一)心电图

心电图异常的阳性率高,且为诊断的重要依据,起病后心电图由正常可突然变为异常,随感染的消退而消失。主要表现有 ST 段下移,T 波低平或倒置。

(二)X 线检查

由于病变范围及病变严重程度不同,放射线检查亦有较大差别,1/3～1/2 心脏扩大,多为轻中度扩大,明显扩大者多伴有心包积液,心影呈球形或烧瓶状,心搏动减弱,局限性心肌炎或病变较轻者,心界可完全正常。

(三)血液检查

白细胞计数在病毒性心肌炎可正常,偏高或降低,血沉大多正常,亦可稍增快,C-反应蛋白大多正常,GOT、GPT、LDH、CPK 正常或升高,慢性心肌炎多在正常范围。有条件者可做病毒分离或抗体测定。

四、诊断

病毒性心肌炎的诊断必须建立在有心肌炎的证据和病毒感染的证据基础上。胸闷、心悸常可提示心脏波及,心脏扩大、心律失常或心力衰竭为心脏明显受损的表现。心电图上 ST-T 改变与异位心律或传导障碍反映心肌病变的存在。病毒感染的证据有以下各点:①有发热、腹泻或流感症状,发生后不久出现心脏症状或心电图变化。②血清病毒中和抗体测定阳性结果,由于柯萨奇 B 病毒最为常见,通常检测此组病毒的中和抗体,一在起病早期和 2~4 周各取血标本 1 次,如 2 次抗体效价示 4 倍上升或其中 1 次≥1:640,可作为近期感染该病毒的依据。③咽、肛拭病毒分离,如阳性有辅助意义,有些正常人也可阳性,其意义须与阳性中和抗体测定结果相结合。④用聚合酶链反应法从粪便、血清或心肌组织中检出病毒 RNA。⑤心肌活检,从取得的活组织做病毒检测,病毒学检查对心肌炎的诊断有帮助。

五、治疗

应卧床休息,以减轻组织损伤,病变加速恢复。伴有心律失常,应卧床休息 2~4 周,然后逐渐增加活动量,严重心肌炎伴有心脏扩大者,应休息 6 个月至 1 年,直到临床症状完全消失,心脏大小恢复正常。免疫抑制剂,激素的应用尚有争论,但重症心肌炎伴有房室传导阻滞,心源性休克心功能不全者均可应用激素。常用泼的松,40~60 mg/d,病情好转后逐渐减量,6 周 1 个疗程。必要时亦可用氢化可的松或地塞米松,静脉给药。心力衰竭者可用强心、利尿、血管扩张剂。心律失常者同一般心律失常的治疗。

六、病情观察

(1)定时测量体温、脉搏,比较其体温与脉率增速是否不成正比。

(2)密切观察患者呼吸频率、节律的变化,及早发现是否心功能不全。

(3)定时测量血压,观察记录尿量,以及早判断有无心源性休克的发生。

(4)密切观察心率与心律,及早发现有无心律失常,如室性期前收缩、不同程度的房室传导阻滞等,严重者可出现急性心力衰竭、心律失常等。

七、对症护理

(一)心悸、胸闷

保证患者休息,急性期卧床。按医嘱及时使用改善心肌营养与代谢的药物。

(二)心律失常

当急性病毒性心肌炎患者引起四度房室传导阻滞或窦房结病变引起窦房阻滞、窦房停搏而致阿-斯综合征者,应就地进行心肺复苏,并积极配合医师进行药物治疗或紧急做临时心脏起搏处理。

(三)心力衰竭

按心力衰竭护理常规。

八、护理措施

（1）遵医嘱给予氧气吸入，给予药物治疗。注意心肌炎时心肌细胞对洋地黄的耐受性较差，应用洋地黄时应特别注意其毒性反应。

（2）休息与活动：反复向患者解释急性期卧床休息可减轻心脏负荷，减少心肌耗氧量，有利于心功能的恢复，防止病情恶化或转为慢性病程。患者常需卧床 2～3 周，待症状、体征和实验室检查恢复后，方可逐渐增加活动量。

（3）心理护理：告诉患者体力恢复需要一段时间，切忌急于求成。当活动耐力有所增加时，应及时给予鼓励。对不愿意活动或害怕活动的患者，应给予心理疏导，督促患者完成可接受范围内的活动量。

（4）病情观察：急性期严密监测患者的体温、心率、心律、血压的变化，发现心率突然变慢、血压偏低、频发期前收缩、房室传导阻滞及时报告。观察患者有无脉速、易疲劳、呼吸困难、烦躁及肺水肿的表现。

（5）活动中监测：病情稳定后，与患者及家属一起制订并实施每天活动计划，严密监测活动时心率、心律、血压变化，若活动后出现胸闷、心悸、呼吸困难、心律失常等，应停止活动，以此作为限制最大活动量的指征。

九、健康教育

（1）讲解充分休息的必要性及心肌营养药物的作用。指导患者进食高蛋白、高维生素、易消化饮食，尤其是补充富含维生素 C 的食物如新鲜蔬菜、水果，以促进心肌代谢与修复，戒烟、酒。

（2）告诉患者经积极治疗后多数可以痊愈，少数可留有心律失常后遗症，极少数患者在急性期因严重心律失常、急性心力衰竭和心源性休克而死亡，有部分患者演变成慢性心肌炎。

（3）积极预防感冒，避免受凉及接触传染源，恢复期每天有一定时间的户外活动，以适应环境，增强体质。

（4）积极治疗和消除细菌感染灶，如慢性扁桃体炎、慢性鼻窦炎、中耳炎等。

（5）遵医嘱按时服药，定期复查。

（6）教会患者及家属测脉搏、节律，发现异常或有胸闷、心悸等不适应及时复诊。

（王黎明）

第三节　急性心包炎

急性心包炎为心包脏层和壁层的急性炎症，可由细菌、病毒、自身免疫、物理、化学等因素引起。主要病因为风湿热、结核及细菌性感染。近年来，病毒感染、肿瘤、尿毒症及心肌梗死性心包炎发病率明显增多。急性心包炎分为纤维蛋白性和渗出性两种。

一、病因

(一)感染性心包炎

感染性心包炎以细菌最为常见,尤其是结核菌和化脓菌感染,其他病菌有病毒、肺炎支原体、真菌和寄生虫等。

(二)非感染性心包炎

非感染性心包炎以风湿性为最常见,其他有心肌梗死、尿毒症性、结缔组织病性、变态反应性、肿瘤性、放射线性和乳糜性等。临床上以结核性、风湿性、化脓性和急性非特异性心包炎较为多见。

二、临床表现

(一)心前区疼痛

心前区疼痛为纤维蛋白性心包炎的主要症状。可放射到颈部、左肩、左臂及左肩胛骨。疼痛也可呈压榨样,位于胸骨后。

(二)呼吸困难

心包积液时最突出的症状。可有端坐呼吸、身体前倾、呼吸浅速、面色苍白、发绀。

(三)心包摩擦音

心包摩擦音是纤维蛋白性心包炎的特异性征象,以胸骨左缘第3、第4肋间听诊最为明显。渗出性心包炎心脏叩诊浊音界向两侧增大为绝对浊音区,心尖冲动弱,心音低而遥远,大量心包积液时可出现心包积液征。可出现奇脉、颈静脉怒张、肝大、腹水及下肢水肿等。

三、诊断要点

根据心前区疼痛、呼吸困难、全身中毒症状,以及心包摩擦音、心音遥远等临床征象,结合心电图、X线表现和超声心动图等检查,便可确诊。

四、治疗

如结核性心包炎应给予抗结核治疗,总疗程不少于半年至1年;化脓性心包炎除使用足量、有效的抗生素外,应早期施行心包切开引流术;风湿性心包炎主要是抗风湿治疗;急性非特异性心包炎目前常采用抗生素及皮质激素合并治疗。心包渗液较多且心脏受压明显者,可行心包穿刺,以解除心包填塞症状。

五、评估要点

(一)一般情况

观察生命体征有无异常,询问有无过敏史、家族史、有无发热、消瘦等,了解患者对疾病的认识。

(二)专科情况

(1)呼吸困难的程度、肺部啰音的变化。

(2)心前区疼痛的性质、部位及其变化,是否可闻及心包摩擦音。

（3）是否有颈静脉怒张、肝大、下肢水肿等心功能不全的表现。

（4）是否有心包积液征：左肩胛骨下出现浊音及左肺受压时引起的支气管呼吸音。心脏叩诊的性质。

（三）实验室及其他检查

1.心电图

心电图改变主要由心外膜下心肌受累而引起，多个导联出现弓背向下的 ST 段抬高；心包渗液时可有QRS 波群低电压。

2.超声心动图

超声心动图是简而易行的可靠方法，可见液性暗区。

3.心包穿刺

心包穿刺证实心包积液的存在，并进一步确定积液的性质以及药物治疗。

六、护理诊断

（一）气体交换受损

气体交换受损与肺瘀血、肺或支气管受压有关。

（二）疼痛

心前区痛与心包炎有关。

（三）体温过高

体温过高与细菌、病毒等因素导致急性炎症反应有关。

（四）活动无耐力

活动无耐力与心排血量减少有关。

七、护理措施

（1）给予氧气吸入，充分休息，保持情绪稳定，注意防寒保暖，防止呼吸道感染。

（2）给予高热量、高蛋白、高维生素易消化饮食，限制钠盐摄入。

（3）帮助患者采取半卧位或前倾坐位，保持舒适。

（4）记录心包抽液的量、性质，按要求留标本送检。

（5）控制输液滴速，防止加重心脏负荷。

（6）加强巡视，及早发现心包填塞的症状，如心动过速、血压下降等。

（7）遵医嘱给予抗菌、抗结核、抗肿瘤等药物治疗，密切观察药物不良反应。

（8）应用止痛药物时，观察止痛药物的疗效。

八、应急措施

出现心包压塞征象时，保持患者平卧位；迅速建立静脉通路，遵医嘱给予升压药；密切观察生命体征的变化，准备好抢救物品；配合医师做好紧急心包穿刺。

九、健康教育

（1）嘱患者应注意充分休息，加强营养。注意防寒保暖，防止呼吸道感染。

（2）告知患者应坚持足够疗程的药物治疗，勿擅自停药。

(3)对缩窄性心包炎的患者应讲明行心包切除术的重要性,解除其顾虑,尽早接受手术治疗。

(王黎明)

第四节　急性心肌梗死

急性心肌梗死是在冠状动脉病变的基础上,冠状动脉血供急剧减少或中断,使相应的心肌发生严重而持久的急性缺血,导致的心肌细胞坏死。临床表现为持久的胸骨后剧烈疼痛、发热、白细胞计数和血清心肌坏死标志物增高以及心电图进行性改变,可发生心律失常、休克、心力衰竭和猝死,属急性冠状动脉综合征的严重类型。

一、病因和发病机制

基本病因是冠状动脉粥样硬化,导致一支或多支冠状动脉管腔狭窄和心肌供血不足,而侧支循环尚未充分建立。在此基础上,在各种生理和病理因素的促发下,不稳定的粥样斑块破裂、出血,激活血小板和凝血系统,形成富含血小板的血栓或形成以纤维蛋白和红细胞为主的闭塞性血栓(红色血栓),从而造成冠状动脉血流明显减少或中断,使心肌发生严重而持久性的急性缺血达30分钟以上,即可发生心肌梗死。

促使粥样斑块破裂出血及血栓形成的诱因如下。①晨起 6~12 时交感神经活动增加,机体应激反应增强,心肌收缩力、心率、血压增高,冠状动脉张力增高。②在饱餐特别是进食多量脂肪后,血脂增高,血黏度增高。③重体力活动、情绪激动、血压剧增或用力大便时,使左心室负荷明显加重。④休克、脱水、出血、严重心律失常或外科手术,致心排血量骤降,冠状动脉灌注锐减。

急性心肌梗死可发生在频发心绞痛的患者,也可发生在从无症状者。急性心肌梗死后发生的严重心律失常、休克或心力衰竭,均可使冠状动脉灌流量进一步减少,心肌坏死范围扩大。

二、病理变化

(一)冠状动脉病变

绝大多数急性心肌梗死患者冠状动脉内可在粥样斑块的基础上有血栓形成,使管腔闭塞,而由冠状动脉痉挛引起管腔闭塞者,个别可无严重粥样硬化病变。

(1)左冠状动脉前降支闭塞,引起左心室前壁、心尖部、下侧壁、前间壁和二尖瓣前乳头肌梗死。

(2)右冠状动脉闭塞,引起左心室膈面(右冠状动脉占优势时)、后间壁和右心室梗死,并可累及窦房结和房室结。

(3)左冠状动脉回旋支闭塞,引起左心室高侧壁、膈面(左冠状动脉占优势时)和左心房梗死,可累及房室结。

(4)左冠状动脉主干闭塞,引起左心室广泛梗死。

(二)心肌病变

1.坏死心肌

冠状动脉闭塞后 20～30 分钟,局部心肌即有少数坏死。1～2 小时绝大部分心肌呈凝固性坏死,心肌间质充血、水肿,伴有多量炎症细胞浸润。以后,坏死的心肌纤维逐渐溶解,形成肌溶灶,随后逐渐有肉芽组织形成。大面积心肌梗死累及心室壁全层或大部分者常见,心电图上相继出现 ST 段抬高、T 波倒置和 Q 波,称为 Q 波性心肌梗死(透壁性心肌梗死)。可累及心包而致心包炎症,累及心内膜而致心腔内附壁血栓。当冠状动脉闭塞不完全或自行再通形成小面积心肌梗死呈灶性分布,急性期心电图上仍有 ST 段抬高,但不出现 Q 波的称为非 Q 波性心肌梗死,较少见。缺血坏死仅累及心肌壁的内层,不到心肌壁厚度的一半,伴有 ST 段压低或 T 波变化,心肌坏死标志物增高者过去称为心内膜下心肌梗死,现已归类为非 ST 段抬高心肌梗死。在心腔内压力作用下,坏死心肌向外膨出,可产生心脏破裂,心室游离壁破裂则形成心脏压塞或逐渐形成室壁瘤;室间壁破裂则形成室间隔穿孔;乳头肌断裂则造成二尖瓣反流。坏死组织 1～2 周后开始吸收,并逐渐纤维化,6～8 周形成瘢痕而愈合,称为陈旧性心肌梗死。

2.顿抑心肌

顿抑心肌指梗死心肌周围急性严重缺血或冠状动脉再灌注后尚未发生坏死的心肌,虽已恢复血供,但引起的心肌结构、代谢和功能的改变,需要数小时、数天乃至数周才能恢复。某些心肌梗死患者,恢复期出现左心室功能进行性改善,可能与梗死周围濒死的顿抑心肌功能逐渐恢复有关。

3.冬眠心肌

冬眠心肌指慢性持久的缺血心肌,其代谢需氧量亦随之减少而保持低水平,维持脆弱的心肌代谢平衡,即维持在功能的最低状态。一般认为,这是心肌的一种保护性机制,一旦供血改善则心肌功能可完全恢复。

三、病理生理

(一)心功能改变

急性心肌梗死,尤其透壁性心肌梗死发生后,常伴有不同程度的左心功能舒张和收缩功能障碍和血流动力学的改变,主要包括心脏收缩力减弱,室壁顺应性减低,心肌收缩不协调,致泵衰竭。前向衰竭者,导致每搏量和心排血量下降,出现低血压或休克;后向衰竭者,左心室射血分数减低,左心室舒张末压增高,左心室舒张期和收缩末期容量增加,导致肺瘀血、肺水肿。

(二)心律失常

急性心肌缺血可导致细胞膜电学不稳定,引起严重心律失常,甚至心室颤动而猝死。

(三)右心室梗死

右心室梗死在心肌梗死患者中少见,其主要病理生理改变是急性右心衰竭的血流动力学变化,右心房压力增高,高于左心室舒张末压,心排血量减低,血压下降。

四、临床表现

与心肌梗死面积的大小、部位、侧支循环情况有关。

（一）前驱症状

50%～81.2%的患者在发病前数天有乏力、胸部不适、心悸、烦躁、心绞痛等前驱症状，其中，以不稳定型心绞痛为突出。心绞痛发作较以往频繁、性质加剧、持续时间长、硝酸甘油疗效差。疼痛时伴有恶心、呕吐、大汗和心动过缓，或伴有心功能不全、严重心律失常、血压大幅度波动等，同时心电图有 ST 段明显抬高或减低、T 波倒置或增高等。

（二）症状

1.疼痛

疼痛是最早出现的症状，多发生于清晨，疼痛部位和性质与心绞痛相同，但多无明显诱因，且常发生于安静时，程度较重，持续时间较长，可达数小时或数天，休息和含用硝酸甘油均不能缓解。患者常烦躁不安、出汗、恐惧或有濒死感。少数患者无疼痛，尤其老年人、糖尿病患者，一开始即表现为休克或急性心力衰竭。部分患者疼痛不典型，表现为上腹痛、颈部痛、背部上方痛、肢体痛等。

2.全身症状

全身症状有发热、心动过速、白细胞增高和红细胞沉降率增快等，由坏死物质吸收引起。一般在发病后24～48小时出现，程度与梗死范围成正相关，体温一般在 38 ℃左右，持续 1 周。

3.胃肠道症状

胃肠道症状多见于下壁心肌梗死，尤其在发病早期及疼痛剧烈时，表现为频繁恶心、呕吐和上腹部胀痛，与迷走神经张力增高或组织灌注不足有关。

4.心律失常

心律失常见于 75%～90% 的患者，多发生在起病 1～2 天，而以 24 小时内最多见。各种心律失常中以室性心律失常最多，尤其是室性期前收缩，可以频发（每分钟 5 次以上）、成对出现或呈短阵、多源性室性心动过速或 R-on-T 型，常为心室颤动先兆。心室颤动是急性心肌梗死早期，特别是入院前主要的死因。下壁梗死多见房室传导阻滞，前壁梗死常易发生室性心律失常及室内束支传导阻滞。如发生房室传导阻滞，则表示病变范围广泛，病情严重。

5.低血压和休克

疼痛剧烈时血压下降和血容量不足时血压降低均未必是休克，纠正以上情况后收缩压仍然低于10.7 kPa（80 mmHg），有烦躁不安、面色苍白、皮肤湿冷、脉搏细速、大汗淋漓、尿量减少（<20 mL/h）、神志反应迟钝甚至晕厥者，则为休克表现。休克多在病后数小时至 1 周内发生，主要为心源性（心肌梗死面积>40%以上），其次有血容量不足或神经反射引起的周围血管扩张等因素参与。

6.心力衰竭

本病主要是急性左心衰竭，可在起病最初几天内发生，或在疼痛、休克好转阶段出现，为梗死后心脏收缩力显著减弱或不协调所致，发生率为 32%～48%。出现呼吸困难、咳嗽、发绀、烦躁等症状，严重者可发生肺水肿，后期也可出现右心衰竭。右心室梗死可在病初即出现右心衰竭表现，并伴有血压下降。

急性心肌梗死引起的心力衰竭称为泵衰竭，按 Killip 分级法分为：①Ⅰ级，尚无明显心力衰竭；②Ⅱ级，有左心衰竭，肺部啰音<50%肺野；③Ⅲ级，有急性肺水肿，全肺大、小、干、湿啰音；④Ⅳ级，有心源性休克，伴有或不伴有急性肺水肿。

(三)体征

1.心脏体征

心脏浊音界可正常也可轻度至中度增大;心率多增快,少数也可减慢;心尖部第一心音减弱;可出现第四心音(心房性)奔马律,心功能不全时常出现第三心音(心室性)奔马律;10%～20%的患者在病后第2～3天出现心包摩擦音,为纤维素性心包炎所致;心尖部可出现粗糙的收缩期杂音或伴有收缩中晚期喀喇音,为二尖瓣乳头肌功能失调或断裂所致。可有各种心律失常。

2.血压

除极早期有血压增高外,几乎所有患者血压均有所降低。

3.其他

可有与心律失常、心力衰竭及休克相应的体征。

五、实验室及其他检查

(一)心电图

1.特征性改变

(1)ST段抬高心肌梗死者心电图特点为:①ST段抬高呈弓背向上型,在面向坏死区周围心肌损伤区的导联出现。②深而宽的Q波,在面向心肌坏死区的导联出现。③T波倒置,在面向损伤区周围心肌缺血区的导联出现。④在背向梗死区的导联则出现相反的改变,即R波增高、ST段压低和T波直立并增高。

(2)非ST段抬高心肌梗死者心电图有2种类型:①无病理性Q波,有普遍性ST段压低≥0.1 mV,但aVR导联(有时还有V_1导联)ST段抬高,或有对称性T波倒置,为心内膜下心肌梗死所致。②无病理性Q波,也无ST段变化,仅有T波倒置改变。

2.动态改变

ST段抬高心肌梗死改变如下。

(1)超急性期改变:起病数小时内,可尚无异常或出现异常高大、两肢不对称的T波。

(2)急性期改变:起病数小时后,ST段明显抬高,弓背向上,与直立的T波相连,形成单相曲线。数小时至2天出现病理性Q波,同时R波降低。Q波在3～4天稳定不变。

(3)亚急性期改变:在早期不进行治疗干预,ST段抬高持续数天至2周左右,逐渐回到基线水平,T波则变为平坦、倒置。

(4)慢性期改变:数周至数月后,T波呈V形倒置,两肢对称,波谷尖锐。T波倒置可永久存在,也可在数月或数年内逐渐恢复。

非ST段抬高心肌梗死:上述的类型①先是ST段普遍压低(除aVR导联,有时V_1导联外),继而T波倒置加深呈对称性。ST-T改变持续数天或数周后恢复。类型②T波改变在1～6个月恢复。

3.定位诊断

可根据特征性的改变来判定(表4-1)。

(二)超声心动图

二维和M型超声心动图也有助于了解室壁运动、室壁瘤和左心室功能,尤其对心肌梗死的并发症如乳头肌断裂、室间隔穿孔、心室游离壁破裂、室壁瘤等诊断的敏感性与特异性都相当高。

表 4-1　ST 段抬高心肌梗死的心电图定位诊断

导联	前间壁	局限前壁	前侧壁	广泛前壁	下壁	下间壁	下侧壁	高侧壁	正后壁
V$_1$	+			+		+			
V$_2$	+			+		+			
V$_3$	+	+		+		+			
V$_4$		+		+					
V$_5$		+	+	+				+	
V$_6$			+					+	
V$_7$			+					+	
V$_8$									+
aVR									+
aVL		±	±	±	−	−	−	+	
aVF				+	+	+	+	−	
I		±	±	±	−	−	−	+	
II					+	+	+	−	
III				+	+	+	+	−	

注:为"+"正面改变,表示典型 ST 段抬高、Q 波及 T 波变化;"−"为反面改变,表示 QRS 主波向上,ST 段压低及与"+"部位的 T 波方向相反的 T 波;"±"为可能有正面改变。

(三)实验室检查

1.白细胞计数

白细胞计数升高至$(10\sim20)\times10^9/L$,中性粒细胞增多,红细胞沉降率增快,C-反应蛋白增高,均可持续 1~3 周。

2.血清心肌坏死标志物测定

(1)肌红蛋白(Mb)起病后 2 小时内升高,12 小时内达高峰,24~48 小时恢复正常。

(2)肌钙蛋白 I(cTnI)或 T(cTnT)起病 3~4 小时后升高,cTnI 于 11~24 小时达高峰,7~10 天降至正常;cTnT 于 24~48 小时达高峰,10~14 天降至正常。这些心肌结构蛋白含量的增高是诊断心肌梗死的敏感指标。

(3)肌酸激酶同工酶(CK-MB)升高,起病后 4 小时内增高,16~24 小时达高峰,3~4 天恢复正常,其增高的程度能较准确地反映梗死的范围。其高峰出现时间是否提前有助于判断溶栓治疗是否成功。

肌红蛋白在急性心肌梗死后出现最早,也十分敏感,但特异性不很强。cTnI 和 cTnT 出现稍迟,而特异性很高,在症状出现后 6 小时内测定为阴性则 6 小时后应再复查,其缺点是持续时间长达 10~14 天,对在此期间出现胸痛,判断是否有新的梗死不利。CK-MB 虽不如 cTnI、cTnT 敏感,但对早期(<4 小时)急性心肌梗死诊断有较重要价值。

六、诊断与鉴别诊断

根据典型的临床表现、心电图特征性的改变和动态演变及血清心肌坏死标志物测定,诊断本病并不困难。老年患者突然发生严重心律失常、休克、心力衰竭而原因未明,或突然发生较重而持久的胸闷或胸痛者,都应考虑本病可能。宜先按急性心肌梗死来处理,短期内进行心电图、血心肌坏死标志物测定等动态观察以确定诊断。对非 ST 段抬高心肌梗死,血肌钙蛋白测定的诊断价值更大。鉴别诊断要考虑以下一些疾病。

(一)心绞痛

胸痛性质及部位与心肌梗死相似,但程度较轻,持续时间较短,休息或含化硝酸甘油可迅速缓解,发作常有明显诱因,无发热、呼吸困难、休克、心力衰竭等表现,心电图改变为一过性,无ST-T演变,也无血清心肌坏死标志物变化。

(二)主动脉夹层动脉瘤

本病以剧烈的胸痛起病,类似急性心肌梗死,但疼痛一开始即达高峰,常放射至背、肋、腹、腰和下肢。两上肢血压、脉搏可有明显差别。少数有主动脉瓣关闭不全,可有下肢暂时性瘫痪或偏瘫,但无血清心肌坏死标志物升高。X 线检查示主动脉影明显增宽,CT 或磁共振主动脉断层显像以及超声心动图探测到主动脉夹层内的血液,可确立诊断。

(三)急性心包炎

尤其是急性非特异性心包炎可有较剧烈而持久的心前区疼痛,但心包炎的疼痛与发热同时出现,呼吸与咳嗽时加剧,早期即有心包摩擦音,疼痛和心包摩擦音在心包腔内出现渗液时均消失;全身症状一般不如心肌梗死严重;心电图除 aVR 导联外,其余导联均有 ST 段呈弓背向下的抬高,伴 T 波低平或倒置、QRS 波群低电压,但无异常 Q 波。

(四)急性肺动脉栓塞

本病可发生胸痛,常伴有咯血、呼吸困难和休克,并伴有右心室负荷急剧加重的表现,如肺动脉第二音亢进、颈静脉充盈、肝大以及特异性心电图改变等可资鉴别。

(五)急腹症

急性胰腺炎、消化性溃疡穿孔、急性胆囊炎、胆石症等,均有上腹部疼痛。仔细询问病史和进行体格检查,行血清心肌坏死标志物测定及心电图检查可协助鉴别。

七、并发症

(一)乳头肌功能失调或断裂

本病发生率可达 40%～50%。乳头肌因缺血、坏死而致功能障碍,导致二尖瓣关闭不全,心尖部出现收缩中晚期喀喇音和吹风样收缩期杂音,可引起心力衰竭。轻者可以恢复,杂音也可消失;重者多发生在乳头肌断裂患者,常因下壁心肌梗死累及后乳头肌所致,心力衰竭严重,预后不佳。

(二)心脏破裂

本病较少见,常在起病后 1 周内出现,多为心室游离壁破裂,造成心包积血、心脏压塞而猝死。也有心室间隔破裂而穿孔,在胸骨左缘 3～4 肋间出现 II 级以上收缩期杂音,并伴有震颤,可引起心力衰竭和休克,可在起病数天至 2 周内死亡。

(三)栓塞

栓塞发生率为 1%～6%,见于起病后 1～2 周,为左心室附壁血栓脱落所致,可引起脑、肾或四肢等动脉栓塞。由下肢静脉血栓部分脱落则产生肺栓塞。

(四)心室膨胀瘤

本病主要见于左心室,发生率为 5%～20%。体格检查可有左侧心界扩大,心脏冲动范围较广,可有收缩期杂音,心音较低钝。心电图 ST 段持续抬高。超声心动图、放射性核素检查及心血管造影均可确诊。

(五)梗死后综合征

本病发生率为 10%。于心肌梗死后数周或数月出现,可反复发生,表现为心包炎、胸膜炎或肺炎,有发热、胸痛等症状,可能为机体对坏死物质的变态反应。

八、急诊处理

治疗原则:改善心肌供血,挽救濒死心肌,防止心肌梗死面积扩大,缩小心肌缺血范围,维护心脏功能,及时处理严重心律失常、泵衰竭和各种并发症,防止猝死。

(一)院前急救

流行病学调查发现,50%的患者发病后 1 小时内在院外猝死,死因主要是可救治的心律失常。因此,院前急救的基本任务是将急性心肌梗死患者安全、迅速地转送到医院,以便尽早开始再灌注治疗。重点是缩短患者就诊延误的时间和院前检查、处理、转运所用时间。

1.诊断评估

(1)测量生命体征。

(2)通过对疼痛部位、性质、持续时间、缓解方式、伴随症状的询问确定缺血性胸痛,查明心、肺、腹、血管等有无异常体征。

(3)描记 18 导联心电图。

(4)根据缺血性胸痛病史和心电图特点迅速进行简明的鉴别诊断、做出初步诊断。一旦确诊或可疑急性心肌梗死时应及时转送并给予紧急处理。

2.紧急处理及转运

(1)吸氧,嘱患者停止任何主动性活动和运动。

(2)迅速建立至少两条静脉通路。静脉点滴硝酸甘油或立即含服硝酸甘油 1 片,每 5 分钟可重复使用。

(3)镇静止痛:吗啡 5～10 mg 皮下注射或哌替啶 50～100 mg 肌内注射。

(4)口服水溶性阿司匹林或嚼服肠溶阿司匹林 300 mg。

(5)持续监测心电、血压和血氧饱和度。除颤仪应随时处于备用状态。

(6)有频发、多源室性期前收缩或室性心动过速者,静脉注射利多卡因 50～100 mg,5～10 分钟后可重复 1 次,必要时 10 分钟后可再重复 1 次,然后按 1～3 mg/min 静脉滴注;有心动过缓者,如心率<50 次/分,可静脉注射阿托品 1 mg,必要时每 3～5 分钟可重复使用,总量应<2.5 mg。

(7)对心搏骤停者,立即就地心肺复苏,待心律、血压、呼吸稳定后再转送入院。

(8)对有低血压、心动过速、休克或肺水肿体征者,可直接送至有条件进行冠状动脉血管重建术的医院。

(9)有条件可在救护车内进行静脉溶栓治疗。

(10)对于转诊途中可能发生的意外情况应向家属交代,并签署转诊同意书。

(二)ST 段抬高或伴左束支传导阻滞的急性心肌梗死院内急诊处理

急诊医师应力争在 10 分钟内完成病史采集、临床检查、18 导联心电图描记,尽快明确诊断,对病情做出基本评价并确定即刻处理方案;送检血常规、血型、凝血系列、血清心肌坏死标志物、血糖、电解质等;建立静脉通路,保持给药途径畅通。对有适应证的患者在就诊后 90 分钟内进行急诊经皮冠状动脉介入治疗(PCI)或 30 分钟内在急诊科或 CCU 开始静脉溶栓治疗。

1.监护和一般治疗

急性心肌梗死患者来院后应立即开始一般治疗,并与诊断同时进行,重点是监测和防治急性心肌梗死的不良事件或并发症。

(1)监测:持续心电、血压和血氧饱和度监测,及时发现和处理心律失常、血流动力学异常和低氧血症。必要时还可监测肺毛细血管楔压和静脉压。

(2)卧床休息:可降低心肌耗氧量,减少心肌损害。对血流动力学稳定且无并发症的患者一般卧床休息 1～3 天,对病情不稳定及高危患者卧床时间应适当延长。

(3)镇痛:剧烈胸痛使患者交感神经过度兴奋,产生心动过速、血压升高和心肌收缩功能增强,从而增加心肌耗氧量,并易诱发快速室性心律失常,应迅速给予有效镇痛。可给吗啡 5～10 mg 皮下注射或哌替啶 50～100 mg 肌内注射,必要时 1～2 小时后再注射 1 次,以后每 4～6 小时可重复。不良反应有恶心、呕吐、低血压和呼吸抑制。一旦出现呼吸抑制,可每隔 3 分钟静脉注射纳洛酮 0.4 mg(最多 3 次)以拮抗之。

(4)吸氧:持续鼻导管或面罩吸氧,有严重左心衰竭、肺水肿和有机械并发症的患者,应加压给氧或气管插管行机械通气。

(5)硝酸甘油:以 10 μg/min 开始静脉滴注,每 5～10 分钟增加 5～10 μg,直至症状缓解,血压正常者动脉收缩压降低 1.3 kPa(10 mmHg)或高血压患者动脉收缩压降低 4.0 kPa(30 mmHg)为有效剂量,最高剂量以不超过 100 μg/min 为宜。在静脉滴注过程中如心率明显加快或收缩压≤12.0 kPa(90 mmHg),应减慢滴速或暂停使用。该药的禁忌证为急性心肌梗死合并低血压[收缩压≤12.0 kPa(90 mmHg)]或心动过速(心率>100 次/分),下壁梗死伴右心室梗死时即使无低血压也应慎用。急性心肌梗死早期通常给予硝酸甘油静脉滴注 24～48 小时。也可静脉滴注二硝基异山梨酯。静脉用药后可使用二硝基异山梨酯或 5-单硝山梨醇酯口服。

(6)抗血小板治疗:①阿司匹林,所有急性心肌梗死患者只要无禁忌证均应口服水溶性阿司匹林或嚼服肠溶阿司匹林 300 mg,1 次/天,3 天后改为 75～150 mg,1 次/天,长期服用。②二磷酸腺苷受体(ADP)拮抗药:常用的有氯吡格雷和噻氯匹定,由于噻氯匹定导致粒细胞减少症和血小板减少症的发生率高于氯吡格雷,在患者不能应用氯吡格雷时再选用噻氯匹定替代。对于阿司匹林过敏或不能耐受的患者,可使用氯吡格雷替代,或与阿司匹林联合用于置入支架的冠心病患者。初始剂量 300 mg 口服,维持量每天 75 mg。循证医学显示对 ST 段抬高的急性心肌梗死患者,阿司匹林与氯吡格雷联用的效果优于单用阿司匹林。

2.再灌注治疗

再灌注治疗可使闭塞的冠状动脉再通,心肌得到再灌注,挽救濒死的心肌,缩小梗死范围,改善心功能,降低死亡率,是一种积极的治疗措施。

(1)经皮冠状动脉介入(PCI)治疗:经皮冠状动脉介入治疗与溶栓治疗相比,梗死相关血管再通率高,再闭塞率低,缺血复发少,且出血(尤其脑出血)的危险性低,目前已被公认为首选的安全有效的恢复心肌再灌注的治疗手段。包括直接 PCI、转运 PCI 和补救性 PCI。

直接 PCI:是指对所有发病 12 小时以内的 ST 段抬高急性心肌梗死患者采用介入手段直接开通梗死相关动脉的方法。对于 ST 段抬高的急性心肌梗死患者直接 PCI 是最有效降低死亡率的治疗。

直接 PCI 适应证:①所有 ST 段抬高心肌梗死患者,发病 12 小时以内,就诊-球囊扩张时间 90 分钟以内。②适合再灌注治疗而有溶栓治疗禁忌证者。③发病时间>3 小时的患者更趋首选 PCI。④心源性休克患者,年龄<75 岁,心肌梗死发病<36 小时,休克<18 小时。⑤对年龄 >75 岁的心源性休克患者,如心肌梗死发病<36 小时,休克<18 小时,权衡利弊后可考虑 PCI。 ⑥发病 12~24 小时,仍有缺血证据,或有心功能障碍或血流动力学不稳定或严重心律失常者。

应注意:①对发病 12 小时以上无症状,血流动力学和心电稳定患者不推荐直接 PCI。②患者血流动力学稳定时,不推荐直接 PCI 干预非梗死相关动脉。③要由有经验者施术,以免延误时机。有心源性休克者宜先行主动脉内球囊反搏术,待血压稳定后再施行 PCI。

转运 PCI:转运 PCI 是直接 PCI 的一种,主要适用于患者所处医院无行直接 PCI 的条件,而患者有溶栓治疗的禁忌证,或虽无溶栓治疗的禁忌证但发病已>3 小时,<12 小时,尤其为较大范围心肌梗死和(或)血流动力学不稳定的患者。

补救性 PCI:是指溶栓失败后梗死相关动脉仍处于闭塞状态,而针对梗死相关动脉所行的 PCI。溶栓剂输入后 45~60 分钟的患者,胸痛无缓解和心电图 ST 段无回落临床提示溶栓失败。

补救性 PCI 适应证:①溶栓治疗 45~60 分钟后仍有持续心肌缺血症状或表现者。②合并心源性休克年龄<75 岁,心肌梗死发病<36 小时,休克<18 小时者。③心肌梗死发病<12 小时,合并心力衰竭或肺水肿者。④年龄>75 岁的心源性休克患者,如心肌梗死发病<36 小时,休克 <18 小时,权衡利弊后可考虑补救性 PCI。⑤血流动力学或心电不稳定的患者。

溶栓治疗再通者的 PCI:溶栓治疗成功的患者,如无缺血复发表现,可在 7~10 天后行冠状动脉造影,如残留的狭窄病变适宜 PCI 可行 PCI 治疗。

(2)溶栓治疗。

适应证:①两个或两个以上相邻导联 ST 段抬高,在肢体导联≥0.1 mV、胸导≥0.2 mV,或新出现的或可能新出现的左束支传导阻滞,发病时间<12 小时,年龄<75 岁。②ST 段显著抬高的心肌梗死患者,年龄>75 岁,经慎重权衡利弊仍可考虑溶栓治疗。③ST 段抬高,发病时间 12~24 小时,有进行性胸痛和 ST 段广泛抬高患者,仍可考虑溶栓治疗。④高危心肌梗死,就诊时收缩压 ≥24.0 kPa(180 mmHg)和(或)舒张压≥14.7 kPa(110 mmHg),经认真权衡溶栓治疗的益处与出血性卒中的危险性后,应首先镇痛、降低血压(如应用硝酸甘油静脉滴注、β 受体阻滞剂等),将血压降至≤20.0/12.0 kPa(150/90 mmHg)时再考虑溶栓治疗(若有条件应考虑直接 PCI)。

下列情况首选溶栓:①不具备 24 小时急诊 PCI 治疗条件或不具备迅速转运条件或不能在 90 分钟内转运 PCI,符合溶栓的适应证及无禁忌证者。②具备 24 小时急诊 PCI 治疗条件,患者就诊早(发病≤3 小时而且不能及时进行心导管治疗)。③具备 24 小时急诊 PCI 治疗条件,但是就诊-球囊扩张与就诊-溶栓时间相差超过 60 分钟、就诊-球囊扩张时间超过 90 分钟。④对于再梗死的患者应该及时进行血管造影并根据情况进行血运重建治疗,包括 PCI 或冠状动脉旁路移植术(CABG)。如不能立即(症状发作后 60 分钟内)进行血管造影和 PCI,则给予溶栓治疗。

禁忌证:①有出血性脑卒中或 1 年内有缺血性脑卒中(包括 TIA)。②颅内肿瘤。③近期 (2~4 周)内有活动性出血(消化性溃疡、咯血、痔、月经来潮、出血倾向)。④严重高血压,血压 >24.0/14.7 kPa(180/110 mmHg),或不能除外主动脉夹层动脉瘤。⑤目前正在使用治疗剂量的抗凝药。⑥近期(<2 周)曾穿刺过不易压迫止血的深部动脉。⑦近期(2~4 周)创伤史,包括头部外伤、创伤性心肺复苏或较长时间(>10 分钟)的心肺复苏。⑧近期(<3 周)外科大手术。

溶栓药物的应用:以纤溶酶原激活药激活纤溶酶原,使转变为纤溶酶而溶解冠状动脉内的血栓。

溶栓药物主要有以下几种。①尿激酶:150万U(2.2万U/kg)溶于100 mL 0.9%氯化钠液中,30分钟内静脉滴入。溶栓结束12小时皮下注射肝素7 500 U或低分子肝素,2次/天,共3～5天。②链激酶或重组链激酶:150万U溶于100 mL 0.9%氯化钠注射液中,60分钟内静脉滴入。溶栓结束12小时皮下注射肝素7 500 U或低分子肝素,2次/天,共3～5天。③阿替普酶:首先静脉注射15 mg,继而30分钟内静脉滴注50 mg,其后60分钟内再静脉滴注35 mg。④瑞替普酶:10 MU溶于5～10 mL注射用水中静脉注射,时间>2分钟,30分钟后重复上述剂量。⑤替奈普酶:一般为30～50 mg溶于10 mL生理盐水中静脉注射。根据体重调整剂量:如体重>60 kg,剂量为30 mg;体重每增加10 kg,剂量增加5 mg,直至体重>90 kg,最大剂量为50 mg。

用阿替普酶、瑞替普酶、替奈普酶前先用肝素60 U/kg(最大量4 000 U)静脉注射,用药后以每小时12 U/kg(最大量1 000 U/h)的速度持续静脉滴注肝素48小时,将APTT调整至50～70秒;以后改为7 500 U,2次/天,皮下注射,连用3～5天(也可用低分子肝素)。

溶栓再通临床指征:①心电图抬高的ST段于在2小时内回降>50%。②胸痛在2小时内基本消失。③2小时内出现再灌注性心律失常。④血清CPK-MB酶峰值提前出现(14小时内),肌钙蛋白峰值提前到12小时内。

3.消除心律失常

首先应加强针对急性心肌梗死、心肌缺血的治疗。溶栓、急诊PCI、β受体阻滞剂、纠正电解质紊乱均可预防或减少心律失常发生。

(1)急性心肌梗死并发室上性快速心律失常的治疗。

房性期前收缩:与交感神经兴奋或心功能不全有关,本身无须特殊治疗。

心房颤动:常见且与预后有关。血流动力学不稳定的患者应迅速行同步电复律。血流动力学稳定的患者,以减慢心室率为目标。常选用美托洛尔、维拉帕米、地尔硫草、洋地黄制剂或胺碘酮治疗。

(2)急性心肌梗死并发室性快速心律失常的治疗。

心室颤动、持续多形性室性心动过速:立即非同步电复律。

持续单形性室性心动过速:伴心绞痛、肺水肿、低血压,应予同步电复律;不伴上述情况,可首先给予药物治疗,如胺碘酮150 mg于10分钟内静脉注射,必要时可重复,然后1 mg/min静脉滴注6小时,再0.5 mg/min维持静脉滴注;亦可应用利多卡因。

频发室性期前收缩、成对室性期前收缩、非持续性室性心动过速:可严密观察或利多卡因治疗(使用不超24小时)。

偶发室性期前收缩、加速性室性自主心律:严密观察,不予特殊处理。

(3)缓慢心律失常的治疗。

无症状窦性心动过缓:可暂做观察,不予特殊处理。

症状性窦性心动过缓、二度Ⅰ型房室传导阻滞、三度房室传导阻滞伴窄QRS波逸搏心律,患者常有低血压、头晕、心功能障碍、心动过缓<50/min等,可先静脉注射阿托品0.5 mg,3～5分钟重复1次,至心率达60/min左右。最大可用至2 mg。

二度Ⅱ型房室传导阻滞;三度房室传导阻滞伴宽QRS波群逸搏心律、心室停搏;症状性窦性心动过缓、二度Ⅰ型房室传导阻滞、三度房室传导阻滞伴窄QRS波群逸搏心律经阿托品治疗无效及双侧束支传导阻滞患者需行临时起搏治疗。

4.其他治疗

(1)β受体阻滞剂:通过减慢心率,降低体循环血压和减弱心肌收缩力使心肌耗氧量减少,对改善缺血区的氧供需失衡,缩小心肌梗死面积,降低急性期病死率有肯定的疗效。在无禁忌证的情况下应及早常规使用。用药过程中需严密观察,使用剂量必须个体化。常用美托洛尔 25～50 mg,口服,2～3 次/天;或阿替洛尔 6.25～25 mg,口服,2 次/天。前壁急性心肌梗死伴剧烈胸痛或高血压者,可静脉注射美托洛尔 5 mg,间隔 5 分钟后可再给予 1～2 次,继之口服维持。

(2)血管紧张素转换酶抑制药(ACEI):近年研究认为,心肌梗死时应用血管紧张素转换酶抑制药有助于改善恢复期心肌的重构,降低心力衰竭的发生率,从而降低死亡率。前壁心肌梗死伴有心功能不全的患者获益最大。在无禁忌证的情况下,溶栓治疗后血压稳定即可开始使用,但剂量和时限应视患者情况而定。通常应从小剂量开始,逐渐增加剂量。如卡托普利 6.25 mg,口服,作为试验剂量,一天之内可加至 12.5 mg 或 25 mg,次日加至 12.5～25 mg,2～3 次/天。有心力衰竭的患者宜长期服用。

(3)羟甲基戊二酸单酰辅酶 A 还原酶抑制药:近年的研究表明,本类调脂药可以稳定斑块,改善内皮细胞的功能,建议早期使用,如辛伐他汀 20～40 mg/d,普伐他汀 10～40 mg/d,氟伐他汀 20～40 mg/d,阿托伐他汀 10～80 mg/d。

(4)葡萄糖-胰岛素-氯化钾(GIK)溶液:研究结果提示,在急性心肌梗死的早期使用 GIK 静脉滴注及进行代谢调整是可行的。目前不主张常规补镁治疗。

5.右心室心肌梗死的院内急诊处理

治疗措施与左心室梗死略有不同。右心室心肌梗死引起右侧心力衰竭伴低血压,而无左侧心力衰竭的表现时,宜扩张血容量。在血流动力学监测下静脉滴注输液,直到低血压得到纠正或肺毛细血管压达 2.0～2.4 kPa(15～18 mmHg)。如输液 1～2 L 低血压未能纠正可用正性肌力药,以多巴酚丁胺为优。不宜用利尿药。伴有房室传导阻滞者可予临时起搏。

6.非 ST 段抬高的急性心肌梗死院内急诊处理

对非 ST 段抬高的急性心肌梗死进行危险性分层的主要目的是为迅速做出治疗决策提供依据。临床上主要根据症状、体征、心电图以及血流动力学指标对其进行危险性分层。

(1)低危患者:无并发症、血流动力学稳定、不伴有反复缺血发作的患者。

(2)中、高危患者(符合以下一项或多项):①心肌坏死标志物升高。②心电图有 ST 段压低(<2 mm)。③强化抗缺血治疗 24 小时内反复发作胸痛。④有心肌梗死病史。⑤造影显示冠状动脉狭窄病史。⑥PCI 或 CABG 后。⑦左心室射血分数<40%。⑧糖尿病。⑨肾功能不全(肾小球滤过率<60 mL/min)。

(3)极高危患者(符合以下一项或多项):①严重胸痛持续时间长、无明显间歇或>30 分钟,濒临心肌梗死表现。②心肌坏死物标志物显著升高和(或)心电图 ST 段显著压低(≥2 mm)持续不恢复或范围扩大。③有明显血流动力学变化,严重低血压、心力衰竭或心源性休克表现。④严重恶性心律失常:室性心动过速、心室颤动。

非 ST 段抬高的急性心肌梗死多是非 Q 波性,此类患者不宜溶栓治疗。低危患者以阿司匹林和肝素尤其是低分子肝素治疗为主。对中、高危患者行早期 PCI(72 小时内)。对极高危患者行紧急 PCI(2 小时内)。其他治疗与 ST 段抬高的患者相同。

九、急救护理

(一)护理目标

(1)患者了解自身病情,预防或减少心肌梗死并发症的发生。

(2)患者及家属相信安全和正确的护理,有助于减少进一步的损害。

(3)提高护士对心肌梗死的相关知识和实践技能。

(4)为患者提供更优质的护理。

(二)护理措施

AMI患者来院后应立即开始治疗,重点是监测和预防AMI不良事件和并发症。

1.心理护理

急性心肌梗死患者病情危急,疼痛剧烈,伴有濒死感,常有恐惧心理,家属也十分紧张。护士应做好患者和家属的安慰工作,关心体贴患者,并重视患者及家属的感受。保持环境的安静,避免不良刺激。不要在患者面前讨论其病情,用积极的态度和语言开导患者,帮助其树立战胜疾病的信心。

2.监测

持续心电、血压监测,及时发现和处理心律失常、血流动力学异常和低氧血症。

3.卧床休息

血流动力学参数稳定且无并发症的AMI患者一般卧床休息1~3天,病情不稳定极高危患者卧床时间应适当延长。采取平卧位或半坐卧位,患者进食、洗漱、翻身等活动由护士完成。1周后可逐渐过渡到床边活动,有并发症者酌情延长卧床时间。2周后可由床边、室内活动再过渡到室外活动。在活动过程中应监测心率、血压、询问其感受,观察其反应。

4.吸氧

给予鼻导管吸氧(2~4 L/min)。持续吸入3~5天后,可按病情间断或停吸氧。

5.镇痛

应迅速给予有效镇痛剂,可给吗啡3 mg静脉注射,必要时每5分钟重复1次,总量不超过15 mg。注意观察有无恶心、呕吐、低血压和呼吸抑制等不良反应。

6.饮食和通便

疼痛剧烈时禁食。最初2~3天以流质饮食为主,以后逐渐过渡至半流饮食、软食和普食。食物应低脂、低胆固醇、易消化,禁止摄取太冷或太热的饮料。宜少食多餐,忌饱餐。保持大便通畅,切忌大便用力。适量进食水果和蔬菜,常规给予缓泻剂(如:果导0.1 g,每晚)。

7.症状护理

(1)疼痛:①遵医嘱及时给予止痛药物,如肌内注射哌替啶、吗啡或罂粟碱。②吸氧,以增加心肌氧的供给。③溶栓疗法和急诊PTCA是解除疼痛最根本的方法。

(2)心律失常:持续监测心电示波情况,出现异常情况及时报告医师并随时做好急救准备。前壁心肌梗死易出现室性心律失常,下壁心肌梗死易出现缓慢型心律失常,在溶栓治疗和PTCA治疗后,容易出现再灌注心律失常。

8.再灌注治疗的护理

(1)溶栓治疗的护理:①溶栓前介绍溶栓的目的、注意事项,给予用药指导。②采血查凝血常规,APTT维持在60~80秒。③尿激酶150万单位静脉滴注,30分钟内完成,或输液泵泵入。

④溶栓过程中观察出血情况:注意观察并记录溶栓效果及皮肤黏膜、消化道、呼吸道、泌尿道出血情况,尤其是脑出血。记录出血程度及出血量。⑤溶栓开始后 3 小时内每半小时记录 1 次 ECG,每 2 小时抽血查心肌酶学检查至酶峰值后 2 小时,观察 ST-T 回落及酶学情况。倾听患者主诉,了解胸痛缓解情况。

(2)介入治疗护理。

术前护理:①检查所需的各项检查是否完备,如血常规、生化Ⅱ、凝血常规、免疫组合、心电图等。②术前宣教:介绍手术目的、穿刺点的部位,手术的简要过程,手术中配合的要点及术后的注意事项。③训练床上排便。④备皮:备双侧腹股沟及外阴部皮肤(选择桡动脉穿刺除外)。⑤遵医嘱行抗生素、碘过敏试验,服用抗凝剂(波立维 300 mg 口服)。⑥正常饮食,少饮水。⑦排空大小便,左侧肢体建立静脉通路(尽量使用静脉留置针和可来福正压接头,以备术中急用)。

术后护理。①术后即刻护理:协助搬运患者,给予患者舒适卧位。测血压、心率、呼吸,触足背动脉搏动情况,做十二导联心电图,观察切口敷料情况及患者返回病房时间。②1 次/0.5 小时×4 次观察记录心率、呼吸、切口敷料有无渗出及足背动脉搏动情况,如均平稳,则 1 次/2 小时观察记录至 24 小时。③高危患者需持续心电监护,观察有无心律失常及 ST-T 变化。④术侧肢体制动,防止鞘管滑出及出血。⑤拔除鞘管即刻护理:ACT 测定(<140 秒);心电监护;测血压;观察患者面色、神志,有无恶心、呕吐等迷走神经亢进表现;鞘管拔除后,手指压迫穿刺点局部止血 20～30 分钟(压迫至止血为止),然后用四层纱布和弹性绷带加压包扎,沙袋压迫 6 小时,术侧肢体制动 12 小时,卧床休息 24 小时。桡动脉穿刺者,穿刺侧前臂及手腕制动6～12 小时,术后患者可室内自由活动。⑥观察患者排便情况,及时解除尿潴留。术后多饮水或在心功能允许情况下大量输液,使造影剂尽快排出体外,同时注意观察尿量、颜色和性质。沙袋去除后,遵医嘱协助患者下床活动。⑦遵医嘱应用抗生素 3～5 天,口服抗凝剂,观察体温的变化,凝血酶原时间及活动度测定结果。⑧协助患者进食、排便等,下蹲动作宜缓慢,防止伤口出血,满足生活需要。⑨注意倾听患者主诉,观察并发症:PCI 术后最严重的并发症是冠脉的急性闭塞、心律失常、迷亢、股动脉并发症(栓塞、血肿、出血等)。桡动脉穿刺者观察血液回流情况。

9.健康教育

(1)饮食调节:适度饮酒、限制钠盐、重视水果、蔬菜和低脂奶类食品。要求饱和脂肪占总热量的7%以下,胆固醇少于 200 mg/d。

(2)康复指导:建议运动以达到最大心率的 60%～65%的低强度长期锻炼为安全有效。最好的运动方式是步行、慢跑、骑自行车等有氧运动。最低目标为每周 3～4 次,每次 30 分钟;理想目标:每天运动30～60 分钟。个人卫生活动、家务劳动、娱乐活动对个人也是有益的,无并发症患者心肌梗死 6～8 周可以恢复性生活。

(3)戒烟:戒烟是心肌梗死后二级预防的重要措施,积极劝导患者戒烟。

(4)心理健康:保持乐观平和的心情,正确对待疾病可以有效地防止心肌梗死再发。动员家庭和社会力量的支持,可为患者创造良好的休养氛围,利于康复。

(5)用药指导:告知患者药物的作用和不良反应,并教会患者定时测量脉搏,定期随诊。

(王黎明)

第五节 心 绞 痛

心绞痛是冠状动脉供血不足,心肌急剧的、暂时的缺血与缺氧所引起的临床综合征。其特点为阵发性的前胸压榨性疼痛感觉,主要位于胸骨后部,可放射至心前区和左上肢,常发生于劳动或情绪激动时,持续数分钟,休息或用硝酸酯制剂后消失。

一、病因和发病机制

本病多见于男性,多数患者在 40 岁以上,劳累、情绪激动、饱食、受寒、阴雨天气、急性循环衰竭等为常见诱因。除冠状动脉粥样硬化外,本病还可由主动脉瓣狭窄或关闭不全、梅毒性主动脉炎、原发性肥厚型心肌病、先天性冠状动脉畸形、风湿性冠状动脉炎等引起。

对心脏予以机械性刺激并不引起疼痛,但心肌缺血与缺氧则引起疼痛。当冠状动脉的供血与心肌的需血之间发生矛盾,冠状动脉血流量不能满足心肌代谢的需要,引起心肌急剧的、暂时的缺血与缺氧时,即产生心绞痛。

心肌耗氧的多少由心肌张力、心肌收缩强度和心率所决定。心肌张力=左心室收缩压(动脉收缩压)×心室半径。心肌收缩强度和心室半径经常不变,因此常用"心率×收缩压"(即二重乘积)作为估计心肌氧耗的指标。心肌能量的产生要求大量的氧供,心肌细胞摄取血液氧含量的 65%～75%,而身体其他组织则仅摄取 10%～25%,因此心肌平时对血液中氧的吸收已接近于最大量,氧需要增加时已难以从血液中更多地摄取氧,只能依靠增加冠状动脉的血流量来提供。在正常情况下,冠状循环有很大的储备力,其血流量可增加到休息时的 6～7 倍。缺氧时,冠状动脉也扩张,能使其流量增加 4～5 倍。动脉粥样硬化而致冠状动脉狭窄或部分分支闭塞时,其扩张性减弱,血流量减少,且对心肌的供血量相对地比较稳定。心肌的血液供给如减低到尚能应付心脏平时的需要,则休息时可无症状。一旦心脏负荷突然增加,如劳累、激动、左心衰竭等,使心肌张力增加(心腔容积增加、心室舒张末期压力增高)、心肌收缩力增加(收缩压增高、心室压力曲线量大压力随时间变化率增加)和心率增快等而致心肌氧耗量增加时,心肌对血液的需求增加;或当冠状动脉发生痉挛(如吸烟过度或神经体液调节障碍)时,冠状动脉血流量进一步减少;或在突然发生循环血流量减少的情况下(如休克、极度心动过速等),心肌血液供求之间的矛盾加深,心肌血液供给不足,遂引起心绞痛。严重贫血的患者,在心肌供血量虽未减少的情况下,可由于红细胞减少,血液携氧量不足而引起心绞痛。

在多数情况下,劳累诱发的心绞痛常在同一"心率×收缩压"值的水平上发生。

产生疼痛的直接因素,可能是在缺血缺氧的情况下,心肌内积聚过多的代谢产物,如乳酸、丙酮酸、磷酸等酸性物质;或类似激肽的多肽类物质,刺激心脏内自主神经的传入纤维末梢,经第 1～5 胸交感神经节和相应的脊髓段,传至大脑,产生疼痛的感觉。这种痛觉反应在与自主神经进入水平相同脊髓的脊神经所分布的皮肤区域,即胸骨后及两臂的前内侧与小指,尤其是在左侧,而多不在心脏解剖位置处。有人认为,在缺血区内富有神经供应的冠状血管的异常牵拉和收缩,可以直接产生疼痛冲动。

病理解剖检查显示心绞痛的患者,至少有一支冠状动脉的主支管腔显著狭窄达横切面的

75％以上。有侧支循环形成者,则冠状动脉的主支有更严重的阻塞才会发生心绞痛。另一方面,冠状动脉造影发现5％～10％的心绞痛患者,其冠状动脉的主要分支无明显病变,提示这些患者的心肌血供和氧供不足,可能是冠状动脉痉挛、冠状循环的小动脉病变、血红蛋白和氧的离解异常、交感神经过度活动、儿茶酚胺分泌过多或心肌代谢异常等所致。

患者在心绞痛发作之前,常有血压增高、心率增快、肺动脉压增高和肺毛细血管压增高的变化,反映心脏和肺的顺应性减低,发作时可有左心室收缩力和收缩速度降低、喷血速度减慢、左心室收缩压下降、心搏量和心排血量降低、左心室舒张末期压和血容量增加等左心衰竭的病理生理变化。左心室壁可呈收缩不协调或部分心室壁有收缩减弱的现象。

二、临床表现

(一)症状

1.典型发作

突然发生的胸骨后上、中段可波及心前区压榨性、闷胀性或窒息性疼痛,可放射至左肩、左上肢前内侧及无名指和小指。重者有濒死的恐惧感和冷汗,往往迫使患者停止活动。疼痛历时1～5分钟,很少超过15分钟,休息或含化硝酸甘油多在1～2分钟内(很少超过5分钟)缓解。

2.不典型发作

(1)疼痛部位可出现在上腹部、颈部、下颌、左肩胛部或右前胸、左大腿内侧等。

(2)疼痛轻微或无疼痛,而出现胸部闷感、胸骨后烧灼感等,称心绞痛的相当症状。上述症状亦应为发作型,休息或含化硝酸甘油可缓解。

(3)心前区刺痛,手指能明确指出疼痛部位,以及持续性疼痛或胸闷,多不是心绞痛。

(二)体征

平时一般无异常体征。心绞痛发作时可出现心率增快、血压增高、表情焦虑、出汗,有时出现第四或第三心音奔马律,可有暂时性心尖区收缩期杂音(乳头肌功能不全)。

(三)心绞痛严重程度的分级

根据加拿大心血管学会分类分为四级。①Ⅰ级:一般体力活动(如步行和登楼)不受限,仅在强、快或长时间劳力时发生心绞痛。②Ⅱ级:一般体力活动轻度受限。快步、饭后、寒冷或刮风中、精神应激或醒后数小时内步行或登楼;步行两个街区以上、登楼一层以上和爬山,均引起心绞痛。③Ⅲ级:一般体力活动明显受限,步行1～2个街区,登楼一层引起心绞痛。④Ⅳ级:一切体力活动都引起不适,静息时可发生心绞痛。

三、分型

(一)劳累性心绞痛

由活动和其他可引起心肌耗氧增加的情况下而诱发。又可分为下列几种。

1.稳定型劳累性心绞痛特点

(1)病程＞1个月。

(2)胸痛发作与心肌耗氧量增加多有固定关系,即心绞痛阈值相对不变。

(3)诱发心绞痛的劳力强度相对固定,并可重复。

(4)胸痛发作在劳力当时,被迫停止活动,症状可缓解。

(5)心电图运动试验多呈阳性。

此型冠脉固定狭窄度超过管径70％,多支病变居多,冠脉动力性阻塞多不明显,粥样斑块无急剧增大或破裂出血,故临床病情较稳定。

2.初发型劳力性心绞痛特点

(1)病程＜1个月。

(2)年龄较轻。

(3)男性居多。

(4)临床症状差异大。①轻型:中等度劳力时偶发。②重型:轻微用力或休息时频发;梗塞前心绞痛为回顾性诊断。

此型单支冠脉病变多,侧支循环少,因冠脉痉挛或粥样硬化进展迅速,斑块破裂出血,血小板聚集,甚至有血栓形成,导致病情不稳定。

3.恶化型劳累性心绞痛特点

(1)心绞痛发作次数、持续时间、疼痛程度在短期内突然加重。

(2)活动耐量较以前明显降低。

(3)日常生活中轻微活动均可诱发,甚至安静睡眠时也可发作。

(4)休息或用硝酸甘油对缓解疼痛作用差。

(5)发作时心电图有明显的缺血性 ST-T 改变。

(6)血清心肌酶正常。

此型多属多支冠脉严重粥样硬化,并存在左主干病变,病情突然恶化可能因斑块脂质浸润急剧增大或破裂或出血,血小板凝聚血栓形成,使狭窄管腔更堵塞,至活动耐量减低。

(二)自发性心绞痛

心绞痛发作与心肌耗氧量增加无明显关系,而与冠状血流储备量减少有关,可单独发生或与劳累性心绞痛并存。与劳累性心绞痛相比,疼痛持续时间一般较长,程度较重,且不易为硝酸甘油所缓解。

1.卧位型心绞痛特点

(1)有较长的劳累性心绞痛史。

(2)平卧时发作,多在午夜前,即入睡1～2小时内发作。

(3)发作时需坐起甚至需站立。

(4)疼痛较剧烈,持续时间较长。

(5)发作时 ST 段下降显著。

(6)预后差,可发展为急性心肌梗死或发生严重心律失常而死亡。

此型发生机制尚有争论,可能与夜梦、夜间血压降低或发生未被察觉的左心室衰竭,以致狭窄的冠状动脉远端心肌灌注不足;或平卧时静脉回流增加,心脏工作量增加,需氧增加等有关。

2.变异型心绞痛特点

(1)发病年龄较轻。

(2)发作与劳累或情绪多无关。

(3)易于午夜到凌晨时发作。

(4)几乎在同一时刻呈周期性发作。

(5)疼痛较重,历时较长。

(6)发作时心电图示有关导联的 ST 段抬高,与之相对应的导联则 ST 段可压低。

（7）含化硝酸甘油可使疼痛迅速缓解,抬高的 ST 段随之恢复。

（8）血清心肌酶正常。

本型心绞痛是由于在冠状动脉狭窄的基础上,该支血管发生痉挛,引起一片心肌缺血所致。冠状动脉造影正常的患者,也可由于该动脉痉挛而引起。冠状动脉痉挛可能与 α 肾上腺素能受体受到刺激有关,患者迟早会发生心心肌梗死。

3.中间综合征

（1）心绞痛发作持续时间长,可达 30 分钟至 1 小时以上。

（2）常在休息或睡眠中发作。

（3）心电图、放射性核素和血清学检查无心肌坏死的表现。本型心绞痛其性质介于心绞痛与心肌梗死之间,常是心肌梗死的前奏。

4.梗死后心绞痛

梗死后心绞痛是急性心肌梗死发生后 1 月内(不久或数周)又出现的心绞痛。由于供血的冠状动脉阻塞发生心肌梗死,但心肌尚未完全坏死,一部分未坏死的心肌处于严重缺血状态下又发生疼痛,随时有再发生梗死的可能。

（三）混合性心绞痛

（1）劳累性与自发性心绞痛并存,如兼有大支冠状动脉痉挛,除劳累性心绞痛外可并存变异型心绞痛,如兼有中等大冠脉收缩则劳累性心绞痛可在通常能耐受的劳动强度以下发生。

（2）心绞痛阈值可变性大,临床表现为在当天不同时间、当年不同季节的心绞痛阈值有明显变化,如伴有 ST 段压低的心绞痛患者运动能力的昼夜变化,或一天中首次劳累性发作的心绞痛。劳累性心绞痛患者遇冷诱发及餐后发作的心绞痛多属此型。

此类心绞痛为一支或多支冠脉有临界固定狭窄病变限制了最大冠脉储备力,同时有冠脉痉挛收缩的动力性阻塞使血流减少,故心肌耗氧量增加与心肌供氧量减少两个因素均可诱发心绞痛。

近年"不稳定型心绞痛"一词在临床上被广泛应用,指介于稳定型劳累性心绞痛与急性心肌梗死和猝死之间的中间状态。它包括除稳定型劳累性心绞痛外的上述所有类型的心绞痛,还包括冠状动脉成形术后心绞痛、冠状动脉旁路术后心绞痛等新近提出的心绞痛类型。其病理基础是在原有病变基础上发生冠状动脉内膜下出血、粥样硬化斑块破裂、血小板或纤维蛋白凝集、形成血栓、冠状动脉痉挛等。

四、辅助检查

（一）心电图

1.静息时心电图

约半数患者在正常范围,也可有非特异性 ST-T 异常或陈旧性心肌梗死图形,有时有房室或束支传导阻滞、过早搏动等。

2.心绞痛发作时心电图

绝大多数患者可出现暂时性心肌缺血引起的 ST 段移位;ST 段水平或下斜压低≥1 mm,ST 段抬高≥2 mm(变异型心绞痛);T 波低平或倒置,平时 T 波倒置者发作时变直立(伪改善)。可出现各种心律失常。

3.心电图负荷试验

用于心电图正常或可疑时。有双倍二级梯运动试验（master 试验）、活动平板运动试验、蹬车试验潘生丁试验、心房调搏和异丙肾上腺素静脉滴注试验等。

4.动态心电图

24 小时持续记录以证实胸痛时有无心电图缺血改变及无痛性禁忌缺血发作。

(二)放射性核素检查

1.^{201}铊心肌显像或兼作负荷(运动)试验

休息时铊显像所示灌注缺损主要见于心肌梗死后瘢痕部位，而缺血心肌常在心脏负荷后显示灌注缺损，并在休息后复查出现缺损区再灌注现象。近年用^{99m}Tc-MIBI 作心肌灌注显像(静息或负荷)取得良好效果。

2.放射性核素心腔造影

静脉内注射焦磷酸亚锡被细胞吸附后，再注射^{99m}Tc，即可使红细胞被标记上放射性核素，得到心腔内血池显影。可测定左心室射血分数及显示室壁局部运动障碍。

(三)超声心动图

二维超声心动图可检出部分冠状动脉左主干病变，结合运动试验可观察到心室壁节段性运动异常，有助于心肌缺血的诊断，静息状态下心脏图像阴性，尚可通过负荷试验确定，近年三维、经食管、血管内和心内超声检查增加了其诊断的阳性率和准确性。

(四)心脏 X 线检查

无异常发现或见心影增大、肺充血等。

(五)冠状动脉造影

可直接观察冠状动脉解剖及病变程度与范围是确诊冠心病的最可靠方法。但它是一种有一定危险的有创检查，不宜作为常规诊断手段。主要指征为：①胸痛疑似心绞痛不能确诊者。②内科治疗无效的心绞痛，需明确冠状病变情况而考虑手术者。

(六)激发试验

为诊断冠脉痉挛，常用冷加压、过度换气及麦角新碱作激发试验，前两种试验较安全，但敏感性差，麦角新碱可引起冠脉剧烈收缩，仅适用于造影时冠脉正常或固定狭窄病变＜50%的可疑冠脉痉挛患者。

五、诊断要点

根据典型的发作特点和体征，含用硝酸甘油后缓解，结合年龄和存在冠心病易患因素，除外其他原因所致的心绞痛，一般即可建立诊断。下列几方面有助于临床上判别心绞痛。

(一)性质

心绞痛应是压榨紧缩、压迫窒息、沉重闷胀性疼痛，而非刀割样尖锐痛或抓痛、短促的针刺样或触电样痛或昼夜不停的胸闷感觉。其实也并非"绞痛"。在少数患者可为烧灼感、紧张感或呼吸短促伴有咽喉或气管上方紧窄感。疼痛或不适感开始时较轻，逐渐增剧，然后逐渐消失，很少为体位改变或呼吸所影响。

(二)部位

疼痛或不适处常位于胸骨或其邻近，也可发生在上腹部至咽部之间的任何水平处，但极少在咽部以上。有时可位于左肩或左臂，偶尔也可位于右臂、下颌、下颈椎、上胸椎、左肩胛骨间或肩胛骨上区，然而位于左腋下或左胸下者很少。对于疼痛或不适感分布的范围，患者常需用整个手掌或拳头来指示，仅用一手指的指端来指示者极少。

（三）时限

为 1～15 分钟,多数 3～5 分钟,偶有达 30 分钟的(中间综合征除外)。疼痛持续仅数秒钟或不适感(多为闷感)持续整天或数天者均不似心绞痛。

（四）诱发因素

以体力劳累为主,其次为情绪激动,再次为寒冷环境、进冷饮及身体其他部位的疼痛。在体力活动后而不是在体力活动的当时发生的不适感,不似心绞痛。体力活动再加情绪激动,则更易诱发,自发性心绞痛可在无任何明显诱因下发生。

（五）硝酸甘油的效应

舌下含用硝酸甘油片如有效,心绞痛应于 1～2 分钟内缓解(也有需 5 分钟的,要考虑到患者可能对时间的估计不够准确),对卧位型的心绞痛,硝酸甘油可能无效。在评定硝酸甘油的效应时,还要注意患者所用的药物是否已经失效或接近失效。

（六）心电图

发作时心电图检查可见以 R 波为主的导联中,ST 段压低,T 波平坦或倒置(变异型心绞痛者则有关导联 ST 段抬高),发作过后数分钟内逐渐恢复。心电图无改变的患者可考虑做负荷试验。发作不典型者,诊断要依靠观察硝酸甘油的疗效和发作时心电图的改变;如仍不能确诊,可多次复查心电图、心电图负荷试验或 24 小时动态心电图连续监测,如心电图出现阳性变化或负荷试验诱致心绞痛发作时亦可确诊。

六、鉴别诊断

（一）X 综合征

目前临床上被称为 X 综合征的有两种情况:一是 1973 年 Kemp 所提出的原因未明的心绞痛;二是 1988 年 Keaven 所提出的与胰岛素抵抗有关的代谢失常。心绞痛需与 Kemp 的 X 综合征相鉴别。X 综合征(Kemp)目前被认为是小的冠状动脉舒缩功能障碍所致,以反复发作劳累性心绞痛为主要表现,疼痛亦可在休息时发生,发作时或负荷后心电图可示心肌缺血表现、核素心肌灌注可示灌注缺损、超声心动图可示节段性室壁运动异常。但本病多见于女性,冠心病的易患因素不明显,疼痛症状不甚典型,冠状动脉造影阴性,左心室无肥厚表现,麦角新碱试验阴性,治疗反应不稳定而预后良好则与冠心病心绞痛不同。

（二）心脏神经官能症

多发于青年或更年期的女性患者,心前区刺痛或经常性胸闷,与体力活动无关,常伴心悸及叹息样呼吸,手足麻木等。过度换气或自主神经功能紊乱时可有 T 波低平或倒置,但心电图心得安试验或氯化钾试验时 T 波多能恢复正常。

（三）急性心肌梗死

本病疼痛部位与心绞痛相仿,但程度更剧烈,持续时间多在半小时以上,硝酸甘油不能缓解。常伴有休克、心律失常及心衰;心电图面向梗死部位的导联 ST 段抬高,常有异常 Q 波;血清心肌酶增高。

（四）其他心血管病

如主动脉夹层形成、主动脉窦瘤破裂、主动脉瓣病变、肥厚型心肌病、急性心包炎等。

（五）颈胸疾患

如颈椎病、胸椎病、肋软骨炎、肩关节周围炎、胸肌劳损、肋间神经痛、带状疱疹等。

(六)消化系统疾病

如食管裂孔疝、贲门痉挛、胃及十二指肠溃疡、急性胰腺炎、急性胆囊炎及胆石症等。

七、治疗

预防主要是防止动脉粥样硬化的发生和发展。治疗原则是改善冠状动脉的供血和减轻心肌的耗氧,同时治疗动脉粥样硬化。

(一)发作时的治疗

1.休息

发作时立刻休息,一般患者在停止活动后症状即可消除。

2.药物治疗

较重的发作,可使用作用快的硝酸酯制剂。这类药物除扩张冠状动脉、降低其阻力、增加其血流量外,还通过对周围血管的扩张作用,减少静脉回心血量,降低心室容量、心腔内压、心排血量和血压,减低心脏前后负荷和心肌的需氧,从而缓解心绞痛。

(1)硝酸甘油:可用 0.3～0.6 mg 片剂,置于舌下含化,使其迅速为唾液所溶解而吸收,1～2 分钟即开始起作用,约半小时后作用消失,对约 92％ 的患者有效,其中 76％ 在 3 分钟内见效。延迟见效或完全无效时提示患者并非患冠心病或患严重的冠心病,也可能所含的药物已失效或未溶解,如属后者可嘱患者轻轻嚼碎之继续含化。长期反复应用可由于产生耐药性而效力减低,停用 10 天以上,可恢复有效性。近年还有喷雾剂和胶囊制剂,能达到更迅速起效的目的。不良反应有头昏、头胀痛、头部跳动感、面红、心悸等,偶尔有血压下降,因此第一次用药时,患者宜取平卧位,必要时吸氧。

(2)硝酸异山梨酯(消心痛):可用 5～10 mg,舌下含化,2～5 分钟见效,作用维持 2～3 小时。或用喷雾剂喷到口腔两侧黏膜上,每次 1.25 mg,1 分钟见效。

(3)亚硝酸异戊酯:为极易气化的液体,盛于小安瓿内,每安瓿 0.2 mL,用时以小手帕包裹敲碎,立即盖于鼻部吸入。作用快而短,在 10～15 秒开始,几分钟即消失。本药作用与硝酸甘油相同,其降低血压的作用更明显,有引起晕厥的可能,目前多数学者不推荐使用。同类制剂还有亚硝酸辛酯。

在应用上述药物的同时,可考虑用镇静药。

(二)缓解期的治疗

宜尽量避免各种确知足以诱致发作的因素。调节饮食,特别是一次进食不应过饱,禁绝烟酒。调整日常生活与工作量;减轻精神负担;保持适当的体力活动,但以不致发生疼痛症状为度;有血脂质异常者积极调整血脂;一般不需卧床休息。在初次发作(初发型)或发作增多、加重(恶化型)或卧位型、变异型、中间综合征、梗死后心绞痛等,疑为心肌梗死前奏的患者,应予休息一段时间。

使用作用持久的抗心绞痛药物,应防止心绞痛发作,可单独选用、交替应用或联合应用下列作用持久的药物。

1.硝酸酯制剂

(1)主要有 2 种。①硝酸异山梨酯:口服后半小时起作用,持续 3～5 小时,常用量为 10～20 mg/4～6 h,初服时常有头痛反应,可将单剂改为 5 mg,以后逐渐加量。②单硝酸异山梨酯(异乐定):口服后吸收完全,解离缓慢,药效达 8 小时,常用量为 20～40 mg/8～12 h。近年倾向于应用缓释制剂减少服药次数,硝酸异山梨酯的缓释制剂一次口服作用持续 8 小时,可用 20～60 mg/8 h;单硝酸异山梨酯的缓释制剂用量为 50 mg,每天 1～2 次。

(2)长效硝酸甘油制剂。①硝酸甘油缓释制剂:口服后使硝酸甘油部分药物得以逃逸肝脏代谢,进入体循环而发挥其药理作用。一般服后半小时起作用,时间可长达 8～12 小时,常用剂量为 2.5 mg,每天 2 次。②硝酸甘油软膏和贴片制剂:前者为 2% 软膏,均匀涂于皮肤上,每次直径 2～5 cm,涂药 60～90 分钟起作用,维持 4～6 小时;后者每贴含药 20 mg,贴于皮肤上后 1 小时起作用,维持 12～24 小时。胸前或上臂皮肤为最合适于涂或贴药的部位。

患青光眼、颅内压增高、低血压或休克者不宜选用本类药物。

2.β 肾上腺素能受体阻滞剂(β 受体阻滞剂)

β 受体有 $β_1$ 和 $β_2$ 两个亚型。心肌组织中 $β_1$ 受体占主导地位而支气管和血管平滑肌中以 $β_2$ 受体为主。所有 β 受体阻滞剂对两型 β 受体都能抑制,但对心脏有些制剂有选择性作用,它们具有阻断拟交感胺类对心率和心收缩力受体的刺激作用,减慢心率,降低血压,减低心肌收缩力和氧耗量,从而缓解心绞痛的发作。此外,还减低运动时血流动力的反应,使在同一运动量水平上心肌耗氧量减少;使不缺血的心肌区小动脉(阻力血管)缩小,从而使更多的血液通过极度扩张的侧支循环(输送血管)流入缺血区。国外学者建议用量要大。不良反应有心室射血时间延长和心脏容积增加,虽使用 β 受体阻滞剂可能使心肌缺血加重或引起心力衰竭,但其使心肌耗氧量减少的作用远超过其不良反应。常用制剂如下。①普萘洛尔(心得安):每天 3～4 次,开始时每次 10 mg,逐步增加剂量,达每天 80～200 mg;其缓释制剂用 160 mg,1 次/天。②氧烯洛尔(心得平):每天 3～4 次,每次 20～40 mg。③阿普洛尔(心得舒):每天 2～3 次,每次 25～50 mg。④吲哚洛尔(心得静):每天 3～4 次,每次 5 mg,逐步增至 60 mg/d。⑤索他洛尔(心得怡):每天 2～3 次,每次 20 mg,逐步增至 200 mg/d。⑥美托洛尔(美多心安):每天 2 次,每次 25～100 mg;其缓释制剂用 200 mg,1 次/天。⑦阿替洛尔(氨酰心安):每天 2 次,每次 12.5～75 mg。⑧醋丁洛尔(醋丁酰心安):每天 200～400 mg,分 2～3 次服。⑨纳多洛尔(康加多尔):每天 1 次,每次 40～80 mg。⑩噻吗洛尔(噻吗心安):每天 2 次,每次 5～15 mg。

本类药物有引起心动过缓、降低血压、抑制心肌收缩力、引起支气管痉挛等作用,长期应用有些可以引起血脂增高,故选用药物时和用药过程中要加以注意和观察。新的一代制剂中赛利洛尔具有心脏选择性 $β_1$ 受体阻滞作用,同时部分的激动 $β_2$ 受体。其减缓心率的作用较轻,甚至可使夜间心率增快;有轻度兴奋心脏的作用;有轻度扩张支气管平滑肌的作用;使血胆固醇、低密度脂蛋白和甘油三酯降低而高密度脂蛋白胆固醇增高;使纤维蛋白降低而纤维蛋白原增高;长期应用对血糖无影响,因而更适用于老年冠心患者。常规剂量为 200～400 mg,每天 1 次,我国患者对降受体阻滞剂的耐受性较差宜用低剂量。

β 受体阻滞剂可与硝酸酯合用,但要注意:①β 受体阻滞剂可与硝酸酯有协同作用,因而剂量应偏小,开始剂量尤其要注意减小,以免引起体位性低血压等不良反应。②停用 β 受体阻滞剂时应逐步减量,如突然停用有诱发心肌梗死的可能。③心功能不全,支气管哮喘以及心动过缓者不宜用。由于其有减慢心律的不良反应,因而限制了剂量的加大。

3.钙通道阻滞剂

此类药物抑制钙离子进入细胞内,也抑制心肌细胞兴奋,收缩耦联中钙离子的利用。因而抑制心肌收缩,减少心肌耗氧;扩张冠状动脉,解除冠状动脉痉挛,改善心内膜下心肌的血供;扩张周围血管,降低动脉压,减轻心脏负荷;还降低血液黏度,抗血小板聚集,改善心肌的微循环。常用制剂如下。

（1）苯烷胺衍生物：最常用的是维拉帕米（异搏定）80～120 mg，每天 3 次；其缓释制剂 240～480 mg，每天 1 次。不良反应有头晕、恶心、呕吐、便秘、心动过缓、PR 间期延长、血压下降等。

（2）二氢吡啶衍生物。①硝苯地平（心痛定）：10～20 mg，每 4～8 小时 1 次口服；舌下含用 3～5 分钟后起效；其缓释制剂用量为 20～40 mg，每天 1～2 次。②氨氯地平（络活喜）：5～10 mg，每天 1 次。③尼卡地平：10～30 mg，每天 3～4 次。④尼索地平：10～20 mg，每天 2～3 次。⑤非洛地平（波依定）：5～20 mg，每天 1 次。⑥伊拉地平：2.5～10 mg，每 12 小时 1 次。

本类药物的不良反应有头痛、头晕、乏力、面部潮红、血压下降、心率增快、下肢水肿等，也可有胃肠道反应。

（3）苯噻氮唑衍生物：最常用的是地尔硫草（恬尔心、合心爽），30～90 mg，每天 3 次，其缓释制剂用量为 45～90 mg，每天 2 次。

不良反应有头痛、头晕、皮肤潮红、下肢水肿、心率减慢、血压下降、胃肠道不适等。

以钙通道阻滞剂治疗变异型心绞痛的疗效最好。本类药可与硝酸酯同服，其中二氢吡啶衍生物类如硝苯地平尚可与 β 阻滞剂同服，但维拉帕米和地尔硫草与 β 阻滞剂合用时则有过度抑制心脏的危险。停用本类药时也宜逐渐减量然后停服，以免发生冠状动脉痉挛。

4.冠状动脉扩张剂

冠状动脉扩张剂为能扩张冠状动脉的血管扩张剂，从理论上说将能增加冠状动脉的血流，改善心肌的血供，缓解心绞痛。但由于冠心病时冠状动脉病变情况复杂，有些血管扩张剂如双嘧达莫，可能扩张无病变或轻度病变的动脉较扩张重度病变的动脉远为显著，减少侧支循环的血流量，引起所谓"冠状动脉窃血"，增加了正常心肌的供血量，使缺血心肌的供血量反而更减少，因而不再用于治疗心绞痛。目前仍用的有如下几种。

（1）吗多明：1～2 mg，每天 2～3 次，不良反应有头痛、面红、胃肠道不适等。

（2）胺碘酮：100～200 mg，每天 3 次，也用于治疗快速心律失常，不良反应有胃肠道不适、药疹、角膜色素沉着、心动过缓、甲状腺功能障碍等。

（3）乙氧黄酮：30～60 mg，每天 2～3 次。

（4）卡波罗孟：75～150 mg，每天 3 次。

（5）奥昔非君：8～16 mg，每天 3～4 次。

（6）氨茶碱：100～200 mg，每天 3～4 次。

（7）罂粟碱：30～60 mg，每天 3 次等。

（三）中医中药治疗

根据中医辨证论治，采用治标和治本两法。治标，主要在疼痛期应用，以"通"为主，有活血、化瘀、理气、通阳、化痰等法；治本，一般在缓解期应用，以调整阴阳、脏腑、气血为主，有补阳、滋阴、补气血、调理脏腑等法。其中以活血化瘀法（常用丹参、红花、川芎、蒲黄、郁金等）和芳香温通法（常用苏合香丸、苏冰滴丸、宽胸丸、保心丸、麝香保心丸等）最为常用。此外，针刺或穴位按摩治疗也有一定疗效。

（四）其他药物和非药物治疗

右旋糖酐 40 或羟乙基淀粉注射液：250～500 mL/d，静脉滴注 14～30 天为 1 个疗程，作用为改善微循环的灌流，可能改善心肌的血流灌注，可用于心绞痛的频繁发作。高压氧治疗增加全身的氧供应，可使顽固的心绞痛得到改善，但疗效不易巩固。体外反搏治疗可能增加冠状动脉的血供,也可考虑应用。兼有早期心力衰竭者,治疗心绞痛的同时宜用快速作用的洋地黄类制剂。鉴于不稳定型心绞痛的病理基础是在原有冠状动脉粥样硬化病变上发生冠状动脉内膜下出血、斑块破裂、血小板或纤维蛋白凝集形成血栓,近年对之采用抗凝血、溶血栓和抗血小板药物治疗,收到较好的效果。

(五)冠状动脉介入性治疗

1.经皮冠状动脉腔内成形术(PTCA)

PTCA 为用带球囊的心导管经周围动脉送到冠状动脉,在导引钢丝的引导下进入狭窄部位,向球囊内注入造影剂使之扩张,在有指征的患者中可收到与外科手术治疗同样的效果。过去认为理想的指征为:①心绞痛病程(<1 年)药物治疗效果不佳,患者失健。②1 支冠状动脉病变,且病变在近端、无钙化或痉挛。③有心肌缺血的客观证据。④患者有较好的左心室功能和侧支循环。施行本术如不成功需作紧急主动脉-冠状动脉旁路移植手术。

近年随着技术的改进,经验的累积,手术指征已扩展到:①治疗多支或单支多发病变。②治疗近期完全闭塞的病变,包括发病 6 小时内的急性心肌梗死。③治疗病情初步稳定 2～3 周后的不稳定型心绞痛。④治疗主动脉-冠状动脉旁路移植术后血管狭窄。无血供保护的左冠状动脉主干病变为用本手术治疗的禁忌。本手术即时成功率在 90％左右,但术后 3～6 个月内,25％～35％患者可再发生狭窄。

2.冠状动脉内支架安置术(ISI)

以不锈钢、钴合金或钽等金属和高分子聚合物制成的筛网状、含槽的管状和环绕状的支架,通过心导管置入冠状动脉,由于支架自行扩张或借球囊膨胀作用使其扩张,支撑在血管壁上,从而维持血管内血流畅通。用于下述情况。①改善 PTCA 的疗效,降低再狭窄的发生率,尤其适于 PTCA 扩张效果不理想者。②PTCA 术时由于冠状动脉内膜撕脱、血管弹性而回缩、冠状动脉痉挛或血栓形成而出现急性血管闭塞者。③慢性病变冠状动脉近于完全阻塞者。④旁路移植血管段狭窄者。⑤急性心肌梗死者。

术后使用抗血小板治疗预防支架内血栓形成,目前认为新一代的抗血小板制剂——血小板 GPIIb/Ⅲ受体阻滞剂有较好效果,可用阿昔单抗(abciximab)静脉注射,0.25 mg/kg,然后静脉滴注 10 μg/(kg·h),共 12 小时;或依替巴肽(eptifibatibe)静脉注射,180 μg/kg,然后,静脉滴注每分钟 2 μg/kg,共 96 小时;或替罗非班(tirofiban),静脉滴注每分钟 0.4 μg/kg,共 30 分钟,然后每分钟 0.1 μg/kg,滴注 48 小时。口服制剂如昔米洛非班(xemilofiban),5～20 mg,每天 2 次等。也可口服常用的抗血小板药物如阿司匹林、双嘧达莫、噻氯吡啶或较新的氯吡格雷等。

3.其他介入性治疗

尚有冠状动脉斑块旋切术、冠状动脉斑块旋切吸引术、冠状动脉斑块旋磨术、冠状动脉激光成形术等,这些在 PTCA 的基础上发展的方法,期望使冠状动脉再通更好,使再狭窄的发生率降低。近年还有用冠状动脉内超声、冠状动脉内放射治疗的介入性方法,其结果有待观察。

(六)运动锻炼疗法

谨慎安排进度适宜的运动锻炼有助于促进侧支循环的发展,提高体力活动的耐受量,改善症状。

(七)不稳定型心绞痛的处理

各种不稳定型心绞痛的患者均应住院卧床休息,在密切监护下,进行积极的内科治疗,尽快控制症状和防止发生心肌梗死。需取血测血清心肌酶和观察心电图变化以除外急性心肌梗死,并注意胸痛发作时的 ST 段改变。胸痛时可先含硝酸甘油 0.3～0.6 mg,如反复发作可舌下含硝酸异山梨酯 5～10 mg,每2 小时 1 次,必要时加大剂量,以收缩压不过于下降为度,症状缓解后改为口服。如无心力衰竭可加用β受体阻滞剂和(或)钙通道阻滞剂,剂量可偏大些。胸痛严重而频繁或难以控制者,可静脉内滴注硝酸甘油,以1 mg溶于 5％葡萄糖液 50～100 mL 中,开始时 10～20 μg/min,需要时逐步增加至 100～200 μg/min;也可用硝酸异山梨酯 10 mg 溶于 5％葡萄糖 100 mL 中,以 30～100 μg/min 静脉滴注。对发作时 ST 段抬高或有其他证据提示其发作主要由冠状动脉痉挛引起者,宜用钙通道阻滞剂取代β受体阻滞剂。鉴于本型患者常有冠状动脉内粥样斑块破裂、血栓形成、血管痉挛以及血小板聚集等病变基础,近年主张用阿司匹林口服和肝素或低分子肝素皮下或静脉内注射以预防血栓形成,情况稳定后行选择性冠状动脉造影,考虑介入或手术治疗。

八、护理

(一)护理评估

1.病史

询问有无高血压、高脂血症、吸烟、糖尿病、肥胖等危险因素及劳累、情绪激动、饱食、寒冷、吸烟、心动过速、休克等诱因。

2.身体状况

身体状况主要评估胸痛的特征,包括诱因、部位、性质、持续时间、缓解方式及心理感受等。典型心绞痛的特征为:①发作在劳力等诱因的当时。②疼痛部位在胸骨体上段或中段之后,可波及心前区约手掌大小范围,甚至横贯前胸,界限不很清楚,常放射至左肩臂内侧达无名指和小指,或至颈、咽、下颌部。③疼痛性质为压迫、紧缩性闷痛或烧灼感,偶伴濒死感,迫使患者立即停止原来的活动,直至症状缓解。④疼痛一般持续3～5分钟,经休息或舌下含化硝酸甘油,几分钟内缓解,可数天或数周发作 1 次,或一天发作多次。⑤发作时多有紧张或恐惧,发作后有焦虑、多梦。

发作时体检常有心率加快、血压升高、面色苍白、冷汗,部分患者有暂时性心尖部收缩期杂音、舒张期奔马律、交替脉。

3.实验室及其他检查

(1)心电图检查:主要是在 R 波为主的导联上,ST 段压低,T 波平坦或倒置等。

(2)心电图负荷试验:通过增加心脏负荷及心肌氧耗量,激发心肌缺血性 ST-T 改变,有助于临床诊断和疗效评定等。常用的方法有:饱餐试验、双倍阶梯运动试验及次极量运动试验(蹬车运动试验、活动平板运动试验)等。

(3)动态心电图:可以连续 24 小时记录心电图,观察缺血时的 ST-T 改变,有助于诊断、观察药物治疗效果以及有无心律失常。

(4)超声波检查:二维超声显示:左主冠状动脉及分支管腔可能变窄,管壁不规则增厚及回声增强。心绞痛发作时或运动后局部心肌运动幅度减低或无运动及心功能减低。超声多普勒于二尖瓣上取样,可测出舒张早期血液速度减低,舒张末期流速增加,表示舒张早期心肌顺应性减低。

(5)X 线检查:冠心病患者在合并有高血压病或心功能不全时,可有心影扩大、主动脉弓屈曲延长;心衰重时,可合并肺充血改变;有陈旧心肌梗死合并室壁瘤时,X 线下可见心室反向搏动(记波摄影)。

（6）放射性核素检查：静脉注射^{201}铊，心肌缺血区不显像。^{201}铊运动试验以运动诱发心肌缺血，可使休息时无异常表现的冠心病患者呈现不显像的缺血区。

（7）冠状动脉造影：可发现中动脉粥样硬化引起的狭窄性病变及其确切部位、范围和程度，并能估计狭窄处远端的管腔情况。

（二）护理目标

（1）患者主诉疼痛次数减少，程度减轻。

（2）患者能够掌握活动规律并保持最佳活动水平，表现为活动后不出现心律失常和缺氧表现。心率、血压、呼吸维持在预定范围。

（3）患者能够运用有效的应对机制减轻或控制焦虑。

（4）患者能了解本病防治常识，说出所服用药物的名称、用法、作用和不良反应。

（5）无并发症发生。

（三）护理措施

1.一般护理

（1）患者应卧床休息，嘱患者避免突然用力的动作，饭后不宜进行体力活动，防止精神紧张、情绪激动、受寒、饱餐及吸烟酗酒，宜少量多餐，用清淡饮食，不宜进含动物脂肪及高胆固醇的食物。

对有恐惧和焦虑心理的患者，应向患者解释冠心病的性质，只要注意生活保健，坚持治疗，可以防止病情的发展；对情绪不稳者，可适当应用镇静剂。

（2）保持大小便通畅，做好皮肤及口腔的护理。

2.病情观察与护理

（1）不稳定型心绞痛患者应放监护室予以监护，密切观察病情和心电图变化，观察胸痛持续的时间、次数，并注意观察硝酸盐类等药物的不良反应。如发现异常，及时报告医师，并协助相应的处理。

（2）患者心绞痛发作时，嘱其安静卧床休息，做心电图检查观察其 ST-T 的改变，并给予舌下含化硝酸甘油 0.6 mg，吸氧。对有频繁发作的心绞痛或属自发型心绞痛的患者，需提高警惕，用心电监护观察有无发展为心肌梗死。如有上述变化，应及时报告医师。

（四）健康教育

（1）为患者及家属讲解有关疾病的病因及诱发因素，防止过度脑力劳动，适当参加体力活动；合理搭配饮食结构；肥胖者需限制饮食；戒烟酒。积极防治高血压、高脂血症和糖尿病。有上述疾病家族史的青年，应早期注意血压及血脂变化，争取早期发现，及时治疗。

（2）告知患者心绞痛症状控制后，应坚持服药治疗，并且尽量避免导致心绞痛发作的诱因。对不经常发作者，需鼓励作适当的体育锻炼如散步、打太极拳等，这样有利于冠状动脉侧支循环的建立。随身携带硝酸甘油片或亚硝酸异戊酯等药物，以备心绞痛发作时自用。

（3）出院时指导患者根据病情调整饮食结构，坚持医师、护士建议的合理化饮食。教会家属正确测量血压、脉搏、体温的方法。教会患者及家属识别与自身有关的诱发因素，如吸烟，情绪激动等。

（4）出院带药，给患者提供有关的书面材料，指导患者正确用药。

（5）教会患者门诊随访知识。

（王黎明）

第六节 心 力 衰 竭

心力衰竭是由于心脏收缩机能及(或)舒张功能障碍,不能将静脉回心血量充分排出心脏,造成静脉系统瘀血及动脉系统血液灌注不足而出现的综合征。

一、病因

(一)基本病因

1.心肌损伤

任何大面积(大于心室面积的40%)的心肌损伤都会导致心脏收缩及(或)舒张功能的障碍。

2.心脏负荷过重

压力负荷(后负荷)过重,心脏排血阻力增大,心排血量降低,心室收缩期负荷过度,引起心室肥厚性心力衰竭;容量负荷(前负荷)过重,心脏舒张期容量增大,心排血量减低,引起心室扩张性心力衰竭。

3.机械障碍

腱索或乳头肌断裂,心室间隔穿孔,心脏瓣膜严重狭窄或关闭不全等引起的心脏机械功能衰退,导致心力衰竭。

4.心脏负荷不足

如缩窄性心包炎,大量心包积液,限制性心肌病等,使静脉血液回心受限,因而心室心房充盈不足,腔静脉及门脉系统瘀血,心排血量减低。

5.血液循环容量过多

如静脉过多过快输液,尤其在无尿少尿时超量输液,急性或慢性肾炎引起高度水钠潴留,高度水肿等均引起血液循环容量急剧膨胀而致心力衰竭。

(二)诱发因素

1.感染

感染可增加基础代谢,增加机体耗氧,增加心脏排血量而诱发心力衰竭,尤其呼吸道感染较多见。

2.体力过劳

正常心脏在体力活动时,随身体代谢增高心脏排血量也随之增加。而有器质性心脏病患者体力活动时,心率增快,心肌耗氧量增加,心排血量减少,冠状动脉血液灌注不足,导致心肌缺血,心慌气急,诱发心力衰竭。

3.情绪激动

情绪激动促使儿茶酚胺释放,心率增快,心肌耗氧增加,动脉与静脉血管痉挛,增加心脏前后负荷而诱发心力衰竭。

4.妊娠与分娩

风湿性心脏病或先天性心脏病患者,心功能低下,在妊娠32~34周,分娩期及产褥期最初3天内心脏负荷最重,易诱发心力衰竭。

5.动脉栓塞

心脏病患者长期卧床,静脉系统长期处于瘀血状态,容易形成血栓,一旦血栓脱落导致肺栓塞,加重肺循环阻力诱发心力衰竭。

6.水、钠摄入量过多

心功能减退时,肾脏排水排钠机能减弱,如果水、钠摄入量过多可引起水钠潴留,血容量扩增。

7.心律失常

心动过速可使心脏无效收缩次数增加而加重心脏负荷;心脏舒张期缩短使心室充盈受限进而降低心排血量,同时心脏氧渗透期缩短不利于心肌代谢。

8.冠脉痉挛

冠状动脉粥样硬化,易发生冠脉痉挛,引起心肌缺血导致心脏收缩或舒张功能障碍。

9.药物反应

因用药或停药不当导致的心力衰竭或心力衰竭恶化不在少数。慢性心力衰竭不该停用强心剂而停用,服用过量洋地黄、利尿药或抗心律失常药,都可导致心力衰竭恶化。

二、病理生理

(一)心脏的代偿机制

正常心脏有比较充足的储备能力,以适应一般生活需要所增加的心脏负担。当心脏功能减退,心排血量降低不足以供应机体需要时,机体将同时通过神经、体液等机制进行调整,力争恢复心排血量。

(1)反射性交感神经兴奋,迷走神经抑制,代偿性心率加快及心肌收缩力加强,以维持心排血量。由于交感神经兴奋,周围血管及小动脉收缩可使血压维持正常而不随心排血量降低而下降;小静脉收缩可使静脉回心血量增加,从而使心搏血量增加。

(2)心肌肥厚:长期的负荷加重,使心肌肥厚和心室扩张,维持心排血量。然而,扩大和肥厚的心脏虽然完成较多的工作,但它耗氧量也随之增加,可是心肌内毛细血管数量并没有相应的增加,所以,扩大肥厚的心肌细胞相对的供血不足。

(3)心率增快:心率加快在一定范围内使心排血量增加,但如果心率太快则心脏舒张期显著缩短,使心室充盈不足,导致心排血量降低及静脉瘀血加重。

(二)心脏的失代偿机制

当心脏储备力耗损至不能适应机体代谢的需要时,心功能便由代偿转为失代偿阶段,即心力衰竭。

心力衰竭时,心排血量相对或绝对的降低,一方面供给各器官的血流不足,引起各器官组织的功能改变,血液重新分配,首先为保证心、脑、肾血液供应,皮肤、内脏、肌肉的供血相应有较大的减少。肾血流量减少时,可使肾小球滤过率降低和肾素分泌增加,进而促使肾上腺皮质的醛固酮分泌增加,引起水、钠潴留,血容量增加,静脉和毛细血管充血和压力增加。另一方面,心脏收缩力减弱,不能完全排出静脉回流的血液,心室收缩末期残留血量增多,心室舒张末期压力升高,遂使静脉回流受阻,引起静脉瘀血和静脉压力升高,从而引起外周毛细血管的漏出增加,水分渗入组织间隙引起各脏器瘀血水肿;肝脏瘀血时对醛固酮的灭活减少;以及抗利尿激素分泌增加,肾排水量进一步减少,水、钠潴留进一步加重,这也是水肿发生和加重的原因。

根据心脏代偿功能发挥的情况及失代偿的程度,可将心力衰竭分为三度,或心功能Ⅳ级。①Ⅰ级:有心脏病的客观证据,而无呼吸困难,心悸,水肿等症状(心功能代偿期)。②Ⅱ级:日常劳动并无异常感觉,但稍重劳动即有心悸,气急等症状(心力衰竭一度)。③Ⅲ级:普通劳动亦有症状,但休息时消失(心力衰竭二度)。④Ⅳ级:休息时也有明显症状,甚至卧床仍有症状(心力衰竭三度)。

三、临床表现

心力衰竭在早期可仅有一侧衰竭,临床上以左心衰竭为多见,但左心衰竭后,右心也相继发生功能损害,最后导致全心力衰竭。临床表现的轻重,常依病情发展的快慢和患者的耐受能力的不同而不同。

(一)左心衰竭

1.呼吸困难

轻症患者自觉呼吸困难,重者同时有呼吸困难和短促的征象。早期仅发生于劳动或运动时,休息后很快消失。这是由于劳动促使回心血量增加,肺瘀血加重的缘故。随着病情加重,轻度劳动即感到呼吸困难,严重者休息时亦感呼吸困难,以致被迫采取半卧位或坐位,为端坐呼吸。

2.阵发性呼吸困难

阵发性呼吸困难多发生于夜间,故又称为阵发性夜间性呼吸困难。患者常在熟睡中惊醒,出现严重呼吸困难及窒息感,被迫坐起,咳嗽频繁,咯粉红色泡沫样痰液。轻者数分钟,重者经1～2小时逐渐停止。阵发性呼吸困难的发生原因,可能为:①睡眠时平卧位,回心血量增加,超过左心负荷的限度,加重了肺瘀血。②睡眠时,膈肌上升,肺活量减少。③夜间迷走神经兴奋性增高,使冠状动脉和支气管收缩,影响了心肌的血液供应,发生支气管痉挛,降低心肌收缩性能和肺通气量,肺瘀血加重。④熟睡时中枢神经敏感度降低,因此,肺瘀血必须达到一定程度后方能使患者因气喘惊醒。

3.急性肺水肿

急性肺水肿是左心衰竭的重症表现,是阵发性呼吸困难的进一步发展。常突然发生,呈端坐呼吸,表情焦虑不安,频频咳嗽,咯大量泡沫状或血性泡沫性痰液,严重时可有大量泡沫样液体由鼻涌出,面色苍白,口唇青紫,皮肤湿冷,两肺布满湿啰音及哮鸣音,血压可下降,甚至休克。

4.咳嗽和咯血

咳嗽和咯血为肺泡和支气管黏膜瘀血所致,多与呼吸困难并存,咯白色泡沫样黏痰或血性痰。

5.其他症状

其他症状可有疲乏无力、失眠、心悸、发绀等。严重患者脑缺氧缺血时可出现陈-施氏呼吸、嗜睡、眩晕、意识丧失、抽搐等。

6.体征

除原有心脏病体征外,可有舒张期奔马律、交替脉、肺动脉瓣区第2心音亢进。轻症肺底部可听到散在湿性啰音,重症则湿啰音满布全肺。有时可伴哮鸣音。

7.X线及其他检查

X线检查可见左心扩大及肺瘀血,肺纹理增粗。急性肺水肿时可见由肺门伸向肺野呈蝶形的云雾状阴影。心电图检查可出现心率快及左心室肥厚图形。臂舌循环时间延长(正常10～

15 秒),臂肺时间正常(4～8 秒)。

(二)右心衰竭

1.水肿

皮下水肿是右心衰竭的典型症状。在水肿出现前,由于体内已有钠、水潴留,体液潴留达5 kg以上才出现水肿,故多只有体重增加。水肿多先见于下肢,卧床患者则在腰、背及骶部等低重部位明显,呈凹陷性水肿,重症则波及全身。水肿多于傍晚发生或加重,休息一夜后消失或减轻,伴有夜间尿量增加。这是由于夜间休息时,回心血量比白天活动时增多,心脏能将静脉回流血量排出,心室收缩末期残留血量减少,静脉和毛细血管压力有所减轻,因而水肿减轻或消退。

少数患者可出现胸腔积液和腹水。胸腔积液可同时见于左、右两侧胸腔,但以右侧较多,其原因不甚明了。由于壁层胸膜静脉回流体静脉,而脏层胸膜静脉血流入肺静脉,因而胸腔积液多见于左右心衰竭并存时。腹水多由心源性肝硬化引起。

2.颈静脉怒张和内脏瘀血

坐位或半卧位时可见颈静脉怒张,其出现常较皮下水肿或肝大出现为早,同时可见舌下、手臂等浅表静脉异常充盈。肝大并压痛可先于皮下水肿出现。长期肝瘀血,缺氧,可引起肝细胞变性、坏死,并发展为心源性肝硬化,肝功能检查异常或出现黄疸。若有三尖瓣关闭不全并存,肝脏触诊呈扩张性搏动。胃肠道瘀血常引起消化不良,食欲减退,腹胀,恶心和呕吐等症状。肾瘀血致尿量减少,尿中可有少量蛋白和细胞。

3.发绀

右心衰竭患者多有不同程度发绀,首先见于指端、口唇和耳郭,较单纯左心功能不全者为显著,其原因除血红蛋白在肺部氧合不全外,与血流缓慢,组织自身毛细血管中吸取较多的氧而使还原血红蛋白增加有关。严重贫血者则不出现发绀。

4.神经系统症状

可有神经过敏,失眠,嗜睡等症状。重者可发生精神错乱,可能是脑瘀血,缺氧或电解质紊乱等原因引起。

5.心脏及其他检查

心脏及其他检查内容主要关注原有心脏病体征。由于右心衰竭常继发于左心衰竭的基础上,因而左、右心均可扩大。右心扩大引起了三尖瓣关闭不全时,在三尖瓣音区可听到收缩期吹风样杂音。静脉压可增高。臂肺循环时间延长,因而臂舌循环时间也延长。

(三)全心力衰竭

左、右心功能不全的临床表现同时存在,但患者或以左心衰竭的表现为主或以右心衰竭的表现为主,左心衰竭肺充血的临床表现可因右心衰竭的发生而减轻。

四、护理

(一)护理要点

(1)减轻心脏负担,预防心力衰竭的发生。

(2)合理使用强心,利尿,扩血管药物,改善心功能。

(3)密切观察病情变化,及时救治急性心力衰竭。

(4)健康教育。

(二)减轻心脏负担,预防心力衰竭

休息可减少全身肌肉活动,减少氧的消耗,也可减少静脉回心血量及减慢心率,从而减轻心脏负担。根据患者病情适当安排其生活和劳动,可以尽量减轻心脏负荷。对于轻度心力衰竭患者,可仅限制其体力活动,并规定充分的午睡时间或较正常人多一些的夜间睡眠时间。较重的心力衰竭患者均应卧床休息,并尽可能使卧床休息患者的体位舒适。当心力衰竭表现有明显改善时,应尽快允许和鼓励患者逐渐恢复体力活动,恢复体力活动的速度和程度视患者心力衰竭的严重程度和发作时间的长短及患者对治疗的反应等而定。如心脏功能已完全恢复正常或接近正常,则每天可作轻度的体力活动。

饮食应少食多餐,给予低热量、多维生素、易消化食物,避免过饱,加重心脏负担。目前由于利尿剂应用方便。对钠盐限制不必过于严格,一般轻度心力衰竭患者每天摄入食盐 5 g 左右(正常人每天摄入食盐 10 g 左右),中度心力衰竭患者给予低盐饮食(含钠 2～4 g),重度心力衰竭患者给予无钠饮食。如果经一般限盐、利尿,病情未能很好控制者,则应进一步严格限盐,摄入量不超过 1 g。饮水量一般不加限制,仅在并发稀释性低钠血症者,限制每天入水量 500 mL 左右。

(三)合理使用强心药物并观察毒性反应

洋地黄类强心苷是目前治疗心力衰竭的主要药物,能直接加强心肌收缩力,增加心排血量,从而使心脏收缩末期残余血量减少,舒张末期压力下降,有利于缓解各器官的瘀血,增加尿量,减慢心率。常用的给药方法:负荷量加维持量,在短期内,1～3 天给予一定的负荷量,以后每天用维持量,适用于急性心力衰竭,较重的心力衰竭或需尽快控制病情的患者;单用维持量,近年来证实,洋地黄类药物治疗剂量的大小与其增强心肌收缩力作用呈线性关系,故对较轻的心力衰竭和易发生中毒的患者可用较小的剂量,而不采用惯用的洋地黄负荷量法,尤其对慢性心力衰竭更适用。

洋地黄用量的个体差异大,且治疗剂量与中毒剂量较接近,故用药期间需要密切观察洋地黄的毒性反应。洋地黄毒性反应有如下几种。①消化道反应:食欲缺乏、恶心、呕吐、腹泻等。②神经系统反应:头痛、眩晕,视觉改变(黄视或绿视)。③心脏反应:可发生各种心律失常,常见的心律失常类型为:室性期前收缩,尤其是呈二联、三联或呈多源性者。其他有房性心动过速伴有房室传导阻滞,交界性心动过速,各种不同程度的房室传导阻滞,室性心动过速,心房纤维颤动等。④血清洋地黄含量:放射性核素免疫法测定血清地高辛含量<2.0 ng/mL,或洋地黄毒苷<20 μg/mL 为安全剂量。中毒者多数大于以上浓度。

使用洋地黄类药物时注意事项:①服药前要先了解病史,如询问已用洋地黄情况,利尿剂的使用情况及电解质浓度如何,如果存在低钾,低镁易诱发洋地黄中毒。②心力衰竭反复发作,严重缺氧,心脏明显扩大的患者对洋地黄药物耐受性差,宜小剂量使用。③询问有无合并使用增加或降低洋地黄敏感性的药物,如心得安、利血平、利尿剂、抗甲状腺药物、异搏停、胺碘酮、肾上腺素等可增加洋地黄敏感性;而消胆胺,抗酸药物,降胆固醇药及巴比妥类药则可降低洋地黄敏感性。④了解肝脏肾脏功能,地高辛主要自肾脏排泄,肾功能不全的,宜减少用量;洋地,黄毒苷经肝脏代谢胆管排泄,部分转化为地高辛。⑤密切观察洋地黄毒性反应。⑥静脉给药时应用5%～20%的 GS 溶液稀释,混匀后缓慢静脉推注,一般不少于 10 分钟,用药时注意听诊心率及节律的变化。

(四)观察应用利尿剂后的反应

慢性心力衰竭患者,首选噻嗪类药,采用间歇用药,即每周固定服药 2～3 天,停用 4～5 天。

若无效可加服氨苯蝶啶或安体舒通。如果上两药联用效果仍不理想可以速尿代替噻嗪类药物。急性心力衰竭或肺水肿者,首选速尿或利尿酸钠或撒利尿等快速利尿药。在应用利尿剂1小时后,静脉缓慢注射氨茶碱0.25 g,可增加利尿效果。应用利尿剂后要密切观察尿量,每天测体重,准确记录24小时液体出入量,大量利尿者应测血压,脉搏和抽血查电解质,观察有无利尿过度引起的脱水,低血容量和电解质紊乱的表现,尤其是应用排钾利尿剂后有无乏力、恶心、呕吐、腹胀等低钾表现。对于利尿反应差者,应找出利尿不佳的原因,如了解肾脏功能情况,是否存在低血压、低血钾、低血镁或稀释性低钠血症,及用药是否合理等。

(五)合理使用扩血管药物并观察用药反应

血管扩张剂可以扩张周围小动脉,减轻心脏排血时的阻力,而减轻心脏后负荷;又可以扩张周围静脉,减少回心血量,减轻心脏前负荷,进而改善心功能。常用的扩张静脉为主的药物为:硝酸甘油、硝酸脂类及吗啡类药物;扩张动脉为主的药物有:平胺唑啉、肼苯达嗪、硝苯吡啶;兼有扩张动脉和静脉的药物有:硝普钠、哌唑嗪及卡托普利等。在开始使用血管扩张剂时,要密切观察病情和用药前后血压,心率的变化,慎防血管扩张过度,心脏充盈不足,血压下降,心率加快等不良反应。用血管扩张药注意,应从小剂量开始,用药前后对比心率,血压变化情况或床边监测血流动力学。根据具体情况,每5～10分钟测量1次,若用药后血压较用药前降低1.33～2.66 kPa,应谨慎调整药物浓度或停用。

(六)急性肺水肿的救治及护理

急性肺水肿为急性左心功能不全或急性左心衰竭的主要表现。多因突发严重的左心室排血不足或左心房排血受阻引起肺静脉及肺毛细血管压力急剧升高所致。当肺毛细血管压升高超过血浆胶体渗透压时,液体即从毛细血管漏到肺间质、肺泡甚至气道内,引起肺水肿。典型发作表现为突然严重气急,每分钟呼吸可达30～40次,端坐呼吸,阵发咳嗽,面色苍白,大汗,常咯出泡沫样痰,严重者可从口腔和鼻腔内涌出大量粉红色泡沫液体。发作时心率、脉搏增快,血压在起始时可升高,以后降至正常或低于正常。两肺内可闻及广泛的水泡音和哮鸣音。心尖部可听到奔马律。

1.治疗原则

(1)减少肺循环血量和静脉回心血量。

(2)增加心搏量,包括增强心肌收缩力和降低周围血管阻力。

(3)减少血容量。

(4)减少肺泡内液体漏出,保证气体交换。

2.护理措施

(1)使患者取坐位或半卧位,两腿下垂,减少下肢静脉回流,减少回心血量。

(2)立即皮下注射吗啡10 mg或哌替啶50～100 mg,使患者安静及减轻呼吸困难。但对昏迷、严重休克、有呼吸道疾病或痰液极多者忌用,年老,体衰,瘦小者应减量。

(3)改善通气-换气功能,轻度肺水肿早期高流量氧气吸入,开始是2～3 L/min,以后逐渐增至4～6 L/min,氧气湿化瓶内加75 %酒精或选用有机硅消泡沫剂,以降低肺泡内泡沫的表面张力,使泡沫破裂,改善通气功能。肺水肿明显出现即应作气管插管进行加压辅助呼吸,改善通气与氧的弥散,减少肺内分流,提高血氧分压。肺水肿基本控制后,可采用呼吸机间歇正压呼吸,如果动脉血氧分压<9.31 kPa时,可改为持续正压呼吸。

(4)速给西地兰0.4 mg或毒毛花苷K 0.25 mg,加入葡萄糖溶液中缓慢静脉推注。

（5）快速利尿,如速尿 20～40 mg 或利尿酸钠 25 mg 静脉注射。

（6）静脉注射氨茶碱 0.25 g 用 50％葡萄糖液 20～40 mL 稀释后缓慢注入,减轻支气管痉挛,增加心肌收缩力和促进尿液排出。

（7）氢化可的松 100～200 mg 或地塞米松 10 mg 溶于葡萄糖中静脉注射。

（七）健康教育

随着人们生活水平的不断提高,人们对生活质量的要求也越来越高。心力衰竭的转归及治愈程度将直接影响患者的生活质量,预防心力衰竭发生以保证患者的生活质量就显得更为重要。首先要避免诱发因素,如气候转换时要预防感冒,及时添加衣服;以乐观的态度对待生活,情绪平稳,不要大起大落过于激动;体力劳动不要过重;适当掌握有关的医学知识以便自我保健等。其次,对已明确心功能Ⅱ级、Ⅲ级的患者要按一般治疗标准,合理正确按医嘱服用强心、利尿、扩血、管药物,注意休息和营养,并定期门诊随访。

（王黎明）

第七节　心源性休克

心源性休克系指由于严重的心脏泵功能衰竭或心功能不全导致心排血量减少,各重要器官和周围组织灌注不足而发生的一系列代谢和功能障碍综合征。

一、临床表现

多数心源性休克患者,在出现休克之前有相应心脏病史和原发病的各种表现,如急性肌梗死患者可表现严重心肌缺血症状,心电图可能提示急性冠状动脉供血不足,尤其是广泛前壁心肌梗死;急性心肌炎者则可有相应感染史,并有发热、心悸、气短及全身症状,心电图可有严重心律失常;心脏手术后所致的心源性休克,多发生于手术 1 周内。

心源性休克目前国内外比较一致的诊断标准如下。

（1）收缩压低于 12 kPa(90 mmHg)或原有基础血压降低 4 kPa(30 mmHg),非原发性高血压患者一般收缩压小于 10.7 kPa(80 mmHg)。

（2）循环血量减少:①尿量减少,常少于 20 mL/h。②神志障碍、意识模糊、嗜睡、昏迷等。③周围血管收缩,伴四肢厥冷、冷汗,皮肤湿凉、脉搏细弱快速、颜面苍白或发绀等末梢循环衰竭表现。

（3）纠正引起低血压和低心排血量的心外因素(低血容量、心律失常、低氧血症、酸中毒等)后,休克依然存在。

二、诊断

（1）有急性心肌梗死、急性心肌炎、原发或继发性心肌病、严重的恶性心律失常、具有心肌毒性的药物中毒、急性心脏压塞以及心脏手术等病史。

（2）早期患者烦躁不安、面色苍白,诉口干、出汗,但神志尚清;后逐渐表情淡漠、意识模糊、神志不清直至昏迷。

（3）体检心率逐渐增快，常＞120次/分。收缩压＜10.64 kPa（80 mmHg），脉压差＜2.67 kPa（20 mmHg）严重时血压测不出。脉搏细弱，四肢厥冷，肢端发绀，皮肤出现花斑样改变。心音低纯，严重者呈单音律。尿量＜17 mL/h，甚至无尿。休克晚期出现广泛性皮肤、黏膜及内脏出血，即弥散性血管内凝血，以及多器官衰竭。

（4）血流动力学监测提示心脏指数降低、左心室舒张末压升高等相应的血流动力学异常。

三、检查

（1）血气分析。

（2）弥散性血管内凝血的有关检查。血小板计数及功能检测，出凝血时间，凝血酶原时间，凝血因子Ⅰ，各种凝血因子和纤维蛋白降解产物（FDP）。

（3）必要时做微循环灌注情况检查。

（4）血流动力学监测。

（5）胸部 X 线片、心电图检查，必要时做动态心电图检查，条件允许时行床旁超声心动图检查。

四、治疗

（一）一般治疗

（1）绝对卧床休息，有效止痛，由急性心肌梗死所致者吗啡 3～5 mg 或哌替啶 50 mg，静脉注射或皮下注射，同时予地西泮、苯巴比妥（鲁米那）。

（2）建立有效的静脉通道，必要时行深静脉插管。留置导尿管监测尿量。持续心电、血压、血氧饱和度监测。

（3）氧疗：持续吸氧，氧流量一般为 4～6 L/min，必要时气管插管或气管切开，人工呼吸机辅助呼吸。

（二）补充血容量

首选低分子右旋糖酐 250～500 mL 静脉滴注，或 0.9％氯化钠注射液、平衡液 500 mL 静脉滴注，最好在血流动力学监护下补液严格控制滴速，前 20 分钟内快速补液 100 mL，如中心静脉压上升不超过 0.2 kPa（1.5 mmHg），可继续补液直至休克改善，或输液总量达 500～750 mL。无血流动力学监护条件者可参照以下指标进行判断：诉口渴，外周静脉充盈不良，尿量＜30 mL/h，尿比重＞1.02，中心静脉压＜0.8 kPa（6 mmHg），则表明血容量不足。

（三）血管活性药物的应用

首选多巴胺或与间羟胺（阿拉明）联用，从 2～5 μg/（kg·min）开始渐增剂量，在此基础上根据血流动力学资料选择血管扩张剂：①肺充血而心排血量正常，肺毛细血管嵌顿压＞2.4 kPa（18 mmHg），而心脏指数＞2.2 L/（min·m²）时，宜选用静脉扩张剂，如硝酸甘油 15～30 μg/min 静脉滴注或泵入，并可适当利尿。②心排血量低且周围灌注不足，但无肺充血，即心脏指数＜2.2 L/（min·m²），肺毛细血管嵌顿压＜2.4 kPa（18 mmHg）而肢端湿冷时，宜选用动脉扩张剂，如酚妥拉明 100～300 μg/min 静脉滴注或泵入，必要时增至 1 000～2 000 μg/min。③心排血量低且有肺充血及外周血管痉挛，即心脏指数＜2.2 L/（min·m²），肺毛细血管嵌顿压＜2.4 kPa（18 mmHg）而肢端湿冷时，宜选用硝普钠，10 μg/min 开始，每 5 分钟增加 5～10 μg/min，常用量为 40～160 μg/min，也有高达 430 μg/min 才有效。

(四)正性肌力药物的应用

1.洋地黄制剂

一般在急性心肌梗死的 24 小时内,尤其是 6 小时内应尽量避免使用洋地黄制剂,在经上述处理休克无改善时可酌情使用毛花苷 C 0.2～0.4 mg,静脉注射。

2.拟交感胺类药物

对心排血量低,肺毛细血管嵌顿压不高,体循环阻力正常或低下,合并低血压时选用多巴胺,用量同前;而心排血量低,肺毛细血管嵌顿压高,体循环血管阻力和动脉压在正常范围者,宜选用多巴酚丁胺5～10 μg/(kg·min),也可选用多培沙明 0.25～1.0 μg/(kg·min)。

3.双异吡啶类药物

常用氨力农 0.5～2 mg/kg,稀释后静脉注射或静脉滴注,或米力农 2～8 mg,静脉滴注。

(五)其他治疗

1.纠正酸中毒

常用 5% 碳酸氢钠或摩尔乳酸钠,根据血气分析结果计算补碱量。

2.激素应用

早期(休克 4～6 小时)可尽早使用糖皮质激素,如地塞米松(氟美松)10～20 mg 或氢化可的松100～200 mg,必要时每 4～6 小时重复 1 次,共用 1～3 天,病情改善后迅速停药。

3.纳洛酮

首剂 0.4～0.8 mg,静脉注射,必要时在 2～4 小时后重复 0.4 mg,继以 1.2 mg 置于 500 mL 液体内静脉滴注。

4.机械性辅助循环

经上述处理后休克无法纠正者,可考虑主动脉内气囊反搏(IABP)、体外反搏、左心室辅助泵等机械性辅助循环。

5.原发疾病治疗

如急性心肌梗死患者应尽早进行再灌注治疗,溶栓失败或有禁忌证者应在 IABP 支持下进行急诊冠状动脉成形术;急性心包填塞者应立即心包穿刺减压;乳头肌断裂或室间隔穿孔者应尽早进行外科手术修补等。

6.心肌保护

1,6-二磷酸果糖 5～10 g/d,或磷酸肌酸(护心通)2～4 g/d,酌情使用血管紧张素转换酶抑制剂等。

(六)防治并发症

1.呼吸衰竭

呼吸衰竭包括持续氧疗,必要时呼气末正压给氧,适当应用呼吸兴奋剂,如尼可刹米(可拉明)0.375 g 或洛贝林(山梗菜碱)3～6 mg 静脉注射;保持呼吸道通畅,定期吸痰,预防感染等。

2.急性肾衰竭

注意纠正水、电解质紊乱及酸碱失衡,及时补充血容量,酌情使用利尿剂如呋塞米(速尿)20～40 mg 静脉注射。必要时可进行血液透析、血液滤过或腹膜透析。

3.保护脑功能

使用脱水剂及糖皮质激素,合理使用兴奋剂及镇静剂,适当补充促进脑细胞代谢药,如脑活素、胞二磷胆碱、三磷酸腺苷等。

4.防治弥散性血管内凝血(DIC)

休克早期应积极应用低分子右旋糖酐、阿司匹林(乙酰水杨酸)、双嘧达莫(潘生丁)等抗血小板及改善微循环药物,有 DIC 早期指征时应尽早使用肝素抗凝,首剂 3 000～6 000 U 静脉注射,后续以 500～1 000 U/h 静脉滴注,监测凝血时间调整用量,后期适当补充消耗的凝血因子,对有栓塞表现者可酌情使用溶栓药如小剂量尿激酶(25 万～50 万 U)或链激酶。

五、护理

(一)急救护理

(1)护理人员熟练掌握常用仪器、抢救器材及药品。

(2)各抢救用物定点放置、定人保管、定量供应、定时核对,定期消毒,使其保持完好备用状态。

(3)患者一旦发生晕厥,应立即就地抢救并通知医师。

(4)应及时给予吸氧,建立静脉通道。

(5)按医嘱准、稳、快地使用各类药物。

(6)若患者出现心脏骤停,立即进行心、肺、脑复苏。

(二)护理要点

1.给氧用面罩或鼻导管给氧

面罩要严密,鼻导管吸氧时,导管插入要适宜,调节氧流量每分 4～6 L,每天更换鼻导管一次,以保持导管通畅。如发生急性肺水肿时,立即给患者端坐位,两腿下垂,以减少静脉回流,同时加用 30%酒精吸氧,降低肺泡表面张力,特别是患者咯大量粉红色泡沫样痰时,应及时用吸引器吸引,保持呼吸道通畅,以免发生窒息。

2.建立静脉输液通道

迅速建立一至两条静脉通道。在输液时,输液速度应控制,应当根据心率、血压等情况,随时调整输液速度,特别是当液体内有血管活性药物时,更应注意输液通畅,避免管道滑脱、输液外渗。

3.尿量观察

记录单位时间内尿量的观察,是对休克病情变化及治疗有十分重要意义的指标。如果患者 6 小时无尿或每小时少于 20 mL,说明肾小球滤过量不足,如无肾实质病变说明血容量不足。相反,每小时尿量大于 30 mL,表示微循环功能良好,肾血灌注好,是休克缓解的可靠指标。如果血压回升,而尿量仍很少,考虑发生急性肾功衰竭,应及时处理。

4.血压、脉搏、末梢循环的观察

血压变化直接标志着休克的病情变化及预后,因此,在发病几小时内应严密观察血压,15～30 分钟一次,待病情稳定后 1～2 小时观察一次。若收缩压下降到 10.7 kPa(80 mmHg)以下,脉压差小于2.7 kPa(20 mmHg)或患者原有高血压,血压的数值较原血压下降 2.7～4.0 kPa(20～30 mmHg),要立即通知医师迅速给予处理。

脉搏的快慢取决于心率,其节律是否整齐,也与心搏节律有关,脉搏强弱与心肌收缩力及排血量有关。所以休克时脉搏在某种程度上反映心脏功能,同时,临床上脉搏的变化,往往早于血压变化。

心源性休克由于心排血量减少,末梢循环灌注量减少,血流留滞,末梢发生发绀,尤其以口唇、黏膜及甲床最明显,四肢也因血运障碍而冰冷,皮肤潮湿。这时,即使血压不低,也应按休克处理。当休克逐步好转时,末梢循环得到改善,发绀减轻,四肢转温。所以末梢的变化也是休克病情变化的一个标志。

5.心电监护的护理患者入院后

立即建立心电监护,通过心电监护可及时发现致命的室速或室颤。当患者入院后一般监测24～48小时,有条件可直到休克缓解或心律失常纠正。常用标准Ⅱ导进行监测,必要时描记心电记录。在监测过程中,要严密观察心律、心率的变化。对于频发室早(每分钟5个以上)、多源性室早,室早呈二联律、三联律、室性心动过速、R-on-T、R-on-P(室早落在前一个P波或T波上)立即报告医师,积极配合抢救,准备各种抗心律失常药,随时做好除颤和起搏的准备,分秒必争,以挽救患者的生命。

最后,还必须做好患者的保温工作,防止呼吸道并发症和预防压疮等方面的基础护理工作。

(王黎明)

第五章

消化内科护理

第一节 反流性食管炎

反流性食管炎(reflux esophagitis,RE)是指胃、十二指肠内容物反流入食管所引起的食管黏膜炎症、糜烂、溃疡和纤维化等病变,甚至引起咽喉、气道等食管以外的组织损害。其发病男性多于女性,男女比例为(2~3):1,发病率为1.92%。随着年龄的增长,食管下段括约肌收缩力的下降,胃、十二指肠内容物自发性反流,而使老年人反流性食管炎的发病率有所增加。

一、病因和发病机制

(一)抗反流屏障削弱

食管下括约肌是指食管末端3~4 cm长的环形肌束。正常人静息时压力为1.3~4.0 kPa(10~30 mmHg),为一高压带,防止胃内容物反流入食管。由于年龄的增长,机体老化导致食管下括约肌的收缩力下降引起食物反流。一过性食管下括约肌松弛也是反流性食管炎的主要发病机制。

(二)食管清除作用减弱

正常情况下,一旦发生食物的反流,大部分反流物通过1~2次食管自发和继发性的蠕动性收缩将食管内容物排入胃内,即容量清除,剩余的部分则由唾液缓慢地中和。老年人食管蠕动缓慢和唾液产生减少,影响了食管的清除作用。

(三)食管黏膜屏障作用下降

反流物进入食管后,可以凭借食管上皮表面黏液、不移动水层和表面HCO_3^-、复层鳞状上皮等构成上皮屏障,以及黏膜下丰富的血液供应构成的后上皮屏障,发挥其抗反流物对食管黏膜损伤的作用。随着机体老化,食管黏膜逐渐萎缩,黏膜屏障作用下降。

二、护理评估

(一)健康史

询问患者的饮食结构及习惯、有无长期服用药物史。

(二)身体评估

1.反流症状

反酸、反食、反胃(指胃内容物在无恶心和不用力的情况下涌入口腔)、嗳气等,多在餐后明显或加重,平卧或躯体前屈时易出现。

2.反流物引起的刺激症状

胸骨后或剑突下烧灼感、胸痛、吞咽困难等。常由胸骨下段向上伸延,常在餐后 1 小时出现,平卧、弯腰或腹压增高时可加重。反流物刺激食管痉挛导致胸痛,常发生在胸骨后或剑突下。严重时可为剧烈刺痛,可放射到后背、胸部、肩部、颈部、耳后,有的酷似心绞痛的特点。

3.其他症状

咽部不适,有异物感、棉团感或堵塞感,可能与酸反流引起食管上段括约肌压力升高有关。

4.并发症

(1)上消化道出血:因食管黏膜炎症、糜烂及溃疡可以导致上消化道出血。

(2)食管狭窄:食管炎反复发作致使纤维组织增生,最终导致瘢痕性狭窄。

(3)Barrett 食管:在食管黏膜的修复过程中,食管-贲门交界处 2 cm 以上的食管鳞状上皮被特殊的柱状上皮取代,称之为 Barrett 食管。Barrett 食管发生溃疡时,又称 Barrett 溃疡。Barrett食管是食管癌的主要癌前病变,其腺癌的发生率较正常人高 30~50 倍。

(三)辅助检查

1.内镜检查

内镜检查是反流性食管炎最准确、最可靠的诊断方法,能判断其严重程度和有无并发症,结合活检可与其他疾病相鉴别。

2.24 小时食管 pH 监测

应用便携式 pH 记录仪在生理状态下对患者进行 24 小时食管 pH 连续监测,可提供食管是否存在过度酸反流的客观依据。在进行该项检查前 3 天,应停用抑酸药与促胃肠动力的药物。

3.食管吞钡 X 线检查

对不愿意接受或不能耐受内镜检查者行该检查。严重患者可发现阳性 X 线征。

(四)心理社会状况

反流性食管炎长期持续存在,病情反复、病程迁延,因此患者会出现食欲减退,体重下降,导致患者心情烦躁、焦虑;合并消化道出血时会使患者紧张、恐惧。应注意评估患者的情绪状态及对本病的认知程度。

三、常见护理诊断和问题

(一)疼痛:胸痛

与胃食管黏膜炎性病变有关。

(二)营养失调:低于机体需要量

与害怕进食、消化吸收不良等有关。

(三)有体液不足的危险

与合并消化道出血引起活动性体液丢失、呕吐及液体摄入量不足有关。

(四)焦虑

与病情反复、病程迁延有关。

（五）知识缺乏

缺乏对反流性食管炎病因和预防知识的了解。

四、诊断要点和治疗原则

（一）诊断要点

临床上有明显的反流症状，内镜下有反流性食管炎的表现，食管过度酸反流的客观依据即可做出诊断。

（二）治疗原则

以药物治疗为主，对药物治疗无效或发生并发症者可做手术治疗。

1.药物治疗

目前多主张采用递减法，即开始使用质子泵抑制剂加促胃肠动力药，迅速控制症状，待症状控制后再减量维持。

（1）促胃肠动力药：目前主要常用的药物是西沙必利。常用量为每次 5～15 mg，每天 3～4 次，疗程8～12 周。

（2）抑酸药：①H$_2$ 受体拮抗剂（H$_2$RA）：西咪替丁 400 mg、雷尼替丁 150 mg、法莫替丁 20 mg，每天2 次，疗程 8～12 周；②质子泵抑制剂（PPI）：奥美拉唑 20 mg、兰索拉唑 30 mg、泮托拉唑 40 mg、雷贝拉唑 10 mg 和埃索美拉唑 20 mg，一天 1 次，疗程 4～8 周；③抗酸药：仅用于症状轻、间歇发作的患者作为临时缓解症状用。反流性食管炎有并发症或停药后很快复发者，需要长期维持治疗。H$_2$RA、西沙必利、PPI 均可用于维持治疗，其中以 PPI 效果最好。维持治疗的剂量因患者而异，以调整至患者无症状的最低剂量为合适剂量。

2.手术治疗

手术为不同术式的胃底折叠术。手术指征如下：①严格内科治疗无效；②虽经内科治疗有效，但患者不能忍受长期服药；③经反复扩张治疗后仍反复发作的食管狭窄；④确证由反流性食管炎引起的严重呼吸道疾病。

3.并发症的治疗

（1）食管狭窄：大部分狭窄可行内镜下食管扩张术治疗，扩张后予以长程 PPI 维持治疗可防止狭窄复发。少数严重瘢痕性狭窄需行手术切除。

（2）Barrett 食管：药物治疗是预防 Barrett 食管发生和发展的重要措施，必须使用 PPI 治疗及长期维持。

五、护理措施

（一）一般护理

为减少平卧时及夜间反流可将床头抬高 15～20 cm。避免睡前 2 小时内进食，白天进餐后亦不宜立即卧床。应避免食用使食管下括约肌压力降低的食物和药物，如高脂肪、巧克力、咖啡、浓茶及硝酸甘油、钙通道阻滞剂等。应戒烟及禁酒。减少一切影响腹压增高的因素，如肥胖、便秘、紧束腰带等。

（二）用药护理

遵医嘱给予药物治疗，注意观察药物的疗效及不良反应。

1. H₂ 受体拮抗剂

药物应在餐中或餐后即刻服用,若需同时服用抗酸药,则两药应间隔 1 小时以上。若静脉给药应注意控制速度,过快可引起低血压和心律失常。西咪替丁对雄性激素受体有亲和力,可导致男性乳腺发育、阳痿以及性功能紊乱,应做好解释工作。该药物主要通过肾排泄,用药期间应监测肾功能。

2. 质子泵抑制剂

奥美拉唑可引起头晕,应嘱患者用药期间避免开车或做其他必须高度集中注意力的工作。兰索拉唑的不良反应包括荨麻疹、皮疹、瘙痒、头痛、口苦、肝功能异常等,轻度不良反应不影响继续用药,较严重时应及时停药。泮托拉唑的不良反应较少,偶可引起头痛和腹泻。

3. 抗酸药

该药在饭后 1 小时和睡前服用。服用片剂时应嚼服,乳剂给药前应充分摇匀。抗酸剂应避免与奶制品、酸性饮料及食物同时服用。

(三)饮食护理

(1)指导患者有规律地定时进餐,饮食不宜过饱,选择营养丰富,易消化的食物。避免摄入过咸、过甜、过辣的刺激性食物。

(2)制定饮食计划:与患者共同制定饮食计划,指导患者及家属改进烹饪技巧,增加食物的色、香、味,刺激患者食欲。

(3)观察并记录患者每天进餐次数、量、种类,以了解其摄入营养素的情况。

六、健康指导

(一)疾病知识的指导

向患者及家属介绍本病的有关病因,避免诱发因素。保持良好的心理状态,平时生活要有规律,合理安排工作和休息时间,注意劳逸结合,积极配合治疗。

(二)饮食指导

指导患者加强饮食卫生和饮食营养,养成有规律的饮食习惯;避免过冷、过热、辛辣等刺激性食物及浓茶、咖啡等饮料;嗜酒者应戒酒。

(三)用药指导

根据病因及病情进行指导,嘱患者长期维持治疗,介绍药物的不良反应,如有异常及时复诊。

（王　瑞）

第二节　胃　炎

胃炎是不同病因所致的胃黏膜慢性炎症,常伴有上皮损伤和细胞再生。按发病的缓急和病程长短可分为急性胃炎和慢性胃炎。发病率在胃病中居首位。最常引起胃黏膜炎症的药物是非甾体抗炎药(阿司匹林、吲哚美辛等),与幽门螺杆菌感染密切相关。

一、临床表现

(一)急性胃炎

急性胃炎常由服用非甾体抗炎药引起。以突发的呕血和(或)黑便、上腹不适或隐痛为症状而就诊。内镜检查多数可发现胃黏膜急性糜烂出血的表现。

(二)慢性胃炎

慢性胃炎多由幽门螺杆菌感染引起。无特异性症状,部分患者有上腹痛或不适、食欲缺乏、反酸、嗳气、恶心等消化不良表现。

二、治疗

(一)急性胃炎

针对原发疾病和病因采取防治措施。积极抑制胃酸分泌,保护胃黏膜。

(二)慢性胃炎

根除幽门螺杆菌,对症用药。并抑酸或抗酸治疗,增强胃黏膜防御、动力促进剂等。

三、护理

(一)护理评估

1.生活习惯

了解患者是否饮食不规律,是否长期服用非甾体抗炎药,嗜好烟酒及刺激性食物。

2.消化道症状

了解腹部不适与进食的关系,有无反酸、胃灼热、腹胀等症状。

(二)护理措施

1.营养失调的护理

(1)急性发作期:有消化道出血症状者暂时禁食,由静脉补充足够的水分、能量以及电解质。症状稍缓解后,可给予清淡流质饮食,如米汤、藕粉、薄面汤等。

(2)病情缓解期:给予易消化及无刺激的少渣半流质饮食,如大米粥、皮蛋肉末粥、蒸蛋羹。当病情进一步缓解时,可用少渣软食,如米饭、汤面等。

(3)恢复期:注意增加营养,可挑选一些富含生物价值高的蛋白质和维生素的食物,防止贫血和营养不良的发生,如猪肝、蛋黄、动物全血等富含血红素铁的食品,注意维生素 C 和 B 族维生素的补充,适量增加新鲜蔬菜和水果,促进铁吸收。注意培养良好的饮食习惯,少食多餐,定时定量,细嚼慢咽,避免暴饮暴食,忌吃油炸食品,少用咖啡、酒、辣椒、芥末、胡椒等刺激性调味品,食物要加工得细、碎、软、烂;烹调方法多采用蒸、煮、炖。

2.舒适度改变的护理

(1)病情观察:观察消化道症状如呕血、黑便的颜色、性质、量;观察腹痛或腹部不适的部位、持续时间和性质;观察用药后患者症状的改善情况。

(2)休息与活动:急性期卧床休息。病情缓解期合理安排休息与工作,生活规律,劳逸结合。

3.用药指导及效果观察

(1)质子泵抑制剂:埃索美拉唑、奥美拉唑、泮托拉唑等,应餐前服药,偶有胃肠道反应及头晕、嗜睡等中枢神经症状,用药期间避免开车或高空作业。

(2)抗幽门螺杆菌药:遵医嘱口服抗菌药物,根治幽门螺杆菌,达治愈标准。餐后口服,以减少对胃黏膜的损害。

(3)输注质子泵抑制剂、抗菌药物以及营养药物时注意保护静脉和观察上述不良反应。

4.健康教育

(1)禁用或慎用阿司匹林等对胃黏膜有刺激作用的药物;应限制盐的摄入并补充新鲜的水果及蔬菜;长期饮用浓茶、咖啡、过冷、过热食物可损伤胃黏膜,应注意避免。

(2)加强饮食卫生和饮食营养。

(3)生活规律,避免劳累,适当锻炼,增强抵抗力。

(4)遵医嘱规律用药,不能私自减量或停用,根除幽门螺杆菌。

(5)定期复查,预防癌变。

(三)护理效果评估

(1)消化道症状减轻或消失。

(2)营养状况良好。

(3)知晓疾病诱因,远离不良因素。

（王　瑞）

第三节　消化性溃疡

消化性溃疡主要指发生在胃和十二指肠的慢性溃疡,即胃溃疡和十二指肠溃疡,因溃疡的形成与胃酸/胃蛋白酶的消化作用有关而得名。溃疡的黏膜缺损超过黏膜肌层,不同于糜烂。

一、护理评估

(一)一般评估

1.患病及治疗经过

询问发病的有关诱因和病因,例如发病是否与天气变化,饮食不当或情绪激动有关;有无暴饮暴食、喜食酸辣等刺激性食物的习惯;是否嗜烟酒;有无经常服用非甾体抗炎药史;家族中有无溃疡病者等。询问患者的病程经过,例如首次疼痛发作的时间,疼痛与进食的关系,是餐后还是空腹出现,有无规律,部位及性质如何,应用何种方法能缓解疼痛。曾做过何种检查和治疗,结果如何。

2.患者主诉与一般情况

询问患者有无恶心、呕吐、嗳气、反酸等其他消化道症状,有无呕血、黑便、频繁呕吐等症状。询问此次发病与既往有无变化,日常休息与活动如何等。

3.相关记录

腹痛、体重、体位、饮食、药物、出入量等记录结果。

(二)身体评估

1.头颈部

有无痛苦表情、消瘦、贫血貌等。

2.腹部

(1)上腹部有无固定压痛点,有无胃蠕动波,全腹有无压痛、反跳痛,有无腹肌紧张。

(2)有无空腹振水音,腹部有无肠鸣音变化(亢进、减弱或消失)。

3.其他

有无因腹部疼痛而发生的体位改变等。

(三)常用药物治疗效果的评估

1.抗酸药评估要点

(1)用药剂量、时间、用药的方法(静脉注射、口服)的评估与记录。

(2)有无磷缺乏症表现:食欲缺乏、软弱无力等症状,甚至有骨质疏松的表现。

(3)有无严重便秘、代谢性碱中毒与钠潴留,甚至肾损害。服用镁剂应注意有无腹泻。

2.H_2受体拮抗剂评估要点

(1)用药剂量、时间、用药的方法(静脉注射、口服)的评估与记录,静脉给药应注意控制速度,速度过快可引起低血压和心律失常。

(2)注意监测肝、肾功能,注意有无头痛、头晕、疲倦、腹泻及皮疹等反应,因药物可随母乳排出,哺乳期应停止用药。

3.质子泵抑制剂的评估要点

(1)患者自觉症状:有无头晕、腹泻等症状。

(2)有无皮肤等反应:例如荨麻疹、皮疹、瘙痒、头痛、口苦、肝功能异常等。

二、护理措施

(一)休息与活动

溃疡活动期且症状较重者,嘱其卧床休息几天至1～2周,可使疼痛等症状缓解。病情较轻者则应鼓励其适当活动,以分散注意力。

(二)指导缓解疼痛

注意观察及详细了解患者疼痛的规律和特点,并按其疼痛特点指导缓解疼痛的方法。如十二指肠溃疡表现为空腹痛或午夜痛,指导患者在疼痛前或疼痛时进食碱性食物(如苏打饼干等),或服用制酸剂。也可采用局部热敷或针灸止痛。

(三)合理饮食

选择营养丰富,易消化的食物。症状重者以面食为主。避免食用机械性和化学性刺激强的食物。以少食多餐为主,每天进食4～5次,避免过饱,进食宜细嚼慢咽,以增加唾液分泌,稀释和中和胃酸。

(四)用药护理

应严格按医嘱用药,并注意观察常用药的不良反应,发现问题及时处理。

(五)心理护理

多关心体贴患者,使患者保持良好的情绪,因为过分焦虑和恐惧往往更易诱发和加重消化性溃疡。

(六)健康教育

1.帮助患者认识和去除病因

讲解引起和加重溃疡病的相关因素,指导其保持乐观情绪,规律生活。

2.饮食指导

建立合理的饮食习惯和结构,戒除烟酒,避免摄入刺激性食物。饮食宜清淡、易消化、富营养,少食多餐。

3.用药原则

指导患者按医嘱正确服药,学会观察药效及不良反应,不随便停药或减量,防止溃疡复发。指导患者慎用或勿用致溃疡的药物,如阿司匹林、咖啡因、泼尼松等。

4.适当活动计划

制订个体化的活动计划,选择合适的锻炼方式,提高机体抵抗力。

5.自我观察

教会患者出院后的某些重要指标的自我监测,如腹痛、呕吐、黑便等监测并正确记录。

6.及时就诊的指标

(1)上腹疼痛节律发生变化或疼痛加剧。

(2)出现呕血、黑便等。

三、护理效果评估

(1)患者情绪稳定,上腹部疼痛减轻并渐消失。

(2)患者坚持按医嘱正确服药。

(3)患者能戒除烟酒,饮食规律,建立合理的饮食方式和结构,营养指标在正常范围内。

(刘金玲)

第四节　上消化道出血

一、概述

(一)概念和特点

上消化道出血是指屈氏韧带以上的消化道,包括食管、胃、十二指肠、胰腺、胆管等病变引起的出血,以及胃空肠吻合术的空肠病变引起的出血。上消化道大出血是指数小时内失血量超过1 000 mL或循环血容量的20%,主要表现为呕血和(或)黑便,常伴有血容量减少而引起急性周围循环衰竭,是临床的急症,严重者可导致失血性休克而危及生命。

近年来,本病的诊断和治疗水平有很大的提高,临床资料统计显示,80%～85%急性上消化道大出血患者短期内能自行停止,仅15%～20%患者出血不止或反复出血,最终死于出血并发症,其中急性非静脉曲张性上消化道出血的发病率在我国仍居高不下,严重威胁人民的生命健康。

(二)相关病理生理

上消化道出血多起因于消化性溃疡侵蚀胃基底血管导致其破裂而引发出血。出血后逐渐影响周围血液循环量,如因出血量多引起有效循环血量减少,进而引发血液循环系统代偿,以致血压降低、心悸、出汗,急需即刻处理。出血处可能因血块形成而自动止血,但也可能再次出血。

（三）上消化道出血的病因

上消化道出血的病因包括溃疡性疾病、炎症、门静脉高压、肿瘤、全身性疾病等。临床上最常见的病因是消化性溃疡，其他依次为急性糜烂出血性胃炎、食管胃底静脉曲张破裂和胃癌。现将病因归纳列述如下。

1.上消化道疾病

（1）食管疾病、食管物理性损伤、食管化学性损伤。

（2）胃、十二指肠疾病：消化性溃疡、佐林格-埃利森（Zollinger-Ellison）综合征、胃癌等。

（3）空肠疾病：胃肠吻合术后空肠溃疡、空肠克罗恩病。

2.门静脉高压引起的食管胃底静脉曲张破裂出血

（1）各种病因引起的肝硬化。

（2）门静脉阻塞：门静脉炎、门静脉血栓形成、门静脉受邻近肿块压迫。

（3）肝静脉阻塞：如巴德-基亚里（Budd-Chiari）综合征。

3.上消化道邻近器官或组织的疾病

（1）胆管出血：胆囊或胆管结石、胆管蛔虫、胆管癌、肝癌、肝脓肿或肝血管瘤破入胆管等。

（2）胰腺疾病：急慢性胰腺炎、胰腺癌、胰腺假性囊肿、胰腺脓肿等。

（3）其他：纵隔肿瘤或囊肿破入食管、主动脉瘤、肝或脾动脉瘤破入食管等。

4.全身性疾病

（1）血液病：白血病、血友病、再生障碍性贫血、DIC 等。

（2）急性感染：脓毒症、肾综合征出血热、钩端螺旋体病、重症肝炎等。

（3）脏器衰竭：尿毒症、呼吸衰竭、肝衰竭等。

（4）结缔组织病：系统性红斑狼疮、结节性多动脉炎、皮肌炎等。

5.诱因

（1）服用水杨酸类或其他非甾体抗炎药或大量饮酒。

（2）应激相关胃黏膜损伤：严重感染、休克、大面积烧伤、大手术、脑血管意外等应激状态下，会引起应激相关胃黏膜损伤。应激性溃疡可引起大出血。

（四）临床表现

上消化道大量出血的临床表现主要取决于出血量及出血速度。

1.呕血与黑便

呕血与黑便是上消化道出血的特征性表现。上消化道出血之后，均有黑粪。出血部位在幽门以上者常有呕血。若出血量较少、速度慢亦可无呕血。反之，幽门以下出血如出血量大，速度快，可因血反流入胃腔引起恶心、呕吐而表现为呕血。

呕血多棕褐色呈咖啡渣样，如出血量大，未经胃酸充分混合即呕出，则为鲜红色或有血块。黑粪呈柏油样，黏稠而发亮，当出血量大，血液在肠内推进快，粪便可呈暗红甚至鲜红色。

2.失血性周围循环衰竭

急性大量失血由于循环血容量迅速减少而导致周围循环衰竭。一般表现为头昏、心慌、乏力，突然起立发生晕厥、肢体冷感、心率加快、血压偏低等，严重者呈休克状态。

3.发热

大量出血后，多数患者在 24 小时内出现低热，持续 3～5 天后降至正常。发热原因可能与循环血量减少和周围循环衰竭导致体温调节中枢功能紊乱等因素有关。

4.氮质血症

上消化道大量出血后,由于大量血液蛋白质的消化产物在肠道被吸收,血中尿素氮(BUN)浓度可暂时增高,称为肠源性氮质血症。一般于一次出血后数小时血尿素氮开始上升,24~48 小时达到高峰,一般不超过 14.3 mmol/L(40 mg/dL),3~4 天后降至正常。

5.贫血和血常规

急性大量出血后均有失血性贫血。但在出血的早期,血红蛋白浓度、红细胞计数与血细胞比容可无明显变化。在出血后,组织液渗入血管内,使血液稀释,一般经 3~4 小时以上才出现贫血,出血后 24~72 小时血液稀释到最大限度。贫血程度取决于失血量外,还和出血前有无贫血、出血后液体平衡状态等因素相关。

急性出血患者为正细胞正色素性贫血,在出血后骨髓有明显代偿性增生,可暂时出现大细胞性贫血,慢性失血则呈小细胞低色素性贫血。出血 24 小时内网织红细胞即见增高,出血停止后逐渐降至正常。白细胞计数在出血后 2~5 小时轻至中度升高,血止后 2~3 天才恢复正常。但在肝硬化患者中,如同时有脾功能亢进,则白细胞计数可不升高。

(五)辅助检查

1.实验室检查

测定红细胞、白细胞和血小板计数,血红蛋白浓度、血细胞比容、肝肾功能、大便潜血检查等,以了解其病因、诱因及潜在的护理问题。

2.内镜检查

出血后 24~48 小时内行急诊内镜检查,可以直接观察出血部位,明确出血的病因,同时对出血灶进行止血治疗是上消化道出血病因诊断的首选检查方法。

3.X 线钡餐检查

对明确病因亦有价值。主要适用于不宜或不愿进行内镜检查者或胃镜检查未能发现出血原因,需排除十二指肠降段以下的小肠段有无出血病灶者。

4.其他

放射性核素扫描或选择性动脉造影如腹腔动脉、肠系膜上动脉造影帮助确定出血部位,适用于内镜及 X 线钡剂造影未能确诊而又反复出血者。不能耐受 X 线、内镜或动脉造影检查的患者,可作吞线试验,根据棉线有无沾染血迹及其部位,可以估计活动性出血部位。

(六)治疗原则

上消化道大量出血为临床急症,应采取积极措施进行抢救。迅速补充血容量,纠正水电解质失衡,预防和治疗失血性休克,给予止血治疗,同时积极进行病因诊断和治疗。

药物治疗:包括局部用药和全身用药两部分。

1.局部用药

经口或胃管注入消化道内,对病灶局部进行止血,主要如下。

(1)8~16 mg 去甲肾上腺素溶于 100~200 mL 冰盐水口服,强烈收缩出血的小动脉而止血,适用于胃、十二指肠出血。

(2)口服凝血酶,经接触性止血,促使纤维蛋白原转变为纤维蛋白,加速血液凝固,近年来被广泛应用于局部止血。

2.全身用药

经静脉进入体内,发挥止血作用。

（1）抑制胃酸分泌药：对消化性溃疡和急性胃黏膜损伤引起的出血,常规给予 H₂ 受体拮抗剂或质子泵抑制剂,以提高和保持胃内较高的 pH,有利于血小板聚集及血浆凝血功能所诱导的止血过程。常用药物有：西咪替丁 200~400 mg,每 6 小时 1 次；雷尼替丁 50 mg,每 6 小时 1 次；法莫替丁 20 mg,12 小时 1 次；奥美拉唑 40 mg,每 12 小时 1 次。急性出血期均为静脉用药。

（2）降低门静脉压力药。①血管升压素及其拟似物：为常用药物,其机制是收缩内脏血管,从而减少门静脉血流量,降低门静脉及其侧支循环的压力。用法为血管升压素 0.2 U/min 持续静脉滴注,视治疗反应,可逐渐加至 0.4 U/min。同时用硝酸甘油静脉滴注或含服,以减轻大剂量用血管升压素的不良反应,并且硝酸甘油有协同降低门静脉压力的作用；②生长抑素及其拟似物：止血效果好,可明显减少内脏血流量,并减少奇静脉血流量,而奇静脉血流量是食管静脉血流量的标志。14 肽天然生长抑素,用法为首剂 250 μg 缓慢静脉注射,继以 250 μg/h 持续静脉滴注。人工合成剂奥曲肽,常用首剂 100 μg 缓慢静脉注射,继以25~50 μg/h持续静脉滴注。

（3）促进凝血和抗纤溶药物：补充凝血因子如静脉注入纤维蛋白原和凝血酶原复合物对凝血功能异常引起出血者有明显疗效。抗血纤溶芳酸和 6-氨基己酸有对抗或抑制纤维蛋白溶解的作用。

二、护理评估

（一）一般评估

1.生命体征

大量出血患者因血容量不足,外周血管收缩,体温可能偏低,出血后 2 天内多有发热,一般不超过38.5 ℃,持续 3~5 天；脉搏增快（＞120 次/分）或细速,呼吸急促、浅快；血压降低,收缩压降至 10.7 kPa（80 mmHg）以下,甚至可持续下降至测不出,脉压减少,小于 3.3 kPa（30 mmHg）。

2.患者主诉

有无头晕、乏力、心慌、气促、冷、口干口渴等症状。

3.相关记录

呕血颜色、量,皮肤、尿量、出入量、黑便颜色和量等记录结果。

（二）身体评估

1.头颈部

上消化道大量出血,有效循环血容量急剧减少,患者可出现精神萎靡、嗜睡、表情淡漠、烦躁不安、意识模糊甚至昏迷。

2.腹部

（1）有无肝脾肿大,如果脾大、蜘蛛痣、腹壁静脉曲张或有腹水者,提示肝硬化门脉高压食管静脉破裂出血；肝大、质地硬、表面凹凸不平或有结节,提示肝癌。

（2）腹部肿块的质地软硬度、如果质地硬、表面凹凸不平或有结节应考虑胃、胰腺、肝胆肿瘤。

（3）中等量以上的腹水可有移动性浊音。

（4）肠鸣音活跃,肠蠕动增强,肠鸣音达 10 次/分以上,但音调不特别高调,提示有活动性出血。

（5）直肠和肛门有无结节、触痛和肿块、狭窄等异常情况。

3.其他

（1）出血部位与出血性质的评估：上消化道出血不包括口、鼻、咽喉等部位出血及咯血,应注意鉴别。出血部位在幽门以上,呕血及黑粪可同时发生,而幽门以下部位出血,多以黑粪为主。下消化道出血较少时,易被误认为是上消化道出血。下消化道出血仅有便血,无呕血,粪便鲜红、暗红或有血块,患者常感下腹部疼痛等不适感。进食动物血、肝,服用骨炭、铁剂、铋剂或中药也可使粪便发黑,但黑而无光泽。

(2)出血量的评估:粪便潜血试验阳性,表示每天出血量大于 5 mL;出现黑便时表示每天出血量在 50~70 mL,胃内积血量达 250~300 mL,可引起呕血;急性出血量<400 mL 时,组织液及脾脏贮血补充失血量,可无临床表现,若大量出血数小时内失血量超过 1 000 mL 或循环血容量的 20%,引起急性周围循环衰竭,导致急性失血性休克而危及患者生命。

(3)失血程度的评估:失血程度除按出血量评估外,还应根据全身状况来判断。失血的表现多伴有全身症状,表现为:①轻度失血,失血量达全身总血量 10%~15%,患者表现为皮肤苍白、头晕、怕冷,血压可正常但有波动,脉搏稍快,尿量减少;②中度失血:失血量达全身总血量 20% 以上,患者表现为口干、眩晕、心悸,血压波动、脉压变小,脉搏细数,尿量减少;③重度失血,失血量达全身总血量 30% 以上,患者表现为烦躁不安、意识模糊、出冷汗、四肢厥冷、血压显著下降、脉搏细数超过 120 次/分,尿少或尿闭,重者失血性休克。

(4)出血是否停止的评估。①反复呕血,呕吐物由咖啡色转为鲜红色,黑便次数增多且粪便稀薄色泽转为暗红色,伴肠鸣音亢进;②周围循环衰竭的表现经充分补液、输血仍未见明显改善,或暂时好转后又恶化,血压不稳,中心静脉压不稳定;③红细胞计数、血细胞比容、血红蛋白测定不断下降,网织红细胞计数持续增高;④在补液足够、尿量正常时,血尿素氮升高;⑤门脉高压患者的脾脏大,因出血而暂时缩小,如不见脾脏恢复肿大,提示出血未止。

(三)心理-社会评估

患者发生呕血与黑便时都可导致患者紧张、烦躁不安、恐惧、焦虑等反应。病情危重者,患者可出现濒死感,而此时其家属表现伤心状态,使患者出现较强烈的紧张及恐惧感。慢性疾病或全身性疾病致反复呕血与黑便者,易使患者对治疗和护理失去信心,表现为护理工作上不合作。患者及其家庭对疾病的认识态度影响患者的生活质量,影响其工作、学习、社交等活动。

(四)辅助检查结果评估

1.血常规

上消化道出血后均有急性失血性贫血;出血后 6~12 小时红细胞计数、血红蛋白浓度及血细胞比容下降;在出血后 2~5 小时白细胞数开始增高,血止后 2~3 天降至正常。

2.血尿素氮测定

呕血的同时因部分血液进入肠道,血红蛋白的分解产物在肠道被吸收,故在出血数小时后 BUN 开始不升,24~48 小时可达高峰,持续时间不等,与出血时间长短有关。

3.粪便检查

潜血试验(OBT)阳性,但检查前需禁止食动物血、肝、绿色蔬菜等 3~4 天。

4.内镜检查

直接观察出血的原因和部位,黏膜皱襞迂曲可提示胃底静脉曲张曲张。

(五)常用药物治疗效果的评估

1.输血

输血前评估患者的肝功能,肝功能受损宜输新鲜血,因库存血含氨量高易诱发肝性脑病。同时要评估患者年龄、病情、周围循环动力学及贫血状况,注意因输液、输血过快、过多导致肺水肿,原有心脏病或老年患者必要时可根据中心静脉压调节输液量。

2.血管升压素

滴注速度应准确,并严密观察有无出现腹痛、血压升高、心律失常、心肌缺血,甚至发生心肌梗死等不良反应。评估是否药液外溢,一旦外溢用50%硫酸镁湿敷,因该药有抗利尿作用,突然停用血管升压素会引起反射性尿液增多,故应观察尿量并向家属做好解释工作。同时,孕妇、冠心病、高血压禁用血管升压素。

3.凝血酶

口服凝血酶时评估有无有恶心、头昏等不良反应,并指导患者更换体位。此药不能与酸碱及重金属等药物配伍,应现用现配,若出现过敏现象应立即停药。

4.镇静剂

评估患者的肝功能,肝病患者忌用吗啡、巴比妥类等强镇静药物。

三、主要护理诊断/问题

(一)体液不足

与上消化道大量出血有关。

(二)活动无耐力

与上消化道出血所致周围循环衰竭有关。

(三)营养失调,低于机体需要量

与急性期禁食及贫血有关。

(四)恐惧

与急性上消化道大量出血有关。

(五)知识缺乏

缺乏有关出血的知识及防治的知识。

(六)潜在并发症

休克、急性肾衰竭。

四、护理措施

(一)一般护理

1.休息与体位

少量出血者应卧床休息,大出血时绝对卧床休息,取平卧位并将下肢略抬高,以保证脑部供血。呕吐时头偏向一侧,防止窒息或误吸。指导患者坐起、站起时动作要缓慢,出现头晕、心慌、出汗时立即卧床休息并告知护士。病情稳定后,逐渐增加活动量。

2.饮食护理

急性大出血伴恶心、呕吐者应禁食。少量出血无呕吐者,可进食温凉、清淡流质食物。出血停止后改为营养丰富、易消化、无刺激性半流质、软食,少量多餐逐渐过渡到正常饮食。食管胃底静脉曲张破裂出血者避免粗糙、坚硬、刺激性食物,且应细嚼慢咽。防止损伤曲张静脉而再次出血。

3.安全护理

轻症患者可起身稍做活动,可上厕所大小便。但应注意有活动性出血时,患者常因有便意而至厕所,在排便时或便后起立时晕厥,因此必要时由护士陪同如厕或暂时改为在床上排泄。重症患者应多巡视,用床栏加以保护。

(二)病情观察

上消化道大量出血时,有效循环血容量急剧减少,可导致休克或死亡,所以要严密监测。①精神和意识状态:是否精神萎靡、嗜睡、表情淡漠、烦躁不安、意识模糊甚至昏迷;②生命体征:体温不升或发热,呼吸急促,脉搏细弱、血压降低、脉压变小、必要时行心电监护;③周围循环状况:观察皮肤和甲床色泽,肢体温暖或是湿冷,周围静脉特别是颈静脉充盈情况;④准确记录24小时出入量,测每小时尿量,应保持尿量大于每小时30 mL,并记录呕吐物和粪便的性质、颜色及量;⑤定期复查红细胞计数、血细胞比容、血红蛋白、网织红细胞计数、血尿素氮、粪潜血,以了解贫血程度、出血是否停止。

(三)用药护理

立即建立静脉通道,遵医嘱迅速、准确地实施输血、输液、各种止血治疗及用药等抢救措施,并观察治疗效果及不良反应。血管升压素可引起腹痛、血压升高、心律失常、心肌缺血,甚至发生心肌梗死,故滴注速度应准确,并严密观察不良反应。同时,孕妇、冠心病、高血压禁用血管升压素。肝病患者忌用吗啡、巴比妥类药物,宜输新鲜血,因库存血含氨量高,易诱发肝性脑病。

(四)三腔两囊管护理

插管前应仔细检查,确保三腔气囊管通畅,无漏气,并分别做好标记,以防混淆,备用。插管后检查管道是否在胃内,抽取胃液,确定管道在胃内分别向胃囊和食管囊注气,将食管引流管、胃管连接负压吸引器,定时抽吸,观察出血是否停止,并记录引流液的性状及量。并做好留置三腔气囊管期间的护理和拔管出血停止后的观察及拔管。

(五)心理护理

护理人员应关心、安慰患者尤其是反复出血者。解释各项检查、治疗措施,耐心细致地解答患者或家属的提问,消除他们的疑虑。同时,经常巡视,大出血时陪伴患者,以减轻患者的紧张情绪。抢救工作应迅速而不忙乱,使其产生安全感、信任,保持稳定情绪,帮助患者消除紧张恐惧心理,更好地配合治疗及护理。

(六)健康教育

1.疾病知识指导

应帮助患者和家属掌握有关疾病的病因和诱因,以及预防、治疗和护理知识,以减少再度出血的危险。并且指导患者及家属学会早期识别出血征象及应急措施。

2.饮食指导

合理饮食是避免诱发上消化道出血的重要措施。注意饮食卫生和规律饮食;进食营养丰富、易消化的食物,避免粗糙、刺激性食物,或过冷、过热、产气多的食物、饮料,禁烟、浓茶、咖啡等对胃有刺激的食物。

3.生活指导

生活起居要有规律,劳逸结合,情绪乐观,保证身心愉悦,避免长期精神紧张。应在医师指导下用药,同时,慢性病者应定期门诊随访。

4.自我观察

教会患者出院后早期识别出血征象及应急措施:出现头晕、心悸等不适,或呕血、黑便时,立即卧床休息,保持安静,减少身体活动;呕吐时取侧卧位以免误吸;立即送医院治疗。

5.及时就诊的指标

(1)有呕血和黑便。

(2)出现血压降低、头晕、心悸等不适。

五、护理效果评估

(1)患者呕血和黑便停止,生命体征正常。

(2)患者活动耐受力增加,活动时无晕厥、跌倒危险。

(3)患者置管期间患者无窒息、意外吸入、食管胃底黏膜无溃烂、坏死。

(4)患者体重逐渐恢复正常,营养状态良好。

(刘金玲)

第五节　急性胰腺炎

急性胰腺炎是常见的急腹症之一,为胰酶对胰脏本身自身消化所引起的化学性炎症。胰腺病变轻重不等,轻者以水肿为主,临床经过属自限性,一次发作数天后即可完全恢复,少数呈复发性急性胰腺炎;重者胰腺出血坏死,易并发休克、胰假性囊肿和脓肿等,死亡率达 25%~40%。

关于急性胰腺炎的发生率,目前尚无精确统计。国内报告急性胰腺炎患者占住院患者的 0.32%~2.04%。本病患者一般女多于男,患者的平均年龄 50~60 岁。职业以工人多见。

一、病因和发病机制

胰腺是一个其有内、外分泌功能的实质性器官,胰腺的腺泡分泌胰液(外分泌),对食物的消化起重要作用;而散在地分布在胰腺内的胰岛,其功能细胞主要分泌胰岛素和胰高糖素(内分泌)。正常情况下,当胰液中无活力的胰蛋白酶原等进入十二指肠时,在碱性环境中被胆汁和十二指肠液中的肠激酶激活,成为具有消化能力的胰蛋白酶。在胆总管、胰管、壶腹部炎症、梗阻等病理情况下,多种胰酶在胰腺内被激活,并大量溢出管壁及腺泡壁外,导致胰腺自身消化,引起水肿、出血、坏死等,而产生急性胰腺炎。

引起急性胰腺炎的病因甚多。常见病因为胆道疾病、酗酒。急性胰腺炎的各种致病相关因素(表 5-1)。

(一)梗阻因素

胆石症常是老年人急性胰腺炎首次发作的原因,老年女性特别常见。一般认为是在胆石一过性阻塞胰管开口处或紧邻此开口处的胆总管时发生。如在胆石性胰腺炎发作后立即仔细收集和检查粪便,常常可以找到胆结石。胆石症引起胰腺炎的机制尚不清楚,可能是乏特氏壶腹被胆石阻塞,引起胆汁反流入胰管,损伤胰腺实质,也有认为是胰管一过性梗阻而无胆汁反流。

有人认为副乳头的先天畸形和狭窄必然引起胰腺炎。奥狄氏括约肌压力增高是急性胰腺炎反复发作的原因之一,据此内镜下括约肌切开术治疗已获得良好效果。胰小管或壶腹周围的小肿瘤也能引起胰腺炎。

表 5-1　急性胰腺炎致病相关因素

因素	具体项目
梗阻因素	①胆管结石；②乏特氏壶腹或胰腺肿瘤；③寄生虫或肿瘤使乳头阻塞；④胰腺分离现象并伴副胰管梗阻；⑤胆总管囊肿；⑥壶腹周围的十二指肠憩室；⑦奥狄氏括约肌压力增高；⑧十二指肠袢梗阻
毒素	①乙醇；②甲醇；③蝎毒；④有机磷杀虫剂
药物	①肯定有关（有重要试验报告）硫唑嘌呤/6-巯基嘌呤、丙戊酸、雌激素、四环素、甲硝唑、呋喃妥因、呋塞米、磺胺、甲基多巴、阿糖胞苷、西咪替丁；②不一定有关（无重要试验报告）噻嗪利尿剂、依他尼酸、苯乙双胍、普鲁卡因胺、氯噻酮、L-门冬酰胺酶、对乙酰氨基酚
代谢因素	①高甘油三酯血症；②高钙血症
外伤因素	①创伤——腹部钝性伤；②医源性——手术后、内镜下括约肌切开术、奥迪括约肌测压术
先天性因素	
感染因素	①寄生虫——蛔虫、华支睾吸虫；②病毒——流行性腮腺炎、甲型肝炎、乙型肝炎、柯萨奇 B 病毒、EB 病毒；③细菌——支原体、空肠弯曲菌
血管因素	①局部缺血——低灌性（如心脏手术）；②动脉粥样硬化性栓子；③血管炎——系统性红斑狼疮、结节性多发性动脉炎、恶性高血压
其他因素	①穿透性消化性溃疡；②十二指肠克罗恩病；③妊娠有关因素；④儿科有关因素瑞氏（Reye's）综合征、囊纤维化特发性

（二）毒素和药物因素

乙醇、甲醇、蝎毒和有机磷杀虫剂等均可引起急性胰腺炎。

药物诱发的胰腺炎通常与对药物的超敏有关而与剂量无关。其特点是在接触药物的第一个月内发生，通常病情轻且有自限性。与成人胰腺炎发病有关的药物最常见的是硫唑嘌呤及其类似物 6-巯基嘌呤，应用这类药物的个体中有 3%～5% 发生胰腺炎；引起儿童胰腺炎最常见的药物是丙戊酸。

（三）代谢因素

甘油三酯水平超过 11.3 mmol/L 时，易发中至重度的急性胰腺炎。如其水平降至 5.65 mmol/L 以下，反复发作次数可明显减少。各种原因引起的高钙血症亦易发生急性胰腺炎。

（四）外伤因素

胰腺的创伤或手术都可引起胰腺炎。内窥镜逆行胰胆管造影所致创伤也可引起胰腺炎，发生率为 1%～5%。

（五）先天性因素

胰腺炎的易感性呈常染色体显性遗传。临床特点是儿童或青年期起病，逐渐演变成慢性胰腺炎和胰功能不全；胰腺结石可显著；少数家族还合并有氨基酸尿症。

（六）感染因素

血管功能不全（低容量灌注，动脉粥样硬化）和血管炎可能因减少胰腺血流而引起或加重胰腺炎。

二、临床表现

急性胰腺炎的临床表现和病程，取决于其病因、病理类型和治疗是否及时。水肿型胰腺炎一般 3～5 天内症状即可消失,但常有反复发作。如症状持续一周以上,应警惕已演变为出血坏死型胰腺炎。出血坏死型胰腺炎亦可在一开始时即发生,呈暴发性经过。

(一)腹痛

为本病最主要表现,约见于 95％ 急性胰腺炎病例,多数突然发作,常在饱餐和饮酒后发生。轻重不一,轻者上腹钝痛,患者常能忍受,重者呈腹绞痛、钻痛或刀割痛。疼痛常呈持续性伴阵发性加剧。疼痛的部位可因病变的部位不同而异,通常在上中腹部。如炎症以胰头部为主,疼痛常在右上腹及中上腹部;如炎症以胰体、尾部为主,常为中上腹及左上腹疼痛,并向腰背放射。疼痛在弯腰或起坐前倾时可减轻。病情轻者腹痛 3～5 天缓解;出血坏死型的病情发展较快,腹痛延续较长。由于渗出液扩散至腹腔,腹痛可弥漫至全腹。极少数患者尤其年老体弱者可无腹痛或极轻微痛。

腹肌常紧张,并可有反跳痛。但不像消化道穿孔时表现的肌强硬,如检查者将手紧贴于患者腹部,仍可能按压下去。有时按压腹部可使腹痛减轻。腹痛发生的原因是胰管扩张;胰腺炎症、水肿;渗出物、出血或胰酶消化产物进入后腹膜腔,刺激腹腔神经丛;化学性腹膜炎;胆管和十二指肠痉挛及梗阻。

(二)恶心、呕吐

84％ 的患者有频繁恶心和呕吐,常在进食后发生。呕吐物多为胃内容物,重者含胆汁甚至血样物。呕吐是机体对腹痛或胰腺炎症刺激的一种防御性反射,呕吐后,进入十二指肠的胃酸减少,从而减少胰泌素及缩胆素的释放,减少了胰液胰酶的分泌。

(三)发热

大多数患者有中度以上发热,少数可超过 39 ℃,一般持续 3～5 天。发热系胰腺炎症或坏死产物进入血循环,作用于中枢神经系统体温调节中枢所致。多数发热患者中找不到感染的证据,但如果高热不退强烈提示合并感染或并发胰腺脓肿。

(四)黄疸

黄疸可于发病后 1～2 天出现,常为暂时性阻塞性黄疸。黄疸的发生主要由于肿大的胰头部压迫了胆总管所致。合并存在的胆道病变如胆石症和胆道炎症亦是黄疸的常见原因。少数患者后期可因并发肝损害而引起肝细胞性黄疸。

(五)低血压及休克

出血坏死型胰腺炎常发生低血压和休克。患者烦躁不安,皮肤苍白、湿冷、呈花斑状,脉细弱,血压下降,少数可在发病后短期内猝死。发生休克的机制如下。

(1)胰血管舒缓素原释放,被胰蛋白酶激活后致血浆中缓激肽生成增多。缓激肽可引起血管扩张,毛细血管通透性增加,使血压下降。

(2)血液和血浆渗出到腹腔或后腹膜腔,引起血容量不足,这种体液丧失量可达血容量的 30％。

(3)腹膜炎时大量体液流入腹腔或积聚于麻痹的肠腔内。

(4)呕吐丢失体液和电解质。

(5)坏死的胰腺释放心肌抑制因子使心肌收缩不良。

(6)少数患者并发肺栓塞、胃肠道出血。

(六)肠麻痹

肠麻痹是重型或出血坏死型胰腺炎的主要表现。初期,邻近胰腺的上腹部可见扩张的充气肠袢,后期则整个肠道均发生肠麻痹性梗阻。临床上以高度腹胀、肠鸣音消失为主要表现。肠麻痹可能是肠管对腹膜炎的一种反应。另外,炎症的直接作用,血管和循环的异常、低钠和低钾血症,肠壁神经丛的损害也是肠麻痹发生的重要促发因素。

（七）腹水

胰腺炎时常有少量腹水,由胰腺和腹膜在炎症过程中液体渗出或漏出所致。淋巴管受阻塞或不畅可能也起作用。偶尔出现大量的顽固性腹水,多由于假性囊肿中液体外漏引起。胰性腹水中淀粉酶含量甚高,以此可以与其他原因的腹水区别。

（八）胸膜炎

常见于严重病例,系腹腔内炎性渗出透过横膈微孔进入胸腔所引起的炎性反应。

（九）电解质紊乱

胰腺炎时,机体处于代谢紊乱状态,可以发生电解质平衡失调,血清钠、镁、钾常降低。特别是血钙降低,约见于 25% 的病例,常低于 2.25 mmol/L（9 mg/dL）,如低于 1.75 mmol/L（7 mg/dL）提示预后不良。血钙下降的原因是大量钙沉积于脂肪坏死区,同时胰高糖素分泌增加刺激,降钙素分泌,抑制了肾小管对钙的重吸收。

（十）皮下瘀血斑

出血坏死型胰腺炎,因血性渗出物透过腹膜后渗入皮下,可在肋腹部形成蓝绿-棕色血斑,称为格雷·特纳征（Grey-Turner 征）;如在脐周围出现蓝色斑,称为卡伦征（Cullen 征）。此两种征象无早期诊断价值,但有确诊意义。

三、并发症

急性水肿型胰腺炎很少有并发症发生,而急性出血坏死型则常出现多种并发症。

（一）局部并发症

1.胰脓肿形成

出血坏死型胰腺炎起病 2～3 周以后,如继发细菌感染,于胰腺内及其周围可有脓肿形成。检查局部有包块,全身感染中毒症状。

2.胰假性囊肿

系由胰液和坏死组织在胰腺本身或其周围被包裹而成。常发生于出血坏死型胰腺炎起病后 3～4 周,多位于胰体尾部。囊肿可累及邻近组织,引起相应的压迫症状,如黄疸、门脉高压、肠梗阻、肾盂积水等,囊肿穿破可造成胰源性腹水。

3.胰性腹膜炎

含有活性胰酶的渗出物进入腹腔,可引起化学性腹膜炎。腹腔内出现渗出性腹水。如继发感染,则可引起细菌性腹膜炎。

4.其他

胰局部炎症和纤维素性渗出可累及周围脏器,引起脾周围炎、脾梗阻、脾粘连、结肠粘连（常见为脾曲综合征）、小肠坏死出血及肾周围炎。

（二）全身并发症

1.败血症

常见于胰腺炎并发胰腺脓肿时,死亡率甚高。病原体大多数为革兰阴性杆菌,如大肠埃希菌、产碱杆菌、产气杆菌、铜绿假单胞菌等。患者表现为持续高热,白细胞升高,以及明显的全身毒性症状。

2.呼吸功能不全

因腹胀、腹痛,患者的膈运动受限,加之磷脂酶A和在该酶作用下生成的溶血卵磷脂对肺泡的损害,可发生肺炎、肺淤血、肺水肿、肺不张和肺梗死,患者出现呼吸困难,血氧饱和度降低,严重者发生急性呼吸窘迫综合征。

3.心律失常和心功能不全

因有效血容量减少和心肌抑制因子的释放,导致心肌缺血和损害,临床上表现为心律失常和急性心衰。

4.急性肾衰

出血坏死型胰腺炎晚期,可因休克、严重感染、电解质紊乱和播散性血管内凝血而发生急性肾衰。

5.胰性脑病

出血坏死型胰腺炎时,大量活性蛋白水解酶、磷脂酶A进入脑内,损伤脑组织和血管,引起中枢神经系统损害综合征,称为胰性脑病。偶可引起脱髓鞘病变。患者可出现谵妄、意识模糊、昏迷、烦躁不安、抑郁、恐惧、妄想、幻觉、语言障碍、共济失调、震颤、反射亢进或消失及偏瘫等。脑电图可见异常。某些患者昏迷系并发糖尿病所致。

6.消化道出血

可为上消化道或下消化道出血。上消化道出血主要为胃黏膜炎性糜烂或应激性溃疡,或因脾静脉阻塞引起食道静脉破裂。下消化道出血则由于结肠本身或结肠血管受累所致。近年来发现胰腺炎时可发生胃肠型微动脉瘤,瘤破裂后可引起大出血。

7.糖尿病

$5\%\sim35\%$的患者在病程中出现糖尿病,常见于暴发性坏死型胰腺炎患者,系由 β 细胞遭到破坏,胰岛素分泌下降;α 细胞受刺激,胰高糖素分泌增加所致。严重病例可发生糖尿病酮症酸中毒和糖尿病昏迷。

8.慢性胰腺炎

重症胰腺炎病例可因胰腺泡大量破坏而并发胰外分泌功能不全,演变成慢性胰腺炎。

9.猝死

见于极少数病例,由胰腺-心脏性反应所致。

四、检查

实验室检查对胰腺炎的诊断具有决定性意义,一般对水肿型胰腺炎,检测血清淀粉酶和尿淀粉酶已足够,对出血坏死型胰腺炎,则需检查更多项目。

(一)淀粉酶测定

血清淀粉酶常于起病后 $2\sim6$ 小时开始上升,$12\sim24$ 小时达高峰。一般大于 500 单位。轻者 $24\sim72$ 小时即可恢复正常,最迟不超过 $3\sim5$ 天。如血清淀粉酶持续增高达 1 周以上,常提示有胰管阻塞或假性囊肿等并发症。病情严重度与淀粉酶升高程度之间并不一致,出血坏死型胰腺炎,因胰腺泡广泛破坏,血清淀粉酶值可正常甚至低于正常。若无肾功能不良,则尿淀粉酶常明显增高,一般在血清淀粉酶增高后 2 小时开始增高,维持时间较长,在血清淀粉酶恢复正常后仍可增高。尿淀粉酶下降缓慢,为时可达 $1\sim2$ 周,故适用于起病后较晚入院的患者。

胰淀粉酶分子量约 55 000 D,易通过肾小球。急性胰腺炎时胰腺释放胰血管舒缓素,体内产生大量激肽类物质,引起肾小球通透性增加,肾脏对胰淀粉酶清除率增加,而对肌酐清除率无改变。故淀粉酶,肌酐清除率比率(Cam/Ccr)测定可提高急性胰腺炎的诊断特异性。正常人 Cam/Ccr 为 1.5%～5.5%。平均为3.1±1.1%,急性胰腺炎为 9.8±1.1%,胆总管结石时为 3.2±0.3%。Cam/Ccr＞5.5%即可诊断急性胰腺炎。

(二)血清胰蛋白酶测定

应用放射免疫法测定,正常人及非胰病患者平均为 400 ng/mL,而急性胰腺炎时增高 10～40 倍。因胰蛋白酶仅来自胰腺,故具特异性。

(三)血清脂肪酶测定

血清脂肪酶正常范围为 0.2～1.5 U。急性胰腺炎时脂肪酶血中活性升高。该酶在病程中升高较晚,且持续时间较长,达 7～10 天。在淀粉酶恢复正常时,脂肪酶仍升高,故对起病后就诊较晚的急性胰腺炎病例有诊断价值,特别有助于与腮腺炎加以鉴别,后者无脂肪酶升高。

(四)血清正铁清蛋白(MHA)测定

腹腔内出血后,红细胞破坏释放的血红蛋白经脂肪酸和弹性蛋白酶作用,转变为正铁血红蛋白,正铁血红蛋白与清蛋白结合形成 MHA。出血坏死型胰腺炎起病 12 小时后血中 MHA 即出现,而水肿型胰腺炎呈阴性,故可做该两型胰腺炎的鉴别。

(五)血清电解质测定

急性胰腺炎时血钙通常不低于 2.12 mmol/L。血钙＜1.75 mmol/L 仅见于重症胰腺炎患者,低钙血症可持续至临床恢复后 4 周。如胰腺炎由高钙血症引起,则出现血钙升高。对任何胰腺炎发作期血钙正常的患者,在恢复期均应检查有无高钙血症存在。

(六)其他

测定 α_2-巨球蛋白、α_1-抗胰蛋白酶、磷脂酶 A_2、C 反应蛋白、胰蛋白酶原激活肽及粒细胞弹性蛋白酶等均有助于鉴别轻、重型急性胰腺炎,并能帮助病情判断。

五、护理

(一)休息

发作期绝对卧床休息,或取屈膝侧卧位等舒适体位,避免衣服过紧、剧痛而辗转不安者要防止坠床,保证睡眠,保持安静。

(二)输液

急性出血坏死型胰腺炎的抗休克和纠正酸碱平衡紊乱自入院始就贯穿于整个病程中,护理上需经常、准确记录 24 小时出入量,依据病情灵活调节补液速度,保证液体在规定的时间内输完,每天尿量应＞500 mL。必要时建立两条静脉通道。

(三)饮食

饮食治疗是综合治疗中的重要环节。近来临床中发现,少数胰腺炎患者往往在有效的治疗后,因饮食不当而加重病情,甚至危及生命。采用分期饮食新法则取得较满意效果。胰腺炎的分期饮食分为禁食、胰腺炎Ⅰ号、胰腺炎Ⅱ号、胰腺炎Ⅲ号、低脂饮食五期。

1.禁食

绝对禁食可使胰腺安静休息,胰腺分泌减少至最低限度。患者需限制饮水,口渴者可含漱或湿润口唇。此期患者需静脉补充足够液体及电解质。禁食适用于胰腺炎的急性期,一般患者

2~3天,重症患者5~7天。

2.胰腺炎Ⅰ号饮食

该饮食内不含脂肪和蛋白质。主要食物有米汤、果子水、藕粉、每天6餐,每次约100 mL,每天热量约为1.4 kJ(334卡),用于病情好转初期的试餐阶段,此期仍需给患者补充足够液体及电解质。Ⅰ号饮食适用于急性胰腺炎患者的康复初期,一般在病后5~7天。

3.胰腺炎Ⅱ号饮食

该饮食内含少量蛋白质,但不含脂肪。主要食物有小豆汤、果子水、藕粉、龙须面和少量鸡蛋清,每天6餐,每次约200 mL,每天热量约为1.84 kJ,此期可给患者补充少量液体及电解质。Ⅱ号饮食适用于急性胰腺炎患者的康复中期(病后8~10天)及慢性胰腺炎患者。

4.胰腺炎Ⅲ号饮食

该饮食内含有蛋白质和极少量脂类。主要食物有米粥、小豆汤、龙须面、菜沫、鸡蛋清和豆油(5~10 g/d),每天5餐,每次约400 mL,总热量约为4.5 kJ。Ⅲ号饮食适用于急、慢性胰腺炎患者康复后期,一般在病后15天左右。

5.低脂饮食

该饮食内含有蛋白质和少量脂肪(约30 g),每天4~5餐,用于基本痊愈患者。

(四)营养

急性胰腺炎时,机体处于高分解代谢状态,代谢率可高于正常水平的20%~25%,同时由于感染使大量血浆渗出。因此如无合理的营养支持,必将使患者的营养状况进一步恶化,降低机体抵抗力、延缓康复。

1.全胃肠外营养(TPN)支持的护理

急性胰腺炎特别是急性出血坏死型胰腺炎患者的营养任务主要由TPN来承担。TPN具有使消化道休息、减少胰腺分泌、减轻疼痛、补充体内营养不良、刺激免疫机制、促进胰外漏自发愈合等优点。近来更有代谢调理学说认为通过营养支持供给机体所需的能源和氮源,同时使用药物或生物制剂调理体内代谢反应,可降低分解代谢,共同达到减少机体蛋白质的分解,保存器官结构和功能的目的。应用TPN时需严密监护,最初数天每6小时检查血糖、尿糖,每1~2天检测血钾、钠、氯、钙、磷;定期检测肝、肾功能;准确记录24小时出入量;经常巡视,保持输液速度恒定,不突然更换无糖溶液;每天或隔天检查导管、消毒插管处皮肤,更换无菌敷料,防止发生感染。一旦发生感染要立即拔管,尖端部分常规送细菌培养。TPN支持一般经过2周左右的时间,逐渐过渡到肠道营养(EN)支持。

2.EN支持的护理

EN即从空肠造口管中滴入要素饮食,混合奶、鱼汤、菜汤、果汁等多种营养。EN护理要求如下。

(1)应用不能过早,一定待胃肠功能恢复、肛门排气后使用。

(2)EN开始前3天,每6小时监测尿糖1次,每天监测血糖、电解质、酸碱度、血红蛋白、肝功能,病情稳定后改为每周2次。

(3)营养液浓度从5%开始渐增加到25%,多以20%以下的浓度为宜。现配现用,4 ℃下保存。

(4)营养液滴速由慢到快,从40 mL/h(15~20滴/分钟)逐渐增加到100~120 mL/h。由于小肠有规律性蠕动,当蠕动波近造瘘管时可使局部压力增高,甚至发生滴入液体逆流,因此在滴入过程中要随时调节滴速。

(5)滴入空肠的溶液温度要恒定在 40 ℃左右,因肠管对温度非常敏感,故需将滴入管用温水槽或热水袋加温,如果应用不当很容易发生腹胀、恶心、呕吐、腹痛、腹泻等症状。

(6)灌注时取半卧位,滴注时床头升高 45°,注意电解质补充,不足的部分可用温盐水代替。

3.口服饮食的护理

经过 3～4 周的 EN 支持,此时患者进入恢复阶段,食欲增加,护理上要指导患者订好食谱,少吃多餐,食物要多样化,告诫患者切不可暴饮暴食增加胰腺负担,防止再次诱发急性胰腺炎。

(五)胃肠减压

抽吸胃内容和胃内气体可减少胰腺分泌,防止呕吐。虽本疗法对轻至中度急性胰腺炎无明显疗效,但对并发麻痹性肠梗阻的严重病例,胃肠减压是不可缺少的治疗措施。减压同时可向胃管内间歇注入氢氧化铝凝胶等碱性药物中和胃酸,间接抑制胰腺分泌。腹痛基本缓解后即可停止胃肠减压。

(六)药物治疗的护理

1.镇痛解痉

予阿托品、山莨菪碱、普鲁苯辛、可待因、水杨酸、异丙嗪、哌替啶等及时对症处理减轻患者痛苦。据报道静脉滴注硫酸镁有一定镇痛效果。禁单用吗啡止痛,因其可引起奥狄括约肌痉挛加重疼痛。抗胆碱能药亦不宜长期使用。

2.预防感染

轻症急性水肿型胰腺炎通常无须使用抗生素。出血坏死型易并发感染,应使用足量有效抗生素。处理时应按医嘱正确使用抗生素,合理安排输注顺序,保证体内有效浓度,保持患者体表清洁,尤其应注意口腔及会阴部清洁,出汗多时应尽快擦干并及时更换衣裤等。

3.抑制胰腺分泌

抗胆碱能药物、制酸剂、H_2 受体拮抗剂、胰岛素与胰高糖素联合应用、生长抑素、降钙素、缩胆囊素受体拮抗剂(丙谷胺)等均有抑制胰腺分泌作用。使用时注意抗胆碱能药不能用于有肠麻痹者及老年人,H_2 受体拮抗剂可有皮肤过敏。

4.抗胰酶药物

早期应用抗胰酶药物可防止向重型转化和缩短病程。常用药有 FOY、Micaclid、胞磷胆碱、6-氨基己酸等。使用前二者时应控制速度,药液不可溢出血管外,注意测血压,观察有无皮疹发生。对有精神障碍者慎用胞磷胆碱。

5.胰酶替代治疗

慢性胰功能不全者需长期用胰浸膏。每餐前服用效佳。注意观察少数患者可出现过敏和叶酸水平下降。

(七)心理护理

对急性发作患者应予以充分的安慰,帮助患者减轻或去除疼痛加重的因素。由于疼痛持续时间长,患者常有不安和郁闷而主诉增多,护理时应以耐心的态度对待患者的痛苦和不安情绪,耐心听取其诉说,尽量理解其心理状态。采用松弛疗法,皮肤刺激疗法等方法减轻疼痛。对禁食等各项治疗处理方法及重要意义向患者充分解释,关心、支持和照顾患者,使其情绪稳定、配合治疗,促进病情好转。

(刘金玲)

第六节 慢性胰腺炎

慢性胰腺炎是一种伴有胰实质进行性毁损的慢性炎症,我国以胆石症为常见原因,国外则以慢性酒精中毒为主要病因。慢性胰腺炎可伴急性发作,称为慢性复发性胰腺炎。由于本病临床表现缺乏特异性,可为腹痛、腹泻、消瘦、黄疸、腹部肿块、糖尿病等,易被误诊为消化性溃疡、慢性胃炎、胆管疾病、肠炎、消化不良、胃肠神经官能症等。本病虽发病率不高,但近年来有逐步增高的趋势。

一、病因

慢性胰腺炎的发病因素与急性胰腺炎相似,主要有胆管系统疾病、酒精、腹部外伤、代谢和内分泌障碍、营养不良、高钙血症、高脂血症、血管病变、血色病、先天性遗传性疾病、肝脏疾病及免疫功能异常等。

二、临床表现

慢性胰腺炎的症状繁多且无特异性。典型病例可出现五联症,即上腹疼痛、胰腺钙化、胰腺假性囊肿、糖尿病及脂肪泻。但是同时具备上述五联症的患者较少,临床上常以某一或某些症状为主要特征。

(一)腹痛

腹痛为最常见症状,见于 $60\%\sim100\%$ 的病例,疼痛常剧烈,并持续较长时间。一般呈钻痛或钝痛,绞痛少见。多局限于上腹部,放射至季肋下,半数以上病例放射至背部。疼痛发作的频度和持续时间不一,一般随着病变的进展,疼痛期逐渐延长,间歇期逐渐变短,最后整天腹痛。在无痛期,常有轻度上腹部持续隐痛或不适。

痛时患者取坐位,膝屈曲,压迫腹部可使疼痛部分缓解,躺下或进食则加重(这种体位称为胰体位)。

(二)体重减轻

是慢性胰腺炎常见的表现,约见于 3/4 以上病例。主要由于患者担心进食后疼痛而减少进食所致。少数患者因胰功能不全、消化吸收不良或糖尿病而有严重消瘦,经过补充营养及助消化剂后,体重减轻往往可暂时好转。

(三)食欲减退

常有食欲欠佳,特别是厌油类或肉食。有时食后腹胀、恶心和呕吐。

(四)吸收不良

吸收不良表现为疾病后期,胰脏丧失 90% 以上的分泌能力,可引起脂肪泻。患者有腹泻,大便量多、带油滴、恶臭。由于脂肪吸收不良,临床上也可出现脂溶性维生素缺乏症状。碳水化合物的消化吸收一般不受影响。

(五)黄疸

少数病例可出现明显黄疸(血清胆红素高达 20 mg/dL),由胰腺纤维化压迫胆总管所致,但更常见假性囊肿或肿瘤的压迫所致。

(六)糖尿病症状

约 2/3 的慢性胰腺炎病例有葡萄糖耐量降低,半数有显性糖尿病,常出现于反复发作腹痛持续几年以后。当糖尿病出现时,一般均有某种程度的吸收不良存在。糖尿病症状一般较轻,易用胰岛素控制。偶可发生低血糖、糖尿病酸中毒、微血管病变和肾病变。

(七)其他

少数病例腹部可扪及包块,易误诊为胰腺肿瘤。个别患者呈抑郁状态或有幻觉、定向力障碍等。

三、并发症

慢性胰腺炎的并发症甚多,一些与胰腺炎有直接关系,另一些则可能是病因(如酒精)作用的后果。

(一)假性囊肿

见于 9%～48% 的慢性胰腺炎患者,多数为单个囊肿,囊肿大小不一,表现多样。假性囊肿内胰液泄漏至腹腔,可引起胰性无痛性腹水,呈隐匿起病,腹水量甚大,内含高活性淀粉酶。

巨大假性囊肿,压迫胃肠道,可引起幽门或十二指肠近端狭窄,甚至压迫十二指肠空肠交接处和横结肠,引起不全性或完全性梗阻。假性囊肿破入邻近脏器可引起内瘘。若囊肿内胰酶腐蚀囊肿壁内小血管可引起囊肿内出血,如腐蚀邻近大血管,可引起消化道出血或腹腔内出血。

(二)胆管梗阻

8%～55% 的慢性胰腺炎患者发生胆总管的胰内段梗阻,临床上有无黄疸不定。有黄疸者中罕有需手术治疗者。

(三)其他

酒精性慢性胰腺炎可合并存在酒精性肝硬化。慢性胰腺炎患者好发口腔、咽、肺、胃和结肠癌肿。

四、实验室检查

(一)血清和尿淀粉酶测定

慢性胰腺炎急性发作时血尿淀粉酶浓度和 Cam/Ccr 比值可一过性地增高。随着病变的进展和较多的胰实质毁损,在急性炎症发作时可不合并淀粉酶升高。测定血清胰型淀粉酶同工酶可作为反映慢性胰腺炎时胰功能不全的试验。

(二)葡萄糖耐量试验

可出现糖尿病曲线,有报道慢性胰腺炎患者中有 78.7% 试验阳性。

(三)胰腺外分泌功能试验

在慢性胰腺炎时有 80%～90% 的病例胰外分泌功能异常。

(四)吸收功能试验

最简便的是做粪便脂肪和肌纤维检查。

(五)血清转铁蛋白放射免疫测定

慢性胰腺炎血清转铁蛋白明显增高,特别对酒精性钙化性胰腺炎有特异价值。

五、护理

(一)体位

协助患者卧床休息,选择舒适的卧位。有腹膜炎者宜取半卧位,利于引流和使炎症局限。

(二)饮食

脂肪对胰腺分泌具有强烈的刺激作用并可使腹痛加剧。因此,一般以适量的优质蛋白、丰富的维生素、低脂无刺激性半流质或软饭为宜,如米粥、藕粉、脱脂奶粉、新鲜蔬菜及水果等。每天脂肪供给量应控制在 20～30 g,避免粗糙、干硬、胀气及刺激性食物或调味品。少食多餐、禁止饮酒。对伴糖尿病患者,应按糖尿病饮食进餐。

(三)疼痛护理

绝对禁酒、避免进食大量肉类饮食、服用大剂量胰酶制剂等均可使胰液与胰酶的分泌减少,缓解疼痛。护理中应注意观察疼痛的性质、部位、程度及持续时间,有无腹膜刺激征。协助取舒适卧位以减轻疼痛。适当应用非麻醉性镇痛剂,如阿司匹林、吲哚美辛、布洛芬、对乙酰氨基酚等非团体抗炎药。对腹痛严重,确实影响生活质量者,可酌情使用麻醉性镇痛剂,但应避免长期使用,以免导致患者对药物产生依赖性。给药20～30 分钟后须评估并记录镇痛药物的效果及不良反应。

(四)维持营养需要量

蛋白-热量营养不良在慢性胰腺炎患者是非常普遍的。进餐前 30 分钟为患者镇痛,以防止餐后腹痛加剧,使患者惧怕进食。进餐时胰酶制剂同食物一起服用,可以保证酶和食物适当混合,取得满意效果。同时,根据医嘱及时给予静脉补液,保证热量供给,维持水、电解质、酸碱平衡。严重的慢性胰腺炎患者和中至重度营养不良者,在准备手术阶段应考虑提供肠外或肠内营养支持。护理上需加强肠内、外营养液的输注护理,防止并发症。

(五)心理护理

因病程迁延,反复疼痛、腹泻等症状,患者常有消极悲观的情绪反应,对手术及预后的担心常引起焦虑和恐惧。护理上应关心患者,采用同情、安慰、鼓励法与患者沟通,稳定患者情绪,讲解疾病知识,帮助患者树立战胜疾病的信心。

(刘金玲)

第七节 炎症性肠病

炎症性肠病专指病因未明的炎症性肠病,包括溃疡性结肠炎和克罗恩病。溃疡性结肠炎是一种病因不明的直肠和结肠慢性非特异性炎症性疾病,病变主要限于大肠的黏膜与黏膜下层。克罗恩病是一种病因未明的胃肠道慢性炎性肉芽肿性疾病,病变多见于末段回肠和邻近结肠,但从口腔至肛门各段消化道均可受累。

一、临床表现

(一)消化系统症状

1.腹泻

黏液脓血便是溃疡性结肠炎活动期的重要表现。排便次数和便血程度可反映病情严重程度。轻者每天2～4次,便糊状无或少量血;重者每天10次以上,便中大量脓血或呈水样便。累及乙状结肠和直肠者常伴里急后重。克罗恩病粪便多为糊状,一般无黏液脓血,如病变累及下段结肠或直肠者,可有黏液脓血和里急后重。

2.腹痛

有腹痛-便意-便后缓解的规律。溃疡性结肠炎活动期有轻或中度腹痛,为左下腹或下腹阵痛。克罗恩病最常见症状是腹痛,多为右下腹或脐周痛,间歇性发作。

(二)全身症状

中度发热、消瘦、贫血、低蛋白血症、水电平衡紊乱。克罗恩病较溃疡性结肠炎全身症状多且明显,少数患者以发热为首发和主要症状。

(三)肠外表现

外周关节炎、口腔溃疡等(少见)。

二、治疗

(一)一般治疗

强调休息、饮食和营养,减少精神和体力负担,从流质饮食逐步过渡到富营养的少渣饮食。

(二)药物治疗

控制急性发作,缓解病情,减少复发,防治并发症。常用的药物有氨基水杨酸制剂、糖皮质激素、免疫抑制剂、抗菌药物。

(三)手术治疗

病情严重,排除禁忌证,可手术治疗。

三、护理

(一)护理评估

1.一般症状

观察粪便的次数、性质、量;观察腹痛的部位、性质、程度。

2.生命体征

观察生命体征变化,中重型患者常见低热或中度发热,高热提示并发症或疾病急性暴发;及时发现出血、肠穿孔等并发症。

3.监测

监测营养状况,监测体重、定期复查血常规,了解蛋白、水电解质情况。

4.用药

评价用药效果,观察不良反应。

(二)护理措施

1.腹泻的护理

(1)病情观察:观察患者腹泻的次数、性质、伴随症状,监测粪便检查结果。

(2)活动与休息:急性发作和重症者卧床休息,以减少胃肠道蠕动;轻症者劳逸结合,生活有规律。

(3)做好用药指导及效果观察。

(4)做好肛周皮肤护理:排便后温水清洗肛周,必要时涂抹凡士林和抗生素软膏。

2.腹痛的护理

(1)病情观察:严密观察腹痛的性质、部位以及生命体征的变化,如腹痛突然改变,应注意并发症的发生。

(2)止痛护理:可采用转移注意力、热敷、针灸止痛。遵医嘱使用镇痛药后,观察用药后效果。

3.营养失调的护理

(1)饮食护理:质软、易消化、少纤维素又富含营养、有足够热量的食物。避免冷饮、水果、多纤维素的蔬菜及其他刺激性食品,忌食牛奶及乳制品。病情严重时,遵医嘱禁饮食以减少肠道负担,控制症状。

(2)营养监测:观察患者进食情况,定期测量体重,监测血红蛋白量、血清蛋白质的变化,了解营养情况。

4.用药指导

(1)柳氮磺吡啶应餐后服用,以减少消化道反应,服用期间定期监测血常规。

(2)糖皮质激素应逐渐减量直至停药,不可随意停药。

(3)免疫抑制剂应观察有无胃肠道反应,白细胞减少等症状的发生。

(4)灌肠试剂一般睡前使用,嘱患者排尽大小便后卧床等待,灌肠后可根据病变部位取膝胸卧位。

5.自理能力评估与指导

注意个人卫生,加强基础护理,必要时给予协助或完成,保持肛周清洁,皮肤完整。

6.健康教育

(1)建立信心,以平和乐观的心态面对疾病。

(2)建立健康的生活习惯,少纤维规律饮食,戒烟戒酒,保证睡眠与休息。

(3)减少复发,避免感冒、劳累、精神刺激等复发因素。

(4)遵医嘱长期、规律用药,不能私自减量或停用,防止复发。

(5)建议定期门诊复查,遵医嘱复查肠镜,不适随诊。

(三)护理效果评估

(1)腹痛、腹泻症状缓解。

(2)营养状况良好。

(3)正确认识疾病,并坚持服药,避免复发。

(刘金玲)

第六章

血液内科护理

第一节 紫 癜

一、过敏性紫癜

过敏性紫癜又称 Schonlein-Henoch 综合征,为一种常见的血管变态反应性出血性疾病,因机体对某些致敏物质产生变态反应,导致毛细血管脆性及通透性增加,血液外渗,产生紫癜、黏膜及某些器官出血。可同时伴发血管神经性水肿、荨麻疹等其他过敏表现。本病多见于儿童及青少年,男性发病略多于女性,春、秋季节发病较多。

(一)病因和发病机制

1.病因

与感染、食物(如虾、蛋、牛奶等)、药物(抗生素类、解热镇痛类、磺胺类等)、花粉、尘埃、菌苗或疫苗接种、虫咬、受凉及寒冷刺激等有关。

2.发病机制

蛋白质及其他大分子变应原作为抗原,小分子致敏原作为半抗原。

(二)临床表现

多数患者发病前 1～3 周有全身不适、低热、乏力及上呼吸道感染等前驱症状,随之出现典型临床表现。

1.单纯型(紫癜型)

最常见的临床类型,主要表现为皮肤紫癜,局限于四肢,尤其下肢及臀部。紫癜常成批反复发生、对称分布。

2.腹型(Henoch 型)

最具潜在危险和最易误诊的类型。除皮肤紫癜外,产生一系列消化道症状及体征,如恶心、便血等。其中腹痛最为常见,常为阵发性绞痛,多位于脐周、下腹或全腹。

3.关节型

除皮肤紫癜外,出现关节肿胀、疼痛、压痛及功能障碍等表现。

4.肾型

肾型是病情最为严重且预后相对较差的临床类型。在皮肤紫癜的基础上,出现血尿、蛋白尿及管型尿,偶见水肿、高血压及肾衰竭等表现。

5.混合型

皮肤紫癜合并上述两种以上临床表现。

6.其他

少数患者还可出现视神经萎缩、虹膜炎及中枢神经系统相关症状、体征。

(三)辅助检查

1.尿常规检查

肾型或混合型可有血尿、蛋白尿、管型尿。

2.血小板计数、功能及凝血相关检查

除出血时间可能延长外,其他均正常。

3.肾功能检查

肾型及合并肾型表现的混合型,可有不同程度的肾功能损害,如血尿素氮升高、内生肌酐清除率下降等。

(四)治疗要点

1.病因防治

如防治感染,清除局部病灶(扁桃体炎等),驱除肠道寄生虫,避免可能致敏的食物及药物等。

2.一般治疗

(1)抗组胺药:盐酸异丙嗪,氯苯那敏(扑尔敏)、阿司咪唑(息斯敏)等。

(2)改善血管通透性药物:维生素 C、曲克芦丁等。

3.糖皮质激素

具有抑制抗原抗体反应、减轻炎性渗出、改善血管通透性等作用。一般用泼尼松,重者可用氢化可的松或地塞米松,静脉滴注。

4.对症治疗

腹痛较重者可皮下注射解痉剂,如阿托品或山莨菪碱(654-2);关节痛可酌情用镇痛药;呕吐严重者可用止吐药;上消化道出血者可禁食、制酸、止血。

5.其他

如上述治疗效果不佳或近期内反复发作者,可酌情使用:①免疫抑制剂,如环磷酰胺等。②抗凝疗法,适用于肾型患者。

(五)护理措施

1.一般护理

(1)饮食:避免过敏性食物的摄取。发作期可选择清淡、少刺激、易消化的软食,不宜过热、过硬、过量,有消化道出血时禁食。

(2)运动与休息:增加卧床休息时间,保持环境安静,避免过早或过多的行走活动。

2.病情观察

密切观察患者的出血进展与变化,了解有无缓解,患者的自觉症状,皮肤淤点或紫癜的分布等;对于腹痛的患者,注意评估疼痛的部位、性质、严重程度及其持续时间、有无伴随症状,如恶心、呕吐等;注意腹部的体格检查,包括腹壁紧张度、有无压痛等;对于关节痛的患者,应评估受累关节的部位、数目、局部有无水肿等。对于肾型紫癜应注意观察尿色、尿量及尿液检查结果,有无水肿等。

3.对症护理

腹痛者宜取屈膝平卧位;关节肿痛者应注意局部关节的制动和保暖。腹泻患者应注意肛周护理,保持肛周清洁干燥。

4.用药护理

若使用糖皮质激素,应加强护理,预防感染;若使用环磷酰胺时,嘱患者多饮水,注意观察尿量及尿色的变化;若使用抗组胺药物容易引起发困,应告知患者注意休息。

5.健康指导

向患者及家属讲解疾病相关知识,积极寻找变应原,避免再次接触与发病有关的食物及药物等。养成良好的卫生习惯,饭前便后洗手,避免食用不洁食物。加强锻炼,增强体质,保持心情愉悦。有花粉的季节,过敏体质者尽量减少外出,必要时戴口罩。教会患者对出血情况及伴随症状或体征的自我监测,病情复发或加重时,应及时就医。

二、特发性血小板减少性紫癜

特发性血小板减少性紫癜(ITP)是一种复杂的多种机制共同参与的获得性自身免疫性疾病。该病的发生是由于患者对自身血小板抗原的免疫失耐受,导致体液免疫和细胞免疫介导的血小板过度破坏和血小板生成受抑,出现血小板减少,伴或不伴皮肤黏膜出血的临床表现。ITP的发病率为 $5\sim10/10$ 万人口,60 岁以上人群的发病率为 60 岁以下人群的两倍。

(一)病因和发病机制

ITP 的病因迄今未明。发病机制如下。

(1)体液免疫和细胞免疫介导的血小板过度破坏。

(2)体液免疫和细胞免疫介导的巨核细胞数量和质量异常,血小板生成不足。

(二)临床表现

1.急性型

多见于儿童。病程多为自限性,常在数周内恢复,少数病程超过半年可转为慢性。

(1)起病形式:多数患者起病前 1~2 周有呼吸道感染史,特别是病毒感染史。起病急,常有畏寒、寒战、发热。

(2)出血表现:全身皮肤淤点、紫癜及大小不等的瘀斑,常先出现于四肢,尤以下肢为多;鼻腔、牙龈及口腔黏膜出血也较常见。当血小板低于 $20\times10^9/L$ 时可发生内脏出血。颅内出血可致剧烈头痛、意识障碍、抽搐,是本病致死的主要原因。

(3)其他:出血量过大,可出现程度不等的贫血、血压降低甚至失血性休克。

2.慢性型

常见于 40 岁以下的成年女性。常可反复发作,少有自行缓解。

(1)起病形式:起病隐匿或缓慢。

(2)出血表现:相对较轻,主要表现为反复出现四肢皮肤散在的瘀点、瘀斑,牙龈出血或鼻出血,女性患者月经过多较常见,甚至是唯一症状。部分患者出现广泛且严重的内脏出血甚至颅内出血。

(3)其他:长期月经过多可出现与出血严重程度相一致的贫血。反复发作者常有轻度脾大。

(三)辅助检查

1.血常规

急性型发作期血小板计数<20×10⁹/L,慢性型多为(30~80)×10⁹/L,白细胞多正常,反复出血或短期内失血过多者,红细胞数和血红蛋白含量可出现不同程度的下降。

2.骨髓细胞学检查

巨核细胞增加或正常。急性型幼稚巨核细胞比例升高,胞体大小不一,以小型多见;慢性型颗粒型巨核细胞增多,胞体大小基本正常。有血小板形成的巨核细胞显著减少(<30%),巨核细胞呈现成熟障碍。

3.其他

束臂试验阳性、出血时间延长、血块收缩不良,90%以上患者血小板生存时间明显缩短。

(四)治疗要点

1.一般治疗

注意休息,避免外伤,给予足量液体和易消化饮食。

2.病情观察

ITP患者如无明显出血倾向,血小板计数>30×10⁹/L,无手术、创伤,且不从事增加患者出血危险性的工作或活动,发生出血的风险较小,可临床观察暂不进行药物治疗。

3.首次诊断ITP的一线治疗

(1)糖皮质激素:首选治疗。常用泼尼松口服,病情严重者用等效量地塞米松或甲泼尼龙静脉滴注,好转后改口服。待血小板升至正常或接近正常后,逐步减量,持续3~6个月。

(2)静脉输注丙种球蛋白(IVIG)。主要用于:①ITP的急症处理。②不能耐受糖皮质激素或者脾切除术前准备。③合并妊娠或分娩前。

4.ITP的二线治疗

(1)脾切除:可减少血小板抗体的产生及减轻血小板的破坏。

(2)药物治疗。①抗CD20单克隆抗体:可有效清除体内B淋巴细胞,减少自身抗体产生。②促血小板生成药物:主要包括重组人血小板生成素(rhTPO)等。③免疫抑制剂:不宜作为首选。主要药物有:长春新碱(VCR);环磷酰胺(CTX);硫唑嘌呤(AZT);环孢素;霉酚酸酯(MMF)。

5.急症的处理

适用于:①血小板计数<20×10⁹/L者。②出血严重而广泛者。③疑有或已发生颅内出血者。④近期将实施手术或分娩者。

(1)血小板输注:成人用量为每次10~20单位,反复输注血小板可产生血小板抗体,因此不宜多次输注血小板。

(2)大剂量甲泼尼龙:1 g/d,静脉注射,3~5天为1个疗程。

(3)大剂量免疫球蛋白:400 mg/(kg·d),静脉注射,5天为1个疗程。

(4)血浆置换:可有效清除血浆中的血小板抗体,每天置换3 L,连续3~5天。

(五)护理措施

1.一般护理

(1)饮食:高热量、高蛋白、高维生素,清淡、易消化的饮食,禁食过硬、刺激性食物,消化道出血者禁食,情况好转后逐步改为少渣半流质、软饭、普食。

(2)运动与休息:保证充足的睡眠,注意休息。根据血小板计数适当活动,避免跌倒、碰撞等外伤发生。

2.病情观察

观察患者出血的发生、发展或消退情况,特别是出血部位、范围和出血量。注意患者自觉症状、情绪反应、生命体征、神志等。

3.用药护理

(1)长期使用糖皮质激素可引起身体外形的变化、胃肠道反应、诱发感染、骨质疏松等,应向患者进行必要的解释和指导,说明在减药、停药后可以逐渐消失,宜饭后服药,必要时可加用胃黏膜保护剂或制酸剂,预防感染,监测骨密度,用药期间定期监测血压、血糖、电解质等,发现异常及时通知医师。

(2)静脉注射免疫抑制剂、大剂量免疫球蛋白时,要注意保护血管,一旦发生静脉炎要及时处理。

4.健康指导

向家属及患者介绍疾病相关知识。保持情绪稳定,大便通畅,睡眠充足。避免服用可能引起血小板减少或抑制血小板功能的药物,特别是非类固醇抗感染药,如阿司匹林等。遵医嘱按时、按剂量、按疗程用药,不可自行减量或停药。定期复查血常规,学会自我监测皮肤出血情况如瘀点、瘀斑等;内脏出血表现如呕血、便血等,一旦出现及时就医。

(孙田田)

第二节　血　友　病

血友病是一组因遗传性凝血活酶生成障碍引起的出血性疾病,包括血友病 A(遗传性抗血友病球蛋白缺乏症或 FⅧ缺乏症)、血友病 B(遗传性 FⅨ缺乏症)及遗传性 FⅪ缺乏症(Rosenthal综合征),其中以血友病 A 最为常见。血友病以阳性家族史、幼年发病、自发或轻度外伤后出血不止、血肿形成及关节出血为特征。

一、病因和发病机制

血友病 A、B 均属性染色体(X 染色体)连锁隐性遗传性疾病。遗传性 FⅪ缺乏症为常染色体隐性遗传性疾病,双亲都可遗传,子女均能发病。

二、临床表现

(一)出血

出血的轻重与血友病类型及相关因子缺乏程度有关。血友病 A 出血较重,血友病 B 次之,遗传性 FⅪ缺乏症最轻。血友病的出血多为自发性或轻度外伤、小手术(如拔牙、扁桃体切除)后出血不止。

(二)血肿压迫的表现

血肿压迫周围神经可致局部疼痛、麻木及肌肉萎缩;压迫血管可致相应供血部位缺血性坏死或淤血、水肿;口腔底部、咽后壁、喉及颈部出血可致呼吸困难甚至窒息;压迫输尿管可致排尿障碍。

三、辅助检查

(一)筛选试验

出血时间、凝血酶原时间、血小板计数、血小板聚集功能正常,活化部分凝血活酶时间(APTT)延长。

(二)临床确诊试验

F Ⅷ活性测定辅以 F Ⅷ:Ag 测定和 F Ⅸ活性测定辅以 F Ⅸ:Ag 测定可以确诊血友病 A 和血友病 B。

(三)基因诊断试验

主要用于携带者检测和产前诊断,目前用于基因分析的方法主要有 DNA 印迹法、限制性内切酶片段长度多态性等。

四、治疗要点

治疗原则是以替代治疗为主的综合治疗。

(一)一般治疗

可用凝血酶、巴曲酶(立止血)、吸收性明胶海绵等药物加压止血;可使用夹板、模具等使患者出血的肌肉和关节处于休息位;肌肉出血常为自限性,不主张进行血肿穿刺,以防感染。

(二)替代治疗

补充缺失的凝血因子是防治血友病出血最重要的措施。主要制剂有新鲜冰冻血浆、冷沉淀物以及凝血酶原复合物等。

(三)药物治疗

去氨加压素(DDAVP);糖皮质激素;抗纤溶药物,如氨基己酸、氨甲苯酸等。

(四)外科治疗

对于关节强直、畸形的患者,可在补充足量相应凝血因子的基础上行关节成形术或置换术。

五、护理措施

(一)一般护理

1.饮食

给予易消化饮食,防止食物过硬,避免暴食,少吃刺激性食物。

2.运动与休息

防止外伤,尽量避免如拳击、足球、篮球等过度负重或进行剧烈的接触性运动,对活动性出血的患者,应限制其活动范围和活动强度,较严重时要卧床休息。

(二)病情观察

监测患者自觉症状、不同部位的出血情况;经常评估关节外形、局部有无压痛、关节活动能力有无异常等。注意观察和警惕隐匿性的大出血或重要脏器出血。

(三)对症护理

1.局部出血

按医嘱给予患者止血处理,紧急情况配合抢救,颈部或喉部软组织出血时,应协助患者取侧卧位或头偏向一侧,必要时用吸引器将血吸出,避免积血压迫呼吸道引起窒息,做好气管插管或切开的准备。

2.关节出血及康复

关节腔或关节周围组织出血时,急性期应给予局部制动并保持功能位,血肿消退前避免过早行走使患肢负重,出血控制后可鼓励患者循序渐进地活动受累关节及理疗。

(四)正确输注各种凝血因子制品

避免异型血,制品取回后应立即输注,如是冷沉淀物或者冷冻血浆,输血前应将其置于37 ℃温水(水浴箱)中解冻、融化,以患者可耐受的速度快速输注。输入后随时观察有无变态反应发生及止血效果。

(五)用药护理

DDAVP的不良反应有心率加快、颜面潮红、血压升高、少尿及头痛等,要密切观察,反复使用可发生水潴留和低钠血症,需限制体液摄入;对有心脑血管疾病的老年患者慎用。

(六)心理护理

本病为遗传病,终身有出血倾向。患者易产生焦虑和恐惧,应关心、理解、安慰患者;为患者提供有关血友病社会团体的信息,鼓励患者及家属参与相关的社团及咨询活动,通过与医护人员或患者间的信息交流,相互支持,共同应对这一慢性病给患者带来的困难和烦恼,提高生活质量。

(七)健康指导

(1)向患者及家属介绍疾病相关知识,教会患者预防出血的方法,避免剧烈的接触运动,不要穿硬底鞋或赤脚走路,使用锋利工具时小心,尽量避免手术治疗。

(2)注意口腔卫生,防龋齿。

(3)避免使用阿司匹林等有抑制凝血机制作用的药物,出血严重者及时就医。

(4)告诉患者若外出或远行,应携带写明血友病的病历卡,以备发生意外时可得到及时救助。

(5)控制体重,减轻关节负荷。

(6)学会自我监测出血症状和体征和止血方法。

(7)重视遗传咨询、婚前检查和产前检查,血友病患者和女性携带者最好不要婚配,携带者妊娠早期,应检查胎儿是否患血友病,以决定是否终止妊娠。

(孙田田)

第三节　急性白血病

急性白血病(AL)是造血干祖细胞的恶性克隆性疾病,发病时骨髓中异常的原始细胞及幼稚细胞(白血病细胞)大量增殖并抑制正常造血,可广泛浸润肝、脾、淋巴结等各种脏器。表现为贫血、出血、感染和浸润等征象。可分为急性淋巴细胞白血病(ALL)和急性髓细胞白血病(AML)。

一、临床表现

(一)正常骨髓造血功能受抑制

1.贫血

常为首发症状,呈进行性加重,部分患者因病程短,可无贫血。半数患者就诊时已有重度贫血,尤其是继发于骨髓增生异常综合征(MDS)者。

2.发热

持续发热是急性白血病最常见的症状和就诊的主要原因之一,半数患者以发热为早期表现。可低热,亦可高达39 ℃以上,伴有畏寒、出汗等。虽然白血病本身可以发热,但高热往往提示有继发感染。感染可发生在各个部位,以口腔炎、牙龈炎、咽峡炎最常见,可发生溃疡或坏死;肺部感染、肛周炎、肛旁脓肿亦常见,严重时可有血液感染。最常见的致病菌为革兰阴性杆菌,如肺炎克雷白杆菌、铜绿假单胞菌、大肠埃希菌、硝酸盐不动杆菌等;革兰阳性球菌的发病率有所上升,如金黄色葡萄球菌、表皮葡萄球菌、肠球菌等。长期应用抗生素及粒细胞缺乏者,可出现真菌感染,如念珠菌、曲霉菌、隐球菌等。因患者伴有免疫功能缺陷,可发生病毒感染,如单纯疱疹病毒、带状疱疹病毒、巨细胞病毒感染等。偶见卡氏肺孢子菌病。

3.出血

几乎所有的患者在整个病程中都有不同程度的出血,以出血为早期表现者近40%。出血可发生在全身各部位,以皮肤瘀点、瘀斑、鼻出血、牙龈出血、月经过多为多见。眼底出血可致视力障碍。急性早幼粒细胞白血病易并发凝血异常而出现全身广泛性出血。颅内出血时会发生头痛、呕吐、瞳孔大小不对称,甚至昏迷、死亡。有资料表明AL死于出血者占62.24%,其中87%为颅内出血。大量白血病细胞在血管中淤滞及浸润、血小板减少、凝血异常以及感染是出血的主要原因。

(二)白血病细胞增殖浸润

1.淋巴结肿大和肝、脾大

淋巴结肿大以ALL较多见。纵隔淋巴结肿大常见于T细胞白血病。肝、脾大多为轻至中度,除慢性髓细胞白血病急性变外,巨脾罕见。

2.骨骼和关节

骨骼、关节疼痛是白血病常见的症状,常有胸骨下段局部压痛。尤以儿童多见。发生骨髓坏死时,可引起骨骼剧痛。

3.眼部

部分AML可伴粒细胞肉瘤,或称绿色瘤,常累及骨膜,以眼眶部位最常见,可引起眼球突出、复视或失明。

4.口腔和皮肤

AL尤其是M_4(急性粒-单核细胞白血病)和M_5(急性单核细胞白血病),由于白血病细胞浸润可使牙龈增生、肿胀;皮肤可出现蓝灰色斑丘疹(局部皮肤隆起、变硬,呈紫蓝色结节状)、皮下结节、多形红斑、结节性红斑等。

5.中枢神经系统

中枢神经系统是白血病最常见的髓外浸润部位,多数化学治疗药物难以通过血-脑屏障,不能有效杀灭隐藏在中枢神经系统的白血病细胞,因而引起中枢神经系统白血病(CNSL)。轻者表现为头痛、头晕,重者有呕吐、颈项强直,甚至抽搐、昏迷。CNSL可发生在疾病各个时期,尤其是治疗后缓解期,以ALL最常见,儿童尤甚,其次为M_4(急性粒-单核细胞白血病)、M_5(急性单核细胞白血病)和M_2(急性粒细胞白血病部分分化型)。

6.睾丸

多为一侧睾丸无痛性肿大,另一侧虽无肿大,但在活检时往往也发现有白血病细胞浸润。睾丸白血病多见于 ALL 化学治疗缓解后的幼儿和青年,是仅次于 CNSL 的白血病髓外复发的部位。

二、辅助检查

(一)血常规

大多数患者白细胞计数增多,$>10\times10^9/L$ 者称为白细胞增多性白血病。也有白细胞计数正常或减少,低者可 $<1.0\times10^9/L$,称为白细胞不增多性白血病。血涂片分类检查可见数量不等的原始和幼稚细胞,但白细胞不增多型病例血片上很难找到原始细胞。患者常有不同程度的正常细胞性贫血,少数患者血片上红细胞大小不等,可找到幼红细胞。约 50% 的患者血小板 $<60\times10^9/L$,晚期血小板往往极度减少。

(二)骨髓细胞学检查

骨髓细胞学检查是诊断 AL 的主要依据和必做检查。急性白血病分型标准(即 FAB 分型)将原始细胞≥骨髓有核细胞(ANC)的 30% 定义为 AL 的诊断标准,WHO 分型则将这一比例下降至≥20%,并提出原始细胞比例<20%但伴有 t(15;17)、t(8;21)或 inv(16)/t(16;16)者亦应诊断为 AML。多数 AL 骨髓有核细胞显著增生,以原始细胞为主;少数 AL 骨髓象增生低下,称为低增生性 AL。Auer 小体(奥氏小体或棒状小体)仅见于急性非淋巴细胞白血病,有独立诊断的意义。

(三)细胞化学

主要用于急淋、急粒及急单白血病的诊断与鉴别诊断。常用方法有过氧化物酶染色、糖原染色、非特异性酯酶及中性粒细胞碱性磷酸酶测定等。

(四)免疫学

根据白血病细胞表达的系列相关抗原,确定其来源。造血干/祖细胞表达 CD34,APL 细胞通常表达 CD13、CD33 和 CD117,不表达 HLA-DR 和 CD34,还可表达 CD9。急性混合细胞白血病包括急性双表型(白血病细胞同时表达髓系和淋系抗原)和双克隆(两群来源于各自干细胞的白血病细胞分别表达髓系和淋系抗原)白血病,其髓系和一个淋系积分均>2 分。

(五)染色体和分子生物学

白血病常伴有特异的染色体和基因改变。例如 99% 的 M_3(急性早幼粒细胞白血病)有 t(15;17)(q22;q12),该易位使 15 号染色体上的 *PML*(早幼粒白血病基因)与 17 号染色体上 *RARA*(维 A 酸受体基因)形成 *PML-RARA* 融合基因。这是 M_3 发病及用全反式维 A 酸及砷剂治疗有效的分子基础。

(六)血液生化改变

血清尿酸浓度增高,特别在化学治疗期间。尿酸排泄量增加,甚至出现尿酸结晶。患者发生 DIC 时可出现凝血常规异常。血清乳酸脱氢酶(LDH)可增高。

三、治疗

(一)一般治疗

1.紧急处理高白细胞血症

当循环血液中白细胞计数 $>200\times10^9/L$,患者可产生白细胞淤滞,表现为呼吸困难、低氧血症、反应迟钝、言语不清、颅内出血等。病理学显示白血病血栓栓塞与出血并存。高白细胞不仅会增加患者早期病死率,也增加髓外白血病的发病率和复发率。因此当血中白细胞计数$>100\times10^9$/L时,就应紧急使用血细胞分离机,单采清除过高的白细胞(M_3型一般不推荐),同时给以水化和化学治疗。可根据白血病类型给予相应的化学治疗方案,也可先用所谓化学治疗前短期预处理:ALL用地塞米松10 mg/m^2静脉注射;AML每6小时用羟基脲$1.5\sim2.5$ g,总共约36小时,总量$6\sim10$ g/d,然后进行联合化学治疗。需预防白血病细胞溶解诱发的高尿酸血症、酸中毒、电解质紊乱、凝血异常等并发症。

2.防治感染

防治感染是保证急性白血病患者争取有效化学治疗或骨髓移植,降低病死率的关键措施之一。白血病患者常伴有粒细胞减少或缺乏,特别在化学治疗、放射治疗后粒细胞缺乏将持续相当长时间,此时患者宜住层流病房或消毒隔离病房。重组人粒细胞集落刺激因子(G-CSF)可缩短粒细胞缺乏期,用于ALL,老年、强化学治疗或伴感染的AML。发热应做细菌培养和药敏试验,并迅速进行经验性抗生素治疗。

3.成分输血支持

严重贫血可吸氧、输浓缩红细胞,维持Hb>80 g/L,但白细胞淤滞时不宜马上输红细胞以免进一步增加血黏度。血小板计数过低会引起出血,需输注单采血小板悬液。为防止异体免疫反应所致无效输注和发热反应,输血时可采用白细胞滤器去除成分血中的白细胞。为预防输血相关移植物抗宿主病,输血前应将含细胞成分的血液辐照$25\sim30$ Gy,以灭活其中的淋巴细胞。

4.防治高尿酸血症肾病

由于白血病细胞大量破坏,特别在化学治疗时更甚,血清和尿中尿酸浓度增高,积聚在肾小管,引起阻塞而发生高尿酸血症肾病,因此应鼓励患者多饮水,最好24小时持续静脉补液,使每小时尿量>150 mL/m^2并保持碱性尿。在化学治疗同时给予别嘌醇每次100 mg,每天3次,以抑制尿酸合成。少数患者对别嘌醇会出现严重皮肤过敏,应予注意。当患者出现少尿、无尿、肾功能不全时,应按急性肾衰竭处理。

5.维持营养

白血病系严重消耗性疾病,特别是化学治疗、放射治疗引起患者消化道黏膜炎及功能紊乱时。应注意补充营养,维持水、电解质平衡,给患者高蛋白、高热量、易消化食物,必要时经静脉补充营养。

(二)抗白血病治疗

1.第一阶段

诱导缓解治疗,主要方法是联合化学治疗,其目标是使患者迅速获得完全缓解(CR)。所谓CR,即白血病的症状和体征消失,外周血中性粒细胞计数$\geq1.5\times10^9$/L,血小板计数$\geq100\times10^9$/L,白细胞分类中没有白血病细胞;骨髓中的原始粒Ⅰ型+Ⅱ型(原单+幼单或原淋+幼淋)$\leq5\%$,M_3型原粒+早幼粒$\leq5\%$,无Auer小体,红细胞及巨核细胞系正常;无髓外白血病。理想的CR为初诊时免疫学、细胞遗传学和分子生物学异常标志均消失。

2.第二阶段

达到CR后进入抗白血病治疗的第二阶段,即缓解后治疗,主要方法为化学治疗和造血干细胞移植。诱导缓解获CR后,体内的白血病细胞由发病时的$10^{10}\sim10^{12}$降至$10^8\sim10^9$,这些残留的白血病细胞称为微小残留病灶(MRD)。必须进一步降低MRD,以防止复发、争取长期无病生存(DFS)甚至治愈(DFS持续10年以上)。

四、护理措施

(一)病情观察

(1)观察体温及血压变化,发热时,注意有无伴随症状如畏寒、寒战、咽痛、肛周不适等,体温达 38.5 ℃以上时可予以温水擦浴或冰块物理降温,观察降温效果,及时通知医师,及时更换汗湿的衣服及床单;血压降低时,要密切观察患者神志变化,保证输液通畅,观察尿量变化,防治休克。

(2)观察患者营养状况、活动情况、排便情况等。

(3)定期检测血常规变化,以便了解病情的发展及药物治疗的效果,随时调整药物剂量。

(4)观察化学治疗的不良反应。

(二)贫血的护理

(1)保证充足的休息及睡眠,减少活动。贫血严重的患者改变体位,如坐起或起立时动作应缓慢,由人扶持协助,防止突然体位改变发生晕厥而摔伤。

(2)严重贫血、血红蛋白含量＜60 g/L 时应尽量卧床休息,必要时予氧气吸入,并做好生活护理,遵医嘱输注红细胞悬液。

(3)老年患者、耐受力较差的患者或贫血较重需要长期输血治疗的患者,有时患者的血红蛋白含量＞60 g/L,但已出现明显的气促、头晕、耳鸣、面色苍白等贫血症状,也应积极采取输血治疗,以提高患者的生活质量。

(三)出血的护理

(1)密切观察患者有无出血倾向,如皮肤出血点、瘀斑、鼻出血、牙龈及眼底出血等。指导患者避免外伤。少量的鼻出血可用干棉球或蘸 1∶1 000 肾上腺素棉球填塞压迫止血并局部冷敷;大量鼻出血时应配合医师实施止血术。眼底出血者注意不能揉擦眼球,防止出血加重。牙龈出血者应用冷去甲肾上腺素盐水漱口,出血不止者可用吸收性明胶海绵贴敷。

(2)监测生命体征及血常规:当血小板计数＜50×10⁹/L 时,要采取预防出血的措施;血小板计数＜20×10⁹/L 时,患者应卧床休息,并观察有无头晕、头痛、视物模糊、心慌等症状。警惕内出血相关征象,如呕血、便血、咯血、血尿或头痛、恶心、呕吐、视物模糊、颈项强直、意识障碍等,及时报告医师做好抢救准备。

(3)护理动作轻柔,避免不必要的穿刺。

(4)关节腔出血给予冷敷,抬高患肢,减少活动。

(5)对服用类固醇的患者,给予抗酸治疗。

(6)必要时输注血小板、凝血因子、新鲜冷冻血浆。

(7)指导患者预防出血:用软毛牙刷刷牙,勿用牙签剔牙,以防牙龈损伤。禁用手挖鼻孔。勿用手搔抓皮肤,保持排便通畅,勿用力排便。每天饮水 3 000 mL 以上。

(8)避免使用含阿司匹林的制品。

(四)感染的护理

(1)保持病室整洁,定时通风,保持空气流通,温度在 18～22 ℃,湿度在 60%。定时空气和地面消毒,维持环境清洁。避免或减少探视。工作人员及探视者在接触患者之前要认真洗手。定期进行室内空气及患者常用器具的细菌培养,监测环境的洁净度。定时洗澡更衣及更换床上罩单,重患者行床上擦浴,保持皮肤清洁,必须外出检查时,戴口罩预防呼吸道感染。根据气温变化,随时增减衣物,防止受凉感冒。对于接受超大剂量化学治疗、免疫抑制剂治疗、干细胞移植治疗期间患者,必要时采用保护性隔离护理,移居单间或空气层流洁净病房,实施全环境保护。

(2)保持口腔及皮肤清洁卫生,预防感染。于进餐前后,睡前晨起用生理盐水漱口,睡前晨起应用软毛刷刷牙;粒细胞缺乏时予复方氯己定含漱液(口泰)漱液、制霉菌素液漱口。定期洗澡更衣,勤剪指甲;女性患者应注意会阴部清洁,经期应增加清洗次数;保持大便通畅,便秘者可给轻泻剂,如蜂蜜、番泻叶等,防止发生肛裂。便后用温水、盐水、艾力克稀释液或1:5 000高锰酸钾溶液坐浴,预防肛周感染。

(3)除体温观察外,注意咽、鼻腔、腋下、外阴、肛门等部位隐匿感染发现.

(4)实施各种注射、穿刺检查治疗技术应严格遵守无菌技术操作原则,皮肤消毒要彻底,操作后局部以无菌敷料保护不少于24小时。

(五)药物护理

(1)向患者讲解药物的作用、不良反应及有关的注意事项。

(2)化学治疗药物一般需新鲜配制,根据不同药物药理特点在相应时间内用完,以免影响疗效。确保剂量准确。如蒽环类化疗药物、长春碱类宜较快输注;而阿糖胞苷、高三尖杉酯碱宜缓慢滴注。

(3)化学治疗药物输注时应选择血流丰富的静脉,避开关节、反复穿刺及有瘢痕静脉,先用生理盐水建立输液通道,确保无误后再进行化学治疗药物的输注。注意保护血管。由于化学治疗药物刺激性强,疗程长,所以要由远端至近端有次序的选择和保留静脉,每次更换注射部位。静脉穿刺应一针见血,不拍打静脉,不挤压皮肤,以避免皮下出血。防止药物外渗,减轻局部刺激。化学治疗过程中加强巡视,并做好患者的相关教育,如发现化学治疗药物有外渗、外漏,应立即停止滴注,并回抽2~3 mL血液,以吸除部分药液,然后拔出针头更换注射部位。外渗局部冷敷后再用25%硫酸镁溶液湿敷,亦可用2%利多卡因溶液＋地塞米松局部做环形封闭,观察局部的变化。必要时选用中心静脉或深静脉留置导管。

(4)对症处理化学治疗不良反应。如使用甲氧氯普胺、恩丹西酮等药,最大限度地减少恶心、呕吐的发生。预防尿酸性肾病。根据心脏功能等因素,化学治疗过程适当补液,保证每天尿量在3 000 mL以上,对入量够而尿仍少者,给予利尿剂。

(5)鞘内注射药物后应去枕平卧位4~6小时,以免头痛。

(六)输血的护理

严格输血制度。一般先慢速滴注观察15分钟,若无不良反应,再按患者年龄、心肺功能、急慢性贫血及贫血程度调整滴速。输血过程中应密切观察输血引起的不良反应。

(七)饮食护理

(1)给予高蛋白、高维生素、高热量、营养丰富、易消化的饮食。注意饮食卫生,忌生冷及刺激性食物,防止发生肠道感染。口腔溃疡疼痛明显时可予利多卡因漱口液含漱(0.9%生理盐水250 mL＋2%利多卡因溶液10~20 mL),以减轻疼痛。

(2)化学治疗期间鼓励患者多饮水,每天2 000~3 000 mL,并遵医嘱给予别嘌呤醇及碳酸氢钠口服,以碱化、水化尿液,防止化学治疗期间细胞破坏引起的尿酸性肾病。

(3)化学治疗期间由于药物影响,患者进食少,应给予清淡合乎口味的饮食,注意食物的色、香、味,鼓励患者进食。

(4)血小板减少时,应指导患者进食少渣的软食,禁辛辣、生硬、刺激性食物,以防口腔黏膜损伤引起出血。

（八）安全护理

病区地面应防滑,走廊、厕所墙壁应安装扶手,带轮子的病床应有固定装置,使用期间固定牢靠。床边、桌上不要放置暖水瓶,防止被打翻而烫伤。

（九）心理护理

（1）急性白血病是一种恶性程度很高的疾病,病死率高,治愈率低,治疗成本高。因此患者容易产生紧张、恐惧和忧虑,甚至产生悲观绝望的情绪,这样常常会影响疾病的治疗和恢复。部分患者甚至出现自杀、自伤行为。

（2）了解患者的性格,对疾病的了解程度,注意患者的情绪变化,随时予以有针对性的心理疏导,克服消极情绪。理解、关心患者,向患者及家属介绍本病的相关知识、国内外治疗此病的最新进展及成功病例,鼓励患者正视疾病使其安心配合治疗与护理。

（3）治疗前向患者解释放、化学治疗中可能出现的不良反应,消除顾虑,取得配合。

（4）了解患者的社会支持情况,嘱家属、亲友给予支持和鼓励,建立社会支持网。

五、健康教育

（一）疾病预防指导

避免接触对造血系统有损害的理化因素如电离辐射,亚硝胺类物质,染发剂、油漆等含苯物质,保泰松及其衍生物、氯霉素等药物。如应用某些细胞毒药物如氮芥、环磷酰胺、丙卡巴肼、依托泊苷等,应定期查血常规及骨髓象。

（二）疾病知识指导

指导患者饮食宜富含高蛋白、高热量、高维生素,清淡、易消化少渣软食,避免辛辣刺激,防止口腔黏膜损伤。多饮水,多食蔬菜、水果,以保持大便通畅。保证充足的休息和睡眠,适当加强健身活动,如散步、打太极拳、练剑等,以提高机体的抵抗力。避免损伤皮肤,沐浴时水温以 $37\sim40\ ^\circ\text{C}$ 为宜,以防水温过高促进血管扩张,加重皮肤出血。

（三）用药指导

向患者说明急性白血病缓解后仍应坚持定期巩固强化治疗,以延长疾病缓解期和生存期。

（四）预防感染和出血指导

注意保暖,避免受凉;讲究个人卫生,少去人群拥挤的地方;经常检查口腔、咽部有无感染,学会自测体温。勿用牙签剔牙,刷牙用软毛刷;勿用手挖鼻孔,天气干燥可涂金霉素眼膏或用薄荷油滴鼻;避免创伤。定期门诊复查血常规,发现出血、发热及骨、关节疼痛应及时就医。

（五）心理指导

向患者及其家属说明白血病是造血系统肿瘤性疾病,虽然难治,但目前治疗进展快、效果好,应树立信心。家属应为患者创造一个安全、安静、舒适和愉悦宽松的环境,使患者保持良好的情绪状态,有利于疾病的康复。化学治疗间歇期,患者可做力所能及的家务,以增强自信心。

（孙田田）

第四节 慢性白血病

一、慢性髓系白血病

慢性髓系白血病(chronic myelogenous leukemia,CML),简称慢粒,是一种起源于骨髓多能造血干细胞的体细胞突变而导致的,以髓系显著增生为主要表现的恶性骨髓增生性疾病。CML在我国年发病率为(0.39~0.99)/10万。

(一)病因

病因目前不明,但某些诱因可能与白血病的发生有关:病毒、化学物质、放射线、遗传和先天性的易患因素。

(二)临床表现

1.慢性期

脾大为最显著的体征。部分患者有胸骨中下段压痛。

2.加速期

原因不明的高热、虚弱、体重下降,脾迅速肿大。逐渐出现贫血和出血。

3.急变期

表现与急性白血病类似。

(三)辅助检查

1.血常规

白细胞数异常增高,当白细胞计数$>100×10^9/L$时,有白细胞淤滞综合征发生的可能。晚期血小板逐渐减少,并出现贫血。

2.骨髓细胞学检查

骨髓增生极度活跃,红细胞相对减少。

3.染色体和基因

90%以上Ph染色体和(或)BCR-ABL融合基因阳性。

4.血液生化

血清及尿中尿酸浓度增高,血清乳酸脱氢酶增高。

(四)处理原则及治疗要点

(1)传统治疗。①化学治疗:白消安和羟基脲口服为CML初始治疗的基础药物;阿糖胞苷＋高三尖杉酯碱在加速期和急变期可选用;②干扰素治疗:可使部分患者达到细胞遗传学反应,适用于无条件使用伊马替尼者。

(2)分子靶向治疗首选药物伊马替尼(格列卫)。

(3)异基因造血干细胞移植应在CML慢性期待血常规及体征控制后尽早进行。

(4)联合用药可采用干扰素、小剂量阿糖胞苷、高三尖杉酯碱、伊马替尼等联合治疗。

(5)放射治疗和脾切除。

（五）护理评估

1.病史

评估患者的起病急缓、首发表现、特点及目前的主要症状和体征；评估患者有关既往的相关辅助检查、用药和其他治疗情况，特别是血常规及骨髓象的检查结果、治疗用药和化学治疗方案等；评估患者的职业、生活工作环境、家族史等。

2.身体状况

观察生命体征、意识状态及营养状况；皮肤、黏膜：口唇、甲床是否苍白，有无出血点、瘀点、紫癜或瘀斑；肝、脾、淋巴结及其他：应注意肝脾大小、质地、表面是否光滑、有无压痛，浅表淋巴结大小、部位、数量、有无压痛等，胸骨、肋骨、躯干骨及四肢关节有无压痛，胸骨中下段有无压痛。

3.心理-社会状况

评估患者目前的心理状态，注意有无悲观、绝望心理，以及心理承受能力；家属对本病的认识，对患者的态度；家庭经济状况，有无医疗保障等。

（六）护理措施

1.病情观察

（1）监测生命体征及血压变化并记录，听取患者主诉，发热时注意有无畏寒、咽痛、咳嗽等伴随症状；高热时行物理降温，降温后及时更换汗湿的衣物及床单，防止受凉；血压降低时应注意患者神志变化，保证输液畅通，并注意尿量，防治休克。

（2）定期检测血常规，以便了解病情的发展及治疗效果，及时处理危急值。

2.脾大的护理

（1）腹胀、腹痛时遵医嘱使用镇痛药物，指导患者调整至舒适体位，可坐位或左侧卧位，改变体位时应动作缓慢，避免剧烈回头、弯腰等以免脾破裂。

（2）避免食用干硬、辛辣食物，可少量多餐，防止饮食、饮水过多加重饱胀感。

3.白细胞淤滞症的护理

（1）注意观察神志变化，发现语言、行为异常，视物模糊、排尿困难等立即通知医生并处理。

（2）指导患者化学治疗期间每天饮水量＞3 000 mL，并注意休息，遵医嘱输注阿糖胞苷、高三尖杉酯碱或口服羟基脲等药物降低白细胞，并配合血液成分治疗，分离多余白细胞。

（3）大量输液及利尿可能导致电解质紊乱，应关注生化指标，防止低钾或高钾血症的发生。

4.心理护理

向患者及家属介绍本病的相关知识、疾病治疗的最新进展及成功病例，以增强信心；并注意观察患者的情绪变化，及时给予有针对性的心理疏导，使其安心配合治疗。

（七）健康指导

1.疾病认知指导

对慢性白血病患者，让其和家属都了解疾病的过程，使患者主动做好自我护理。

2.用药指导

对长期应用干扰素和伊马替尼治疗的患者，应注意观察不良反应。指导患者定期复查血常规。

3.休息与活动指导

指导患者保持积极的心态，可适当参加社交活动及身体锻炼，但应注意劳逸结合，避免熬夜。

二、慢性淋巴细胞白血病

慢性淋巴细胞白血病(chronic lymphocytic leukemia,CLL),简称慢淋,是一种慢性单克隆性 B 淋巴细胞增殖性疾病。

(一)病因

CLL 的确切病因和发病机制尚未明确。

(二)临床表现

约 25％的患者无症状,早期仅表现为周围血淋巴细胞增高,80％的患者就诊时有无痛性淋巴结肿大,50％患者有轻到中度脾大,可伴有贫血、乏力、多汗、食欲缺乏、体重减轻等非特异性症状。后期出现淋巴结肿大、肝脾大、血小板减少是 CLL 患者就诊的主要原因。病程中易有反复发热及感染。半数患者可有瘙痒、荨麻疹、丘疹、皮肤结节、红皮病等改变。

(三)辅助检查

血常规示淋巴细胞持续性增多,骨髓象骨髓增生活跃;此外可进行免疫学检查和细胞遗传学检查。

(四)处理原则及治疗要点

1.传统治疗

(1)烷化剂,口服苯丁酸氮芥最常见,也常与环磷酰胺、长春新碱等联合使用,增强效果。

(2)嘌呤类似物,临床常用 FC 方案(氟达拉滨＋环磷酰胺)联合化学治疗。

(3)利妥昔单抗与氟达拉滨和环磷酰胺联合使用,能延长 CLL 患者中位生存期。

2.并发症治疗

积极抗感染治疗,疗效不佳且脾大明显时,可行脾切除。

3.造血干细胞移植

主要用于年轻患者。

(五)护理评估

1.病史

(1)评估患者的起病急缓、首发表现、特点及目前的主要症状和体征。

(2)评估患者有关既往的相关辅助检查、用药和其他治疗情况,特别是血常规及骨髓象的检查结果、治疗用药和化学治疗方案等。

(3)评估患者的职业、生活工作环境、家族史等。

2.身体状况

(1)观察生命体征,注意有无发热;意识状态及有无头痛、呕吐;营养状况。

(2)皮肤、黏膜:皮肤有无出血点、瘀点、紫癜或瘀斑;有无瘙痒、荨麻疹、丘疹、皮肤结节;颜面、甲床是否苍白;有无口腔溃疡、牙龈增生肿胀、咽部充血、扁桃体肿大、肛周脓肿等。

(3)肝、脾、淋巴结及其他:肝、脾触诊应注意肝脾大小、质地、表面是否光滑、有无压痛;有无无痛性淋巴结肿大。

3.心理-社会状况

(1)评估患者目前的心理状态,注意有无悲观、绝望心理,以及心理承受能力。

(2)家属对本病的认识,对患者的态度。

(3)家庭经济状况,有无医疗保障等。

（六）护理措施

1.病情观察

（1）监测生命体征及血压变化并记录，发热时注意有无畏寒、咽痛、咳嗽等伴随症状；高热时应给予物理降温，有出血倾向者禁用酒精或温水擦浴，降温后及时更换汗湿的衣物及床单，防止受凉；血压降低时应注意患者神志变化，保证输液畅通，并注意尿量，防治休克。

（2）定期检测血常规，以便了解病情的发展及治疗效果，及时处理危急值。

2.预防出血及感染

注意观察出血部位、量、颜色和范围，严重出血时需绝对卧床休息，遵医嘱输注浓缩血小板悬液、新鲜血浆和冷沉淀等；指导患者注意饮食卫生，预防呼吸道感染、口腔感染、肛周及皮肤黏膜感染。医护人员应注意无菌操作。

3.用药护理

注意观察不良反应。如干扰素的不良反应有发热、恶心、食欲缺乏及肝功能异常，注射前半小时监测体温和口服药物预防发热；环磷酰胺可引起出血性膀胱炎和脱发，应指导患者多饮水，密切观察尿液颜色，监测尿常规；氟达拉滨要求 30 分钟内输完，严防药物渗漏；输注利妥昔单抗可能出现过敏，输注前半小时应使用抗过敏药物，输注速度要慢。

4.饮食护理

指导患者多食高蛋白、高热量、富含维生素的清淡食物，并根据贫血程度合理休息与活动，必要时遵医嘱输血或浓缩红细胞以缓解机体的缺氧症状。注意饮食卫生，忌食生冷、刺激性食物，防止肠道感染。血小板计数减少时，应进少渣软食。

5.心理护理

因慢性白血病病程长短不一，不易根治。患者容易产生焦虑、恐惧、悲观、失望的情绪，故应及时给予有针对性的心理疏导，使患者安心配合治疗和护理，达到最佳治疗效果。

（七）健康指导

1.疾病认知指导

对慢性白血病患者，让其和家属都了解疾病的过程，使患者主动做好自我护理。

2.休息与活动指导

可适当参加社交活动及身体锻炼，但应注意劳逸结合，避免劳累及熬夜。

3.就诊指导

遵医嘱按时按量用药，定期复查血常规。如出现发热、出血、肿块、脾大等不适应及时就诊。

（孙田田）

第五节　原发免疫性血小板减少症

原发免疫性血小板减少症（primary immunologic thrombocytopenic purpura，ITP）既往称特发性血小板减少性紫癜，是一种常见的获得性血小板减少性疾病。

一、病因

ITP 的病因迄今未明。

二、临床表现

(一)出血
全身皮肤黏膜散在瘀斑、瘀点,严重者表现为血尿、消化道出血、颅内出血等。

(二)贫血
一般无贫血,但反复出血量较多者可发生缺铁性贫血。

三、辅助检查

(一)血常规
急性型发作期血小板数$<20×10^9/L$,慢性型多为$(30\sim80)×10^9/L$。

(二)骨髓细胞学检查
巨核细胞增加或正常。

四、处理原则和治疗要点

(1)血小板计数$<20×10^9/L$者,应严格卧床休息,避免外伤。

(2)血小板计数$>30×10^9/L$,无出血表现,可观察或随访。

(3)无论血小板减少程度如何,对有出血症状者均应积极治疗。

(4)药物治疗:①抗 CD20 单克隆抗体;②血小板生成药物;③长春新碱;④环孢素 A,主要用于难治性 ITP 的治疗;⑤其他。

(5)急重症的处理原则:①输注血小板;②输注丙种球蛋白(IVIg);③输注大剂量甲泼尼龙:1 g/d;④血浆置换。

(6)脾切除适用于对糖皮质激素禁忌或依赖,有颅内出血倾向经药物治疗无效者。

五、护理评估

(一)病史
评估出血部位与范围,伴随症状与体征;有无内脏出血及颅内出血;女性患者评估有无月经量过多或淋漓不尽等;有无病毒感染史。

(二)身体状况
评估患者有无发热,有无血压升高,有无头痛、呕吐,伴意识改变等颅内出血的表现;有无皮肤黏膜瘀点、瘀斑,齿龈及鼻腔出血;有无呕血、咯血、便血、血尿、阴道出血。

(三)心理-社会状况
评估患者的心理状态,以及对本病的认知程度;患者的家庭经济状况,有无医疗保障。

六、护理措施

(一)病情观察
密切观察患者有无皮肤、黏膜、消化道等部位的出血倾向,定时测量并记录生命体征、瞳孔及神志变化,观察患者大、小便的颜色及次数。随时监测血常规变化,当血小板计数$<20\times10^9$/L时注意有无颅内出血症状,如出现剧烈头痛、呕吐、视物模糊、颈项强直、意识障碍等,应立即对症处理,并通知医师做好抢救。

(二)出血的预防与护理

(1)皮肤黏膜出血时,应密切观察出血点有无增减,避免搔抓及拍打;鼻出血时指导患者用指压鼻翼两侧止血,或用肾上腺素棉球填塞止血,若出血量较大时,应用油纱做后鼻腔填塞术。

(2)穿刺时应动作迅速,避免反复多次穿刺,拔针后应加压止血。

(3)出血明显者,遵医嘱输注浓缩血小板悬液、新鲜血浆和冷沉淀等。

(三)用药护理

(1)糖皮质激素是治疗首选药,告知患者勿擅自停药或减量,以免影响治疗效果;糖皮质激素还可诱发或加重感染,指导患者加强个人卫生,适当增减衣物,避免着凉,并减少探视,防止交叉感染。

(2)输注丙种球蛋白时较常见的不良反应有发热、寒战、皮疹、荨麻疹、呼吸困难等,护士应加强巡视,发现问题及时通知医生处理。

(四)饮食及生活护理

(1)给予高维生素、高蛋白、易消化、高热量软食,禁食有刺激、粗糙、坚硬及油炸食物。有消化道出血时应遵医嘱禁食水,待出血情况控制后,可逐步改为少渣半流质、软食、普食。同时食物及饮水的温度不宜过高。

(2)地面避免湿滑,防止跌倒。血小板数$<20\times10^9$/L时应严格卧床休息,避免碰撞及外伤,并注意保护头部,避免引发颅内出血。

(3)注意床单清洁,平整、无皱褶及碎屑,保持皮肤清洁干燥,穿棉质宽松衣裤。

(4)排便时不可过度用力,以免腹内压增高引起出血,便秘时可遵医嘱使用开塞露或肥皂水灌肠。

(五)心理护理

医护人员及家属应关心、理解患者,建立相互信任的关系,倾听患者心声,帮助其认识不良的心理状态,鼓励、支持患者增强自我护理的能力,多与亲人、病友沟通,减少孤独感,增强康复信心。

七、健康指导

(一)疾病认知指导

本病在春、夏季易发病,应避免受凉或感冒而诱发;应防止跌倒、碰撞及外伤;避免服用可能引起血小板减少或抑制其功能的药物,如阿司匹林、吲哚美辛等;保持大便通畅,对高血压患者应有效控制高血压,防止发生颅内出血。定期复查血常规,监测血小板计数。

(二)休息与活动指导

血小板数$<50\times10^9$/L时勿做较强的体力活动,可适当短时间散步,并保证睡眠充足,避免劳累及精神持续紧张。

(孙田田)

第六节　缺铁性贫血

一、定义

缺铁性贫血(iron deficient anemia,IDA)是指体内可用来制造血红蛋白的贮存铁缺乏,血红蛋白合成减少而引起的一种小细胞、低色素性贫血,是最常见的一种贫血,以生育年龄的妇女(特别是孕妇)和婴幼儿发病率较高。

二、临床表现

(一)贫血表现

常见乏力、易倦、头昏、头痛、耳鸣、心悸、气促、纳差等,伴苍白、心率增快。

(二)组织缺铁表现

精神行为异常,如烦躁、易怒、注意力不集中、异食癖;体力、耐力下降;易感染;儿童生长发育迟缓、智力低下;口腔炎、舌炎、舌乳头萎缩、口角炎、缺铁性吞咽困难(称 Plummer-Vinson 征);毛发干枯、脱落;皮肤干燥、皱缩;指(趾)甲缺乏光泽、脆薄易裂,重者指(趾)甲变平,甚至凹下呈勺状(匙状甲)。

(三)缺铁原发病表现

如消化性溃疡、肿瘤或痔疮导致的黑便、血便、腹部不适,肠道寄生虫感染导致的腹痛或大便性状改变,妇女月经过多,肿瘤性疾病的消瘦,血管内溶血的血红蛋白尿等。

三、诊断

(1)患者具有缺铁性贫血的症状及体征:乏力、易倦、气促、纳差等,注意患者是否存在精神行为异常和缺铁原发病表现。

(2)根据国内的诊断标准,缺铁性贫血的诊断标准符合以下 3 条:①贫血为小细胞低色素性。男性血红蛋白含量<120 g/L,女性血红蛋白含量<110 g/L,孕妇血红蛋白含量<100 g/L;平均红细胞体积<80 fl,平均血红蛋白含量<27 pg,平均血红蛋白浓度<32%。②有缺铁的依据:符合贮铁耗尽(ID)或缺铁性红细胞生成(IDE)的诊断。

ID 符合下列任一条即可诊断。①血清铁蛋白<12 μg/L。②骨髓铁染色显示骨髓小粒可染铁消失,铁粒幼红细胞少于 15%。

IDE:①符合 ID 诊断标准。②血清铁低于 8.95 μmol/L,总铁结合力升高>64.44 μmol/L,转铁蛋白饱和度<15%。③红细胞原始卟啉/血红蛋白含量>4.5 μg/gHb。

(3)存在铁缺乏的病因,铁剂治疗有效。

四、治疗

(一)病因治疗

IDA 的病因诊断是治疗 IDA 的前提,只有明确诊断后方有可能去除病因。如婴幼儿、青少年和妊娠妇女营养不足引起的 IDA,应改善饮食;胃、十二指肠溃疡伴慢性失血或胃癌术后残胃癌所致的 IDA,应多次检查大便潜血,做胃肠道 X 线或内镜检查,必要时手术根治。月经过多引起的 IDA,应调理月经;寄生虫感染者应驱虫治疗等。

(二)补铁治疗

首选口服铁剂,如琥珀酸亚铁 0.1 g,3 次/天。餐后服用胃肠道反应小且易耐受。应注意,进食谷类、乳类和茶等会抑制铁剂的吸收,鱼、肉类、维生素 C 可加强铁剂的吸收。口服铁剂后,先是外周血网织红细胞增多,高峰在开始服药 5～10 天,2 周后血红蛋白浓度上升,一般 2 个月左右恢复正常。铁剂治疗在血红蛋白恢复正常至少持续 4 个月,待铁蛋白正常后停药。若口服铁剂不能耐受或吸收障碍,可用右旋糖酐铁肌内注射,每次 50 mg,每天或隔天 1 次,缓慢注射,注意变态反应。注射用铁的总需量(mg)=(需达到的血红蛋白浓度-患者的血红蛋白浓度)×0.33×患者体重(kg)。

五、护理措施

(一)一般护理措施

1.休息活动

轻度的缺铁性贫血症可适当活动,一般生活基本能自理,但不宜进行剧烈运动和重体力劳动;严重的缺铁性贫血多存在慢性出血性疾病,体质虚弱,活动无耐力,应卧床休息,给予生活协助。患者调整变换体位时要缓慢并给予扶持,防止因体位突变发生晕厥、摔伤。

2.皮肤毛发

保持皮肤、毛发的清洁,除日常洗漱,如洗脸、洗手、泡足、洗外阴、刷牙漱口之外,定时周身洗浴、洗头、更衣,夏日每天 1～2 次洗澡,春秋每周 1～2 次,冬日每周 1 次,每月理发一次。重度卧床患者可在床上洗头、擦浴、更衣、换被单。长期卧床者要有预防压疮的措施,如定时翻身、变换卧位,同时对受压部位给予温水擦拭及压疮贴贴敷,保持床位平整、清洁、干燥、舒适。

3.营养

给予高蛋白、富含铁的饮食,纠正偏食不良习惯。除谷物主食外,多选用动物肝、肾、瘦肉、蛋类、鱼类、菌藻类,增加维生素 C 含量,食用新鲜蔬菜和水果,以利于铁的吸收。

4.心理

主动关心、体贴患者,做好有关疾病及其自我护理知识的宣传教育。多与患者沟通交谈,了解和掌握其心理状态,特别是久病的重症者,要及时发现其情绪上的波动,并给予有针对性的帮助,疏导解除其不良心态使之安心疗养。

(二)重点护理措施

1.疲乏、无力、心悸、气短者

应卧床休息以减少耗氧量,必要时给予吸氧疗法。

2.皮肤干皱,指(趾)甲脆薄者

注意保护,应用维生素 A 软膏或润肤霜涂擦,滋润皮肤防止干裂出血、疼痛;不留长指(趾)甲,定时修剪,防止折断损伤;选用中性无刺激性洗涤剂,不用碱性皂类。

3.口腔炎、舌炎疼痛者

给予漱口液漱口,餐后定时进行特殊口腔护理,有溃疡时可用 1% 龙胆紫涂抹创面或贴敷溃疡药膜。

4.出现与缺铁有关的异常行为者

及时与医师联系给予合理的处理。

5.药物护理

按医嘱给患者服用铁剂,并向患者说明服用铁剂时的注意事项:①为避免胃肠道反应,铁剂应进餐后服用,并从小剂量开始。②服用铁剂时忌饮茶,避免与牛奶同服,以免影响铁的吸收。③可同服维生素 C 以增加铁的吸收。④口服液体铁剂时,患者必须使用吸管,避免牙齿染黑。⑤要告诉患者对口服铁剂疗效的观察及坚持用药的重要性。治疗后网织红细胞数开始上升,1 周左右达高峰,血红蛋白于 2 周后逐渐上升,1~2 个月后可恢复正常。在血红蛋白完全正常后,仍需继续补铁 3~6 个月,待血清铁蛋白＞50 μg/L 后才能停药。

(三)治疗过程中可能出现的情况及应急措施

1.贫血性心脏病

心率增加,心前区可闻及收缩期杂音,心脏扩大,心功能不全。向家属讲解引起贫血性心脏病的原因及如何预防其发生。保持病室安静、舒适,尽量减少不必要的刺激。卧床休息,减轻心脏负担。密切观察心率、呼吸、血压及贫血的改善状况。必要时吸氧。控制输液速度及输液的总量,必要时记录 24 小时出入水量。

2.活动无耐力

活动后乏力、虚弱、气喘、出汗、头晕,眼前发黑,耳鸣。注意休息,适量活动,贫血程度轻的可参加日常活动,无须卧床休息。对严重贫血者,应根据其活动耐力下降程度制定休息方式、活动强度及每次活动持续时间。增加患者的营养,提供高蛋白、高维生素、易消化饮食,必要时静脉输血、血浆、白蛋白。

3.有感染的危险

体温高于正常范围。病室每天通风换气,限制探视人员,白细胞计数过低者给予单独隔离房间。医务人员严格执行无菌操作规程。保持床单清洁、整齐,衣被平整、柔软。保持口腔卫生,指导年长、儿童晨起、饭后、睡前漱口,避免用硬毛牙刷。气候变化,要及时添减衣服,预防呼吸道感染。向患者及家属讲解导致感染发生的危险因素,指导家属掌握预防感染的方法与措施。

4.胃肠道反应

服用铁剂的护理,铁剂对胃肠道的刺激可引起胃肠不适、疼痛、恶心、呕吐及便秘或腹泻。口服铁剂从小剂量开始,在两餐之间服药,可与维生素 C 同服,以利吸收;服铁剂后,牙往往黑染,大便呈黑色,停药后恢复正常,应向家属说明其原因,消除顾虑。铁剂治疗有效者,于服药 3~4 天网织红细胞计数上升,1 周后可见血红蛋白含量逐渐上升。如服药 3~4 周无效,应查找原因。注射铁剂时应精确计算剂量,分次深部肌内注射,更换注射部位,以免引起组织坏死。

5.营养失调的护理

及时添加含铁丰富的食物,帮助纠正不良饮食习惯。合理搭配患者的膳食,让患者了解动物血、黄豆、肉类含铁较丰富,是防治缺铁的理想食品;维生素 C、肉类、氨基酸、果糖、脂肪酸可促进铁吸收,茶、咖啡、牛奶等抑制铁吸收,应避免与含铁多的食物同时食用。

6.局部疼痛及静脉炎

肌内注射铁剂时,因其吸收缓慢且疼痛,应在不同部位轮流深部注射。治疗中应密切观察可能出现注射铁剂部位的疼痛、发热、头痛、头昏、皮疹,甚至过敏性休克等不良反应,应及时到医院进行对症处理。在注射铁剂时,应常规备好肾上腺素。有肝肾功能严重受损者禁用。静脉滴注铁剂反应多而严重者一般不用。一旦静脉注射铁剂时,应避免外渗,以免引起局部疼痛及静脉炎。注射时不可与其他药物混合配伍,以免发生沉淀而影响疗效。

(四)健康教育

1.介绍疾病知识

缺铁性贫血是指由于各种原因使机体内贮存铁缺乏,导致血红蛋白合成不足,红细胞的成熟受到影响而发生的贫血。红细胞的主要功能是借助所含的血红蛋白把氧运输到各组织器官,所以缺铁性贫血主要表现是与组织缺氧有关的系列症状和体征。血红蛋白又是血液红色来源,故贫血患者可有不同程度的外观皮肤黏膜苍白、毛发干枯无华,同时可有疲乏、无力、心慌、气短等症状,个别的有异食癖。如果患者存在原发疾病,还应介绍相关的疾病知识,令其了解缺铁性贫血是继发引起,应积极配合诊治原发疾病。一般的缺铁性贫血通过合理的治疗是可以缓解和治愈的。

2.心理指导

缺铁性贫血病程长,患者多有焦虑情绪,应鼓励患者安心疗养。对于可能继发某种疾病引起的缺铁性贫血患者,在原发性疾病未查清之前患者疑虑重的,给予安慰和必要的解释,使之减少顾虑,指导其积极配合检查以明确诊断,有利于更合理的治疗。

3.检查治疗指导

常用检查项目有血液化验和骨髓穿刺检查,以确定是否为缺铁引起的贫血。检查操作前向患者做解释,如检查目的、方法、采血或采骨髓的部位、体位及所需的时间等。在接受治疗的过程中,有些检查要重复做,以观察疗效或确诊,这一点需向患者做详细说明,减少患者顾虑,使之愿意配合。对于缺铁原因不明的还须进行其他检查,如胃肠内窥镜、X线、粪潜血检验等,也要向患者说明查前、查中如何配合医护技人员及检查后的注意事项。治疗过程中,尤其铁剂治疗,要向患者说明用药方法和可能的不良反应,让患者有心理准备,一旦出现不良反应能主动及时地向医护反映,尽早得到处置。

4.饮食指导

(1)选用高蛋白含铁丰富的食物:谷类,如小米、糯米、高粱、面粉等;肉禽蛋类,如羊肝、羊肾、牛肾、猪肝、鸡肝、鸡肫、鸭蛋、鸡蛋等;水产类,如黑鱼、咸带鱼、蛤蜊、海蜇、虾米、虾子、虾皮、鲫鱼等;蔬菜,如豌豆苗、芹菜、小白菜、芥菜、香菜、金花菜、太古菜、苋菜、辣椒、丝瓜等;豆类及其制品,如黄豆、黑豆、芝麻、豇豆、蚕豆、毛豆、红腐乳、豆腐、腐竹、豆腐干、豆浆等;菌藻类(含铁非常丰富),如黑木耳、海带、紫菜、蘑菇等;水果,如红果(大山楂)、橄榄、海棠、桃、草莓、葡萄、樱桃等;硬果类,如西瓜子、南瓜子、松子仁、葵花子、核桃仁、花生仁等;调味品,如芝麻酱、豆瓣酱、酱油等。其中动物性食物铁的吸收率较高,故当首选动物性食物。

(2)多食含维生素C的食物有利于铁的吸收:新鲜蔬菜和水果含维生素C丰富,应多选用。茶叶含鞣酸能使铁沉淀而影响铁的吸收,故纠正贫血阶段忌用浓茶。

(3)克服偏食:从多种食物中获取全面的营养,制订食谱,有计划地将饮食多样化;改进烹调技巧,促进食欲。

(4)用铁锅烹调。

5.休息、活动指导

病情危重者绝对卧床休息,避免活动时突然变换体位而致直立性低血压头晕而摔倒损伤。

生活规律、睡眠充足、休养环境安静、舒适,病情许可的可适当娱乐,如看电视,听广播,读书,看报。根据病情设定活动强度,病情好转过程中逐渐加大活动量。

(孙田田)

第七节　巨幼细胞贫血

一、定义

叶酸、维生素 B_{12} 缺乏或某些药物影响核苷酸代谢导致细胞核脱氧核糖核酸(DNA)合成障碍所致的贫血称巨幼细胞贫血(megaloblastic anemia,MA)。

二、临床表现

(一)血液系统表现

起病缓慢,常有面色苍白、乏力、耐力下降、头昏、心悸等贫血症状。重者全血细胞数减少,反复感染和出血。少数患者可出现轻度黄疸。

(二)消化系统表现

口腔黏膜、舌乳头萎缩,舌面呈"牛肉样舌",可伴舌痛。胃肠道黏膜萎缩可引起食欲缺乏、恶心、腹胀、腹泻或便秘。

(三)神经系统表现和精神症状

因脊髓侧束和后束有亚急性联合变性,可出现对称性远端肢体麻木,深感觉障碍如震动感和运动感消失;共济失调或步态不稳;锥体束征阳性、肌张力增加、腱反射亢进。患者味觉、嗅觉降低,视力下降,黑矇征;重者可有大、小便失禁。叶酸缺乏者有易怒、妄想等精神症状。维生素 B_{12} 缺乏者有抑郁、失眠、记忆力下降、谵妄、幻觉、妄想甚至精神错乱、人格变态等。

三、诊断

(一)症状和体征

(1)消化道症状最早为舌炎,舌质鲜红伴剧痛,乳头呈粗颗粒状,晚期舌乳头萎缩,舌面光滑如镜。同时存在消化不良、腹泻。

(2)患者贫血貌,皮肤轻度黄染、水肿。

(3)神经系统症状以手足麻木、肢端刺痛多见。

(4)维生素 B_{12} 缺乏者还表现为震动感和位置觉的消失,行走异常步态,共济失调,视力障碍等。

(5)叶酸缺乏者多有狂躁、抑郁、定向力和记忆力减退等精神症状,称为"巨幼细胞性痴呆"。黏膜和皮肤可有出血点。免疫力低下,易感染。

(二)实验室检查

1.血常规

呈大细胞性贫血,平均红细胞体积、平均血红蛋白含量均增高,平均血红蛋白浓度正常。网织红细胞计数可正常。重者全血细胞减少。血片中可见红细胞大小不等、中央淡染区消失,有大椭圆形红细胞、点彩红细胞等;中性粒细胞核分叶过多(5 叶核占 5％以上或出现 6 叶以上的细胞核),亦可见巨杆状核粒细胞。

2.骨髓细胞学检查

增生活跃或明显活跃,骨髓铁染色常增多。造血细胞出现巨幼变:红系增生显著,胞体大,核大,核染色质疏松细致,胞浆较胞核成熟,呈"核幼浆老"状;粒系可见巨中、晚幼粒细胞,巨杆状核粒细胞,成熟粒细胞分叶过多;巨核细胞体积增大,分叶过多。

3.血清维生素 B_{12}、叶酸及红细胞叶酸含量测定

血清维生素 B_{12} 缺乏,低于 74 pmol/L(100 ng/mL)。血清叶酸缺乏,低于 6.8 nmol/L(3 ng/mL),红细胞叶酸低于 227 nmol/L(100 ng/mL),若无条件测血清维生素 B_{12} 和叶酸水平,可给予诊断性治疗,叶酸或维生素 B_{12} 治疗 1 周左右网织红细胞上升者,应考虑叶酸或维生素 B_{12} 缺乏。

4.其他

(1)胃酸降低、恶性贫血时内因子抗体及 Schilling 试验(测定放射性核素标记的维生素 B_{12} 吸收情况)阳性。

(2)维生素 B_{12} 缺乏时伴尿高半胱氨酸 24 小时排泄量增加。

(3)血清间接胆红素可稍增高。

四、治疗

(一)原发病的治疗

有原发病(如胃肠道疾病、自身免疫病等)的 MA,应积极治疗原发病;用药后继发的 MA,应酌情停药。

(二)补充缺乏的营养物质

1.叶酸缺乏

口服叶酸,每次 5～10 mg,2～3 次/天,用至贫血表现完全消失。若无原发病,不需维持治疗;如同时有维生素 B_{12} 缺乏,则需同时注射维生素 B_{12},否则可加重神经系统损伤。

2.维生素 B_{12} 缺乏

肌内注射维生素 B_{12},每次 500 μg,每周 2 次;无维生素 B_{12} 吸收障碍者可口服维生素 B_{12} 片剂500 μg,1 次/天;若有神经系统表现,治疗维持半年到 1 年;恶性贫血患者,治疗维持终身。

五、护理措施

(一)一般护理措施

1.休息活动

根据病情适当休息,重度营养不良或有明显神经系统受影响者绝对卧床休息,给予生活照顾。经治疗症状缓解后可做轻度活动,但注意安全防摔倒、损伤。

2.皮肤毛发

保持皮肤、毛发清洁。除日常漱洗外,定时洗澡、洗头、理发、更衣。重症卧床者要在床上洗头、擦浴、更衣及换被单,长期卧床者要有预防压疮的措施,特别是有神经系统症状者,可有肢体麻木、感觉异常的情况,应定时翻身、变换体位,同时对受压部位及肢体给予温水擦拭及按摩,保

持床位平整、清洁、干燥、舒适。

3.营养

摄取富含维生素 B_{12} 及叶酸的食品,如肝、肾、瘦肉及新鲜绿叶蔬菜等,纠正不正确的烹调习惯,烧煮时间不宜过长,否则蔬菜中叶酸损失过大。鼓励患者多吃水果以增加维生素 C 的摄入量,因为维生素 C 参与叶酸还原合成 DNA,维生素 C 缺乏亦能导致叶酸缺乏。婴儿期合理增加辅食。克服偏食,鼓励多种营养摄入。

4.心理

主动关心、体贴患者,做好有关疾病及其自我护理知识的宣传教育。特别对于有精神、神经症状的患者,更应给予关照,关注其情绪变化,及时疏导其不良心理状态,使之安心疗养。

(二)重点护理措施

(1)舌炎患者给予特殊口腔护理,可加用 0.1% 红霉素液或 0.1% 新霉素液漱口,局部溃疡可用锡类散或 1% 龙胆紫涂抹,局部疼痛影响进食者可在饭前用 1% 普鲁卡因漱口,待止痛后再进食,饭后用漱口水漱口或行口腔护理。

(2)胃肠道症状明显,如食欲差、腹胀、腹泻等,酌情改用半流食,每天 5～6 餐,少食多餐,忌油腻。根据情况给予助消化药物缓解胃肠消化不良症状。

(3)神经系统症状者减少活动,必要时卧床休息。需用拐杖的患者,要耐心指导其使用拐杖的方法,防止跌伤。

(4)观察用药反应,服用叶酸期间观察疗效的同时,注意观察不良反应,如变态反应,表现为红斑、皮疹、瘙痒、全身不适、呼吸困难、支气管痉挛。大剂量(15 mg/d 连用 1 个月或更长时间)可引起胃肠不适、食欲缺乏、恶心、腹胀、胃肠胀气、口内不良气味等;还可出现睡眠不佳、注意力分散、易激动、兴奋或精神抑郁、精神错乱、判断力减弱等征象,一旦发生不良反应征象及时与医师联系给予处理。应用维生素 B_{12} 治疗时,大量新生红细胞生成,细胞外钾迅速移到细胞内,血钾下降,应按医嘱口服钾盐。治疗过程中还应注意观察肾功能变化,因为维生素 B_{12} 治疗可引起血清和尿中的尿酸水平升高以致肾脏损害,所以随时了解患者有无肾功能不全的征象。此外,由于维生素 B_{12} 治疗后血小板骤增,还须注意观察患者有无发生血栓栓塞,特别在治疗第一周时更要随时警惕。

(三)治疗过程中可能出现的情况及应急措施

1.心力衰竭

应排除其他原因引起的心力衰竭,因为本病严重的贫血可使心肌缺氧而发生心力衰竭,所以使患者采取端坐位或倚靠坐位,双下肢下垂,以减少回心血量,并给予持续高流量氧气吸入,氧流量 5～6 L/min,同时联系输注红细胞,并给予利尿、强心剂等药物,以防心衰加重。

2.出血

由于血小板计数减少及其他凝血因子的缺乏,本病出血也不少见。出血严重者,可输注血小板,并选用止血剂,如卡巴克洛 5 mg,3 次/天,口服。

3.痛风

严重的巨幼细胞贫血可见骨髓内无效造血引起的血细胞破坏亢进,致使血清内尿酸增高,引起痛风的发作,但极为罕见。发生痛风,应卧床休息,抬高患肢,直至缓解后 72 小时开始恢复活动,并多饮水,可给予别嘌呤醇口服。

4.精神抑郁症

严重的巨幼细胞贫血不仅可发生外周神经炎,亦有发生精神异常者,这可能与维生素 B_{12} 缺乏有关。需加大维生素 B_{12} 的剂量,500～1 000 微克/(次·周)。精神抑郁明显者,给予多虑平每次25 mg,3 次/天,口服。

5.溶血

本病并发溶血,应考虑巨幼样变的红细胞遭破坏发生了溶血,所并发的急性溶血,以适量输血治疗为及时有效的方法。

6.低血钾症

严重巨幼细胞贫血患者在补充治疗后,血钾可突然降低,要及时补钾盐,尤其对老年患者及原有心血管病患者、纳差者要特别注意。

(四)健康教育

1.简介疾病的知识

巨幼细胞贫血是由于维生素 B_{12}、叶酸缺乏所引起的一组贫血病,我国的营养不良引起的营养性巨幼细胞贫血多见,且多见于儿童和孕妇。另一类是恶性贫血以北欧、北美等地老人多见,有遗传倾向和种族差异,我国罕见。一般营养性巨幼细胞贫血经过适当治疗可迅速治愈。恶性贫血需要终身治疗,疗效甚佳。

2.心理指导

鼓励安慰患者安心疗养,消除不良情绪,积极配合诊疗和护理。有神经症状者,活动受限制而沮丧,焦虑,应给予精神安慰和支持,多与之交谈,掌握心理状态、消除消极心理。

3.检查治疗指导

除常规一般检查外,血液化验和骨髓穿刺检查、24 小时留尿化验等也必不可少。检查前向患者解释检查目的、方法、所需时间及注意事项。接受治疗过程中有些检查需重复做以观察疗效或出于诊断目的,均要耐心说明,减少患者顾虑,使其能积极配合。治疗过程中,特别是补充维生素 B_{12} 或叶酸制剂之前应向患者说明用药的目的、方法和可能的不良反应,使其有心理准备,一旦发生不良反应可主动向医、护说明,以得到及时处理。

4.饮食指导

(1)进食叶酸和维生素 B_{12} 含量丰富的食物:叶酸在新鲜绿叶蔬菜或水果中含量最多,如胡萝卜、菠菜、土豆及苹果、西红柿等,而大豆、牛肝、鸡肉、猪肉、鸡蛋中含量亦不少。维生素 B_{12} 在动物食品中含量较多,如牛肝、羊肝、鸡蛋、牛肉、羊乳、干酪、牛奶、鸡肉等,臭豆腐、大豆和腐乳中含量亦很丰富。

(2)母乳、羊乳中维生素 B_{12} 含量不高,所以婴儿喂养要及时添加辅助食品。

(3)食物烹调后叶酸含量的损失在 50% 以上,尤其加水煮沸后更甚,因此,烧煮食物不要时间过长。

(4)克服偏食,从多种食物中获取营养。制订食谱,有计划地将饮食品种多样化。改进烹调技巧,促进食欲,以利于纠正贫血。

(5)维生素 C 参与叶酸代谢,多食维生素 C 含量丰富的食物有助于纠正叶酸缺乏。

5.休息、活动指导

病情重的、有神经、精神症状者限制活动,卧床休息。病情允许的可在床上听广播,看电视或读书报等,但要适度,要保证充足的睡眠。病情转好的过程中逐渐加大活动量,制定活动计划,保证活动量的渐进性。休养环境安静、舒适。有周围神经炎症状的要注意肢体的保暖。如果用热水袋须注意水温不超过60 ℃,且热水袋外加套,以防烫伤。

6.出院指导

营养性巨幼细胞贫血大多数可以预防,注意进食含叶酸及维生素 B$_{12}$ 的食物,纠正偏食及不正确的烹调方法。胃全切或次全切者按医嘱补充维生素 B$_{12}$。恶性贫血患者终生维持治疗,不可随意停药。患者出院后半年复查一次。

(孙田田)

第八节　溶血性贫血

溶血性贫血(HA)是指红细胞寿命缩短,其破坏速度超过骨髓造血代偿功能时所引起的一组贫血。若溶血发生而骨髓造血功能能够代偿时可以不出现贫血,称为溶血性疾病。临床上以贫血、黄疸、脾大、网织红细胞增高及骨髓幼红细胞增生为主要特征。我国溶血性贫血的发病率占贫血的 $10\% \sim 15\%$。

一、临床分类

溶血性贫血根据红细胞破坏的原因分为遗传性和获得性两大类;根据溶血发生的场所可分为血管内溶血和血管外溶血;根据发病机制可分为红细胞内在缺陷和红细胞外环境所致的溶血性贫血。

二、病因和发病机制

正常情况下,红细胞形态呈双凹圆盘形,具有很大的可塑性及变形能力,保证了红细胞通过狭小的微循环管道而不被破坏。红细胞的这种特性,依赖于红细胞膜、酶和血红蛋白的正常,三者中有一项异常均可使红细胞膜遭受破坏而溶血。此外,红细胞也可受到抗体、补体、物理、机械及化学毒物侵袭破坏而溶血。溶血性贫血的病因学分类见表6-1。

三、临床表现

(一)急性溶血性贫血

可在短期内大量血管内溶血。如异型输血时起病急骤,可有严重的腰背及四肢酸痛,伴头痛、呕吐、黄疸、寒战,随后高热、面色苍白和血红蛋白尿,小便呈酱油色。严重者出现周围循环衰竭和急性肾衰竭。

(二)慢性溶血性贫血

以血管外溶血多见,有贫血、脾大、黄疸三大特征。长期高胆红素血症可并发胆石症和肝功能损害。婴幼儿期起病者可有骨骼改变。

四、辅助检查

通过实验室检查可以确定溶血的病因及溶血的部位,其一般实验室检查见表6-2。

表 6-1 溶血性贫血的病因学分类

项目	红细胞内在缺陷性溶血性贫血	红细胞内在因素性溶血性贫血
遗传性	1.红细胞膜异常 遗传性红细胞膜结构与功能缺陷:遗传性球形红细胞增多症、遗传性椭圆红细胞增多症等 2.红细胞酶异常 (1)红细胞糖无氧酵解中酶缺乏:酮酸激酶缺乏等 (2)红细胞磷酸己糖旁路中酶缺乏:葡萄糖-6-磷酸脱氢酶(G6PD)缺乏等 3.珠蛋白、血红素异常 (1)血红蛋白病 肽链结构异常:异常血红蛋白病 肽链量异常:地中海贫血 (2)血红素异常:红细胞生成性卟啉病	1.免疫因素 (1)同种免疫性溶血性贫血、血型不合输血后溶血性贫血 (2)自身免疫性溶血性贫血:温抗体、冷抗体型 (3)药物性免疫溶血性贫血:奎尼丁、青霉素 2.化学因素:苯、苯肼、铅、氢氰化砷、磺胺类等 3.生物因素:蛇毒、毒蕈中毒、细菌、病毒等 4.物理和机械因素:大面积烧伤、人造心脏瓣膜等
获得性	阵发性睡眠性血红蛋白尿	

表 6-2 溶血性贫血的一般实验室检查

提示发生溶血的检查		提示骨髓代偿增生的检查	提示红细胞有缺陷、寿命缩短的检查
血管外溶血	血管内溶血		
高胆红素血症	血红蛋白血症	网织红细胞增多	红细胞形态改变
粪胆原排出增多	血清结合珠蛋白降低	周围血中出现幼稚红细胞	吞噬红细胞现象及自身凝集反应
尿胆原排除增多	血红蛋白尿含铁血黄素尿	骨髓幼红细胞增多	海因小体红细胞渗透性增加,红细胞寿命缩短

五、诊断要点

根据临床表现,如贫血、黄疸、脾大或血红蛋白尿,辅助检查提示有红细胞破坏、红细胞代偿增生、红细胞寿命缩短的证据,即可明确溶血性贫血的诊断。

六、治疗要点

(一)祛除病因

祛除病因是最合理的治疗方法。如药物引起的溶血性贫血,停药后病情很快缓解;感染引起的溶血应积极行抗感染治疗;因异型输血引起的溶血应立即停止输血。

(二)糖皮质激素和免疫抑制剂

主要治疗免疫性溶血性贫血,常用药物有泼尼松、氢化可的松,免疫抑制剂有环磷酰胺、硫唑嘌呤、环孢素等。

(三)输血

可改善患者的一般情况,但可能加重自身免疫性溶血性贫血的病情或诱发阵发性睡眠性血红蛋白尿发作,所以应严格掌握输血的指征。

(四)脾切除

对遗传性球形红细胞增多症最有价值,贫血可能永久改善。对于需较大剂量糖皮质激素维持治疗的自身免疫性溶血性贫血、丙酮酸激酶缺乏所致的贫血及部分海洋性贫血等,脾切除后红细胞寿命延长,贫血将有所减轻。

七、护理诊断/问题

(一)活动无耐力
与溶血性贫血引起全身组织缺氧有关。

(二)潜在并发症
休克、急性肾衰竭。

八、护理目标

溶血得到控制,活动耐力增强,无休克和急性肾衰的发生。

九、护理措施

(一)病情观察
注意患者贫血、黄疸、尿色的变化;观察糖皮质激素及免疫抑制剂使用后的不良反应;定期测量血压;观察有无便血、感染征象,发现异常情况及时报告医师。

(二)一般护理
急性溶血性贫血的患者应卧床休息,慢性溶血性贫血的患者可适当活动,但应避免劳累和感染。

(三)心理护理
向患者介绍有关溶血性贫血疾病的常识,特别是对拟行脾切除的患者,应耐心解释,消除其紧张心理,积极主动配合治疗。

(四)输血护理
对确实需要输血的患者,认真核对姓名、床号、血型等。输血后严密观察有无不良反应,如畏寒、发热、恶心、腹痛等,重者出现酱油色尿、休克、肾衰竭。一旦出现,立即停止输血,同时报告医师,配合抢救。

(五)健康指导
为患者讲解疾病常识:①如对 G6PD 缺血患者及家属介绍蚕豆病常识,嘱患者不吃蚕豆、豆制品及氧化性药物;②对脾功能亢进和白细胞计数减少者,应注意个人卫生和预防感冒,自身免疫性溶血应注意避免受凉;③阵发性睡眠性血红蛋白尿应忌食酸性食物和药物;④告诉患者应保持心情舒畅,避免精神紧张、感染、疲劳、输血等诱因;⑤教会患者及家属如何判断观察巩膜是否黄染和尿色的改变;⑥指导患者进食高蛋白、高维生素食物;⑦重视婚前检查,减少溶血性贫血的发生。

(张文静)

第九节　再生障碍性贫血

再生障碍性贫血(aplastic anemia,AA)简称再障,又称骨髓造血功能衰竭症,是由多种原因导致造血干细胞的数量减少、功能障碍所引起的一类贫血。其临床主要表现为骨髓造血功能低下、进行性贫血、感染、出血和全血细胞减少。再障的年发病率在我国为 7.4/100 万人口,欧美为(4.7～13.7)/100 万人口,日本为(14.7～24.0)/100 万人口,可发生于各年龄段,老年人发病率较高;男、女发病率无明显差异。

一、临床表现

(一)重型再生障碍性贫血

起病急,进展快,病情重(国内以往称为急性再障);少数可由非重型进展而来。

1.贫血

多呈进行性加重,苍白、乏力、头昏、心悸和气短等症状明显。

2.感染

多数患者有发热,体温＞39 ℃,个别患者自发病到死亡均处于难以控制的高热之中。以呼吸道感染最常见,其次有消化道、泌尿生殖道及皮肤、黏膜感染等。感染菌种以革兰阴性杆菌、金黄色葡萄球菌和真菌为主,常合并败血症。

3.出血

均有不同程度的皮肤、黏膜及内脏出血。皮肤表现为出血点或大片瘀斑,口腔黏膜有血疱,有鼻出血、牙龈出血、眼结膜出血等。深部脏器出血时可见呕血、咯血、便血、血尿、阴道出血、眼底出血和颅内出血,后者常危及患者的生命。

(二)非重型再生障碍性贫血

起病和进展较缓慢,病情较重型轻(国内以往称为慢性再障),也较易控制。

1.贫血

慢性过程,常见苍白、乏力、头晕、心悸、活动后气短等。输血后症状改善,但不持久。

2.感染

高热比重型少见,感染相对易控制,很少持续 1 周以上。上呼吸道感染常见,其次为牙龈炎、支气管炎、扁桃腺炎,而肺炎、败血症等重症感染少见。常见感染菌种为革兰阴性杆菌和各类球菌。

3.出血

出血倾向较轻,以皮肤、黏膜出血为主,内脏出血少见。多表现为皮肤出血点、牙龈出血,女性患者有阴道出血。出血较易控制。久治无效者可发生颅内出血。

二、辅助检查

(一)血常规

其特点是全血细胞减少,多数患者就诊时呈三系细胞减少。少数患者表现为二系细胞减少,但无血小板减少时再障的诊断宜慎重。网织红细胞计数降低。贫血一般为正细胞正色素性,但大细胞性者并非少见。淋巴细胞计数无明显变化,但因髓系细胞减少,其比例相对升高。血涂片人工镜检对诊断和鉴别诊断均有所帮助。

(二)骨髓细胞学检查

骨髓细胞学检查为确诊再障的主要依据。骨髓涂片肉眼观察有较多脂肪滴。重型再生障碍性贫血多部位骨髓增生重度减低,粒、红系及巨核细胞比例明显减少且形态大致正常,淋巴细胞及非造血细胞比例明显增高,骨髓小粒皆空虚。非重型再生障碍性贫血多部位骨髓增生减低,可见较多脂肪滴,粒、红系及巨核细胞减少,淋巴细胞及网状细胞、浆细胞比例增高,多数骨髓小粒空虚。骨髓活检显示造血组织均匀减少,脂肪组织增加。

(三)其他检查

对疑难病例,为明确诊断和鉴别诊断,有时还需要以下内容。

1.细胞遗传学检查

包括染色体分析和荧光原位杂交,有助于发现异常克隆。

2.骨髓核素扫描

选用不同放射性核素,可直接或间接判断骨髓的整体造血功能。

3.流式细胞术分析

计数 $CD34^+$ 造血干/祖细胞,检测膜锚连蛋白。有助于区别 MDS 和发现血细胞膜锚连蛋白阴性细胞群体。

4.体外造血干/祖细胞培养

细胞集落明显减少或缺如。

三、治疗

(一)支持治疗

适用于所有再障患者。应加强保护措施,注意饮食及个人环境卫生,减少感染机会。对有发热(>38.5 ℃)和感染征象者,应及时经验性应用广谱抗生素治疗,然后再根据微生物学证据加以调整,同时应注意系统性真菌感染的预防和治疗。粒细胞缺乏患者的感染危险度明显增加,对粒细胞计数$<0.5\times10^9/L$者可预防性采用广谱抗生素和抗真菌药物。输血或成分输血是支持治疗的重要内容,严重贫血者给予红细胞输注。提倡采用去白细胞成分血,长期输血依赖者应注意铁过载,必要时进行去铁治疗。血小板计数$<20\times10^9/L$或有明显出血倾向者应预防性输注血小板浓缩制剂,以减少致命性出血(颅内出血)的危险。排卵型月经过多可试用雄激素或炔诺酮控制,如拟行干细胞移植,则应尽可能减少术前输血,以提高植入成功率。

(二)非重型再生障碍性贫血的治疗

1.雄激素

适用于全部 AA。雄激素为目前治疗非重型再障的常用药,其作用机制是刺激肾脏产生促红细胞生成素,并直接作用于骨髓,促进红细胞生成。长期应用还可促进粒细胞系统和巨核细胞系统细胞的增生。常用 4 种药物:司坦唑醇(康力龙)2 mg,每天 3 次;十一酸睾酮(安雄)40~80 mg,每天 3 次;达那唑 0.2 g,每天 3 次;丙酸睾酮 100 mg/d 肌内注射。疗程及剂量应视药物的作用效果和不良反应(如男性化、肝功能损害等)调整。

2.造血生长因子

适用于全部 AA,特别是重型再生障碍性贫血。单用无效,多作为辅助性药物,在免疫抑制治疗时或之后应用,有促进骨髓恢复的作用。常用粒-单系集落刺激因子或粒系集落刺激因子,剂量为5 μg/(kg·d);红细胞生成素,常用 50～100 U/(kg·d)。一般在免疫抑制治疗重型再生障碍性贫血后使用,剂量可酌减,维持 3 个月以上为宜。

(三)重型再生障碍性贫血的治疗

1.造血干细胞移植

对 40 岁以下、无感染及其他并发症、有合适供体的重型再生障碍性贫血患者,可考虑造血干细胞移植。

2.免疫抑制治疗

抗淋巴/胸腺细胞球蛋白(ALG/ATG)主要用于重型再生障碍性贫血。马 ALG 10～15 mg/(kg·d)连用 5 天,兔 ATC 3～5 mg/(kg·d)连用 5 天;用药前需做过敏试验;用药过程中用糖皮质激素防治变态反应;静脉滴注 ATG 不宜过快,每天剂量应维持滴注 12～16 小时;可与环孢素组成强化免疫抑制方案。

环孢素适用于全部 AA 3～5 mg/(kg·d),疗程一般长于 1 年。使用时应个体化,应参照患者造血功能和 T 细胞免疫恢复情况、药物不良反应(如肝、肾功能损害、牙龈增生及消化道反应)、血药浓度等调整用药剂量和疗程。

3.其他

有学者使用 CD3 单克隆抗体、麦考酚吗乙酯、环磷酰胺、甲泼尼龙等治疗重型再生障碍性贫血。

四、护理措施

(一)病情监测

(1)密切观察患者的体温变化,若出现发热,应及时报告医师,准确、及时地给予抗生素治疗,并配合医师做好血液、痰液、尿液及大便等标本的采集工作。

(2)密切观察患者生命体征及病情,皮肤、黏膜、消化道及内脏器官有无出血倾向。

(二)一般护理

(1)轻度贫血和血小板(20～50)×10⁹/L 时减少活动,卧床休息。重度贫血血红蛋白含量<50 g/L及血小板<20×10⁹/L 时应绝对卧床休息。

(2)病房保持空气流通,限制陪伴探视,避免交叉感染。医护人员严格无菌操作,避免医源性感染。

(3)由于高热状态下唾液分泌较少及长期使用抗生素等,易造成细菌在口腔内滋长,因此必须注意口腔清洁,饭前、饭后、睡前、晨起时漱口。

(4)保持皮肤的清洁干燥,勤换衣裤,勤剪指甲,避免造成皮肤黏膜的损伤,睡前用 1∶5 000 的高锰酸钾溶液坐浴,每次 15～20 分钟,保持大便的通畅,避免用力排便、咳嗽,女性患者同时要注意会阴部的清洁。

(三)饮食护理

嘱患者进食高热量、高维生素、高蛋白、易消化的饮食,避免食物过烫、过硬、刺激性强,以免引起口腔及消化道的出血。对于发热的患者应鼓励多饮水。

(四)输血的护理

重度贫血血红蛋白含量<50 g/L 伴头晕、乏力、心悸时,遵医嘱输注红细胞悬液。输血前,向患者讲解输血的目的、注意事项及不良反应,经两人三查八对无误后方可输注。输血中密切观察患者有无输血反应。输血前 30 分钟,输血后 15 分钟及输血完成后分别记录患者生命体征。输血时记录脉搏和呼吸,并记录血型和输血量。

(五)发热的护理

定时测量体温,保持皮肤清洁干燥,及时更换汗湿的衣物、床单、被套。给予物理降温如温热水擦浴,冰袋放置大动脉处;一般不用乙醇溶液擦浴,以免引起皮肤出血。协助患者多饮水,遵医嘱使用降温药和抗生素。

(六)出血的预防及护理

嘱患者避免外伤及碰撞,预防皮肤损伤。使用软毛牙刷刷牙,勿剔牙,避免损伤牙龈,引起牙龈出血,勿挖鼻孔,使用清鱼肝油滴鼻,避免鼻腔干燥出血。保持排便通畅,勿用力排便,预防颅内出血的发生。护理操作时,动作轻柔,避免反复多次穿刺造成皮肤损伤,拔针后延长按压时间。血小板数<5×10⁹/L 时尽量避免肌内注射。颅内出血的患者应平卧位休息,头部制动,有呕吐时及时清理呕吐物,保持呼吸道通畅。密切观察患者的生命体征、意识状态、瞳孔大小变化,准确记录 24 小时出入量。遵医嘱静脉输入止血药、脱水剂及血小板。

(七)药物指导及护理

向患者讲解应用雄激素、环孢素的治疗作用及不良反应(向心性肥胖、水肿、毛发增多、女性男性化等)。长期肌内注射丙酸睾酮可引起局部硬结,注射部位要交替进行,可进行局部热敷,避免硬结产生。使用 ATG/ALG 时首次要做皮试,输注速度不宜过快,输注过程中密切观察有无不良反应。

(八)心理护理

向患者及家属讲解疾病的病因,临床表现及预后,取得患者及家属的信任。增加与患者的沟通与交流,了解患者的真实想法。介绍一些治疗效果及心态良好的患者与其交谈,使患者正确面对疾病,树立战胜疾病的信心,积极配合治疗护理。

五、健康教育

(一)疾病预防指导

尽可能避免或减少接触与再障发病相关的药物和理化物质。针对危险品的职业性接触者,如油漆工/喷漆工、从事橡胶与制鞋、传统印刷与彩印、室内装修的工人等,除了要加强生产车间或工厂的室内通风之外,必须严格遵守操作规程,做好个人防护,定期体检,检查血常规。使用绿色环保装修材料,新近进行室内装修的家居,要监测室内的甲醛水平,不宜即时入住或使用。使用农药或杀虫剂时,做好个人防护。加强锻炼,增强体质,预防病毒感染。

(二)疾病知识指导

简介疾病的可能原因、临床表现及目前的主要诊疗方法,增强患者及其家属的信心,以积极配合治疗和护理。饮食方面注意加强营养,增进食欲,避免对消化道黏膜有刺激性的食物,避免病从口入。避免服用对造血系统有害的药物,如氯霉素、磺胺药、保泰松、阿司匹林等。避免感染和加重出血。

（三）休息与活动指导

充足的睡眠与休息可减少机体的耗氧量；适当的活动可调节身心状况，提高患者的活动耐力，但过度运动会增加机体耗氧量，甚至诱发心衰。睡眠不足、情绪激动则易于诱发颅内出血。因此，必须指导患者根据病情做好休息与活动的自我调节。

（四）用药指导

主要包括免疫抑制剂、雄激素类药物与抗生素的使用。为保证药物疗效的正常发挥，减少药物不良反应，需向患者及家属详细介绍药物的名称、用量、用法、疗程及其不良反应，应叮嘱其必须在医师指导下按时、按量、按疗程用药，不可自行更改或停用药物，定期复查血常规。

（五）心理指导

再障患者常可出现焦虑、抑郁甚至绝望等负性情绪，这些负性情绪可影响患者康复的信心以及配合诊疗与护理的态度和行为，从而影响疾病康复、治疗效果和预后。因此，必须使患者及家属认识负性情绪的危害，指导患者学会自我调整，学会倾诉；家属要善于理解和支持患者，学会倾听；必要时应寻求专业人士的帮助，避免发生意外。

（六）病情监测指导

主要是贫血、出血、感染的症状体征和药物不良反应的自我监测。具体包括头晕、头痛、心悸、气促等症状，生命体征（特别是体温与脉搏）、皮肤黏膜（苍白与出血）、常见感染灶的症状（咽痛、咳嗽、咳痰、尿路刺激征、肛周疼痛等）、内脏出血的表现（黑便与便血、血尿、阴道出血等）。若有上述症状或体征出现或加重，提示有病情恶化的可能，应及时向医护人员汇报或及时就医。

（张文静）

第十节　弥散性血管内凝血

弥散性血管内凝血（DIC）是在许多疾病基础上，凝血及纤溶系统被激活，导致全身微血栓形成，凝血因子大量消耗并继发纤溶亢进，引起全身出血及微循环衰竭的临床综合征。

一、病因和发病机制

（一）病因

与感染性疾病、淋巴瘤等恶性肿瘤、羊水栓塞等病理产科、手术及创伤、严重中毒或免疫反应、急性胰腺炎、重型肝炎等全身各系统疾病有关。

（二）发病机制

DIC是一种病理过程，本身并不是一个独立的疾病，只是众多疾病复杂的病理过程中的中间环节。凝血酶与纤溶酶的形成，是导致血管内微血栓形成、凝血因子减少及纤溶亢进等病理生理改变的关键机制。

二、临床表现

（一）出血

特点为自发性、多发性出血，部位可遍及全身，多见于皮肤、黏膜、伤口及穿刺部位；其次为某些内脏出血,严重者可发生颅内出血。

(二)休克或微循环障碍

一过性或持续性血压下降,早期即出现肾、肺、脑等器官功能不全,表现为肢体湿冷、少尿或无尿、呼吸困难、发绀及不同程度的意识障碍等。

(三)微血管栓塞

与弥漫性微血栓的形成有关。皮肤黏膜栓塞可使浅表组织缺血、坏死及局部溃疡形成;内脏栓塞常见于肾、肺、脑等,可引起急性肾衰竭、呼吸衰竭、颅内高压等,从而出现相应的症状和体征。

(四)微血管病性溶血

可表现为进行性贫血,贫血程度与出血量不成比例,偶见皮肤、巩膜黄染,大量溶血时还可以出现黄疸、血红蛋白尿。

三、辅助检查

(一)消耗性凝血障碍方面的检测

指血小板及凝血因子消耗性减少的相关检查,DIC 时,血小板计数减少,凝血酶原时间(PT)延长,部分凝血活酶时间(APTT)延长等。

(二)继发性纤溶亢进方面的检测

指纤溶亢进及纤维蛋白降解产物生成增多的检测,DIC 时,纤维蛋白的降解产物(FDP)明显增多,纤溶酶及纤溶酶原激活物的活性升高等,D-二聚体定量升高或定性阳性等。

(三)其他

DIC 时,外周血涂片红细胞形态常呈盔形、多角形等改变;血栓弹力图(TEG)可反映止血功能,但对于 DIC 特异性与敏感性均不清楚。

四、治疗要点

治疗原则是以治疗原发病,去除诱因为根本,抗凝治疗与凝血因子补充同步进行。

(一)去除诱因、治疗原发病

如控制感染,治疗肿瘤,病理产科及外伤;纠正缺氧、缺血及酸中毒等。

(二)抗凝治疗

抗凝治疗是终止 DIC 病理过程、减轻器官损伤,重建凝血-抗凝平衡的重要措施。

1.肝素治疗

(1)肝素:常用于急性或暴发型 DIC。

(2)低分子量肝素:预防、治疗慢性或代偿性 DIC 时优于肝素。

2.其他抗凝及抗血小板聚集药物

复方丹参注射液、低分子右旋糖酐、噻氯匹定、双嘧达莫、重组人活化蛋白 C(APC)。

(三)替代治疗

适用于有明显血小板或凝血因子减少证据和已进行病因及抗凝治疗,DIC 未能得到良好控制者。对于 APTT 时间显著延长者可输新鲜全血、新鲜血浆或冷沉淀物,以补充凝血因子。对于纤维蛋白原显著降低或血小板数显著减少者可分别输纤维蛋白原浓缩剂或血小板悬液。

（四）抗纤溶治疗

适用于继发性纤溶亢进为主的 DIC 晚期。常用药物有氨甲苯酸、氨基己酸等。

（五）溶栓疗法

由于 DIC 主要形成微血管血栓，并多伴有纤溶亢进，因此原则上不使用溶栓剂。

（六）其他

糖皮质激素治疗，但不作为常规应用。

五、护理措施

（一）一般护理

1.饮食

进高热量、高蛋白、高维生素饮食，有消化道出血者应进食冷流质或半流质饮食，必要时可禁食。昏迷者给予鼻饲，并做好护理。

2.运动与休息

卧床休息，根据病情采取合适体位，如休克患者采取中凹卧位，呼吸困难者可采取半坐卧位，意识障碍者采取保护性措施。注意保暖，防压疮，协助排便，必要时保留尿管。

（二）病情观察

严密监测患者的生命体征、神志和尿量变化，记录 24 小时液体出入量；观察表情，皮肤的颜色与温湿度；有无皮肤黏膜和重要器官栓塞的症状和体征，如皮肤栓塞出现四肢末端发绀，肾栓塞出现腰痛、血尿等；注意出血部位、范围及其严重度的观察。

（三）用药护理

肝素的主要不良反应是出血，还会引起发热、变态反应、脱发、血小板减少等，在治疗过程中注意观察患者出血情况，监测各项实验室指标，APTT 为最常用的监护指标，正常值为 (40 ± 5) 秒，使其延长 $60\%\sim100\%$ 为最佳剂量，若过量可采用鱼精蛋白中和，鱼精蛋白 1 mg 可中和肝素 1 mg。右旋糖酐 40 可引起变态反应，重者可致过敏性休克，使用时应谨慎。

（四）心理护理

由于病情危重，症状较多，患者常有濒死感，可表现多种心理活动，如悲观绝望，烦躁不安、恐惧紧张等心理异常。因此，应针对患者心理进行耐心讲解，列举成功案例，增强患者信心，使其积极配合治疗。

（五）健康指导

向患者及其家属讲解疾病相关知识，强调反复进行实验室检查的必要性和重要性，特殊药物治疗的不良反应，保证充足的睡眠；提供易消化吸收富含营养的食物，适当运动，循序渐进。

（张文静）

第七章

儿 科 护 理

第一节　动脉导管未闭

动脉导管未闭（patent ductus arteriosus，PDA）是因动脉导管在成长发育过程中没有关闭（约 90％的婴儿在出生 2 周内即自动关闭），使左心室血液进入主动脉后，有一部分由动脉导管进入肺循环，多见于女性。

一、临床特点

（一）症状

未闭的动脉导管直径小，左向右分流小，小儿可无症状，常在体格检查时发现心脏杂音。导管粗大者分流量大，婴儿期可因左心衰竭而产生急性呼吸困难，有些患儿可表现为反复呼吸道感染，如扩大的肺动脉压迫喉返神经易引起声音嘶哑。

（二）体征

胸骨左缘第 2 肋间可闻及连续机器样杂音，以收缩末期明显。在胸骨左缘第 2 肋间肺动脉区能扪及震颤，这是由于主动脉血流进入肺动脉所致，震颤呈持续性或出现在收缩期。四肢血压脉压增大，周围血管征阳性。若肺动脉压力升高超过主动脉压力，右向左分流可形成差异性发绀。

（三）辅助检查

（1）X 线检查：分流小者，心影正常；分流量大者，多见左心室增大（左心房也可增大），主动脉结增宽，可有漏斗征，肺动脉段突出，肺血增多，有"肺门舞蹈症"。

（2）超声心动图检查：左心房、左心室增大，肺动脉与降主动脉之间有交通。

（3）心电图检查：心电图正常或左心房、左心室增大，或双室增大。

一般超声心动图检查能准确判定导管的解剖和分流，无须行心导管检查，除非超声心动图提示有严重肺动脉高压，应进行心导管检查，了解有无手术指征。

二、护理评估

（一）健康史

评估活动耐受力、进食、体重增加情形。了解平常是否服用药物及其药名等。询问家长在患儿出生时是否有早产或缺氧现象,有无反复呼吸道感染、有无心力衰竭史。

(二)症状、体征

评估有无活动量减少、呼吸困难、呼吸道感染;有无心力衰竭表现;有无差异性青紫。评估四肢血压,有无脉压增大。

(三)心理-社会评估

评估患儿情绪、认知、心理行为反应,家庭经济状况,社会支持情况,患儿及其家长对疾病的了解程度。

(四)辅助检查

了解胸片、超声心动图、心导管等辅助检查结果。

三、常见护理问题

(一)有感染的危险

与肺充血及肺水肿有关。

(二)清理呼吸道无效

与伤口疼痛、咳嗽无力、痰多有关。

(三)有血压升高的危险

与术后体循环血量增多、疼痛反射有关。

(四)疼痛

与手术切口、引流管刺激有关。

(五)知识缺乏

缺乏术后康复知识。

四、护理措施

(一)术前

1.预防感染

耐心向家长解释预防感染的重要意义。对患儿进行保护性隔离,限制探视人数,保证室内空气新鲜,每天通风2次,每次15～30分钟,评估患儿体温变化,监测血常规,尤其是白细胞计数。

2.饮食护理

给患儿进食高蛋白、高热量、高维生素、易消化的食物。分流量大的患儿由于气急,进食易疲劳,宜少量多餐,注意休息。

(二)术后

1.呼吸道护理

听诊双肺呼吸音,评估呼吸频率、节律,咳嗽是否有效,痰液的性质、量。了解肺部情况。按时雾化吸入、吸痰,每4小时1次胸部物理疗法。鼓励患儿在深呼吸后进行有效咳嗽,咳嗽时用手压住伤口以减轻咳嗽时引起的疼痛。

2.预防高血压危象

严密监测体温、脉搏、呼吸,特别是血压的变化,遵医嘱予降压药、镇静药,并观察药物疗效,保证患儿安静、舒适。

3.疼痛护理

评估引起患儿疼痛的原因、疼痛的性质和程度,鼓励患儿诉说疼痛。指导患儿采用精神放松法分散注意力,如听音乐、玩玩具等,缓慢深呼吸。注意保护好引流管,防止牵拉、移位引起疼痛和不适,必要时使用镇痛药并评估效果。

4.定时挤压引流管,保持引流通畅,及时观察、记录引流液量及性质

如引流量＞3 mL/(kg·h)且连续超过 3 小时的,要怀疑术后出血的可能;如进食后引流液为乳白色牛奶状,要怀疑术后乳糜胸的可能,需立即通知医师。更换引流袋要严格无菌操作。观察切口敷料渗出情况,保持敷料清洁干燥。

5.饮食护理

术后当天禁食,拔除气管插管后 12～24 小时可进流质,逐渐恢复到半流质,少量多餐,逐渐恢复到正常饮食。

(三)健康教育

(1)根据患儿及其家长的知识层次鼓励提问,结合书面与口头教育,使家长及较大患儿了解疾病相关知识及手术的必要性,解释术前准备的必要性,取得理解及主动配合。

(2)指导术后如何增加营养,少量多餐,注意婴儿有无呛咳等情况。

(3)解释术后短时间声音嘶哑是因为喉返神经局部水肿所致,不必紧张,1～2 个月会恢复。

五、出院指导

(1)患儿在院期间就应开始制订出院指导,探讨他们的家庭关系,了解家长对患儿将来的期望,帮助其情绪上的调适,避免过度保护,渐渐恢复患儿身体活动。

(2)饮食指导:采用低脂、少刺激、高蛋白饮食,少量多餐,促进伤口愈合。

(3)伤口护理:伤口在 1 周内保持干燥,2 周后可淋浴,避免用力摩擦。伤口愈合需 1～2 个月,适当限制活动量,避免剧烈活动及碰撞伤口。

(4)预防感染:接受拔牙等治疗时,遵医嘱预防性应用抗生素,以预防感染性心内膜炎,若患儿伴有心功能不全,则出院后仍需继续接受药物治疗。

(5)病情观察:如患儿出现不明原因发热、胸痛、呼吸困难或乏力等症状,应立即到医院复诊。

(6)复查:术后 3 个月复查胸部 X 线片、心电图、心脏超声,观察心脏功能恢复情况。

（丁庆美）

第二节　房间隔缺损

房间隔缺损(atrial septal defect,ASD)为心房间隔在胎儿期发育不全所致,出生后在心房内造成左向右分流。按病理解剖可分为继发孔(第二孔)房间隔缺损及原发孔(第一孔)房间隔缺损,以继发孔为多见。目前大多数继发孔房间隔缺损已可以经介入方法治愈。

一、临床特点

(一)症状

小儿时期并无任何症状,常在体检时发现。缺损较大时易反复发作肺部感染,表现为咳嗽、气促等症状。年长儿可有乏力、倦怠,活动后易感气急和心悸。

(二)体征

胸骨左缘2～3肋间闻及Ⅱ～Ⅲ级柔和的喷射性收缩期杂音,肺动脉瓣区第二音增强亢进,固定分裂,部分患儿缺损大者在三尖瓣区可闻及舒张中期杂音。

(三)辅助检查

(1)X线检查:右心房、右心室扩大,肺动脉段突出,肺血管纹理增多,部分病例可见肺门舞蹈症。

(2)心电图检查:电轴右偏,完全性或不完全性右束支传导阻滞。右心室增大,部分病例可见右心房肥大。

(3)超声心动图检查:右心房、右心室扩大,室间隔与左心室后壁呈同向运动,剑突下及胸骨旁四腔切面可见房间隔中断。

(4)右心导管检查:对不典型病例,若治疗需要时,可用本检查协助诊断。

二、护理评估

(一)健康史

评估患儿饮食和形态、体重增加情形,有无反复发生呼吸道感染,有无活动后气急、发绀及心力衰竭史。了解平常是否服用药物及其药名等。询问患儿母亲妊娠史。

(二)症状、体征

评估患儿有无因心功能不全造成的活动度减少,身高及体重是否符合其年龄的正常范围,评估呼吸、心率、心律有无异常。

(三)心理-社会评估

了解患儿及其家长对疾病的了解程度及患病的感受,患儿家庭经济状况及社会支持情况。

(四)辅助检查

了解胸部X线片、心电图、超声心动图、心导管检查结果。

三、护理问题

(一)活动无耐力

与心功能不全有关。

(二)组织灌注量改变

与体液灌注不足有关。

(三)清理呼吸道无效

与反复呼吸道感染、气管插管、术后疼痛有关。

(四)有感染的危险

与术后置入各种侵入性管道及机体抵抗力下降有关。

（五）合作性问题

心律失常。

四、护理措施

（一）术前

（1）预防感染：耐心向家长解释预防感染的重要意义，对患儿进行保护性隔离，限制探视人数，评估患儿体温变化。

（2）饮食护理：给患儿进食高蛋白、高热量、高维生素、易消化的食物。分流量大的患儿由于气急，进食易疲劳，宜少量多餐。

（3）给予最大限度休息，保证充足的睡眠。

（二）术后

1.心律失常的观察与护理

严密监测生命体征变化，密切观察心率、心律变化，观察有无房室传导阻滞等心律失常症状。维持水、电解质和及酸碱平衡，各种护理操作要轻柔，减少对患儿的刺激。维持患儿体温及血流动力学稳定，监测恶性心律失常的出现。

2.呼吸道护理

评估肺部呼吸音及气体交换情况，保持呼吸道通畅。持续监测氧饱和度，动脉血气，评估有无缺氧的症状。每 2～4 小时实施胸部物理治疗，鼓励患儿咳嗽，可以用手护住伤口以减轻咳嗽引起的不适。

3.疼痛护理

评估引起患儿疼痛的原因，疼痛的性质和程度；鼓励患儿诉说疼痛；指导患儿采用精神放松法分散注意力，如听音乐、玩玩具、缓慢深呼吸等；注意保护好引流管，防止牵拉、移位引起疼痛、不适；必要时使用镇痛药并评估效果。

4.预防感染

评估各种侵入性管道处有无感染的体征，监测体温。随时观察伤口敷料情况，并保持伤口敷料清洁干燥。保持心包、纵隔、胸腔引流管通畅，术后 48 小时内勤挤管，观察并记录引流液量及性状，引流量超过 100 mL/h 或 >3 mL/(kg·h)且连续超过 3 小时的，要怀疑术后出血的可能，需立即通知医师。

5.饮食护理

术后当天禁食，拔除气管插管后 12～24 小时经口进食，从流质开始逐渐过渡到半流质，注意少量多餐，逐渐增加营养。

（三）健康教育

（1）向父母和学龄前患儿介绍环境，以口头教育、书面教育、观看照片、录像、参观监护室等方法，使其熟悉环境及设备。解释术前准备的意义和配合要点，可将某些仪器用在洋娃娃或小布偶身上操作，更能使患儿减少焦虑。鼓励患儿表达感受，告诉患儿术后通常在监护室 1～2 天，父母会一直在外面等候。有条件的医院可设立探视时间，父母的出现可给患儿情绪上的支持，以减少患儿分离性焦虑。

（2）患儿清醒后告诉患儿所处的监护室环境，嘱患儿用手语表达需求。进一步向患儿解释各种生命管道的意义，并鼓励配合咳痰、进餐、排泄及各种治疗。

（3）指导患儿饮食应少量多餐，重视优质蛋白食物的补充，以促进康复。

五、出院指导

（1）活动：患儿可逐渐恢复身体活动，3个月至半年后仍需避免剧烈活动，如跑、跳等。

（2）饮食：以高蛋白、高热量、易消化的食物为主，切忌暴饮暴食。

（3）出现发热、心悸、气短、咳嗽、水肿等异常情况，应立即到医院就诊。

（丁庆美）

第三节　室间隔缺损

室间隔缺损（ventricular septal defect，VSD）是左右心室之间有缺损，是先天性心脏病最常见的类型，可分为流入道型、膜周型、流出道型、肌部4种。室间隔缺损可单独存在，也可与肺动脉狭窄、房间隔缺损、动脉导管未闭、大动脉错位等并存。

一、临床特点

（一）症状

小型室间隔缺损可无症状。缺损大者左向右分流增多，肺循环血量增多，体循环血量减少，影响生长发育，患儿多消瘦、乏力、多汗，易患肺部感染，易导致心力衰竭。

（二）体征

胸骨左缘第3～4肋间可闻及Ⅲ～Ⅳ级全收缩期杂音，分流量大者，于心杂音最响处可扪及震颤，伴肺动脉高压时心杂音可减轻，第二心音亢进，若伴有主动脉瓣脱垂，则可在心前区听到连续性杂音。

（三）辅助检查

（1）胸部X线片：缺损小者，改变不明显。缺损大者，即提示左、右心室增大，肺动脉段明显突出，肺门充血。

（2）心电图检查：缺损小者可无异常，缺损大者示左心室肥大或左、右心室肥大。

（3）超声心动图检查：左心房、左心室内径增宽，多普勒彩色血流显像可直接见到分流的位置、方向和区别分流大小。

（4）心导管检查：并发肺动脉高压的年长患儿需要心导管检查，以确定肺高压和肺血管阻力升高的程度、对纯氧吸入和血管扩张剂的反应性。

二、护理评估

（一）健康史

评估患儿活动耐受力、饮食状况、体重增加情形，有无反复发生呼吸道感染，有无发绀及心力衰竭史。了解平常是否服用药物及其药名、服用目的、剂量、时间等。询问母亲妊娠史。

（二）症状、体征

评估患儿有无因心功能不全造成的活动度减少，身高及体重是否符合其年龄的正常范围，评估皮肤颜色在休息和活动时有无差异,评估呼吸频率、节律、深度,有无发绀,发绀的程度和分布及有无心力衰竭表现。

(三)心理-社会评估

评估家长及患儿的心理状态,了解其心理反应及对疾病的认知,了解经济状况及社会支持系统。

(四)辅助检查

了解胸片、心电图、超声心动图、心导管检查结果,判断疾病的严重程度。

三、常见护理问题

(一)活动无耐力

与组织缺氧有关。

(二)组织灌注量改变

与体液灌注不足有关。

(三)清理呼吸道无效

与术前肺充血、反复呼吸道感染、气管插管、术后疼痛有关。

(四)疼痛

与手术切口、引流管刺激有关。

(五)有感染的危险

与肺充血、术后各种侵入性管道、机体抵抗力下降有关。

(六)合作性问题

肺动脉高压危象。

四、护理措施

(一)术前

(1)耐心向家长解释预防感染的重要意义,对患儿进行保护性隔离,限制探视人数,保证室内空气新鲜,温度适宜,评估患儿体温变化。

(2)监测和记录呼吸、脉搏、血压、体温,评估肝脏大小,观察有无颈静脉曲张,及时判断有无心力衰竭发生。伴有肺动脉高压患儿需要间歇低流量给氧,口服地高辛之前要测心率,并观察用药效果及有无洋地黄中毒症状。

(3)饮食护理:室间隔缺损伴肺动脉高压婴儿吸吮力较弱,容易喘、呛咳,需耐心喂养,少量多餐,奶嘴适中,避免过度疲劳及呛咳。喂奶后应拍背排气,吐奶时立即侧卧,避免吸入肺部。应提供给儿童高热量、高蛋白、低盐、低脂的食物,若服用利尿剂或洋地黄时,应多吃富含钾的食物,如香蕉、柑橘、菠菜、新鲜肉类等,并观察药物疗效及不良反应。

(二)术后

(1)严密监测生命体征,定时评估患儿全身各系统情况,密切观察血压、心率、心律、肝脏大小、中心静压及尿量。密切观察血管活性药、利尿剂等药物疗效及不良反应。

(2)呼吸道护理:术前伴肺动脉高压患儿,术后呼吸道护理尤其重要,密切评估肺部呼吸音及气体交换情况,保持呼吸道通畅。吸痰前后充分给氧,每次抽吸时间不超过 15 秒。持续监测氧饱和度、动脉血气,评估有无缺氧的症状、体征。每 2~4 小时实施胸部物理治疗,鼓励患儿咳嗽、深呼吸,可以用手护住伤口以减轻咳嗽引起的不适。

(3)疼痛护理:评估引起患儿疼痛的原因、疼痛的性质及程度。鼓励患儿诉说疼痛。指导患儿采用精神放松法,分散注意力,如听音乐、玩玩具等,缓慢深呼吸。注意保护好引流管,防止牵拉、移位引起疼痛、不适,必要时使用镇痛药并评估效果。

(4)预防感染:评估各种侵入性管道处有无感染的体征,监测体温。随时观察伤口敷料情况,并保持伤口敷料清洁干燥。保持心包、纵隔、胸腔引流管通畅,术后 48 小时内勤挤管,观察记录引流液量及性状,引流量超过 100 mL/h 或＞3 mL/(kg·h)且连续超过 3 小时时,要怀疑手术后出血可能,需立即通知医师。

(5)肺动脉高压危象的观察:肺动脉高压危象(PHC)是一种综合征,一般发生在术后 72 小时内,多见于大量左向右分流合并肺动脉高压术后的新生儿和婴儿,临床表现为患儿极度烦躁、四肢湿冷、心率增快、呼吸急促、肝脏进行性增大或变硬、少尿等,动脉血气示低氧血症或高碳酸血症或代谢性酸中毒等,须密切监测肺动脉压力、中心静脉压、生命体征、末梢循环、尿量,在心脏术后 24~48 小时,持续的肌松和镇静是一项重要的预防措施,遵医嘱使用肌肉松弛药、镇静药,避免患儿剧烈哭闹。

(6)饮食护理:术后当天禁食,拔除气管插管后 12~24 小时可进食,从流质开始逐渐恢复到半流质,少量多餐;吞咽功能较弱、插管时间较长者可先予鼻饲牛奶过渡,＜3 月龄患儿给 2:1 牛奶逐渐过渡到全奶。

(三)健康教育

(1)评估患儿及家长的知识层次、对疾病的认知程度,耐心向家长解释预防感染的重要意义、术前准备和术后治疗过程。利用图片或带患儿熟悉监护环境,提高认知,取得理解和主动配合。让康复患儿现身说法,增强患儿及家长信心。

(2)示教患儿翻身、有效咳嗽、深呼吸,训练床上排尿排便以及用呼吸机期间如何表达需求。

五、出院指导

(1)饮食:术后 1 个月内应少量多餐,摄入低脂、高蛋白的食物,以促进伤口愈合。

(2)伤口护理:一般伤口愈合约需 2 个月,应避免剧烈运动及撞击伤口,衣服宽松,伤口敷料保持清洁干燥。睡眠姿势应保持平卧,避免侧卧,以防胸骨移位。

(3)活动:逐渐增加活动量,以患儿不劳累为宜。培养正常人格,促进正常发展。

(4)用药指导:部分患儿术后仍需继续服药,要帮助家长掌握服药注意事项及药物的不良反应,如需服用洋地黄糖浆,应使用 1 mL 针筒,精确给药,每次服用前需测心率或脉搏 1 分钟。

(5)出现下列症状、体征,如发热、心慌、气短、咳嗽、发绀、水肿等应及时复诊。

(丁庆美)

第四节　法洛四联症

法洛四联症(tetralogy of fallot,TOF)是小儿最常见的发绀型先天性心脏病,其发病率占先天性心脏病的 10% 左右,病理改变包括室间隔缺损、肺动脉狭窄(包括右心流出道梗阻)、主动脉骑跨、右心室肥厚。

一、临床特点

(一)症状

在出生后 3 个月左右出现发绀,缺氧。活动后有气促、易疲劳、蹲踞等,常有缺氧发作,表现为呼吸加快、加深、烦躁不安,发绀加重,持续数分钟至数小时,严重者可表现为神志不清,惊厥或偏瘫,甚至死亡。

(二)体征

胸骨左缘 2~4 肋间可闻及粗糙收缩期杂音,部分伴有收缩期震颤。发绀严重者胸骨上部两侧及背部可闻及连续性杂音,为支气管血管与肺血管间的侧支循环引起,肺动脉第二音减弱。

(三)辅助检查

(1)X 线检查:心影呈靴形,上纵隔增宽,肺动脉段凹陷,心尖上翘,25%患儿有右位主动脉弓,肺纹理减少,右心房、右心室肥厚。

(2)心电图检查:电轴右偏,右心房、右心室肥大。

(3)超声心动图检查:显示主动脉骑跨及室间隔缺损,右心室流出道肥厚,肺动脉狭窄,右心室和右心房肥厚。

(4)心导管造影:确定本病的 4 个畸形和程度,了解是否合并冠状动脉畸形、降主动脉侧支循环形成及其他畸形存在。

(5)血常规检查:红细胞计数增多,一般在$(5.0\sim9.0)\times10^{12}$,血红蛋白 170~200 g/L,红细胞容积53%~80%。

二、护理评估

(一)健康史

评估患儿活动力、睡眠、进食状态、体重增加情况,有无明显的生长发育迟缓。了解平常是否服用药物及药名,患儿出现发绀时间,有无晕厥、精神呆滞,甚至抽搐等。询问患儿母亲妊娠史。

(二)症状、体征

评估患儿有无发绀及发绀的程度、分布,有无杵状指,有无特别的喜好姿势如蹲踞、屈膝等,评估呼吸形态、心功能状况。

(三)心理-社会评估

缺氧限制了患儿正常生活,如学习、游戏、活动、社会交往等,影响了社会适应能力的发展,应评估患儿的心理状态及社会适应能力,了解患儿家长对疾病的认识程度,了解亲子关系、经济状况及社会支持系统。

(四)辅助检查

了解血常规、胸片、超声心电图、心导管检查结果。

三、常见护理问题

(一)活动无耐力

与缺氧及心功能不全有关。

(二)焦虑恐惧

与对预后的不确定,治疗情境有关。

(三)有晕厥的危险

与肺动脉狭窄有关。

(四)营养失调:低于机体需要量

与组织缺氧使胃肠功能障碍、喂养困难有关。

(五)有脑血栓的危险

与血液黏稠有关。

(六)有感染的危险

与术后置入各种侵入性管道及机体抵抗力下降有关。

(七)合作性问题

低心排血量、心脏压塞。

四、护理措施

(一)术前

1.心理护理

患儿及其家长长期受疾病的折磨,手术复杂,危险性大,并发症多,患儿及其家长往往产生恐惧、焦虑心理,应多与患儿及其家长沟通,了解他们的心理特点,加强心理疏导,并介绍患儿父母认识其他类似的心脏疾病家庭,相互交流,减轻焦虑和恐惧心理。

2.营养支持

进食高蛋白、高热量、高维生素、易消化的食物,以增强机体对手术的耐受力。婴儿喂养时应少量多餐,可采用膝胸位,有助于增加吸吮力。有些病情较重患儿常食欲缺乏,应予以鼓励,并耐心喂养。

3.脑血管栓塞和缺氧发作的预防

监测生命体征,密切观察患儿的意识与行为。鼓励多饮水,尤其夏季要补足水分。如有腹泻、呕吐或出汗过多时,应及时补充液体纠正脱水,以防血液黏稠形成血栓。注意休息,控制活动量,小婴儿要耐心喂养,避免剧烈的活动及剧烈哭闹,防止缺氧发作,必要时给氧。

(二)术后

1.严密监测患儿生命体征,评估患儿全身各系统状况

观察心率、心律、血压、中心静脉压、尿量的变化,随时评估周围循环的情况如皮肤颜色、湿度、温度、动脉搏动及口唇、甲床毛细血管和静脉充盈情况。观察有无低心脏排血量发生,血管活性药应严格控制浓度、速度,并保持通畅,以改善心肌功能,减少心脏前、后负荷,并观察用药效果及有无不良反应。

2.呼吸道护理

保持呼吸道通畅,及时吸出呼吸道分泌物。每次吸痰前、后给予高浓度吸氧使肺膨隆1～2分钟,防止发生缺氧。吸痰次数不要过频,每次吸引时间控制在10秒之内。

3.胸腔引流管的护理

患儿术前低氧血症、侧支循环丰富和术中抗凝及血液稀释等均可致术后出血,故术后应严密观察引流液的量及性质,避免受压、打折,保持引流管通畅,定时挤压引流管,以防凝血块堵塞,如

引流量＞3 mL/(kg·h)且连续超过 3 小时的,要怀疑手术后出血可能,需立即通知医师。

4.并发症观察预防

(1)低心排血量:患儿术后需常规应用血管活性药,用以改善和支持循环,要根据患儿血压及中心静脉压的情况调节输液速度,同时观察低心排血量改善情况,严格控制出入液量。尿量是反应心排血量的敏感指标,为患儿留置导尿管,每小时测量一次尿量、比重、pH 等。

(2)心律失常的观察:密切观察心率、心律变化,维持电解质平衡,充分供氧,保证充足的血容量和冠状动脉灌注,避免心肌缺氧。

(3)出血:胸腔引流不畅会造成术后早期的心脏压塞,血液或血块压迫心脏会造成舒张期充盈受损、静脉压增高、颈静脉曲张、脉压缩小、动脉血压明显下降,对扩容几乎无反应。心脏压塞需外科紧急探查以排除心包腔内积血并控制出血。

5.给予情绪上的支持

患儿常由于术后疼痛、分离性焦虑等因素而表现不合作情形,护士应了解患儿引起这种改变的原因,给予精神上的支持,多安抚患儿。与监护室外等候的父母不断沟通,提供资讯。

6.饮食护理

拔除气管插管 24 小时后,尤其小婴儿,先予鼻饲牛奶过渡,拔管 48 小时后可改经口进食,先流质,逐渐恢复到半流质。如插管时间长,先予鼻饲牛奶过渡。恢复期的婴儿,母乳喂养是最佳的选择。

(三)健康教育

(1)利用口头教育、书面教育、观看照片、录像,参观监护室等方法,让患儿及其家长熟悉环境和设备。鼓励患儿多饮水,以防血液过度黏稠。向患儿及其父母说明术前准备的意义和配合要点,鼓励患儿及其家长提问,协助减轻焦虑。还应告知患儿及其家长有关术后治疗的事项及其目的,以取得患儿及家长配合。

(2)术前训练目的是预防术后并发症,包括有效咳嗽、深呼吸、翻身及体位引流。可用个别指导、集体训练的形式和游戏的方法进行,使其掌握要领,配合治疗、护理。①咳嗽训练:主要练习仰卧咳痰,嘱患儿用腹肌深吸气后,再利用腹肌动作咳嗽,或让患儿在深吸气后发"啊哈"音,有助于掌握。②深呼吸训练:主要练习腹式呼吸,用吹气球和桌上吹纸玩具等方法教患儿练习腹式呼吸。③示范肺部叩击及体位引流:告诉患儿叩击并非拍打,而是一种特殊的轻敲法。④练习床上翻身及用尿壶或便盆在床上排尿、排便等。⑤上呼吸机手语训练:如叫阿姨用手轻拍床,想大便伸大拇指,想小便伸小拇指,想喝水示指弯向拇指做成杯口状,有痰伸示指,刀口疼握拳。

(3)术后患儿清醒后,告诉患儿所处的监护室环境,嘱患儿用手语表达需求。进一步向患儿解释各种生命管道的意义,鼓励尽量配合咳痰、进餐、排泄及各种治疗。

五、出院指导

(一)活动与休息

活动量由少到多,逐渐适应学习生活,避免剧烈运动。少去公共场所,以防交叉感染。

(二)出院后用药问题

患儿出院后一般还需继续用药,需让父母掌握遵医嘱服药的重要性,提高用药依从性,并注意观察用药后反应。服用地高辛应监测脉搏,以便及时发现洋地黄中毒。服用利尿剂时应多吃含钾高的食物和橘子、香蕉等水果。

（三）饮食护理

应适当增加营养，少量多餐，不宜过饱，更不可暴饮暴食，以免加重心脏负担。

（四）伤口护理

手术切口处避免用力摩擦及碰撞。睡眠宜取平卧位，避免侧卧，防止胸骨移位。

（五）病情观察与复查

若发现患儿有不明原因发热、胸痛、水肿、气急等异常应立即与医师联系。遵医嘱定期来院复查。

（丁庆美）

第五节　完全性大动脉错位

完全性大动脉错位（D-transposition of great arteries，D-TGA）是常见的发绀型先天性心脏病，其发病率占先天性心脏病的 7%～9%，本病是指主动脉与肺动脉干位置互换，主动脉接受体循环的静脉血，而肺动脉干接受肺静脉的动脉血即氧合血，大多伴 VSD、ASD、PDA 或其他复杂畸形，使体循环血液在心脏内相互混合，否则患儿难以存活。如不接受手术治疗 80%～90% 的患儿将于 1 岁内死亡。

一、临床特点

（一）缺氧及酸中毒

多属单纯性 D-TGA，两个循环系统之间缺乏足够的交通。无 VSD 或仅有小的 VSD 存在，两个循环间血液混合不充分，出生后不久即出现发绀和呼吸困难，吸氧后并无改善。

（二）充血性心力衰竭

多为 D-TGA 伴有较大的 VSD。由于循环间有较大的交通，血液混合较充分，发绀及酸中毒不明显，症状出现较晚，出生后数周或数月内可有心力衰竭表现，易发生肺部感染。

（三）肺血减少

多为 D-TGA 伴有 VSD 及肺动脉瓣狭窄或解剖左心室（功能右心室）流出道狭窄的病例，症状出现迟，发绀较轻，出现心力衰竭及肺充血的症状较少，自然生存时间最长。

（四）辅助检查

1.超声心动图检查

大动脉短轴可见主动脉瓣口移至右前方与右心室相连，肺动脉瓣口在左后方与左心室相连。四腔切面可显示房间隔或室间隔连续性中断，胸骨上主动脉长轴和胸骨旁主动脉长轴可发现未闭动脉导管。

2.右心导管及造影

右心导管检查显示右心室压力增高，收缩压与主动脉收缩压相似，右心室血氧含量增高，心导管可自右心室进入主动脉，导管也可从右心室经室间隔缺损进入左心室而进入肺动脉，肺动脉压力和血氧含量显著增高。心室造影可显示主动脉起源于右心室，肺动脉起源于左心室。主动脉瓣位置高于肺动脉，与正常相反，主动脉位于正常时的肺动脉处，而肺动脉位于右后侧接近脊柱。

二、护理评估

(一)健康史

了解母亲妊娠史,询问患儿发绀出现的时间及进展情况,有无气促及气促程度,询问家族中有无类似疾病发生。

(二)症状、体征

评估发绀、呼吸困难的程度,有无心力衰竭。

(三)心理-社会评估

了解家长对疾病知识的认识程度和经济支持能力,了解家长对患儿的关爱程度和对手术效果的认知水平。评估较大患儿是否有自卑心理,有无因住院和手术而感到恐惧。

(四)辅助检查

了解 X 线检查及心电图、超声心动图、心导管及造影结果,了解血气分析及电解质测定结果。

三、常见护理问题

(一)气体交换功能受损

与大血管起源的异常,使肺循环的氧合血不能有效地进入体循环有关。

(二)有发生心力衰竭的危险

与心脏长期负荷过重有关。

(三)有低心排血量的危险

与手术致心肌损害使心肌收缩力减弱,术后严重心律失常有关。

(四)有出血的危险

与大血管吻合口渗血、术中止血不彻底、肝素中和不良有关。

(五)有感染的危险

与手术切口、各种引流管及深静脉置管、机体抵抗力下降有关。

(六)合作性问题

切口感染。

四、护理措施

(一)术前

(1)密切观察生命体征、面色、口唇的发绀情况及 SpO_2。

(2)对伴有 PDA 的患儿,为了防止导管关闭,遵医嘱微泵内泵入前列腺素 E,以保持动脉导管的通畅。

(3)吸氧的观察:对伴有 PDA 的患儿,术前仅靠 PDA 分流含氧量高的血到体循环以维持生命,因此应予低流量吸氧,流速为 $0.5 \sim 1$ L/min,用呼吸机辅助呼吸时选择 21% 氧浓度,使 SpO_2 维持在 60%～70% 即可。

(4)根据血气分析的结果,遵医嘱及时纠正酸中毒。

(5)做好术前禁食、备皮、皮试等各项术前准备。

(二)术后

(1)患儿回监护室后,取平卧位,接人工呼吸机辅助呼吸,按呼吸机护理常规进行。

(2)持续心肺监护:密切监测心率、心律、血压、各种心内压。收缩压和左心房压应维持在正常低限水平,并观察是否有良好的末梢循环。术后常规做床边全导联心电图,注意 ST 段、T 波、Q 波的改变,并与术前心电图比较。

(3)严格控制出入液量:手术当天,严格控制输液速度,以 5 mL/(kg·h)泵入,密切注意各心内压力、血压、心率的情况,及时调整。同时密切注意早期的出血量,如术后连续 3 小时>3 mL/(kg·h)或任何 1 小时>5 mL/kg,应及时报告医师。维持尿量 1 mL/(kg·h)。每小时总结一次出入液量,保持其平衡。

(4)正确应用血管活性药物:术后常规静脉泵入血管活性药物,根据心率、血压和心内压调节输入量。在更换药物时动作要快,同时具备两条升压药物静脉通路,并密切观察血压、心率的变化。药物必须从中心静脉内输入,以防外渗。

(5)加强呼吸道管理:每 2 小时翻身、拍背(未关胸者除外)及气管内吸痰,动作轻,保持无菌,加强对通气回路的消毒,每 48 小时更换呼吸机管道。

(6)观察切口有无渗血、渗液和红肿,保持切口敷料清洁、干燥,以防切口感染。

(7)饮食:呼吸机使用期间,禁食 24～48 小时,待肠蠕动恢复、无腹胀情况时予鼻饲牛奶。呼吸机撤离后 12～24 小时无腹胀者予鼻饲牛奶,从少到多,从稀到浓,并密切观察有无腹胀、呕吐及大便的性状。指导家长合理喂养,喂奶时注意患儿体位以防窒息。

(三)健康教育

(1)护理人员应热情、耐心介绍疾病的发生、发展过程及主要的治疗方法、手术目的及必要性,排除家长顾虑,给予心理支持,使其积极配合治疗。

(2)认真做好各项术前准备,向患儿及其家长讲解备皮、禁食、皮试、术前用药的目的及注意事项,取得家长的理解和配合。

(3)在术后康复过程中,指导家长加强饮食管理,掌握正确的喂养方法。

五、出院指导

(1)合理喂养:少量多餐,不宜过饱。多吃含蛋白质和维生素丰富的食物。

(2)适当活动:避免上下举逗孩子,术后 3 个月内要限制剧烈活动,小学生 6 个月内不宜参加剧烈的体育活动。

(3)切口护理:保持切口清洁,1 周内保持干燥,2 周后方可淋浴,避免用力摩擦。

(4)防止交叉感染:因手术后体质较弱,抵抗力差,故不宜去公共场所。

(5)出院时如有药物带回,应按医嘱定时服用,不得擅自停服或加服。

(6)按医嘱定期复查。

(丁庆美)

第六节　肺动脉狭窄

肺动脉狭窄是指由于右心室先天发育不良而与肺动脉之间的血流通道产生狭窄。狭窄发生于从三尖瓣至肺动脉的任何水平,其可各自独立存在,也可合并存在。该病占先天性心脏病的 25％～30％。

一、临床表现

(一)症状

肺动脉狭窄严重的新生儿,出生后即有发绀。重症患儿表现气急、躁动及进行性低氧血症。轻症或无症状的患儿可随着年龄的增长出现劳累后心悸、气促、胸痛或晕厥,严重者可有发绀和右心衰竭。

(二)体征

胸骨左缘第二肋间闻及粗糙收缩期喷射样杂音,向左颈根部传导,可触及震颤,肺动脉瓣第二心音减弱或消失。严重或病程长的患儿有发绀及杵状指(趾)及面颊潮红等缺氧表现。

二、辅助检查

(一)心电图检查

电轴右偏,P 波高尖,右心室肥厚。

(二)X 线检查

右心室扩大,肺动脉圆锥隆出,肺门血管阴影减少及纤细。

(三)彩色多普勒超声心动图检查

右心室增大,确定狭窄的解剖学位置及程度。

(四)心导管检查

可测定右心室压力是否显著高于肺动脉压力,并连续描记肺动脉至右心室压力曲线;鉴别狭窄的类型(瓣膜型或漏斗型);测定心腔和大血管血氧含量;注意有无其他先天性异常。疑为漏斗部狭窄或法洛三联症者,可行右心导管造影。

(五)选择性右心室造影

可确定病变的类型及范围,瓣膜型狭窄,可显示瓣膜交界融合的圆顶状征象。若为肺动脉瓣发育不良,在心动周期中可显示瓣膜活动度不良,瓣环窄小及瓣窦发育不良,则无瓣膜交界融合的圆顶状征象。

三、治疗原则

(一)介入治疗

绝大多数这类患者可以进行介入治疗,包括肺动脉瓣球囊扩张、经皮肺动脉瓣置入及肺动脉分支狭窄的支架置入。

(二)外科手术治疗

球囊扩张不成功或不宜行球囊扩张者,如狭窄上下压力阶差＞5.33 kPa(40 mmHg)应采取手术治疗。

四、护理诊断

(1)活动无耐力:与心脏畸形导致的心排血量下降有关。

(2)营养失调(低于机体需要量):与疾病导致的生长发育迟缓有关。

(3)潜在并发症:心力衰竭、肺部感染、感染性心内膜炎。

(4)焦虑:与自幼患病,症状长期反复存在有关。

(5)知识缺乏:缺乏疾病相关知识。

五、护理目标

(1)患者活动耐力有所增加。

(2)患者营养状况得到改善或维持。

(3)未发生相关并发症,或并发症发生后能得到及时治疗与处理。

(4)患者焦虑减轻或消除,情绪良好。

(5)患者或家属能说出有关疾病的自我保健方面的知识。

六、护理措施

(一)术前护理

(1)重症肺动脉瓣狭窄伴有重度发绀的新生儿,术前应静脉给予前列腺素 E,以延缓动脉导管闭合。

(2)休息:由于肺动脉瓣狭窄,右心室排血受阻,致右心室压力增高,负荷加重,患者可出现发绀和右心衰竭情况,故应卧床休息,减轻心脏负担。

(3)氧气吸入:发绀明显或有心力衰竭的患者,术前均应给予氧气吸入,每天 2 次,每次半小时,改善心脏功能,必要时给予强心、利尿剂。

(二)术后护理

1.循环系统

(1)建立有创血压监测,持续观察血压变化。对于较重患者,用微量泵泵入升压药物,并根据血压的变化随时进行调整,使血压保持稳定,切勿忽高忽低。

(2)注意中心静脉压的变化,以便了解右心有无衰竭和调节补液速度,必要时应用强心药物。此类患者由于狭窄解除后,短时间内心排血量增多,如心脏不能代偿容易造成心力衰竭。

(3)注意末梢循环的变化,如周身皮肤、口唇、指甲颜色、温度及表浅动脉搏动情况。

(4)维持成人尿量>0.5 mL/(kg·h),儿童尿量>1 mL/(kg·h)以上。

2.呼吸系统

(1)术后使用呼吸机辅助呼吸,保持呼吸道通畅,及时吸痰。用脉搏血氧监测仪观察氧饱和度的变化并监测 PaO_2,如稳定在 10.67 kPa(80 mmHg),可在术后早期停用呼吸机。如发生低氧血症[$PaO_2 < 10.67$ kPa(80 mmHg)]应及时向医师报告,如明确存在残余狭窄,及时做好再次手术的准备。

(2)协助患者排痰和翻身,听诊双肺呼吸音,必要时雾化吸入。

3.婴幼儿及较大的肺动脉狭窄患儿术后

婴幼儿及较大的肺动脉狭窄患儿,术后早期右心室压力及肺血管阻力可能仍较高,术后注意观察高压是否继续下降,如有异常表现,及时报告医师,必要时做进一步检查及处理。

(三)出院指导

(1)患儿出院后需要较长期的随诊,如发现残余狭窄导致右心室压力逐渐增加,或肺动脉瓣环更加变窄,均应再入院检查,可能需要再次手术,进一步切开狭窄或用补片加宽。

(2)逐步增加活动量,在术后 3 个月内不可过度劳累,以免发生心力衰竭。

（3）儿童术后应加强营养供给，多进高蛋白、高热量、高维生素的食物，以利生长发育。

（4）注意气候变化，尽量避免到公共场所，避免呼吸道感染。

（丁庆美）

第七节　先天性巨结肠

先天性巨结肠（又称赫希施普龙病）是一种较为多见的肠道发育畸形。它主要是因结肠的肌层、黏膜下层神经丛内神经节细胞缺如，引起该肠段平滑肌持续收缩，呈痉挛状态，形成功能性肠梗阻，而近端正常肠段因粪便滞积，剧烈蠕动而逐渐代偿性扩张、肥厚形成巨大的扩张段。

一、临床特点

（1）新生儿首次排胎粪时间延迟，一般于出生后 48～72 小时才开始排便，或需扩肛、开塞露通便后才能排便。

（2）顽固性便秘：大便几天 1 次，甚至每次都需开塞露塞肛或灌肠后才能排便。

（3）呕吐、腹胀：由于是低位性、不全性、功能性肠梗阻，故呕吐、腹胀出现较迟，腹部逐渐膨隆呈蛙腹状，一般为中度腹胀，可见肠型，肠鸣音亢进，儿童巨结肠左下腹有时可触及粪石块。

（4）全身营养状况：病程长者可见消瘦、贫血貌。

（5）直肠指检：直肠壶腹部空虚感，在新生儿期，拔出手指后有爆发性肛门排气、排便。

（6）辅助检查。①钡剂灌肠造影：显示狭窄的直肠、乙状结肠、扩张的近段结肠，若肠腔内呈鱼刺或边缘呈锯齿状，表明伴有小肠结肠炎。②腹部 X 线立位平片：结肠低位肠梗阻征象，近段结肠扩张。③直肠黏膜活检：切取一小块直肠黏膜及肌层做活检，先天性巨结肠者神经节细胞缺如，异常增生的胆碱能神经纤维增多、增粗。④肛管直肠测压法或下消化道动力测定：当直肠壶腹内括约肌处受压后正常小儿和功能性便秘小儿，其内括约肌会立即出现松弛反应，但巨结肠患儿未见松弛反应，甚至可见压力增高。此法用于两周内的新生儿时可出现假阴性结果。

二、护理评估

（一）健康史

了解患儿出现便秘腹胀的时间、进展情况及家长对患儿排便异常的应对措施。评估患儿生长发育有无落后，询问家族中有无类似疾病发生。

（二）症状、体征

询问有无胎便延迟排出及顽固性便秘时间，有无呕吐及呕吐的时间、性质、量，腹胀程度，有无消瘦、贫血貌。

（三）心理-社会评估

评估较大患儿是否有自卑心理、有无因住院和手术而感到恐惧，了解家长对疾病知识的认识程度和经济支持能力，了解家长对患儿的关爱程度和对手术效果的认知水平。

（四）辅助检查

直肠黏膜活检神经节细胞缺如支持本病诊断。了解钡剂灌肠造影、腹部立位 X 线平片、肛管直肠测压、下消化道动力测定结果。

三、常见护理问题

(一)舒适的改变
与腹胀、便秘有关。

(二)营养失调:低于机体需要量
与食欲缺乏、肠道吸收功能障碍有关。

(三)有感染的危险
与手术切口、机体抵抗力下降有关。

(四)体液不足
与术中失血失液、禁食、胃肠减压有关。

(五)合作性问题
巨结肠危象。

四、护理措施

(一)术前
(1)给予高热量、高蛋白质、高维生素和易消化的无渣食物,禁食有渣的水果及食物,以利于灌肠。

(2)巨结肠灌肠的护理:彻底灌净肠道积聚的粪便,为手术做好准备。在灌肠过程中,操作应轻柔、肛管应插过痉挛段,同时注意观察患儿的反应,洗出液的颜色,保持出入液量平衡,灌流量每次 100 mL/kg 左右。

(3)肠道准备手术晨灌肠排出液必须无粪渣。手术前日、手术日晨予甲硝唑口服或保留灌肠。

(4)做好术前禁食、备皮、皮试、用药等术前准备。

(二)术后
(1)患儿回病房后,去枕平卧 4~6 小时,头侧向一边,保持呼吸道通畅,防止术后呕吐或舌后坠引起窒息。

(2)监测心率、血压、尿量,评估黏膜和皮肤弹性,根据医嘱补充水和电解质溶液。

(3)让患儿取仰卧位,两大腿分开略外展,向家长讲明肛门夹钳固定的重要性,必要时用约束带约束四肢,使之基本制动,防止肛门夹钳戳伤肠管或过早脱落。

(4)术后需禁食 3~5 天和胃肠减压,禁食期间,做好口腔护理,每天 2 次,并保持胃肠减压引流通畅,观察引流液的量、颜色和性质,待肠蠕动恢复后可进食流质的食物并逐步过渡为半流质的食物,限制粗粮,饮食宜少量多餐。

(5)观察腹部体征变化,注意有无腹胀、呕吐、伤口有无渗出,肛周有无渗血、渗液,随时用无菌生理盐水棉球或 PVP 碘棉球清洁肛周及肛门夹钳,动作应轻柔。清洁用具需每天更换。

(6)指导家长如何保持患儿肛门夹钳的正确位置,使夹钳位置悬空、平衡。更换尿布时要轻抬臀部,避免牵拉夹钳。

(7)肛门夹钳常在术后 7~10 天自然脱落,脱落时观察钳子上夹带的坏死组织是否完整,局部有无出血。

（8）对留置肛管者，及时清除从肛管内流出的粪便，保护好臀部皮肤，防止破损。

（9）观察患儿排便情况，肛门狭窄时指导家长定时扩肛。

（10）观察有无夹钳提早或延迟脱落、有无结肠小肠炎，闸门综合征等并发症的发生。

（三）健康教育

（1）耐心介绍疾病的发生、发展过程，手术的必要性及预后等，以排除患儿及其家长的顾虑。

（2）向患儿及其家长讲解各项术前准备（备皮、禁食、皮试、术前用药）的目的和注意事项，以取得患儿及其家长的配合。

（3）向患儿及其家长讲解巨结肠灌肠的目的，灌肠时间及注意事项，以及进食无渣饮食的目的。

（4）解释术后注意保持肛管和肛门夹钳位置固定的重要性，随时清除粪便，保持肛门区清洁及各引流管引流通畅，以促使患儿早日康复。

五、出院指导

（1）饮食适当：增加营养，3～6个月给予高蛋白、高热量、低脂、低纤维、易消化的食物，以促进患儿的康复。限制粗粮。

（2）伤口护理：保持伤口清洁，敷料干燥。小婴儿忌用手抓伤口。如发现伤口红肿及时就诊。

（3）出院后密切观察排便情况，若出现果酱样伴恶臭大便，则提示可能发生小肠结肠炎，应及时去医院诊治。

（4）肛门狭窄者要定时扩肛，教会家长正确的扩肛方法，并定期到医院复查。

（丁庆美）

第八节 腹股沟斜疝

腹股沟疝大部分是斜疝，在腹股沟或阴囊有一可复性肿块，它与腹膜鞘状突未完全闭合或腹股沟解剖结构薄弱有关，而腹内压增高是其诱发因素，如剧烈哭闹、长期咳嗽、便秘和排尿困难。它可发生在任何年龄，右侧多于左侧。

一、临床特点

（1）腹股沟部有弹性的可复性不痛肿物，哭闹或用力排便时明显，安静平卧或轻轻挤压肿块能消失，随着腹压的增大，肿块逐渐增大并渐坠入阴囊。

（2）斜疝嵌顿时，肿块变硬、疼痛，伴呕吐、哭闹不安，无肛门排气排便。晚期则有发热、肿块表皮红肿、便血及触痛加剧。

（3）局部无肿块时指检可感皮下环宽松，可触到增粗的精索，咳嗽时手指可在内环感到冲动感。

（4）辅助检查。①B超检查：可鉴别腹股沟肿块为肠管或液体。②骨盆部立位 X 线片：阴囊部肿块有气体或液平面可诊断为斜疝，在鉴别嵌顿疝时有诊断价值。

二、护理评估

(一)健康史

了解腹股沟部第一次出现肿块的时间、肿块的性状及与腹内压增高的关系,询问出现肿块的频率,有无疝嵌顿史。

(二)症状、体征

评估腹股沟部有无肿块,肿块的大小及导致肿块改变的相关因素。观察肿块表皮有无红肿、触痛。评估有无疝嵌顿的表现。

(三)心理-社会评估

评估较大患儿是否因手术而感到情绪紧张,评估家长对此疾病知识和治疗的了解程度和心理反应。

(四)辅助检查

了解 B 超和骨盆部 X 线立位片的检查结果。

三、常见护理问题

(一)焦虑

与环境改变、害怕手术有关。

(二)疼痛

与疝嵌顿、腹部切口有关。

(三)合作性问题

阴囊血肿或水肿。

(四)知识缺乏

缺乏本病相关知识。

四、护理措施

(一)术前

(1)避免哭闹和剧烈咳嗽,哭闹或剧烈咳嗽时可抬高臀部。保持大便通畅,防止斜疝嵌顿。

(2)注意冷暖及饮食卫生,防止感冒及腹泻。

(3)做好禁食、备皮、皮试等术前准备。

(二)术后

(1)术后去枕平卧 4~6 小时,头侧向一边,防止呕吐引起窒息。

(2)监测生命体征,保持呼吸道通畅。

(3)给予高蛋白、高热量、高维生素、适当纤维素、易消化的食物,保持大便通畅。

(4)观察切口有无渗血、渗液、红肿、保持切口敷料清洁干燥,防止婴儿大小便污染。注意观察腹股沟、阴囊有无血肿、水肿及其消退情况。

(5)指导家长多安抚小患儿,分散其注意力,避免哭闹。

(三)健康教育

(1)对陌生的环境,疾病相关知识的缺乏及担心,使患儿及其家长易产生恐惧、焦虑的心理,护理人员应耐心介绍疾病的发展过程、治疗方法和手术的目的及重要性,以排除顾虑,给予心理支持,使其积极配合。

（2）认真做好各项术前准备,向患儿及其家长讲解备皮、禁食、皮试、术前用药的目的及注意事项,以取得理解和配合。

（3）避免哭闹和剧烈咳嗽,保持大便通畅,避免增加腹压,防止术侧斜疝复发嵌顿。单侧斜疝术后需注意另一侧腹股沟有无斜疝发生。

五、出院指导

（1）饮食:适当增加营养,给易消化的食物,多吃新鲜水果蔬菜。

（2）伤口护理:保持伤口的清洁、干燥,小婴儿的双手用干净的手套套住或予以约束,伤口痒时切忌用手抓伤口,以防伤口发炎,伤口未愈合前忌过早浸水洗浴。

（3）注意观察腹股沟、阴囊红肿消退情况,观察腹股沟有无肿物突出。

（丁庆美）

第九节　先天性肥厚性幽门狭窄

先天性肥厚性幽门狭窄是由幽门环肌增生肥厚使幽门管腔狭窄引起的不全梗阻,一般出生后 2～4 周发病。

一、临床特点

（一）呕吐

呕吐是该病早期的主要症状,每次喂奶后数分钟即有喷射性呕吐,呈进行性加重。呕吐物常有奶凝块,不含有胆汁,少数患儿因呕吐频繁致胃黏膜渗血而使呕吐物呈咖啡色。呕吐后即有饥饿感。

（二）进行性消瘦

因呕吐、摄入量少和脱水,患儿消瘦,出现老人貌、皮肤松弛、体重下降。

（三）上腹部膨隆

偶可见上腹部膨隆,有自左向右移动的胃蠕动波,右上腹可触及橄榄样肿块,是幽门狭窄的特有体征。

（四）辅助检查

（1）X 线钡餐检查:透视下可见胃扩张,胃蠕动波亢进,钡剂经过幽门排出时间延长,胃排空时间也延长,幽门前区呈鸟嘴状。

（2）B 超检查:其典型声源图改变为幽门环肌增厚,＞4 mm。

（3）血气分析及电解质测定:可表现为低氯、低钾性碱中毒。晚期脱水加重,可表现代谢性酸中毒。

二、护理评估

（一）健康史

了解患儿呕吐出现的时间、呕吐的程度及进展情况。评估患儿的营养状况及生长发育情况,了解家族中有无类似疾病发生。

（二）症状、体征

了解呕吐的次数、性质、量，大小便次数、量。评估营养状况，有无脱水及其程度。

（三）心理-社会评估

了解家长对患儿手术的认识水平及对治疗护理的需求。

（四）辅助检查

了解 X 线钡餐检查及 B 超检查结果，了解血气分析及电解质测定结果。

三、常见的护理问题

（1）有窒息的危险：与呕吐有关。

（2）营养失调：低于机体需要量与频繁呕吐，摄入量少有关。

（3）体液不足：与呕吐、禁食、术中失血失液、胃肠减压有关。

（4）组织完整性受损：与手术切口、营养状态差有关。

（5）合作性问题：切口感染、裂开或延期愈合。

四、护理措施

（一）术前

（1）监测生命体征变化，观察呕吐的情况，了解呕吐方式、呕吐物性质和量，并及时清除呕吐物。

（2）喂奶应少量多餐，喂奶后应竖抱并轻拍婴儿背部，促使胃内的空气排出，待打嗝后再平抱，以预防和减少呕吐的发生。睡眠时应尽量右侧卧，防止呕吐物误吸引起窒息。

（3）做好禁食、备皮、皮试等术前准备。

（二）术后

（1）术后应去枕平卧位，头偏向一侧，保持呼吸道通畅，监测血氧饱和度，清醒后可取侧卧位。

（2）监测体温变化，如体温不升，需采取保暖措施。

（3）监测血压、心率、尿量，评估黏膜和皮肤弹性。

（4）术后大多数患儿呕吐还可持续数天才能逐渐好转，评估呕吐的量、性质、颜色，及时清除呕吐物，防止误吸。

（5）进腹的幽门环肌切开术一般需禁食 24～48 小时、胃肠减压、做好口腔护理，并保持胃管引流通畅，观察引流液的量、颜色及性质。腹腔镜下幽门环肌切开术 6 小时后即可进食。奶量应由少到多，耐心喂养。

（6）保持伤口敷料清洁干燥，观察伤口有无红肿、渗血、渗液，避免剧烈哭闹，防止切口裂开。

（三）健康教育

（1）应该热情接待，耐心向家长介绍疾病发生、发展过程和手术治疗的必要性等；讲解该疾病的近、远期治疗效果是良好的，不会影响孩子的生长发育。

（2）向患儿家长仔细讲解术前准备的主要内容、注意事项、用药目的，充分与其沟通，取得家长积极配合。

（3）对家长进行喂奶的技术指导，注意喂乳方法，预防和减少呕吐的发生，防止窒息。

五、出院指导

（1）饮食指导：少量多餐，合理喂养。介绍母乳喂养的优点，提倡母乳喂养，4个月后可逐渐添加辅食。

（2）伤口护理：保持伤口敷料清洁，切口未愈合时禁止浸水沐浴，小婴儿的双手要套上干净的手套，避免用手抓伤口导致发炎。如发现伤口红肿及时去医院诊治。

（3）按医嘱定期复查。

（丁庆美）

第十节　维生素D缺乏性佝偻病

维生素D缺乏性佝偻病（简称佝偻病）是由于体内维生素D不足而使钙、磷代谢失常，钙盐不能正常沉积于骨骼的生长部分，造成以骨骼病变为特征的一种慢性营养缺乏性疾病。其主要见于婴幼儿，发病的主要原因是日光照射不足、维生素D摄入不足、食物中钙磷比例不当、生长过快、对维生素D需要量增多、疾病影响。我国患本病者北方多于南方。

一、临床特点

本病常见于3个月～2岁的小儿，临床上将其分为3期，即活动期（初期、激期）、恢复期和后遗症期。

（一）活动期

初期多于出生后3个月左右开始起病，主要表现为易激惹、烦躁、睡眠不安、易惊、夜啼、多汗、枕秃等非特异性症状，骨骼改变轻。激期除上述非特异的神经精神症状外，骨骼改变加重，出现颅骨软化、方颅、前囟增宽、闭合延迟、出牙延迟、牙釉质缺乏、手镯、足镯、肋骨串珠、鸡胸或漏斗胸、肋膈沟。常久坐者有脊柱后突或侧突畸形；下肢可见"O"型或"X"型腿；肌肉发育不良、肌张力低下、韧带松弛，故坐、立、行等运动功能落后。条件反射形成缓慢，表情淡漠，免疫功能低下，常伴感染。

（二）恢复期
临床症状减轻或消失。

（三）后遗症期
多见于3岁以后，仅留下不同程度的骨骼畸形。

（四）辅助检查
1.活动期

血钙正常或稍低，血磷减低，钙、磷乘积常低于30，碱性磷酸酶增高。X线检查显示长骨骺端膨大，临时钙化带模糊或消失，有杯口状改变；骨骺软骨明显增宽，骨质疏松。

2.恢复期

血钙、血磷浓度、碱性磷酸酶水平恢复正常，X线检查显示骨骼异常明显改善。

3.后遗症期

血生化及 X 线检查正常。

二、护理评估

(一)健康史

注意询问患儿每天户外活动的时间、饮食情况、生长发育的速度,有无肝、肾及胃肠疾病。母亲怀孕晚期有无严重缺乏维生素 D 的情况,小儿开始补充维生素 D 的时间和量。

(二)症状、体征

评估患儿有无骨骼病变体征,如有无方颅、颅骨软化、前囟过大或闭合延迟,胸部有无肋骨串珠、鸡胸、漏斗胸改变,四肢有无"O"型"X"型腿改变。

(三)心理-社会评估

评估家长对疾病了解程度、心理需求和对患儿的关注程度。

(四)辅助检查

了解血钙、血磷及钙磷乘积,碱性磷酸酶是否增多,X 线长骨有无异常等。

三、护理问题

(一)营养失调:低于机体需要量

与户外活动过少、日光照射不足和维生素 D 摄入不足有关。

(二)潜在并发症

骨骼畸形、药物不良反应。

(三)有感染的危险

与免疫功能低下有关。

(四)知识缺乏

家长缺乏对佝偻病的预防及护理知识。

四、护理措施

(一)增加内源性维生素 D 合成

指导家长带小儿定期户外活动,直接接受阳光照射。一般来说户外活动越早越好,初生儿可在满 1~2 个月开始,时间由少到多,从数分钟增加至 1 小时,以上午 9~10 时,下午 3~4 时为合适,避免太阳直射。

(二)增加外源性维生素 D 供给量

提倡母乳喂养,指导按时添加辅食,帮助家长选择含维生素 D 丰富的婴儿食品。活动期供给维生素 D 制剂,使每天维生素 D 的摄入量能满足患儿需要。口服法:每天给维生素 D 0.5 万~2 万 U,连服 1 月后改预防量,直至 2 岁。突击治疗常用于重症或合并肺炎、腹泻、急性传染病者,维生素 D_3 10 万~30 万 U,注射 1 次,同时给予钙剂,1 个月后复查。痊愈后改预防量口服,直至 2 岁。

(三)限制活动

活动性佝偻患儿在治疗期间应限制其立、坐、走等,以免加重脊柱弯曲、"O"形、"X"形腿畸形。护理操作时动作轻柔,换尿布拉抬小儿双腿时要轻而慢,以免发生骨折。

（四）预防感染

重度佝偻病患儿免疫功能低下，胸廓畸形致肺扩张不良，故易患呼吸道感染性疾病，应避免与感染性疾病患儿同一病室，防止交叉感染。

（五）健康教育

（1）对患儿父母进行佝偻病护理知识教育，讲述佝偻病病因、护理及预防方法。

（2）指导家长加强患儿的体格锻炼，对骨骼畸形可采用主动和被动运动的方法进行矫正。

（3）3岁后的佝偻病骨畸形者，应予矫形疗法。如遗留胸廓畸形，可做俯卧位抬头展胸运动；下肢畸形可施行肌肉按摩，"O"型腿按摩外侧肌，"X"型腿按摩内侧肌，以增加肌张力，矫正畸形。

（4）遗留严重骨骼畸形者，可于4岁后行外科手术矫治，此时应督促家长正确使用矫形器具。

五、出院指导

（1）维生素D过量中毒的观察及指导：维生素D中毒，多在连续服用过量维生素D制剂1～3个月出现，中毒早期症状有厌食、体重减轻、低热、精神不振、恶心、呕吐、顽固性便秘、腹泻，甚至脱水、酸中毒。如遇过量应立即停服维生素D。

（2）出院后患儿应每天坚持户外活动至少2小时。指导家长给予小儿正确的户外活动。给家长示教日光浴。

（3）指导家长学习按摩肌肉纠正畸形的方法。

（4）指导正确服用维生素D，冬春季补充预防量维生素D 400 U/d，直到2岁。

（5）对小婴儿要强调母乳喂养，合理添加辅食，食物中应富有维生素D、钙、磷和蛋白质。及早治疗腹泻及其他慢性疾病。

（丁庆美）

第十一节　维生素D缺乏性手足搐搦症

维生素D缺乏性手足搐搦症又称佝偻性手足搐搦症或佝偻性低钙惊厥。因维生素D缺乏而甲状旁腺调节反应迟钝，骨钙不能及时游离入血，致使血钙降低。当总血钙<1.75 mmol/L（7～7.5 mg/dL）或离子钙<1 mmol/L时，可导致神经肌肉兴奋性增高，出现全身惊厥、喉痉挛或手足搐搦等症状。该病多见于婴幼儿期。

一、临床特点

典型的临床表现为惊厥、手足搐搦、喉痉挛发作，常伴有烦躁、睡眠不安、易惊、夜啼、多汗等症状，常不伴发热。

（一）惊厥

多见于婴儿，表现为突然四肢抽动，两眼上翻，面肌抽动，短暂意识丧失，大小便失禁。发作时间持续数秒至数分钟，发作可数天1次或1天数次。发作停止后意识恢复，但精神萎靡而入睡，醒后精神正常。

(二)喉痉挛

多见于婴儿,声门及喉部肌肉痉挛表现为吸气性呼吸困难,可出现喉鸣,哭闹时加剧,严重者可窒息。

(三)手足搐搦

手足搐搦多见于＞2岁的小儿。其表现为腕部屈曲、手指伸直、拇指贴近掌心;足痉挛时,踝关节伸直、足趾弯曲向下,似"芭蕾舞"足。

(四)辅助检查

血钙降低而血磷正常或升高。

二、护理评估

(一)健康史

同佝偻病。

(二)症状、体征

评估除佝偻病体征外,有无神经肌肉兴奋性增高的体征。惊厥时小儿有无两眼上翻、面肌抽动,甚至四肢抽动;有无吸气性呼吸困难,面色有无发绀;手足搐搦发作时两手腕部、足部有无异常。此外,无发作时有无神经肌肉兴奋性增高的隐性体征,如面神经征阳性、腓反射或陶瑟征阳性。

(三)心理-社会评估

评估家长对疾病了解程度、恐惧心理和对患儿的关注程度。

(四)辅助检查

了解血清钙降低情况。

三、护理问题

(一)神经肌肉兴奋性增高

与血钙降低有关。

(二)有窒息的危险

与喉痉挛有关。

(三)有受伤的危险

与惊厥、静脉注射钙剂外漏有关。

四、护理措施

(一)控制惊厥、喉痉挛发作

遵医嘱首先给予苯巴比妥钠,每次5～7 mg/kg肌内注射,或10%水合氯醛每次40～50 mg/kg保留灌肠,或地西泮0.1～0.3 mg/kg肌内或静脉注射。同时应用10%葡萄糖酸钙5～10 mL稀释后静脉推注或滴注。惊厥、喉痉挛发作控制后,可给10%氯化钙或10%葡萄糖酸钙口服。

(二)防止窒息

惊厥和喉痉挛是维生素D缺乏性手足搐搦症患儿发生窒息的危险因素。对有惊厥和喉痉挛发作的患儿应置于监护病房,密切观察,做好气管插管或气管切开的准备。一旦发现症状及时抢救。患儿头偏向一侧,保持呼吸道通畅,避免窒息。喉痉挛一旦发生应立即将患儿舌头拉出口外,进行人工呼吸,给氧,必要时行气管插管或气管切开。

（三）避免组织损伤

（1）惊厥发生时为防止舌咬伤，可在上下磨牙之间放置用纱布包裹的压舌板或牙垫，但应避免强行塞入，同时可在腋下置一纱布以防皮肤擦伤。

（2）静脉注射钙剂时应先用生理盐水针筒穿刺，穿刺成功后再接钙剂针筒；推注钙剂的浓度和速度不能过高过快，以防心搏骤停；推注时密切观察局部有无红肿，随时回抽血液，避免药液外漏引起组织坏死；一旦渗漏，立即用0.25%普鲁卡因局部封闭或20%硫酸镁湿敷。

（四）健康教育

（1）给家长讲解本病的病因，惊厥及喉痉挛发作的护理知识和本病预防知识。

（2）告诉家长在惊厥发作时保持冷静，勿大哭大叫，勿摇晃及搬动患儿，应让患儿平卧，松开衣领，头偏向一侧，保持呼吸道通畅，并及时呼叫医护人员。

五、出院指导

指导家长科学合理喂养，改进喂养方法，按时添加辅食，及时补充维生素D制剂，适量补充钙，小儿户外活动每天达2小时左右。

（丁庆美）

第十二节 锌缺乏症

锌缺乏症是由各种原因引起体内必需微量元素锌缺乏所致的疾病。近年来经调查发现，锌缺乏症在某些地区小儿中发病率有增高，越来越受到人们重视。锌为人体必需微量元素之一，在体内参与90多种酶的合成，与200多种酶活性有关，在核酸与蛋白质代谢中发挥重要作用。锌缺乏症主要表现为食欲下降、生长发育迟缓、免疫功能低下、性成熟延迟等。造成锌缺乏的主要原因是摄入不足，需要量增加，体内吸收障碍、机体丢失增多所致。

一、临床特点

（一）机体多种生理功能紊乱

患儿常有食欲减退、味觉异常、异食癖、毛发易脱落、怠倦、精神抑郁、暗适应力减低。由于锌缺乏可影响核酸及蛋白质的合成，使脑垂体生长激素分泌减低，引起发育停滞，骨骼发育障碍，第二性征发育不全，致使患儿身材矮小。锌缺乏时，肠腺、脾脏萎缩，免疫功能减低，易发生各种感染，尤其是呼吸道感染。此外，患儿伤口愈合延迟，常出现口腔溃疡。少数患儿有抗维生素A夜盲症。

（二）辅助检查

血清锌<11.47 μmol/L（75 μg/dL）提示锌缺乏。毛发锌测定干扰因素多，结果波动大，仅作为过去体内锌营养状况的参考，一般不做个体锌缺乏的诊断依据。

二、护理评估

（一）健康史

注意询问患儿出生史，有无早产、双胎、小样儿等情况，喂养史中有无动物性食物缺乏史。年长儿有无偏食、挑食等不良饮食习惯,有无慢性腹泻、多汗、反复失血等疾病史。

(二)症状、体征

评估小儿有无生长发育延迟,毛发有无枯黄脱落,智能发育与第二性征发育情况;评估食欲、味觉、免疫情况、创伤愈后情况,有无口腔溃疡及暗适应情况的改变。

(三)心理-社会评估

评估家长对喂养知识及本病预后的了解程度,有无焦虑心理,有条件还应了解居住地是否为锌缺乏地区。

(四)辅助检查

及时了解血锌检查结果。

三、常见护理问题

(一)营养失调:低于机体需要量

与锌摄入不足或疾病影响有关。

(二)有感染的危险

与免疫力低下有关。

(三)知识缺乏

家长缺乏喂养知识及不了解本病。

四、护理措施

(一)饮食护理

鼓励患儿多进食含锌丰富的食物,如鱼、肝脏、肉类、蛋黄、牡蛎、花生、豆类、面筋等,在缺锌地区可在生长发育迅速时期给予锌强化乳制品。

(二)按医嘱补锌剂

补给量每天按元素锌计算,为 $0.5\sim1$ mg/kg(相当于葡萄糖酸锌 $3.5\sim7$ mg/kg),常用葡萄糖酸锌,也可用硫酸锌、醋酸锌等,疗程一般为 $2\sim3$ 个月,注意勿长期过量使用。

(三)健康教育

(1)介绍喂养知识,提倡母乳喂养,尤其是初乳不要随意丢弃。合理添加辅食,注意培养小儿良好的饮食习惯,为小儿提供平衡饮食,多吃富含锌的食品。

(2)介绍锌剂服用的剂量,防止过量使用引起中毒症状,如恶心、呕吐、腹泻、腹痛等消化道症状,脱水、电解质紊乱、急性肾衰竭等表现。

五、出院指导

(1)让家长了解导致患儿缺锌的原因,以配合治疗,防止复发。

(2)由于锌缺乏使患儿免疫功能受损而易发生感染,故应保持居室空气清新,注意口腔护理,告知家长少带患儿去拥挤的公共场所,积极参加户外活动,坚持合理喂养,合理安排膳食,并养成良好的饮食习惯。

(丁庆美)

第十三节 单纯性肥胖症

单纯性肥胖症是指全身脂肪组织异常增加,主要是由于营养过剩造成的。一般以体重超过同年龄、同身高小儿正常标准的 20%,或超过同年龄、同性别健康儿童平均体重 2 个标准差称为肥胖。小儿时期的肥胖症是成人肥胖症、冠心病、高血压、糖尿病等的先驱症,故应引起社会和家庭的重视,及早加以预防。

一、临床特点

单纯性肥胖在任何年龄的小儿均可发生,尤以婴儿期、5～6 岁及青春期最为常见。肥胖儿体重超过正常,平时食欲旺盛、皮下脂肪厚、少动(与肥胖形成恶性循环)。

(一)症状

外表和同龄儿比较,高大、肥胖,皮下脂肪分布均匀,面颊、乳部、肩部、四肢肥大,尤以上臂和腹部特别明显。男童因外阴部脂肪堆积,将外生殖器遮盖,显得阴茎短小,常被误认为外生殖器发育不良,腹部皮肤可见粉红色或紫色线纹。

(二)体征

胸廓与膈肌运动受损,可致呼吸浅快,肺泡换气量减少,少数严重病例可有低氧血症、红细胞增多症,甚至心脏增大,充血性心力衰竭。

(三)心理-社会评估

由于外形肥胖不好动,性情孤僻,有自卑感。

(四)辅助检查

血清甘油三酯、胆固醇增高,血尿酸水平增高,男孩雄激素水平下降,女孩雌激素水平增高,血生长激素水平下降。

二、护理评估

(一)健康史

询问患儿每天进食状况,食物种类、数量、烹饪方式,主食是什么;家族成员中有无肥胖或糖尿病史;生活习惯。

(二)症状、体征

测量小儿的身高与体重、皮下脂肪的厚度,评估体重超标情况,有无活动后感到胸闷、气促、面色发绀等情况。

(三)心理-社会评估

评估家长和小儿对疾病、减肥的认知程度。

(四)辅助检查

了解血生化中脂肪代谢,如胆固醇、甘油三酯、血细胞比容等结果。

三、常见护理问题

(一)营养失调:高于机体需要量

与过量进食或消耗减少使皮下脂肪过多积聚有关。

(二)自我形象紊乱

与体态异常有关。

(三)焦虑

与控制饮食困难有关。

(四)知识缺乏

家长对合理营养的认识不足。

四、护理措施

(一)限制饮食,缓慢减轻体重

改变不良的饮食习惯,供给低热能膳食,避免过快进食。少进食糖类、软饮料及快餐,避免暴饮暴食。为使食后有饱满感,不使小儿短时间内产生饥饿,可多食蔬菜、水果。少吃油炸食品,尽量少食动物脂肪。培养良好的饮食习惯,提倡少量多餐,杜绝过饱,不吃夜宵和零食。鼓励患儿坚持饮食疗法。

(二)增加活动量

肥胖小儿平时少动,应鼓励小儿坚持长期锻炼,通过运动增加机体热量消耗,例如饭后散步、小跑走或竞走,也可跳绳、爬楼梯、游泳、踢球等。每天坚持运动 1 小时,运动量根据患儿耐受力而定,以运动后感轻松愉快、不感到疲劳为原则,如运动后出现疲惫不堪、心慌、气促,以及食欲大增,提示活动过度。

(三)消除顾虑,改变心理状态

让患儿多参加集体活动,改变孤僻、怕羞的心理状态,避免因家长对子女的肥胖过分忧虑而到处求医,对患儿进食的习惯经常指责而引起患儿精神紧张。让患儿积极参与制订饮食控制和运动计划,提高坚持控制饮食和运动锻炼的兴趣,帮助患儿对自身形象建立信心,达到身心健康的发展。

(四)健康教育

(1)告知家长小儿肥胖治疗以限制饮食、体格锻炼为主,儿童期肥胖不主张服用减肥食品、减肥饮品,从小要养成良好的进食习惯,细嚼慢咽,不要过分偏食糖类、高脂、高热量的食物,体重减轻需要一个较长的过程,要不断鼓励运动。

(2)让家长知道过度肥胖不仅影响小儿外形,而且与成人期的肥胖症、高血压、糖尿病息息相关,使家长认识到肥胖不是富有的体现。

五、出院指导

(1)小儿出院后应每天监测体重,3～6 个月复查肝功能、血脂。

(2)继续做好饮食控制,使体重逐渐降低,当体重达到正常范围 10% 左右时,则给小儿正常饮食。给予低热量、高容积的食物,如西红柿、黄瓜、萝卜、芹菜等,主食以粗粮替代,如红豆粥、燕麦片、玉米等,改变食物的制作及烹调方法,以炸、煎改为蒸、煮、凉拌等,减少热量的摄入。

(3)坚持运动锻炼,制订合理的运动方案,从运动兴趣效果着手,例如骑自行车、散步、慢跑、游泳;也可以让小儿做一些合适的家务劳动。运动应循序渐进,家长共同参与,以达到运动持之以恒的效果。

(丁庆美)

第八章

针灸康复科护理

第一节　一般护理

　　一般护理涉及患者日常生活的各个方面,直接影响着疾病的治疗效果和预后,做好一般护理,在疾病的治疗和康复过程中有着重要的意义。一般护理包括病情观察、生活起居护理、情志护理、饮食调护、用药护理等方面。

一、病情观察

　　中医护理学的基本特点是整体观念和辨证施护。密切观察病情,收集有关病史、症状和体征,进行分析、综合,辨清疾病的原因、性质、部位及邪正关系,概括判断为某种性质的证;根据辨证的结果,才能确立相应的治疗和护理方法。

　　(一)内外详察

　　人体是一个有机的整体,在疾病状态下,局部的病变可以影响全身,精神的刺激可以导致气机的变化。在观察病情时,必须从整体上进行多方面的考察,对病情进行详细的询问及检查,广泛而详细地收集临床资料,才能为护理提供客观依据。这是一种从局部到整体、从现象到本质的辩证思维方法。

　　(二)四诊合参

　　望、闻、问、切四诊是中医收集病情资料的基本方法,每一种方法都各有特点,同时也存在一定的局限性。所以观察病情时必须四诊合参,才能对病证作出正确的判断,从而制订正确的护理措施。

　　(三)病证结合

　　"病"和"证"不是同一个概念。辨病是对疾病的认识,有利于从疾病的全过程和体征上认识疾病;辨证则是对疾病的进一步深化,重在从疾病当前的表现中明确病变的部位和性质。只有将二者有机结合,才能准确认识疾病的发展规律,为正确的护理指明方向。"病证结合"是中医临床的自然选择。

　　(四)甄别真假

　　由于病情的发展、病机的变化、邪正消长的差异、机体的表现不同或处于不同的发展阶段,护理时应密切观察病情变化,具体问题具体分析,运用不同的方法进行护理。一般情况下,疾病的临床表现与其本质属性是一致的,但有的疾病却出现某些和本质相矛盾,甚至相反的临床症状,即在证候上出现假象,临床护理时应细加甄别,勿犯虚虚实实之弊。

二、生活起居护理

生活起居护理是指针对患者的病情给予特殊的环境安排和生活照料。

(一)顺应自然

1.顺应四时

春、夏、秋、冬四季交替变化,人体的生理活动也会随之变化。春季阳气生发,应早起健身以舒发气机,吸取新鲜空气;但初春天气寒暖不一,应防止风寒侵袭,随时增减衣服。夏季阳气旺盛,应晚卧早起,保持心境平和;但由于暑湿较重,白天当避暑,夜晚不贪凉。秋天万物成熟,人体阳气逐渐内收,阴气渐长,应注意收敛精气;由于燥气较甚,昼夜温差悬殊,还要注意冷暖适宜,保养阴津。冬季阴寒极盛,阳气闭藏,应注意养精固阳,防寒保暖。

2.调适昼夜

人体的阳气随着昼夜晨昏的变化,呈现朝生夕衰的规律。患者机体阴阳失去平衡,自身调节能力随之减弱,对于昼夜晨昏的变化,也会出现较为敏感的反应,从而出现"昼安""夜甚"的现象。特别对一些危重的患者应加强夜间观察,防止出现意外的情况。

3.平衡阴阳

人体患病的根本原因,则是阴阳失去了平衡。因此,护理疾病,首要的是调理阴阳,应根据机体阴阳偏盛偏衰的具体情况去制订护理措施,从日常起居、生活习惯、居处环境等各方面贯彻平衡阴阳的思想,以使人体达到"阴平阳秘,精神乃治"的境地。

(二)适宜环境

1.病室环境

病室应安静、整洁、舒适,使患者身心愉快。如心脏疾病患者,常可因突闻巨响而引起心痛发作;失眠患者稍有声响就难以入眠或易醒等。因此,病室的陈设要简单、适用,保持地面、床、椅子等生活用品的清洁卫生;出入病室人员应做到"四轻",即说话轻、走路轻、关门轻、操作轻。

2.病室通风

保持空气清新是病室应有的基本条件之一,室内应经常通风。通风应根据季节和室内的空气状况,决定每天通风的次数和每次持续的时间,一般每天应通风1～2次,每次30分钟左右。通风时应注意勿使患者直接当风。

3.病室温度、湿度

病室温度一般以18～20 ℃为宜,阳虚和寒证患者多畏寒肢冷,室温宜稍高;阴虚及热证患者多燥热喜凉,室温可稍低。病室的相对湿度以50%～60%为宜。阴虚证和燥证患者,湿度可适当偏高;阴虚证和湿证患者,湿度宜偏低。

4.病室光线

一般病室要求光线充足,以使患者感到舒适愉快。但应根据病情不同宜适当调节,如感受风寒、风湿、阳虚及里寒证患者,室内光线宜充足;感受暑热之邪的热证、阴虚证、肝阳上亢、肝风内动的患者,室内光线宜稍暗;长期卧床的患者,床位尽量安排到靠近窗户的位置,以得到更多的阳光,有利于患者早期康复。

(三)生活规律

起居有常即日常生活有一定规律并合乎人体的生理功能活动。

1.作息合理

作息时间的制订应因时、因地、因人、因病情而不同。一般应遵循"春夏养阳,秋冬养阴"的原则。具体言之,春季宜晚睡早起,以应生发之气;夏季宜晚睡早起,以应长养之气;秋季宜早睡早起,以应收敛之气;冬季宜早睡晚起,以应潜藏之气。常言道"日出而作,日入而息",在护理患者时,要督促其按时起居,养成有规律的睡眠习惯。

2.睡眠充足

充足的休息和睡眠,可促进患者身体康复,每天睡眠时间一般不少于8小时,故有"服药千朝,不如独眠一宿"之说。睡眠时间过长会导致精神倦怠,气血郁滞;睡眠时间过短则易使正气耗伤。更要避免以夜作昼,阴阳颠倒。

3.劳逸适度

在病情允许的情况下,凡能下地活动的患者,每天都要保持适度的活动,以促进气血流畅,增强抵御外邪的能力,有利于机体功能的恢复。患者的活动要遵循相因、相宜的原则,根据不同的病证、病期、体质、个人爱好以及客观环境等进行安排。活动场地以空气清新为好,应避免剧烈运动。

三、情志护理

七情六欲,人皆有之,情志活动属于人类正常生理现象,是机体对外界刺激和体内刺激的保护性反应,有益于身心健康。

情志护理是指在护理工作中,注意观察、了解患者的情志变化,观察其心理状态,减少或消除不良情绪的影响,使患者处于治疗中的最佳心理状态,以利于身体的康复。

(一)关心体贴

患者的情志状态和行为不同于正常人,常常会产生各种心理反应,如依赖性增强,猜疑心加重,主观感觉异常,情绪容易激动或不稳定,表现为寂寞、苦闷、忧愁、悲哀、焦虑等。护理人员应善于体察患者的疾苦,态度要和蔼,语言要亲切,动作要轻盈,衣着要整洁,使患者从思想上产生安全感,从而以乐观的情绪、良好的精神状态面对自己的病情,增强战胜疾病的信心。

(二)因人制宜

患者的体质有强弱之异,性格有刚柔之别,年龄有长幼之殊,性别有男女之分,同时家庭背景、生活阅历、文化程度、所从事的职业和所患疾病等都有不同,面对同样的情志刺激,会有不同的情绪反应。

1.体质差异

患者的体质有阴阳禀赋之不同,对情志刺激反应也各有不同,阳质多恼怒,阴质多忧愁;体质瘦弱之人,多郁而寡欢,而体质强悍之人,则感情易于暴发。

2.性格差异

一般而言,性格开朗乐观之人,心胸宽广,遇事心气平静而自安,故不易生病,病后也易于康复;性格抑郁之人,心胸狭窄,感情脆弱,情绪易于波动,易酿成疾病,病情缠绵。

3.年龄差异

儿童脏腑娇嫩,形气未充,易为惊、恐致病;成年人血气方刚,又处在各种复杂的环境中,易为怒、思致病；老年人，常有孤独感，易为忧郁、悲伤、思虑致病。

4.性格差异

男性属阳，以气为主，感情粗犷，刚强豪放，易为狂喜大怒而致病；女性属阴，以血为先，感情细腻而脆弱，一般比男性更易为情志所患，多易因忧郁、悲哀而致病。

(三)清静养神

七情六欲是人之常情，然喜、怒、忧、思、悲、恐、惊七情过激，均可引起人体气血紊乱，导致疾病的发生或加重。因此，精神调摄非常重要，要采取多种措施，保持患者情绪稳定，及时提醒探视者不要给患者不必要的精神刺激，危重患者尽量谢绝探视。

(四)移情易性

针对不同患者，应分别施予不同的情志护理方法。如情志相胜法、以情制情法、发泄解郁法、移情疗法、暗示疗法、释疑疗法等，以消除患者对疾病的疑惑，解除或减轻患者的不良情绪，转移其对疾病的注意力，给予其合理的宣泄渠道，促进机体的康复。

(五)怡情畅志

保持乐观愉快的情绪能使人体气血调和，脏腑功能正常，有益于健康。对于患者而言，不管其病情如何，乐观的心情均可以促使病情的好转，所以，医护人员要从言语、行为等各个方面，给予患者全方位的关心，使其能保持乐观的情绪和愉悦的心情。

四、饮食调护

利用饮食调护配合治疗，是中医护理的一大特色。在疾病治疗过程中，饮食调护得当，可以缩短疗程，提高疗效，有的食物还具有直接治疗疾病的作用。

(一)饮食宜忌

一般来讲，患病期间宜食清淡、易消化、营养丰富的食品，忌食生冷、油腻、辛辣等食物；具体而言应根据患者的证型进行合理的饮食指导。如寒证患者宜食温热性食物，忌食寒凉和生冷之品；热证患者宜食寒凉及平性食物，忌食辛辣、温燥之品；虚证患者饮食宜清淡而营养，忌食滋腻、硬固之品；实证患者饮食宜疏利、消导，忌食补益之品。

(二)辨证施食

1.因人、因病施食

饮食调护应根据不同的年龄、体质、个性等方面的差异，分别予以不同的调摄。体胖者多痰湿，饮食宜清淡，宜多食健脾除湿、润肠通便的食物；体瘦者多阴虚内热，宜食滋阴生津的食物；妊娠期妇女，宜食性味甘平、甘凉的补益之品，即所谓"产前宜凉"；哺乳期宜食富有营养、易消化、温补而不腻之物，即所谓"产后宜温"；小儿身体娇嫩，为稚阴稚阳之体，宜食性味平和，易于消化，又能健脾开胃的食物，而且食物宜品种多样，粗细结合，荤素搭配；老年人脾胃功能虚弱，运化无力，气血容易亏损，宜食清淡、熟软之物。

2.因时、因地施食

由于春、夏、秋、冬四时气候的变化对人体的生理、病理有很大影响，因此，应当在不同的季节合理选择调配不同的饮食。如春季应适当食用辛温升散的食品；夏季应进食清淡、解暑、生津之品；秋季饮食应以滋阴润肺为主，可适当食用一些柔润食物，以益胃生津；冬季宜食用具有滋阴补阳作用且热量较高的食物，而且宜热饮热食，以保护阳气。此外，饮食调护还应注意地理位置的差异，如南北不仅温差较大，生活习惯也不相同，应灵活调配饮食。

（三）调配食物

1.荤素搭配

各种食物中所含的营养成分各有不同,只有做到食物的合理搭配,才能使人体得到均衡的营养,满足各种生理活动的需要。《素问·脏气法时论》中指出:"五谷为养,五果为助,五畜为益,五菜为充,气味合而服之,以补精益气",就说明了饮食护理和全面概括了谷类、肉类、蔬菜、果品等饮食物在体内补益精气的作用。

2.饮食调和

饮食调和包括五味调和、寒热调和。饮食是否调和,对于人的身体健康至关重要。

(1)谨和五味:五味调和是中国传统饮食的最高法则。《吕氏春秋》记载:"调合之事,必以甘、酸、苦、辛、咸。"五行学说认为五味与五脏有密切的关系,即酸入肝,苦入心,甘入脾,辛入肺,咸入肾。五脏可因饮食五味的太过或不及而受到影响,五味调和适当,机体就会得到充分的营养;反之,如果长期偏食,就会引起机体阴阳平衡失调而导致疾病。如过食酸味的食物,可致肝木旺盛乘脾土,而见皮肉变皱、变厚,口唇肥厚等。另一方面饮食不当则会加重病情,如根据五行相克理论,肝病忌食辛味食物,否则会使肝气更盛,病必加剧。

(2)寒热调和:食物有寒热温凉之异,若过分偏嗜寒或热,会导致人体阴阳的失调,发生某些病变。如过食生冷、寒凉之物,可以损伤脾胃阳气,使寒湿内生,发生腹痛、泄泻等症;多食煎炸、温热之物,可以耗伤脾胃阴液,使肠胃积热,发生口渴、口臭、嘈杂易饥、便秘等症。因此,饮食须注意寒热调和,不可凭自己的喜恶而偏嗜。

（四）饮食有节

《黄帝内经》有"饮食有节,度百岁乃去",而"饮食自倍,脾胃乃伤"之记载。饮食有节包括定时和定量:定时是指进食要有相对固定的时间,有规律的定时进食,可以保证消化、吸收功能有节奏地进行,脾胃可协调配合,纳运正常。定量是指进食宜饥饱适中恰到好处,不可忍饥不食,更不可暴饮暴食。过饥则机体营养来源不足,无以保证营养供给,使机体逐渐衰弱,影响健康;过饱则会加重胃肠负担,使食物停滞于胃肠,不能及时消化,影响营养的吸收和输布。

（五）饮食卫生

新鲜清洁的食物,可以补充机体所需要的营养,而腐烂变质的食物易使人出现腹痛、泄泻、呕吐等中毒症状,严重者可出现昏迷或死亡。大部分食物需经过烹调加热后方可食用,其目的在于使食物更容易被机体消化吸收,同时,食物在加热过程中,通过清洁、消毒,可祛除一些致病因素。

（六）饮食有方

1.进食宜缓

进食时应该从容和缓,细嚼慢咽,这样既有利于各种消化液的分泌,又能稳定情绪。

2.进食宜专致

进食时,应尽量将头脑中的各种琐事抛开,把注意力集中到饮食上来,这样有利于消化吸收。

3.进食宜乐

进食前后应保持良好的环境和愉快的心情。进食的环境宜宁静整洁,进食的气氛宜轻松愉快,进食时可适当配以轻松舒缓的音乐。

五、用药护理

药物治疗是中医治疗疾病最常用的手段,护理人员除了要具备中药的基本知识外,更要正确地掌握给药时间和用药方法。

(一)用药原则

1.遵医嘱用药

药物不同,剂型不同,用药的途径、方法和时间也各有不同,用药时应严格遵医嘱。

2.执行查对制度

用药时查对的内容包括患者姓名、住院号、病名、药物种类和剂型、给药途径、煎煮方法、给药时间及饮食宜忌等,对于药性峻烈甚至有毒的药物,尤其要加以注意。

3.正确安全用药

用药是否正确,不仅关系到药物疗效,还可能出现毒副反应。用药时要特别注意了解患者有无药物过敏史及配伍禁忌,用药后要密切观察患者的用药反应,一旦发现毒副反应,应立即停药,报告医师,配合抢救。

(二)药物的用法及护理

1.解表类药物的用药护理

服药时宜热服,服药后即加盖衣被休息,并啜热饮,以助药力。发汗应以遍身微汗为宜,即汗出邪去为度,不可发汗太过。汗出过多时,应及时用干毛巾或热毛巾擦干,注意避风寒。如果出现大汗不止,易致伤阴耗阳,应及时报告医师,采取相应措施。

2.泻下类药的用药护理

服用寒下剂,不能同时服用辛燥及滋补药;逐水剂有恶寒表证或正气虚者忌服;润下剂宜在饭前空腹或睡前服用;攻下剂苦寒、易伤胃气,应以邪去为度,得效即止,慎勿过剂。用药期间,应密切观察生命体征及病情变化,注意排泄物的色、量、质等,如果泻下太过,出现虚脱,应及时报告医师,配合抢救。

3.温里类药的用药护理

使用温里药时,要因人、因时、因地制宜。若素体火旺之人,或属阴虚失血之体,或夏天炎暑之季,或南方温热之域,剂量一般宜轻,且中病即止;若冬季气候寒冷或素体阳虚之人,剂量可适当增加。温中祛寒药适用于久病虚证,由于药力缓,见效时间长,应嘱咐患者坚持服药。温经散寒药适用于寒邪凝滞经脉之证,服药后,应注意保暖,尤以四肢及腹部切忌受凉。回阳救逆药适用于阳气衰微,阴寒内盛而致的四肢厥逆、阳气将亡之危证。

4.清热类药的用药护理

宜饭后服药,服药后应注意休息,调畅情志,以助药力顺达。清热类药多属苦寒,易伤阳气,故服药期间,应注意观察病情变化,热清邪除后宜停药,以免久服损伤脾胃。饮食宜清淡,忌食黏腻厚味之品。脾胃虚寒者及孕妇禁用或慎用。

5.消导类药的用药护理

消食剂不可与补益药及收敛药同服,以免降低药效。服药期间,观察大便次数和形状,若泻下如注或出现伤津脱液,应立即报告医师。服药期间,饮食宜清淡,勿过饱,鼓励适当运动,有助于脾的升清和胃的降浊。

6.补益类药的用药护理

补益药宜饭前空腹服用,以利药物吸收。服药期间,应注意观察精神、面色、体重等变化,随时增减药量。由于补益药见效缓慢,故应做好心理护理,鼓励患者坚持用药,同时要注意饮食调护,忌食白萝卜和纤维素含量多的食物。

7.化痰止咳平喘类药的用药护理

温肺化痰类药物大多有毒,服用剂量不可过大;祛痰药物系行消之品,宜饭后服用,中病即止;平喘药宜在哮喘发作前或发作时服用;治疗咽喉疾病宜少量多次频服,缓缓咽下。用药期间注意观察病情变化,指导患者进行适度的户外活动,呼吸新鲜空气,使肺气通达。忌食生冷、辛辣、肥腻及过咸、过甜等助湿生痰之品,严禁烟酒。

8.安神类药的用药护理

安神类药宜在睡前半小时服用,病室应保持安静,做好情志护理,尤其是睡前要消除紧张和激动的情绪。

(孙　红)

第二节　疾病防治与护理原则

一、预防

中医学对疾病的预防非常重视,"治未病""防患于未然""圣人不治已病治未病,不治已乱治未乱",较为明确地反映了防重于治的思想。所谓治未病,包括未病先防和既病防变两方面的内容。

(一)未病先防

未病先防,就是在疾病未发生之前,采取各种措施来防止疾病的发生。疾病的发生,关系到邪正两个方面,正气不足是疾病发生的内在因素,邪气入侵是发病的重要条件。因此,未病先防就必须从增加人体正气和防止病邪侵害两方面入手。

1.养生

养生又称摄生,即通过各种方法来增强正气,预防疾病,延年益寿。

(1)调养情志:人的情绪变化与疾病的发生有着密切的关系。七情致病可使人体气机逆乱,气血失和,阴阳失调,脏腑功能紊乱。在疾病过程中,情绪波动也能使疾病恶化。因此,减少不良的精神刺激和过度的情志波动,保持乐观精神和愉快的心情,使气机调畅,气血平和,对防止疾病的发生有着十分积极的意义。

(2)坚持锻炼:经常锻炼身体,可以调畅气机,平衡阴阳,通行气血,疏通经络,协调精、气、神、血的相互关系,从而增强体质,减少或防止疾病的发生,以达到"正气存内,邪不可干",提高健康水平的目的。

(3)顺应自然:"人与天地相应"。人类生活在自然界中,与自然界息息相关。自然界的四时气候变化,必然会影响人体,使之发生相应的生理和病理反应。因此,必须根据自然界气候变化的不同,采取相应的措施,如冬天防寒保暖,夏天防暑降温等。顺应自然是预防疾病和养生所必须遵循的重要原则。

(4)注意饮食起居:饮食有节,起居有常,劳逸适度,生活规律,与人体的正气强弱有很大的关系。

(5)药物预防及人工免疫:我国早在 16 世纪中期就发明了水痘接种法以预防天花,成为世医学"人工免疫法"的先驱。此外,还有用苍术、雄黄等烟熏来预防疾病等方法。近年来运用中药预防疾病的方法很多,如用贯众消毒饮用水,用板蓝根、大青叶等预防感冒,用大蒜预防肠道疾病,用茵陈、栀子预防肝炎等。

2.防止病邪侵害

病邪是导致疾病发生的重要原因。防止病邪侵害是指平时要讲究卫生,保护环境,防止空气、水源和食物的污染,注意气候的变化,提倡"虚邪贼风,避之有时",注意患者的消毒隔离,以避其传染等。

(二)既病防变

既病防变,主要指两点:一是早期治疗,二是防止疾病的发展与转变。

1.早期治疗

疾病初期,病情较轻,正气未衰,较易治愈,应积极治疗。如治疗不及时,病邪就会由表入里,疾病也会由轻而重。因此,既病之后,就应及早诊治。《素问·阴阳应象大论》指出:"故善治者治皮毛,其次治肌肤,其次治筋脉,其次治六腑,其次治五脏。治五脏者,死半生也。"说明了早期诊治的重要性。

2.控制传变

控制传变是指应根据不同疾病的传变途径与发展规律,先安未受邪之地,做好预防。外感热病多以六经或卫气营血传变,内伤杂病则多以脏腑五行生克乘侮规律和经络传变。掌握了疾病的传变规律,在治疗时就可以采取有效的措施,将疾病控制在早期阶段。

二、治疗和护理原则

治疗原则是在整体观念和辨证论治理论指导下制定的治疗疾病的最基本法则。治疗原则与治疗方法不同,治则是用以指导治法的总则,治法则是治则的具体化。因此,任何具体的治疗方法,都是在治疗原则的指导下产生,并从属于一定治疗原则的。

护理原则是中医"治疗原则"在护理方面的延伸。临床上,根据不同的护理原则提出相应的护理措施,护理原则与治疗原则是一致的。

治疗与护理原则有治病求本、扶正祛邪、相因制宜和调整阴阳四个方面。

(一)治病求本

治病求本,就是寻求并针对疾病的根本原因进行治疗,它是辨证论治的一个基本原则。临床运用治病求本这一法则时,必须正确遵循"治标与治本""正治与反治"及"病治异同"等原则,才能分清主次,正确处理原则性和灵活性的关系。

1.治标与治本

由于疾病变化的复杂性,标本与矛盾双方的主次关系往往在不停地运动变化,因而在治疗时就有先后缓急的区别。临床运用标本治则时须遵循"急则治其标""缓则治其本"和"标本同治"的原则。

(1)急则治其标:急则治其标是在"标"病危急的情况下如不及时治疗其标病,就会危及患者生命或影响对"本"病治疗所采取的一种暂时的治疗措施。急则治标的最终目的,是为了创造治本的条件,更好地治本。

(2)缓则治其本:缓则治其本是在病情不急的情况下,针对疾病本质进行治疗,是一般情况下的常规治疗原则。凡标病不急,均应治本,本既除,则标自愈。

（3）标本同治：标本同治是在标本俱重时，标本兼治的方法。

2.正治与反治

一般情况下，疾病发生发展的过程中现象和本质是一致的，但有时也出现一些假象，即现象与本质完全相反的表现，如真热假寒、真寒假热证等。因此，针对疾病的现象（包括假象）而言，就有正治与反治的区别。

（1）正治：正治又称"逆治"，是指在疾病临床表现的性质与疾病本质相一致（如寒证表现寒象）的情况下，逆其证候性质而治的一种治则。如对寒证见寒象，热证见热象，虚证见虚象，实证见实象的疾病分别采用"寒者热之""热者寒之""虚则补之""实则泻之"的治则，都属正治法，是临床常用的治疗法则。①寒者热之：是指寒证出现寒象，用温热药治疗。②热者寒之：是指热证出现热象，用寒凉药治疗。③虚则补之：是指虚证出现虚象，用补益法治疗。④实则泻之：是指实证出现实象，用攻逐法治疗。

（2）反治：又称"从治"，是指在疾病临床表现的性质与疾病本质不相一致的情况下，顺从疾病的假象而治的一种治则。所谓"从"，即是指采用的药物的性质与疾病临床表现性质相顺从，故又称"从治法"。从治法的具体应用，有"热因热用""寒因寒用""塞因塞用""通因通用"等。①寒因寒用：指用寒性药物治疗假寒症状的病证，适用于真热假寒证的治疗。②热因热用：指用热性药物治疗假热症状的病证，适用于真寒假热证的治疗。③塞因塞用：用补益的药物治疗闭塞不通的病证，适用于因虚而闭阻的真虚假实证的治疗。④通因通用：用通利的药物治疗有通泄症状之实证。

3.病治异同

病治异同，包括"同病异治"与"异病同治"两个方面。

（1）同病异治：就是对同一种疾病发生发展过程中，由于病因、疾病所处阶段的不同所表现出的不同证候，采用不同的治法。

（2）异病同治：就是对不同疾病发生发展过程中，由于病机相同所表现出的相同证候，采取同样的方法进行治疗。

（二）扶正祛邪

疾病的演变过程，从邪正关系来说，是正气与邪气矛盾双方相互斗争的过程。邪正斗争的胜负，决定着疾病的转归和预后。邪正之间的盛衰，决定着疾病的虚实变化。"邪气盛则实，精气夺则虚"，邪胜则病进，正胜则病退。通过扶正祛邪，可以改变邪正双方的力量对比，使疾病向有利于痊愈的方向转化。所以扶正祛邪是临床治疗的一个重要法则。

扶正，即扶助正气，增强体质，提高机体抗病能力。扶正适用于正虚为主的病证，临床上可根据患者的具体情况，分别运用益气、养血、滋阴、壮阳等治法。

祛邪，即祛除邪气，使邪去正安。祛邪适用于邪实为主的病证，临床上可根据患者的具体情况，分别运用发汗、攻下、清热、散寒、消导等治法。

扶正与祛邪，两者相互为用，相辅相成。临床中必须全面分析正邪双方消长盛衰的情况，根据其在疾病中的地位，决定扶正与祛邪的主次和先后。或以单纯扶正为主，或以单纯祛邪为主，或扶正与祛邪兼用，或先扶正后祛邪，或先驱邪后扶正。总之，要机动灵活，辨证施治，做到"扶正不留邪，驱邪而不伤正"。

（三）相因制宜

相因制宜，是指治疗和护理时，针对疾病发生发展的具体情况，因时、因地、因人制宜。

1.因时制宜

因时制宜是指根据不同的季节、气候特点,来决定治疗原则。气候的变化,对人体的生理和病理均有重要影响。

2.因地制宜

因地制宜是指根据不同的地理环境,来确定治疗原则。不同地区,不仅有不同的地理特点,而且其环境、气候、生活习俗、生活条件等也各不相同,因而人的生理活动和病理变化的特点也不尽相同。

3.因人制宜

因人制宜是指根据患者年龄、性别、体质、生活习惯等,来确定治疗原则。如老年人气机渐减,气血亏虚,治宜偏于补益,实证攻之宜慎;小儿生机旺盛,气血未充,脏腑娇嫩,易寒易热,易虚易实,病情变化较快,故治疗忌投峻攻,少用补益,药量宜轻;妇女用药当常虑其经、带、胎、产等情况,妊娠期者,禁用或慎用峻下、破血、滑利、走窜、有毒之品,产后则应考虑气血亏损及恶露情况。此外,肥人多痰,瘦人多火,均应于治疗时予以考虑。

(四)调整阴阳

疾病的发生,其本质是机体阴阳的相对平衡遭到破坏,出现阴阳偏盛偏衰的结果。因而,调整阴阳,补偏救弊,恢复阴阳的相对平衡,是治疗疾病的根本法则之一。

1.损其有余

即对阴或阳一方过盛、有余的病证,采用"实则泻之"的治疗法则。

2.补其不足

即对阴或阳一方偏衰、不足的病证,采用"虚则补之"的治疗法则。

但是,在阴阳偏盛偏衰的疾病过程中,一方的偏盛偏衰,亦可导致另一方的相对有余或不足。故在调整阴阳盛衰时,还应兼顾其另一方面,以免矫枉过正,造成新的失衡。

三、治法

治法,即治疗疾病的方法。治法与治则不同,治则指导治法,治法是治则的具体体现。

治法包括治疗大法和具体治法两个内容。治疗大法又称基本治法,概括了多种具体治法的共性,在临床上具有普遍的指导意义,如汗、吐、下、和、温、清、消、补八法。而具体治法是针对具体病证进行治疗的方法,属于治疗大法的具体体现。

(一)汗法

汗法,又称解表法,是运用解表发汗的方药开泄腠理,驱邪外出,解除表证的一种治疗大法。其主要适用于一切外感表证,某些水肿和疮疡病初起,以及麻疹透发不畅而兼表证者。

根据外感病寒热性质的不同,汗法又分为辛凉解表和辛温解表法。汗法的应用以汗出邪去为度,不可发汗太过,以防伤津耗气。对于表邪已尽,或自汗、盗汗、失血、吐泻、热病后期津亏者,均不宜用汗法。

(二)吐法

吐法,又称催吐法,是运用涌吐方药以引邪或毒物从口吐出的一种治疗大法。其主要适用于误食毒物尚在胃中,宿食停留胃脘不化或痰涎壅盛,阻塞气道者。

吐法是一种急救措施,用之得当,收效迅速,但易伤正气。凡体质素弱、年老体衰或孕妇、产妇及出血患者,均不宜用吐法。

（三）下法

下法，又称泻下法，是运用具有泻下作用的方药，通过泻下通便，以攻逐实邪，排除滞而治疗里实证的一种治疗大法。主要适用于胃肠积滞，实热内结，胸腹积水，瘀血内停大便不通者。因病情的缓急，病邪性质的不同，下法又分为攻下、润下、逐水通瘀等法。

下法易伤正气，应以邪去为度，不可过量。对于老年体虚，产后血亏，月经期、妊娠及脾胃虚弱者均应慎用或禁用。

（四）和法

和法，又称和解法，是运用具有和解疏泄作用的方药，以祛除病邪，调理脏腑气血等，使表里、上下、脏腑、气血和调的一种治疗大法。

根据病邪的位置和性质，以及脏腑功能失调的不同情况，和法的具体应用又分为和解少阳、调和肝脾、调和胃肠等法。凡邪在肌表而未入少阳，或邪已入里而阳明热盛者，均不宜使用和法。

（五）温法

温法，又称温里法、祛寒法，是运用温热性质的方药，达到补益阳气，驱除寒邪以治里寒证的一种治疗大法。其主要用于中焦虚寒、阳衰阴盛、亡阳欲脱、寒凝经脉等证。

根据寒邪所在部位的不同，以及人体阳气盛衰的程度差异，温法有温中散寒、回阳救逆、温化痰饮、温经散寒等法。温法所用的药物，性多燥热，易耗阴血。故凡阴亏、血热妄行而致出血等证，不宜用温法。孕妇亦当慎用。

（六）清法

清法，又称清热法，是运用寒凉性质的方药，通过清热、泻火、凉血、解毒等作用，以清除热邪的一种治法，适用于各种里热证。

根据热邪所犯脏腑和病情发展的不同阶段，清法又分为清热泻火、清热解毒、清热血、清热养阴以及清脏腑热等具体治法。清热法所用方药多属寒凉之品，常有损伤脾胃阳气之弊，故不宜久用。

（七）补法

补法，又称补益法，是运用具有补益作用的方药，扶助正气，消除虚弱证候的一治法。

根据作用的不同，补法分为补气、补血、补阴、补阳四大类。若多种虚证同时出现时，还可以几法兼用，如气血双补，阴阳双补等。补气助阳之品，性多温燥，肝阳上亢、阴虚内热者应慎用。滋阴养血之品性多滋腻，脾胃虚弱者，应佐以健脾益胃药同用。补能扶正疗虚，但用之不当亦能助邪，故无虚不用法，以免有"闭门留寇"之患。

（八）消法

消法又称消散法，是运用具有消导、消散、软坚、化积等作用的方药，消除体内积滞、癥瘕、痞块等病证的一种治疗大法。根据不同作用，消法又分为消食导滞、软坚散结、行气化瘀等法。

消法，属于攻邪的范围，用于治疗实证。体质较虚者，使用消法时，应攻补兼施，以防损伤正气。

以上八法，根据临床病证之具体情况，可单用，亦可两法或多法互相配合应用。

（孙　红）

第三节　毫针疗法及护理

一、毫针的构造、规格、检查

（一）毫针的构造

毫针分为针尖、针身、针根、针柄、针尾五个部分（图 8-1）。

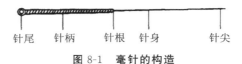

针尾　针柄　　针根　针身　　　针尖

图 8-1　毫针的构造

针尖亦称针芒，是针身的尖端锋锐部分；针身亦称针体，是针尖至针柄间的主体部分；针根是针身与针柄连接的部分；针柄是针根至针尾的部分；针尾亦称针顶，是针柄的末端部分。

（二）毫针的规格

毫针的规格，是以针身的直径和长度区分的。毫针的长度规格见表 8-1。毫针的粗细规格见表 8-2。

表 8-1　毫针的长度规格表

规格（寸）		0.3	1	1.5	2	2.5	3	4	4.5	5	6
针身长度（mm）		15	25	40	50	65	75	100	115	125	150
针柄长	长柄（mm）	25	35	40	40	40	40	55	55	55	56
	中柄（mm）	—	30	35	35	—	—	—	—	—	—
	短柄（mm）	20	25	25	30	30	30	40	40	40	40

表 8-2　毫针的粗细规格表

号数	26	27	28	29	30	31	32	33	34	35
直径（mm）	0.45	0.42	0.38	0.34	0.32	0.30	0.28	0.26	0.24	0.22

一般临床以粗细为 28～32 号（0.38～0.28 mm），长短为 1～3 寸（25～75 mm）的毫针最为常用。

（三）毫针的检查

1.检查针尖

检查针尖主要检查针尖有无卷毛或钩曲现象。

2.检查针身

检查针身主要检查针身有无弯曲或斑剥现象。

二、针刺法的练习

针刺法的练习，主要包括指力练习、手法练习和实体练习。

（一）指力练习

用松软的纸张，折叠成长约 8 cm、宽约 5 cm、厚 2～3 cm 的纸块，用线如"井"字形扎紧，做成纸垫。练针时，左手平执纸垫，右手拇、示、中三指持针柄，如持笔状地持 1～1.5 寸毫针，使针尖垂直地抵在纸块上，然后右手拇指与示、中指交替捻动针柄，并渐加一定的压力，待针穿透纸垫后另换一处，反复练习。纸垫练习主要是锻炼指力和捻转的基本手法（图 8-2）。

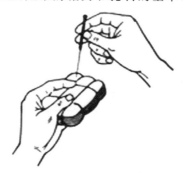

图 8-2　纸垫练习法

（二）手法练习

手法的练习主要在棉团上进行。

取棉团，用棉线缠绕，外紧内松，做成直径为 6～7 cm 的圆球，外包白布一层缝制即可练针。可练习提插、捻转、进针、出针等各种毫针操作手法。做提插练针时，以执笔式持针，将针刺入棉球，在原处做上提下插的动作，要求深浅适宜，幅度均匀，针身垂直。在此基础上，可将提插与捻转动作配合练习，要求提插幅度上下一致，捻转角度来回一致，操作频率快慢一致，达到动作协调、得心应手、运用自如、手法熟练的程度（图 8-3）。

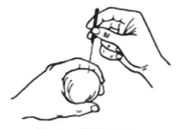

图 8-3　棉团练习法

（三）实体练习

通过纸垫、棉团练针掌握了一定的指力和手法后，可以在自己身上进行试针练习，亲身体会指力的强弱、针刺的感觉、行针的手法等。自身练针时，要求能逐渐做到进针无痛或微痛，针身挺直不弯，刺入顺利，提插、捻转自如，指力均匀，手法熟练。同时仔细体会指力与进针、手法与得气的关系以及持针手指的感觉和受刺部位的感觉。

三、针刺前的准备

（一）针具选择

选择针具时，应根据患者的性别、年龄、形体的肥瘦、体质的强弱、病情的虚实、病变部位的表里深浅和腧穴所在的部位，选择长短、粗细适宜的针具。《灵枢·官针》曰："九针之宜，各有所为，长短大小,各有所施也"。

(二)体位选择

针刺时,患者体位的选择原则是要有利于腧穴的正确定位,便于针灸的施术操作和较长时间的留针而不致疲劳。临床常用体位主要有以下几种。

1.仰卧位

指患者身体平卧于床,头面、胸腹朝上的体位。适宜于取头、面、胸、腹部腧穴和上、下肢部腧穴(图 8-4)。

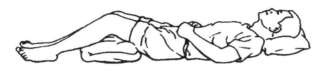

图 8-4 仰卧位

2.侧卧位

指患者身体一侧着床,头面、胸腹朝向一侧的体位。适宜于取身体侧面少阳经腧穴和上、下肢部分腧穴(图 8-5)。

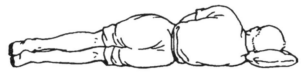

图 8-5 侧卧位

3.俯卧位

指患者身体俯伏于床,头面、胸腹朝下的体位。适宜于取头、项、脊背、腰骶部腧穴和下肢背侧及上肢部分腧穴(图 8-6)。

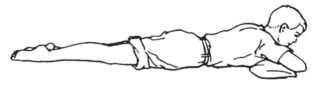

图 8-6 俯卧位

4.仰靠坐位

指患者身体正坐,背靠于椅,头后仰,面朝上的体位。适宜于取前头、颜面和颈前等部位的腧穴(图 8-7)。

5.俯伏坐位

指患者身体正坐,两臂屈伏于案上,头前倾或伏于臂上,面部朝下的体位。适宜于取后头和项、背部的腧穴(图 8-8)。

6.侧伏坐位

指患者身体正坐,两臂侧屈伏于案上,头侧伏于臂,面部朝向一侧的体位。适宜于取头部的一侧、面颊及耳前后部位的腧穴(图 8-9)。

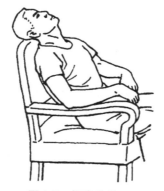

图 8-7　仰靠坐位

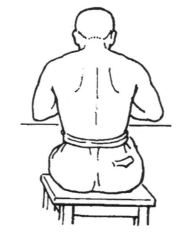

图 8-8　俯伏坐位

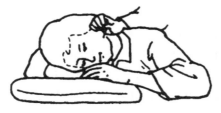

图 8-9　侧伏坐位

在临床上除上述常用体位外,对某些腧穴则应根据腧穴的具体不同要求采取不同的体位。同时也应注意根据处方所取腧穴的位置,尽可能用同一种体位针刺取穴。如因治疗要求和某些腧穴定位的特点而必须采用两种不同体位时,应根据患者的体质、病情等具体情况灵活掌握。对初诊、精神紧张或年老、体弱、病重的患者,有条件时应尽量采取卧位,以防患者感到疲劳或晕针等。

(三)消毒

针刺治病要有严格的无菌观念,切实做好消毒工作。针刺前的消毒范围包括:针具器械、医者的双手、患者的施术部位、治疗室用具等。

1.针具器械消毒

目前国内外在有条件的地区提倡使用一次性针具,对于普通针具、器械的消毒以高压蒸汽灭菌法较常用。

(1)高压蒸汽灭菌法:将毫针等针具用布包好,放在密闭的高压蒸汽锅内灭菌。一般在 $1\sim1.4$ kg/cm² 的压力,$115\sim123$ ℃的高温下,保持 30 分钟以上,可达到消毒灭菌的要求。

(2)药液浸泡消毒法:将针具放入 75% 乙醇内浸泡 $30\sim60$ 分钟,取出用消毒巾或消毒棉球擦干后使用。也可置于器械消毒液内浸泡,如"84"消毒液,可按规定浓度和时间进行浸泡消毒。直接和毫针接触的针盘、针管、针盒、镊子等,可用 2% 戊二醛溶液浸泡 $15\sim20$ 分钟后,达到消毒目的时才能使用。经过消毒的毫针,必须放在消毒过的针盘内,并用消毒巾或消毒纱布遮盖好。

(3)环氧乙烷气体消毒法:根据国际 ISO 标准,提倡使用环氧乙烷气体消毒。一般多采用小型环氧乙烷灭菌器。灭菌条件为:温度 $55\sim60$ ℃,相对湿度 $60\%\sim80\%$,浓度 800 mg/L,时间 6 小时。已消毒的毫针,应用时只能一针一穴,不能重复使用。

2.医者手指消毒

针刺前,医者应先用肥皂水将手洗刷干净,待干,再用 75% 乙醇棉球擦拭后,方可持针操作。持针施术时,医者应尽量避免手指直接接触针身,如某些刺法需要触及针身时,必须用消毒干棉球作隔物,以确保针身无菌。

3.针刺部位消毒

在患者需要针刺的穴位皮肤上用 75% 乙醇棉球擦拭消毒,或先用 2% 碘酊涂擦,稍干后,再用 75% 乙醇棉球擦拭脱碘。擦拭时应从腧穴部位的中心点向外绕圈消毒。当穴位皮肤消毒后,切忌接触污物,保持洁净,防止重新污染。

4.治疗室内的消毒

针灸治疗室内的消毒,包括治疗台上的床垫、枕巾、毛毯、垫席等物品,要按时换洗晾晒,如采用一人一用的消毒垫布、垫纸、枕巾则更好。治疗室也应定期消毒净化,保持空气流通,环境卫生洁净。

四、进针法

针刺操作时,一般应双手协同操作,紧密配合。《难经·七十八难》言:"知为针者信其左,不知为针信其右"。《标幽赋》更进一步阐述其义:"左手重而多按,欲令气散;右手轻而徐入,不痛之因"。临床上一般用右手持针操作,主要是拇、示、中指夹持针柄,其状如持笔(图 8-10),故右手称为"刺手";左手爪切按压所刺部位或辅助针身,故称左手为"押手"。

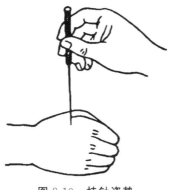

图 8-10 持针姿势

刺手的作用主要是掌握针具,施行手法操作;进针时,运指力于针尖,而使针刺入皮肤,行针时便于左右捻转、上下提插和弹震刮搓以及出针时的手法操作等。

押手的作用主要是固定腧穴的位置,夹持针身协助刺手进针,使针身有所依附,保持针垂直,力达针尖,以利于进针、减少疼痛和协助调节、控制针感。

临床常用进针方法有以下几种。

(一)单手进针法

单手进针法多用于较短的毫针。右手拇、示指持针,中指端紧靠穴位,指腹抵住针体中部,当拇、示指向下用力时,中指也随之屈曲,将针刺入,直至所需的深度(图8-11)。此法三指并用,尤适宜于双穴同时进针。此外,还有用拇、示指夹持针体,中指尖抵触穴位,拇、示指所夹持的针沿中指尖端迅速刺入,不施捻转。针入穴位后,中指即离开应针之穴,此时拇、示、中指可随意配合,施行补泻。

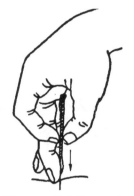

图 8-11　基本单手进针法

(二)双手进针法

1.指切进针法

指切进针法又称爪切进针法,用左手拇指或示指端切按在腧穴位置的旁边,右手持针,紧靠左手指甲面将针刺入腧穴(图8-12)。此法适用于短针的进针。

2.夹持进针法

夹持进针法或称骈指进针法,即用左手拇、示二指持捏消毒干棉球,夹住针身下端,将针尖固定在所刺腧穴的皮肤表面,右手捻动针柄,将针刺入腧穴(图8-13)。此法适用于长针的进针。

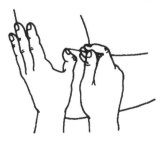

图 8-12　指切进针法

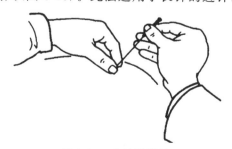

图 8-13　夹持进针法

临床上也有采用插刺进针的,即单用右手拇、示二指夹持消毒干棉球,夹住针身下端,使针尖露出2~3分,对准腧穴的位置,将针迅速刺入腧穴,然后将针捻转刺入一定深度,并根据需要适当配合押手行针。

3.舒张进针法

用左手拇、示二指将针刺入腧穴部位的皮肤向两侧撑开,使皮肤绷紧,右手持针,使针从左手拇、示二指的中间刺入。此法主要用于皮肤松弛部位的腧穴(图 8-14)。

4.提捏进针法

用左手拇、示二指将针刺入腧穴部位的皮肤提起,右手持针,从捏起的上端将针刺入。此法主要用于皮肉浅薄部位的腧穴,如印堂穴等(图 8-15)。

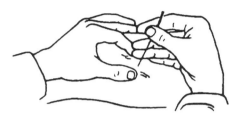

图 8-14　舒张进针法

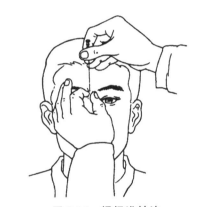

图 8-15　提捏进针法

(三)针管进针法

针管进针法即备好塑料、玻璃或金属制成的针管,针管长度比毫针短 2～3 cm,以便露出针柄。针管的直径,以能顺利通过针尾为宜。进针时左手持针管,将针装入管内,针尖与针管下端平齐,置于应刺的腧穴上,针管上端露出针柄 2～3 cm,用右手示指叩打针尾或用中指弹击针尾,即可使针刺入,然后退出针管,再运用行针手法(图 8-16)。

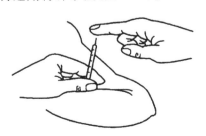

图 8-16　针管进针法

五、针刺的方向、角度和深度

（一）针刺的方向

针刺的方向是指进针时针尖对准的某一方向或部位，一般依经脉循行的方向、腧穴的部位特点和治疗的需要而定。

1.依循行定方向

依循行定方向即根据针刺补泻的需要，为达到"迎随补泻"的目的，在针刺时结合经脉循行的方向，或顺经而刺，或逆经而刺。一般认为，当行补法时，针尖与经脉循行的方向一致；行泻法时，针尖与经脉循行的方向相反。

2.依腧穴定方向

为保证针刺安全，根据腧穴所在部位的特点，某些部位必须朝向某一特定方向或部位。如针刺哑门穴时，针尖应朝向下颌方向缓慢刺入；针刺廉泉穴时，针尖应朝向舌根方向缓慢刺入；针刺背部的某些腧穴，针尖要朝向脊柱等。

3.依病情方向

依病情方向即根据病情的治疗需要，为使针刺的感应到达病变所在的部位，针刺时针尖应朝向病所，以使"气至病所"。

（二）针刺的角度

针刺的角度是指进针时针身与皮肤表面所形成的夹角（图8-17），一般分为以下3种。

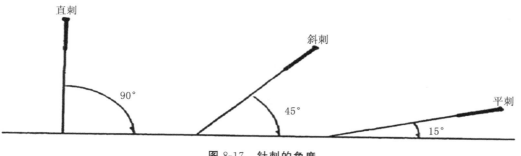

图 8-17　针刺的角度

1.直刺

针身与皮肤表面成90°左右垂直刺入。此法适用于人体大部分腧穴。

2.斜刺

针身与皮肤表面成45°左右倾斜刺。此法适用于肌肉浅薄处或内有重要脏器，或不宜直刺、深刺的腧穴。

3.平刺

针身与皮肤表面成15°左右沿皮刺入，又称横刺、沿皮刺。此法适用于皮薄肉少部位的腧穴，如头部腧穴等。

（三）针刺的深度

临床常根据患者的体质、年龄、病情、部位等方面确定进针的深度。

（1）年龄：年老体弱，气血衰退；小儿娇嫩，稚阴稚阳，均不宜深刺。中青年身强体壮者，可适当深刺。

（2）体质：形瘦体弱者宜浅刺；形盛体强者宜深刺。

（3）病情：阳证、新病宜浅刺；阴证、久病宜深刺。

（4）部位：头面、胸腹及皮薄肉少处的腧穴宜浅刺；四肢、臀、腹及肌肉丰满处的腧穴宜深刺。

六、行针与得气

毫针进针后，为使患者产生针刺感应，或进一步调整针感的强弱以及使针感向某一方向扩散、传导而采取的操作方法，称为"行针"，亦称"运针"。行针手法包括基本手法和辅助手法两类。

（一）基本手法

行针的基本手法是毫针刺法的基本动作，古今临床常用的主要有提插法和捻转法两种。两种基本手法临床施术时既可单独应用，又可配合应用。

1.提插法

将针刺入腧穴一定深度后，施以上提下插的操作手法。针由浅层向下刺入深层的操作谓之插，从深层向上引退至浅层的操作谓之提，如此反复地上下纵向运动的行针手法，称为提插法（图 8-18）。提插幅度的大小、层次的变化、频率的快慢和操作时间的长短，应根据患者的体质、病情、腧穴部位和针刺目的等不同灵活掌握。使用提插法时，指力一定要均匀一致，幅度不宜过大，一般以 3～5 分为宜；频率不宜过快，每分钟 60 次左右，保持针身垂直，不改变针刺角度、方向和深度。一般认为行针时提插的幅度大，频率快，刺激量就大；反之，提插的幅度小，频率慢，刺激量就小。

2.捻转法

将针刺入腧穴一定深度后，施以向前向后捻转动作的操作手法。这种使针在腧穴内反复前后来回旋转的行针手法，称为捻转法（图 8-19）。捻转角度的大小、频率的快慢、时间的长短等，需根据患者的体质、病情、腧穴的部位、针刺目的等具体情况而定。使用捻转法时，指力要均匀，角度要适当，一般应掌握在 180°左右，不能单向捻针，否则针身易被肌纤维等缠绕，引起局部疼痛和导致滞针而出针困难。一般认为捻转角度大，频率快，刺激量大；捻转角度小，频率慢，刺激量小。

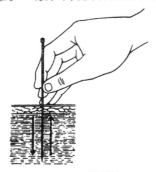

图 8-18　提插法

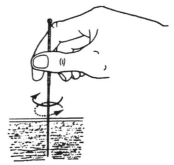

图 8-19　捻转法

（二）辅助手法

行针的辅助手法，是行针基本手法的补充，是为了促使得气和加强针刺感应的操作手法。临床常用的行针辅助手法有以下几种。

1.循法

针刺不得气时，可以用循法催气。其法是医者用顺着经脉的循行径路，在腧穴的上下部轻柔地按揉或叩打(图 8-20)。《针灸大成·三衢杨氏补泻》指出:"凡下针,若气不至,用指于所属部分经络之路,上下左右循之,使气血往来,上下均匀,针下自然气至沉紧。"说明此法能推动气血,激发经气,促使针后易于得气。

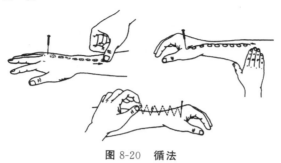

图 8-20　循法

2.弹法

弹法是指在留针过程中,以手指轻弹针尾或针柄,使针体微微振动,以加强针感,助气运行的方法(图 8-21)。《针灸问对》曰:"如气不行,将针轻弹之,使气速行。"本法有催气、行气的作用。

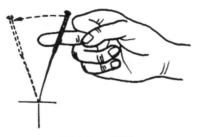

图 8-21　弹法

3.刮法

刮法是指毫针刺入一定深度后,经气未至,以拇指或示指的指腹抵住针尾,用拇指或示指或中指指甲,由下而上或由上而下频频刮动针柄,促使得气的方法。本法在针刺不得气时用之可激发经气,如已得气者可以加强针刺感应的传导和扩散(图 8-22)。

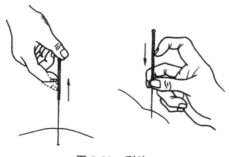

图 8-22　刮法

4.摇法

摇法是指毫针刺入一定深度后,手持针柄,将针轻轻摇动,以行经气的方法。《针灸问对》有"摇以行气"的记载。其法有二:一是直立针身而摇,以加强得气的感应;二是卧倒针身而摇,使经气向一定方向传导(图 8-23)。

239

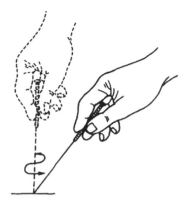

图 8-23　摇法

5.飞法

针后不得气者,用右手拇、示指执持针柄,细细捻搓数次,然后张开两指,一搓一放,反复数次,状如飞鸟展翅,故称飞法(图 8-24)。《医学入门·杂病穴法》载:"以大指次指捻针,连搓三下,如手颤之状,谓之飞。"本法的作用在于催气、行气,并使针刺感应增强。

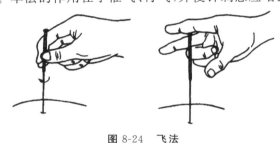

图 8-24　飞法

6.震颤法

震颤法是指针刺入一定深度后,右手持针柄,用小幅度、快频率的提插手法,使针身轻微震颤的方法。本法可促使针下得气,增强针刺感应(图 8-25)。

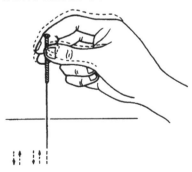

图 8-25　震颤法

(三)得气

古称"气至",近称"针感",是指毫针刺入腧穴一定深度后,施以提插或捻转等行针手法,使针刺部位获得"经气"感应,谓之得气。

针下是否得气,可以从两个方面分析判断。一是患者对针刺的感觉和反应,另一是医者对刺手指下的感觉。针刺腧穴得气时,患者的针刺部位有酸胀、麻重等自觉反应,有时出现热、凉、痒、痛、抽搐、蚁行等感觉,或呈现沿着一定的方向和部位传导、扩散现象。少数患者还会出现循经性肌肤震颤等反应,有的还可见到针刺腧穴部位的循经性皮疹带或红、白线等现象。当患者有自觉反应的同时,医者的刺手亦能体会到针下沉紧、涩滞或针体颤动等反应。若针刺后未得气,患者无任何特殊感觉或反应,医者刺手亦感觉针下空松、虚滑。正如窦汉卿《标幽赋》所说:"轻滑慢而未来,沉涩紧而已至……气之至也,如鱼吞钩饵之浮沉;气未至也,如闲处幽堂之深邃。"这是对得气与否所作的最形象的描述。

得气与否以及气至的迟速,不仅直接关系针刺的治疗效果,而且可以借此推测疾病的预后。《灵枢·九针十二原》曰:"刺之要,气至而有效。"临床上一般是得气迅速时疗效较好,得气较慢时效果就差,若不得气时就可能无治疗效果。《金针赋》也载:"气速效速,气迟效迟。"在临床上若刺之而不得气时,要分析经气不至的原因。或因取穴定位不准确,手法运用不当,或为针刺角度有误,深浅失度,对此就应重新调整腧穴的针刺部位、角度、深度,运用必要的针刺手法,以促使得气。如患者病久体虚,正气虚惫,以致经气不足;或因其他病理因素,感觉迟钝、丧失而不易得气时,可采用行针催气,或留针候气,或用温针,或加艾灸,以助经气的来复,而促使得气。若用上法而仍不得气者,多属正气衰竭,当考虑配合或改用其他治疗方法。临床上常可见到,初诊时针刺得气较迟或不得气者,经过针灸等方法治疗后,逐渐出现得气较速或有气至现象,说明机体正气渐复,疾病向愈。

七、针刺补泻

《灵枢·九针十二原》言:"虚实之要,九针最妙,补泻之时,以针为之。"《备急千金要方·用针略例》指出:"凡用针之法,以补泻为先。"可见针刺补泻是针刺治病的一个重要环节,也是毫针刺法的核心内容。

补法,泛指能鼓舞正气,使低下的功能恢复正常的针刺方法;泻法,泛指能疏泄邪气,使亢进的功能恢复正常的针刺方法。针刺补泻是通过针刺腧穴,采用适当的手法激发经气以补益正气、疏泄邪气,调节人体的脏腑经络功能,促使阴阳平衡而恢复健康的方法。古代医家在长期的医疗实践中,创造和总结出不少针刺补泻手法,现择要简述如下。

(一)单式补泻手法

1.捻转补泻

针下得气后,捻转角度小,用力轻,频率慢,操作时间短者为补法;捻转角度大,用力重,频率快,操作时间长者为泻法。也有以左转时角度大,用力重者为补;右转时角度大,用力重者为泻。

2.提插补泻

针下得气后,先浅后深,重插轻提,提插幅度小,频率慢,操作时间短者为补法;先深后浅,轻插重提,提插幅度大,频率快,操作时间长者为泻祛。

3.疾徐补泻

进针时徐徐刺入,少捻转,疾速出针者为补法;进针时疾速刺入,多捻转,徐徐出针者为泻法。

4.迎随补泻

进针时针尖随着经脉循行去的方向刺入为补法;针尖迎着经脉循行来的方向刺入为泻法。

5.呼吸补泻

患者呼气时进针,吸气时出针为补法;吸气时进针,呼气时出针为泻法。

6.开阖补泻

出针后迅速揉按针孔为补法;出针时摇大针孔而不揉按为泻法。

7.平补平泻

进针得气后,施以均匀的提插、捻转手法,适用于虚实不明显或虚实夹杂的病证。

(二)复式补泻手法

1.烧山火法

将针刺入腧穴应刺深度的上1/3(天部),得气后行捻转补法或紧按慢提九数;再将针刺入中1/3(人部),如上施术;然后将针刺入下1/3(地部),如上施术;继之退至浅层,称为一度。如此反复操作数度,使针下产生热感。在操作过程中,可配合呼吸补法(图8-26)。多用于治疗冷痹顽麻、虚寒性疾病等。

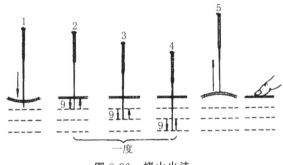

图 8-26 烧山火法

2.透天凉法

先将针刺入腧穴应刺深度的下1/3(地部),得气后行捻转泻法或紧提慢按六数;再将针紧提至中1/3(人部),如上施术;然后将针紧提至上1/3(天部),如上施术,称为一度。如此反复操作数度,使针下产生凉感。在操作过程中,可配合呼吸泻法(图8-27)。多用于治疗热痹、急性痈肿等实热性疾病。

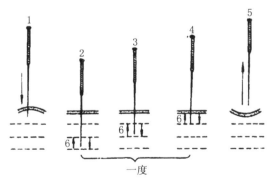

图 8-27 透天凉法

(三)影响针刺补泻效应的因素

1.机体所处的功能状态

在不同的病理状态下,针刺可以产生不同的调整作用(即补泻效果)。当机体处于虚惫状态而呈虚证时,针刺可以起到扶正补虚的作用。若机体处于虚脱状态时,针刺还可以起到回阳固脱的作用;当机体处于邪盛状态而呈实热、邪闭的实证时,针刺可以起到清热启闭、祛邪泻实的作用。例如,胃肠功能亢进而痉挛疼痛时,针刺可解痉止痛;胃肠功能抑制而蠕动缓慢、腹胀纳呆时,针刺可加强胃肠蠕动,提高消化功能,消除腹胀、增进食欲。大量的临床实践和实验研究表明,针刺当时的机体功能状态,是产生针刺补泻效果的主要因素。

2.腧穴作用的相对特异性

腧穴的主治功用不仅具有普遍性,而且具有相对特异性。人体不少腧穴,如关元、气海、命门、膏肓、背俞穴等,都能鼓舞人体正气,促使功能旺盛,具有强壮作用,适宜于补虚益损。此外,很多腧穴,如水沟、委中、十二井、十宣等穴,都能疏泄病邪,抑制人体功能亢进,具有祛邪作用,适宜于祛邪泻实。当施行针刺补泻时,必须结合腧穴作用的相对特异性,才能产生针刺补泻的效果。

3.针具及手法轻重因素

影响针刺补泻因素与使用的针具粗细、长短,刺入的角度、深度,行针时的幅度、频率等有直接关系。一般来说,粗毫针的指力要重,刺激量大;细毫针用的指力较轻,刺激量就小。毫针刺入腧穴的角度、深度不同,其刺激的轻重程度也不同,一般直刺、深刺的刺激量要大些,平刺、浅刺的刺激量要小些。行针时的幅度、频率不同,与针刺手法轻重密切相关。提插幅度大、捻转角度大、频率快者,其刺激量就大。反之,其刺激量就小。

八、留针与出针

(一)留针法

留针指将针刺入腧穴施术后,使针留置穴内。留针的目的是为了加强针刺的作用和便于继续行针施术。留针的方法有静留针和动留针两种。静留针法指在留针过程中不再行针;动留针法指在留针过程中作间歇性行针。一般病证只要针下得气而施以适当的补泻手法后,即可出针或留针10~20分钟。但对一些特殊病证,如急性腹痛、破伤风、角弓反张、寒性、顽固性疼痛或痉挛性病证,需适当延长留针时间,有时留针可达数小时,以便在留针过程中作间歇性行针,以增强、巩固疗效。在临床上留针与否或留针时间的长短,不可一概而论,应根据患者具体病情而定。

(二)出针法

出针又称起针、退针,指将针拔出的方法。在施行针刺手法或留针达到预定针刺目的和治疗要求后,即可出针。

出针的方法,一般以左手拇、示二指持消毒干棉球轻轻按压于针刺部位,右手持针做轻微地小幅度捻转,并将针缓慢提至皮下(不可单手用力过猛),静留片刻,然后出针。出针时,依补泻的不同要求,分别采取"疾出"或"徐出"以及"疾按针孔"或"摇大针孔"的方法出针。出针后,除特殊需要外,都要用消毒棉球轻压针孔片刻,以防出血或针孔疼痛。

当针退出后,要仔细查看针孔是否出血,询问针刺部位有无不适感,检查核对针数有否遗漏,还应注意有无晕针延迟反应现象。

九、针刺意外的护理与预防

(一)晕针

在针刺过程中患者出现头晕目眩,面色苍白,胸闷心慌,恶心,甚至四肢厥冷,出冷汗,脉搏微弱或神志昏迷,血压下降,大便失禁等晕厥现象,称为晕针。

1.原因

多见于初次接受治疗的患者,可因精神紧张,体质虚弱,过度劳累,饥饿,或大汗、大泻、大失血后,或体位不适,或操作者手法过重,刺激量过大而引起。

2.护理

立即停止针刺,将针迅速取出。患者平卧,头部放低,松开衣带,注意保暖。清醒者给饮温开水或糖水,即可恢复。如已发生晕厥,用指掐或针刺急救穴,如水沟、素、内关、足三里,灸百会、关元、气海等穴。若症状仍不缓解,可配合其他急救措施。

3.预防

对初次接受针治者,要做好解释工作,解除恐惧、紧张心理;正确选取舒适持久的体位,尽量采用卧位,选穴宜少,手法要轻;对劳累、饥饿、大渴的患者,应嘱其休息、进食、饮水后再予针治;针刺过程中,应随时注意观察患者的神色,询问其感觉,有头晕心慌时应停止操作或起针,让患者卧床休息。此外,应注意室内空气流通,消除过冷、过热等因素。

(二)滞针

在针刺入腧穴后,操作者感觉针下涩滞,捻转、提插、出针均感困难,而患者则感觉疼痛的现象。

1.原因

患者精神紧张,针刺后局部肌肉强烈挛缩,或因行针时捻转角度过大过快和持续单向捻转等,而致肌纤维缠绕针身所致。

2.护理

嘱患者消除紧张,使局部肌肉放松,操作者揉按穴位四周,或弹动针柄。如仍不能放松时,可在附近再刺一针,以宣散气血、缓解痉挛,将针起出。若因单向捻针而致者,需反向将针捻回。

3.预防

对精神紧张及初诊者,应先做好解释工作,消除顾虑。进针时应避开肌腱,行针手法宜轻巧,捻转角度不宜过大过快,避免连续单向捻转。

(三)弯针

弯针是指进针时或将针刺入腧穴后,针身在体内发生弯曲的现象。

1.原因

进针手法不熟练,用力过猛过快;或针下碰到坚硬组织;或因患者在留针过程中改变了体位;或因针柄受外力碰撞;或因滞针处理不当。

2.护理

发生弯针后,切忌用力捻转、提插。应顺着针弯曲的方向将针慢慢退出,若患者体位改变,则应嘱患者恢复原来的体位,使局部肌肉放松,再行退针。

3.预防

操作者手法要熟练,指力要轻巧,避免进针过猛、过速。患者的体位要舒适,留针期间不得随意变动体位。针刺部位和针柄不得受外物碰压。

(四)断针

又称折针,是指针体折断在人体内。

1.原因

多由于针具质量差,或针身、针根有剥蚀损伤,术前疏于检查;或针刺时将针身全部刺入,行针时强力提插、捻转;或留针时患者体位改变;或遇弯针、滞针未及时正确处理,并强力抽拔;或因外物碰压。

2.护理

嘱患者不要惊慌,保持原有体位,以免残端向深层陷入。若断针尚有部分露于皮肤之外,可用镊子或血管钳拔出。若断端与皮肤相平,可轻轻下压周围组织,使针体显露,再拔。若折断部分全部深入皮下,须在 X 线下定位,手术取出。

3.预防

针前仔细检查针具,不符合要求者剔除不用;针身不可全部刺入;避免过猛过强的捻转、提插;针刺和留针时患者不能随意更换体位;发生弯针、滞针时应及时处理,不可强行硬拔。

（五）血肿

血肿是指针刺部位出现的皮下出血而引起肿痛的现象。表现为出针后皮肤青紫或肿起,局部疼痛。

1.原因

针尖弯曲带钩,使皮肉受损,或刺伤血管所致。

2.护理

若微量的皮下出血而出现小块青紫时,一般不必处理,可自行消退。若局部肿胀疼痛较剧,青紫面积大而且影响活动功能时,可先做冷敷止血后,再做热敷,促使瘀血消散吸收。

3.预防

仔细检查针具,熟悉人体解剖部位,针刺时避开血管;针刺手法不宜过重,切忌强力捣针,并嘱患者不可随便移动体位。出针时立即用消毒干棉球揉按压迫针孔。容易出血的穴位有太阳、百会、合谷等。

（六）气胸

1.原因

凡胸背部或锁骨上窝针刺过深或角度不当,均可能造成创伤性气胸。症状表现为胸闷、胸痛、咳嗽,重则呼吸困难、面色苍白、发绀、晕厥等,处理不当可造成死亡。

2.护理

发现气胸后应立即报告医师,让患者卧床或半坐卧位休息,配合医师进行对症处理,如吸氧、输液、观察生命体征,必要时行胸腔穿刺抽气。

3.预防

凡是胸背部或锁骨上窝腧穴均应浅刺或斜刺,切忌刺入过深。

（七）大出血

1.原因

由于腧穴定位不正确,刺入较大动脉,如颈、腹腔、股动脉均可造成大出血。

2.护理

立即用消毒纱布压迫出血部位,同时报告医师进行抢救,观察患者生命体征,必要时输液、输血。

3.预防

进针时避开大血管处。

十、注意事项

(1)患者在饥饿、疲劳、精神高度紧张时不宜立即进行针刺,体弱者(身体瘦弱、气血亏虚)不宜用强刺激。孕妇、妇女行经期尽量不采用针刺法。

（2）针刺时尽量取卧位，进针后立即盖好衣被，以防感冒。

（3）针刺时严格按无菌技术进行操作，一个穴位使用一枚针，防止交叉感染。

（4）针刺时应避开皮肤瘢痕、感染、溃疡、肿瘤部位，有自发出血倾向者不宜针刺。

（5）对胸、胁、腰、背脏腑所居之处的腧穴，以及眼区、项部、脊椎部的腧穴应严格掌握进针的深度、角度，以防止事故的发生。

（6）针刺过程中应随时观察患者全身状态，有无不良反应。

（孙　红）

第四节　耳针疗法及护理

耳针是指在相应的耳穴上采用针刺或其他方法进行刺激以防治疾病的方法。耳穴是指分布在耳郭上与脏腑经络、组织器官、四肢躯干相互沟通的特定区域。当人体发生疾病时，常会在耳穴出现"阳性反应"，如压痛、变形、变色、结节、丘疹、凹陷、脱屑、电阻降低等，这些反应点是耳针防治疾病的刺激点。耳针治疗范围广泛，操作方便，且对疾病诊断有一定的参考意义。

一、耳与经络脏腑的联系

耳与经络之间有着密切的联系。《阴阳十一脉灸经》记载了"耳脉"，《黄帝内经》对耳与经脉、经别、经筋的关系做了较详细的阐述。手太阳、手足少阳、手阳明等经脉、络脉、经别均入耳中，足阳明、足太阳的经脉则分别上耳前、至耳上角。六阴经虽不直接入耳，但也通过经别与阳经相合，而与耳相联系。因此，十二经脉均直接或间接上达于耳。奇经八脉中阴跷、阳跷脉并入耳后，阳维脉循头入耳。故《灵枢·口问》曰："耳者，宗脉之所聚也。"

耳与脏腑之间也有着密切的联系。《灵枢·脉度》曰："肾气通于耳，肾和则耳能闻五音矣。"《难经·四十难》曰："肺主声，故令耳闻声。"《证治准绳·杂病》曰："肾为耳窍之主，心为耳窍之客"。《厘正按摩要术》曰："耳珠属肾，耳轮属脾，耳上轮属心，耳皮肉属肺，耳背玉楼属肝"，"耳上属心……耳下属肾……耳后耳里属肺……耳后耳外属肝……耳后中间属脾"，进一步将耳郭分为心、肝、脾、肺、肾五部，说明耳与脏腑在生理、病理上是息息相关的。

二、耳郭表面解剖

（1）耳郭：分为凹面的耳前和凸面的耳背，其表面解剖如下（图8-28、图8-29）。

（2）耳轮：耳郭卷曲的游离部分。

（3）耳轮结节：耳轮后上部的膨大部分。

（4）耳轮尾：耳轮向下移行于耳垂的部分。

（5）轮垂切迹：耳轮和耳垂后缘之间的凹陷处。

（6）耳轮脚：耳轮深入耳甲的部分。

（7）耳轮脚棘：耳轮脚和耳轮之间的软骨隆起。

（8）耳轮脚切迹：耳轮脚棘前方的凹陷处。

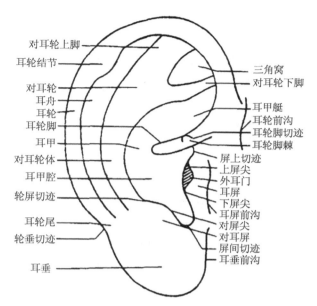

图 8-28　耳郭表面的解剖(前)

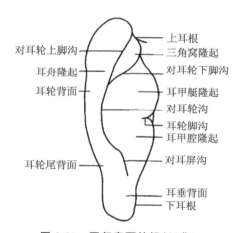

图 8-29　耳郭表面的解剖(背)

(9)对耳轮:与耳轮相对呈"Y"字型的隆起部,由对耳轮体、对耳轮上脚和对耳轮下脚三部分组成。

(10)对耳轮体:对耳轮下部呈上下走向的主体部分。

(11)对耳轮上脚:对耳轮向前上分支的部分。

(12)对耳轮下脚:对耳轮向前下分支的部分。

(13)三角窝:对耳轮上、下脚与相应耳轮之间的三角形凹窝。

(14)耳舟:耳轮与对耳轮之间的凹沟。

(15)耳屏:耳郭前方呈瓣状的隆起。

(16)屏上切迹:耳屏与耳轮之间的凹陷处。

(17)对耳屏:耳垂上方、与耳屏相对的瓣状隆起。

(18)屏间切迹:耳屏与对耳屏之间的凹陷处。

（19）轮屏切迹：对耳轮与对耳屏之间的凹陷处。

（20）耳垂：耳郭下部无软骨的部分。

（21）耳甲：部分耳轮和对耳轮、对耳屏、耳屏及外耳门之间的凹窝。由耳甲艇、耳甲腔两部分组成。

（22）耳甲腔：耳轮脚以下的耳甲部。

（23）耳甲艇：耳轮脚以上的耳甲部。

（24）外耳门：耳甲腔前方的孔窍。

三、耳穴的分布特点

耳穴是指分布在耳郭上的一些特定区域。耳穴在耳郭的分布犹如一个倒置在子宫内的胎儿，头部朝下臀部朝上。分布规律为：与头面相应的耳穴在耳垂和对耳屏；与上肢相应的耳穴在耳舟；与躯干和下肢相应的耳穴在对耳轮体部和对耳轮上、下脚；与内脏相应的耳穴集中在耳甲，其中与腹腔脏器相应的耳穴多在耳甲艇，与胸腔脏器相应的耳穴多在耳甲腔，与消化道相应的耳穴多在耳轮脚周围（图 8-30）。

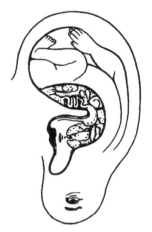

图 8-30　耳穴形象分布规律图

四、耳穴的定位和主治

为了方便准确取穴，《耳穴名称与部位的国家标准方案》按耳的解剖将每个部位划分成若干个区，并依区定穴，共计 91 个穴位（图 8-31、图 8-32）。

（一）耳轮穴位

耳轮分为 12 个区。耳轮脚为耳轮 1 区；将耳轮脚切迹到对耳轮下脚上缘之间的耳轮分为 3 等份，自下向上依次为耳轮 2 区、3 区、4 区；对耳轮下脚上缘到对耳轮上脚前缘之间的耳轮为耳轮 5 区；对耳轮上脚前缘到耳尖之间的耳轮为耳轮 6 区；耳尖到耳轮结节上缘为耳轮 7 区；耳轮结节上缘到耳轮结节下缘为耳轮 8 区；耳轮结节下缘到轮垂切迹之间的耳轮分为 4 等份，自上而下依次为耳轮 9 区、10 区、11 区和 12 区。耳轮的穴位定位及主治见表 8-3。

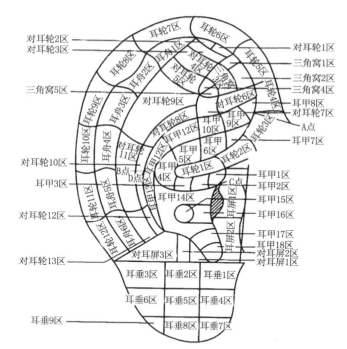

图 8-31 耳郭分区示意图

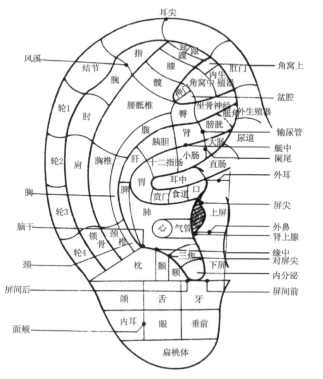

图 8-32 耳穴定位示意图

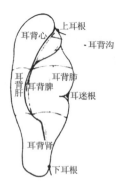

表 8-3　耳轮穴位定位及主治

穴名	部位	主治
耳中	在耳轮脚处,即耳轮 1 区	呃逆、荨麻疹、皮肤瘙痒症、小儿遗尿、咯血、出血性疾病
直肠	在耳轮脚棘前上方的耳轮处,即耳轮 2 区	便秘、腹泻、脱肛、痔疮
尿道	在直肠上方的耳轮处,即耳轮 3 区	尿频、尿急、尿痛、尿潴留
外生殖器	在对耳轮下脚前方的耳轮处,即耳轮 4 区	睾丸炎、附睾炎、阴道炎、外阴瘙痒症
肛门	在三角窝前方的耳轮处,即耳轮 5 区	痔疮、肛裂
耳尖	在耳郭向前对折的上部尖端处,即耳轮 6 区、7 区交界处	发热、高血压病、急性结膜炎、睑腺炎、牙痛、失眠
结节	在耳轮结节处,即耳轮 8 区	头晕、头痛、高血压病
轮 1	在耳轮结节下方的耳轮处,即耳轮 9 区	发热、扁桃体炎、上呼吸道感染
轮 2	在轮 1 下方的耳轮处,即耳轮 10 区	发热、扁桃体炎、上呼吸道感染
轮 3	在轮 2 下方的耳转处,即耳轮 11 区	发热、扁桃体炎、上呼吸道感染
轮 4	在轮 3 下方的耳轮处,即耳轮 12 区	发热、扁桃体炎、上呼吸道感染

(二)耳舟穴位

将耳舟分为 6 等份,自上而下依次为耳舟 1 区、2 区、3 区、4 区、5 区、6 区,耳舟的穴位定位及主治见表 8-4。

表 8-4　耳舟穴位定位及主治

穴名	部位	主治
指	在耳舟上方处,即耳舟 1 区	甲沟炎、手指麻木和疼痛
腕	在指区的下方处,即耳舟 2 区	腕部疼痛
风溪	在耳轮结节前方,指区与腕区之间,即耳舟 1 区、2 区交界处	荨麻疹、皮肤瘙痒症、过敏性鼻炎
肘	在腕区的下方处,即耳舟 3 区	肱骨外上髁炎、肘部疼痛
肩	在肘区的下方处,即耳舟 4 区、5 区	肩关节周围炎、肩部疼痛
锁骨	在肩区的下方处,即耳舟 6 区	肩关节周围炎

(三)对耳轮穴位

对耳轮分为 13 个区。将对耳轮上脚分为上、中、下 3 等份,下 1/3 为对耳轮 5 区,中 1/3 为对耳轮4区;再将上 1/3 分为上、下 2 等份,下 1/2 为对耳轮 3 区;再将上 1/2 分为前后 2 等份,后 1/2 为对耳轮2区,前 1/2 为对耳轮 1 区。将对耳轮下脚分为前、中、后 3 等份,中、前 2/3 为对耳轮 6 区,后 1/3 为对耳轮 7 区。将对耳轮体从对耳轮上、下脚分叉处至轮屏切迹分为 5 等份,再沿对耳轮耳甲缘将对耳轮体分为前1/4 和后 3/4 两部分,前上 2/5 为对耳轮 8 区,后上 2/5 为对耳轮 9 区,前中 2/5 为对耳轮 10 区,后中 2/5 为对耳轮 11 区,前下 1/5 为对耳轮 12 区,后下 1/5 为对耳轮 13 区。对耳轮的穴位定位及主治见表 8-5。

表 8-5　对耳轮穴位部位及主治

穴名	部位	主治
跟	在对耳轮上脚前上部,即对耳轮 1 区	足跟痛
趾	在耳尖下方的对耳轮上脚后上部,即对耳轮 2 区	甲沟炎、趾部疼痛
踝	在趾、跟区下方处,即对耳轮 3 区	踝关节扭伤
膝	在对耳轮上脚的中 1/3 处,即对耳轮 4 区	膝关节疼痛、坐骨神经痛
髋	在对耳轮上脚的下 1/3 处,即对耳轮 5 区	髋关节疼痛、坐骨神经痛、腰骶部疼痛
坐骨神经	在对耳轮下脚的前 2/3 处,即对耳轮 6 区	坐骨神经痛、下肢瘫痪
交感	在对耳轮下脚末端与耳轮内缘相交处,即对耳轮 6 区前端	胃肠痉挛、心绞痛、胆绞痛、输尿管结石、自主神经功能紊乱
臀	在对耳轮下脚的后 1/3 处,即对耳轮 7 区	坐骨神经痛、臀筋膜炎
腹	在对耳轮体前部上 2/5 处,即对耳轮 8 区	腹痛、腹胀、腹泻、急性腰扭伤、痛经、产后宫缩痛
腰骶椎	在腹区后方,即对耳轮 9 区	腰骶部疼痛
胸	在对耳轮体前部中 2/5 处,即对耳轮 10 区	胸胁疼痛、肋间神经痛、胸闷、乳腺炎
胸椎	在胸区后方,即对耳轮 11 区	胸痛、经前乳房胀痛、乳腺炎、产后泌乳不足
颈	在对耳轮体前部下 1/5 处,即对耳轮 12 区	落枕、颈项疼痛
颈椎	在颈区后方,即对耳轮 13 区	落枕、颈椎综合征

(四)三角窝穴位

将三角窝由耳轮内缘至对耳轮上、下脚分叉处分为前、中、后 3 等份,中 1/3 为三角窝 3 区;再将前1/3分为上、中、下 3 等份,上 1/3 为三角窝 1 区,中、下 2/3 为三角窝 2 区;再将后 1/3 分为上、下 2 等份,上1/2为三角窝 4 区,下 1/2 为三角窝 5 区。三角窝穴位定位及主治见表 8-6。

表 8-6　三角窝穴位定位及主治

穴名	部位	主治
角窝前	在三角窝前 1/3 的上部,即三角窝 1 区	高血压病
内生殖器	在三角窝前 1/3 的下部,即三角窝 2 区	痛经、月经不调、白带过多、功能性子宫出血、阳痿、遗精、早泄
角窝中	在三角窝中 1/3 处,即三角窝 3 区	哮喘
神门	在三角窝后 1/3 的上部,即三角窝 4 区	失眠、多梦、戒断综合征、癫痫、高血压病、神经衰弱、痛证
盆腔	在三角窝后 1/3 的下部,即三角窝 5 区	盆腔炎、附件炎

(五)耳屏穴位

耳屏分成 4 区。将耳屏外侧面分为上、下 2 等份,上部为耳屏 1 区,下部为耳屏 2 区;将耳屏内侧面分为上、下 2 等份,上部为耳屏 3 区,下部为耳屏 4 区。耳屏的穴位定位及主治见表 8-7。

(六)对耳屏穴位

对耳屏分为 4 区。由对屏尖及对屏尖至轮屏切迹连线的中点,分别向耳垂上线作两条垂线,将对耳屏外侧面及其后部分成前、中、后 3 区,前为对耳屏 1 区、中为对耳屏 2 区、后为对耳屏 3 区;对耳屏内侧面为对耳屏 4 区。对耳屏的穴位定位及主治见表 8-8。

表 8-7　耳屏穴位定位及主治

穴名	部位	主治
上屏	在耳屏外侧面上 1/2 处,即耳屏 1 区	咽炎、鼻炎
下屏	在耳屏外侧面下 1/2 处,即耳屏 2 区	鼻炎、鼻塞
外耳	在耳屏上切迹前方近耳轮部,即耳屏 1 区上缘处	外耳道炎、中耳炎、耳鸣
屏尖	在耳屏游离缘上部尖端,即耳屏 1 区后缘处	发热、牙痛、斜视
外鼻	在耳屏外侧面中部,即耳屏 1、2 区之间	鼻前庭炎、鼻炎
肾上腺	在耳屏游离缘下部尖端,即耳屏 2 区后缘处	低血压、风湿性关节炎、腮腺炎、链霉素中毒、眩晕、哮喘、休克
咽喉	在耳屏内侧面上 1/2 处,即耳屏 3 区	声音嘶哑、咽炎、扁桃体炎、失语、哮喘
内鼻	在耳屏内侧面下 1/2 处,即耳屏 4 区	鼻炎、上颌窦炎、鼻衄
屏间前	在屏间切迹前方耳屏最下部,即耳屏 2 区下缘处	咽炎、口腔炎

表 8-8　对耳屏穴位定位及主治

穴名	部位	主治
额	在对耳屏外侧面的前部,即对耳屏 1 区	偏头痛、头晕
屏间后	屏间切迹后方对耳屏前下部,即对耳屏 1 区下缘处	额窦炎
颞	在对耳屏外侧面的中部,即对耳屏 2 区	偏头痛、头晕
枕	在对耳屏外侧面的后部,即对耳屏 3 区	头晕、头痛、癫痫、哮喘、神经衰弱
皮质下	在对耳屏内侧面,即对耳屏 4 区	痛证、间日疟、神经衰弱、假性近视、失眠
对屏尖	在对耳屏游离缘的尖端,即对耳屏 1、2、4 区交点处	哮喘、腮腺炎、睾丸炎、附睾炎、神经性皮炎
缘中	在对耳屏游离缘上,对屏尖与轮屏切迹的中点处,即对耳屏 2、3、4 区交点处	遗尿、内耳性眩晕、尿崩症、功能性子宫出血
脑干	在轮屏切迹处,即对耳屏 3、4 区之间	眩晕、后头痛、假性近视

(七)耳甲穴位

　　将耳甲用标志点、线分为 18 个区。在耳轮的内缘上,设耳轮脚切迹至对耳轮下脚间中、上 1/3 交界处为 A 点;在耳甲内,由耳轮脚消失处向后作一水平线与对耳轮耳甲缘相交,设交点为 D 点;设耳轮脚消失处至 D 点连线的中、后 1/3 交界处为 B 点;设外耳道口后缘上 1/4 与下 3/4 交界处为 C 点。从 A 点向 B 点作一条与对耳轮耳甲艇缘弧度大体相仿的曲线;从 B 点向 C 点作一条与耳轮脚下缘弧度大体相仿的曲线。

　　将 BC 线前段与耳轮脚下缘间分成三等分,前 1/3 为耳甲 1 区,中 1/3 为耳甲 2 区,后 1/3 为耳甲 3 区。ABC 线前方,耳轮脚消失处为耳甲 4 区。将 AB 线前段与耳轮脚上缘及部分耳轮内缘间分成 3 等份,后 1/3 为 5 区,中 1/3 为 6 区,前 1/3 为 7 区。将对耳轮下脚下缘前、中 1/3 交界处与 A 点连线,该线前方的耳甲艇部为耳甲 8 区。将 AB 线前段与对耳轮下脚下缘间耳甲 8 区以后的部分,分为前、后 2 等份,前 1/2 为耳甲 9 区,后 1/2 为耳甲 10 区。在 AB 线后段上方的耳甲艇部,将耳甲 10 区后缘与 BD 线之间分成上、下二等分,上 1/2 为耳甲 11 区,下 1/2 为耳甲 12 区。由轮屏切迹至 B 点作连线,该线后方、BD 线下方的耳甲腔部为耳甲 13 区。以耳甲腔中央为圆心,圆心与 BC 线间距离的 1/2 为半径作圆,该圆形区域为耳甲 15 区。过 15 区最高点及最低点分别向外耳门后壁作两条切线,切线间为耳甲16区。15、16区周围为耳甲14区。将外耳门的最低点与对耳屏耳甲缘中点相连,再将该线以下的耳甲腔部分为上、下二等分,上1/2为耳甲17区,下1/2为耳甲18区。耳甲的穴位定位及主治见表8-9。

表8-9　耳甲穴位定位及主治

穴名	部位	主治
口	在耳轮脚下方前1/3处,即耳甲1区	面瘫、口腔炎、胆囊炎、胆石症、戒断综合征、牙周炎、舌炎
食道	在耳轮脚下方中1/3处,即耳甲2区	食管炎、食管痉挛
贲门	在耳轮脚下方后1/3处,即耳甲3区	贲门痉挛、神经性呕吐
胃	在耳轮脚消失处,即耳甲4区	胃痉挛、胃炎、胃溃疡、消化不良、恶心呕吐、前额痛、牙痛、失眠
十二指肠	在耳轮脚及耳轮与AB线之间的后1/3处,即耳甲5区	十二指肠溃疡、胆囊炎、胆石症、幽门痉挛
小肠	在耳轮脚及部分耳轮与AB线之间的中1/3处,即耳甲6区	消化不良、腹痛、腹胀、心动过速、心律不齐
大肠	在耳轮脚及部分耳轮与AB线之间的前1/3处,即耳甲7区	腹泻、便秘、咳嗽、牙痛、痤疮
阑尾	在小肠区与大肠区之间,即耳甲6、7区交界处	单纯性阑尾炎、腹泻
艇角	在对耳轮下脚下方前部,即耳甲8区	前列腺炎、尿道炎
膀胱	在对耳轮下脚下方中部,即耳甲9区	膀胱炎、遗尿、尿潴留、腰痛、坐骨神经痛
肾	在对耳轮下脚下方后部,即耳甲10区	腰痛、耳鸣、神经衰弱、肾盂肾炎、遗尿、遗精、阳痿、早泄、哮喘、月经不调
输尿管	在肾区与膀胱区之间,即耳甲9、10区交界处	输尿管结石绞痛
胰胆	在耳甲艇的后上部,即耳甲11区	胆囊炎、胆石症、胆管蛔虫症、偏头痛、带状疱疹、中耳炎、耳鸣、急性胰腺炎
肝	在耳甲艇的后下部,即耳甲12区	胁痛、眩晕、经前期紧张症、月经不调、更年期综合征、高血压病、假性近视、单纯性青光眼
艇中	在小肠区与肾区之间,即耳甲6、10区交界处	腹痛、腹胀、胆管蛔虫症
脾	在BD线下方,耳甲腔的后上部,即耳甲13区	腹胀、腹泻、便秘、食欲缺乏、功能性子宫出血、白带过多、内耳眩晕症
心	在耳甲腔正中凹陷处,即耳甲15区	心动过速、心律不齐、心绞痛、无脉症、神经衰弱、癔症、口舌生疮
气管	在心区与外耳门之间,即耳甲16区	哮喘、支气管炎
肺	在心、气管区周围处,即耳甲14区	咳嗽、胸闷、声音嘶哑、皮肤瘙痒症、荨麻疹、便秘、戒断综合征
三焦	在外耳门后下,肺与内分泌区之间,即耳甲17区	便秘、腹胀、上肢外侧疼痛、水肿、耳鸣
内分泌	在屏间切迹内,耳甲腔的前下部,即耳甲18区	痛经、月经不调、更年期综合征、痤疮、间日疟、甲状腺功能减退或亢进症

(八)耳垂穴位

将耳垂分为9区。在耳垂上线至耳垂下缘最低点之间作两条等距离平行线,于上平行线上引两条垂直等分线,将耳垂分为9个区,上部由前到后依次为耳垂1区、2区、3区;中部由前到后依次为耳垂 4 区、5 区、6 区；下部由前到后依次为耳垂 7 区、8 区、9 区。耳垂的穴位定位及主治见表 8-10。

表 8-10　耳垂穴位定位及主治

穴名	部位	主治
牙	在耳垂正面前上部，即耳垂 1 区	牙痛、牙周炎、低血压
舌	在耳垂正面中上部，即耳垂 2 区	舌炎、口腔炎
颌	在耳垂正面后上部，即耳垂 3 区	牙痛、颞下颌关节炎
垂前	在耳垂正面前中部，即耳垂 4 区	神经衰弱、牙痛
眼	在耳垂正面中央部，即耳垂 5 区	急性结膜炎、电光性眼炎、睑腺炎、假性近视
内耳	在耳垂后面正中部，即耳垂 6 区	内耳性眩晕症、耳鸣、听力减退、中耳炎
面颊	在耳垂正面，眼区与内耳区之间，即耳垂 5、6 区交界处	周围性面瘫、三叉神经痛、痤疮、扁平疣、面肌痉挛、腮腺炎
扁桃体	在耳垂正面中部，即耳垂 7、8、9 区	扁桃体炎、咽炎

（九）耳背穴位

将耳背分为 5 区。分别过对耳轮上、下脚分叉处耳背对应点和轮屏切迹耳背对应点作两条水平线，将耳背分为上、中、下三部，上部为耳背 1 区，下部为耳背 5 区；再将中部分为内、中、外三等分，内 1/3 为耳背 2 区，中 1/3 为耳背 3 区，外 1/3 为耳背 4 区。耳背的穴位定位及主治见表 8-11。

表 8-11　耳背穴位定位及主治

穴名	部位	主治
耳背心	在耳背上部，即耳背 1 区	心悸、失眠、多梦
耳背肺	在耳背中内部，即耳背 2 区	哮喘、皮肤瘙痒症
耳背脾	在耳背中央部，即耳背 3 区	胃痛、消化不良、食欲缺乏
耳背肝	在耳背中外部，即耳背 4 区	胆囊炎、胆石症、胁痛
耳背肾	在耳背下部，即耳背 5 区	头痛、头晕、神经衰弱
耳背沟	在对耳轮沟和对耳轮上、下脚沟处	高血压病、皮肤瘙痒症

（十）耳根穴位

将耳根分为上、中、下 3 区。耳根穴位定位及主治见表 8-12。

表 8-12　耳根穴位定位及主治

穴名	部位	主治
上耳根	在耳根最上处	鼻衄
耳迷根	在耳轮脚后沟的耳根处	胆囊炎、胆石症、胆管蛔虫症、腹痛、腹泻、鼻塞、心动过速
耳根下	在耳根最下处	低血压、下肢瘫痪、小儿麻痹后遗症

五、临床应用

（一）适应范围

耳针在临床上应用十分广泛，不仅用于许多功能性疾病，而且对一部分器质性疾病也有一定的疗效。

1.疼痛性疾病

如各种扭挫伤、头痛和神经性疼痛等。

2.炎性疾病及传染病

如急慢性牙周炎、咽喉炎、扁桃体炎、胆囊炎、肠炎、流感、百日咳、菌痢、腮腺炎等。

3.功能紊乱及内分泌代谢紊乱性疾病

如胃肠神经症、心脏神经症、心律不齐、高血压病、眩晕症、多汗症、月经不调、遗尿、神经衰弱、癔症、甲状腺功能亢进或低下症、糖尿病、肥胖症、围绝经期综合征等。

4.过敏及变态反应性疾病

如荨麻疹、哮喘、过敏性鼻炎、过敏性结肠炎、过敏性紫癜等。

5.其他

耳穴还有催乳、催产,防治输血、输液反应,美容、戒烟、戒毒、延缓衰老、防病保等作用。

（二）选穴原则

耳针处方选穴具有一定的原则,通常有按相应部位选穴、中医辨证选穴、西医学理论选穴和临床经验选穴等四种原则,可以单独使用,亦可配合使用。

1.按相应部位选穴

当机体患病时,在耳郭的相应部位上有一定的敏感点,它便是本病的首选穴位,如胃痛取"胃"穴,眼病取"眼"穴,腰痛取"腰"穴等。

2.按中医辨证选穴

根据脏腑学说的理论,按各脏腑的生理功能和病理反应进行辨证取穴,如耳鸣选肾穴,因"肾开窍于耳";皮肤病选肺穴,因"肺主皮毛"等。根据十二经脉循行和其病候选取穴位,如坐骨神经痛取"膀胱"或"胰胆"穴,牙痛取"大肠"穴等。

3.按西医学理论选穴

耳穴中一些穴名是根据西医学理论命名的,如"交感""肾上腺""内分泌"等。这些穴位的功能基本上与西医学理论一致,故在选穴时应考虑其功能,如炎性疾病取"肾上腺"穴,月经不调取"内分泌"穴,内脏痉挛取"交感"等。

4.按临床经验选穴

如"神门"穴有较明显的止痛镇静作用,"耳尖"穴对外感发热血压偏高者有较好的退热降压效果。另外临床实践还发现有些耳穴具有治疗本部位以外疾病的作用,如"外生殖器"穴可以治疗腰腿痛等。

（三）耳穴探查方法

当人体发生疾病时,常会在耳穴出现"阳性反应"点,如压痛、变形、变色、结节、丘疹、凹陷、脱屑、电阻降低等,这些"阳性反应"点是诊断和治疗疾病的重要部位。耳郭上的这些反应点通常需要仔细探查后确定,临床常用的耳穴探查方法有以下3种。

1.直接观察法

在未刺激耳郭之前,用肉眼或借助于放大镜在自然光线下,由上而下、从内至外观察耳郭上有无变形、变色等征象,如脱屑、水泡、丘疹、充血、硬结、疣赘、软骨增生、色素沉着以及血管的形状、颜色的变异等。

2.压痛点探查法

这是目前临床最为常用的探查方法。临床上可用较圆钝的弹簧探棒、毫针柄或火柴棒等以均匀的压力,在与疾病相应的耳郭部从周围逐渐向中心探压;或自上而下、自外而内对整个耳郭进行普查,耐心寻找压痛点。当探棒压迫痛点时,患者会发现皱眉、眨眼、呼痛或躲闪等反应。探查时手法必须轻、慢、均匀。少数患者耳郭上一时测不到压痛点,可用手指按摩一下该区域,而后再测。

3.电测定法

医者根据耳郭反应点的电阻低、导电性高的原理,制成各种小型晶体管良导电测定器,测定耳穴皮肤电阻、电位、电容等变化。探测时,患者手握电极,医者手执探测头,在患者的耳郭上进行探查,当电棒触及电阻低的敏感点(良导点)时,可以通过指示信号、音响或仪表数据等反映出来。电测定法具有操作简便、准确性较高等优点。

(四)耳穴的刺激方法

耳穴的刺激方法较多,目前临床常用压丸法、毫针法、埋针法。此外,还可用艾灸、放血、穴位注射、皮肤针叩刺等方法。

1.压丸法

在耳穴表面贴敷王不留行籽、油菜籽、小米、绿豆、白芥子以及特制的磁珠等,并间歇揉按的一种简易疗法。由于本法既能持续刺激穴位,又安全方便,是目前临床上最常用的耳穴刺激方法。现应用最多的是王不留行籽压丸法,可先将王不留行籽贴附在 0.6 cm×0.6 cm 大小的胶布中央,用镊子夹住,贴敷在选用的耳穴上(图 8-33)。每天自行按压 3～5 次,每次每穴按压 30～60 秒,以局部微痛发热为度,3～7 天更换 1 次,双耳交替。

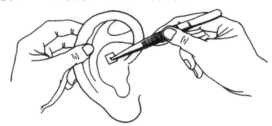

图 8-33 耳穴压丸法

2.毫针法

毫针法是利用毫针针刺耳穴,治疗疾病的一种较常用的方法。其操作程序如下:首先定准耳穴,然后先用2.5%碘酒,再用 75% 乙醇脱碘进行严格消毒,待乙醇干后施术。针具选用 26～30 号粗细的0.3～0.5 寸长的不锈钢针。进针时,医者左手拇、示二指固定耳郭,中指托着针刺部的耳背,然后用右手拇、示二指持针,用快速插入的速刺法或慢慢捻入的慢刺法进针均可。刺入深度应视患者耳郭局部的厚薄灵活掌握,一般以刺入皮肤 2～3 cm,以达软骨后毫针直立不摇晃为准。刺入耳穴后,如局部感应强烈,患者症状往往有即刻减轻感;如局部无针感,应调整针刺的方向、深度和角度。刺激强度和手法依病情、体质、证型、耐受度等综合考虑。耳毫针的留针时间一般 15～30 分钟,慢性病、疼痛性疾病留针时间适当延长。出针时,医者左手托住耳郭,右手迅速将毫针垂直拔出,再用消毒干棉球压迫针眼,以免出血。也可在针刺获得针感后,接上电针仪,采用电针法。通电时间一般以 10～20 分钟为宜。

3.埋针法

埋针法是将皮内针埋入耳穴以治疗疾病的方法,适用于慢性和疼痛性疾病,起到持续刺激、巩固疗效和防止复发的作用。使用时左手固定常规消毒后的耳部,右手用镊子夹住皮内针针柄,轻轻刺入所选耳穴,再用胶布封盖固定(图 8-34)。一般埋患侧耳穴,必要时埋双耳,每天自行按压 3 次,每次留针 3～5 天,5 次为 1 个疗程。

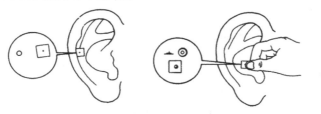

图 8-34　耳穴埋针法

(五)耳针疗法护理

(1)对初次接受针治者,要做好解释工作,解除恐惧、紧张心理;正确选取舒适持久的体位,尽量采用卧位,选穴宜少,手法要轻;对劳累、饥饿、大渴的患者,应嘱其休息、进食、饮水后再予针治;针刺过程中,应随时注意观察患者的神色,询问其感觉,有头晕心慌时应停止操作或起针,让患者卧床休息。此外,应注意室内空气流通,消除过冷、过热等因素。

(2)严格消毒,防止感染。因耳郭表面凹凸不平,血管丰富,结构特殊,针刺前必须严格消毒,有创面或炎症部位禁针。针刺后如针孔发红、肿胀,应及时涂 2.5％碘酒,防止化脓性软骨膜炎的发生。

(3)耳针刺激比较疼痛,治疗时应注意防止发生晕针,一旦发生应及时处理。

(4)对扭伤和运动障碍的患者,进针后应嘱其适当活动患部,有助于提高疗效。

(5)有习惯性流产的孕妇应禁针。

(6)患有严重器质性病变和伴有严重贫血者不宜针刺,对严重心脏病、高血压病患者不宜行强刺激法。

(孙　红)

第五节　艾灸疗法及护理

艾灸疗法是以艾绒为原材料,加工制成艾炷或艾条,点燃后在体表腧穴或患处进行熏灼,借助灸火热力和艾绒药效,通过经络腧穴的传导作用以刺激机体,达到防治疾病目的的一种方法。常用的灸法包括艾条灸、艾炷灸和温针灸。

一、艾条灸

艾条灸是把艾绒制成艾条,将其一端点燃后对准腧穴或患处进行施灸的一种方法。常用的方法有温和灸、雀啄灸和回旋灸。

(一)目的

借助灸火的热力和艾绒的功效,刺激经络腧穴,达到温经通络、祛风散寒、消肿止痛、扶阳固脱、防病保健等作用。

（二）适应证

慢性虚弱性疾病及风寒湿邪为患的病证，如肢体麻木、风湿痹痛、腹痛、胃痛、呕吐、泄泻、脱肛等。

（三）禁忌证

实热证、阴虚发热者；孕妇的腹部、腰骶部禁灸。

（四）评估

（1）患者年龄、病情、既往史。

（2）女性患者应了解是否处于妊娠期。

（3）患者施灸部位的皮肤情况、对温度的敏感程度。

（4）患者文化程度、目前心理状态及合作程度。

（五）操作准备

1.环境准备

环境整洁，空气清新，光线明亮，温度适宜，注意遮挡。

2.物品准备

治疗盘内放艾条、打火机、小口瓶、弯盘、纱布、治疗单等。

3.护士准备

衣帽整齐，洗手，戴口罩。

4.患者准备

核对患者基本信息，做好解释，以取得患者和（或）家属对执行该操作的知情同意。协助患者取安全舒适体位。

（六）操作程序

（1）松解患者衣着，暴露施灸部位，注意保暖，必要时床帘遮挡。根据医嘱选择施灸部位，实施相应的施灸方法。

（2）将艾条的一端点燃，与施灸部位皮肤保持一定距离，进行施灸。①温和灸时将艾条燃端对准确定的腧穴或患处，距离施灸部位皮肤 2～3 cm，以患者局部皮肤有温热感而无灼痛感为宜。一般每个部位灸 10～15 分钟，以局部皮肤出现红晕为度。②雀啄灸时将艾条燃端距离施灸部位皮肤 2～5 cm，如鸟雀啄食般一上一下不停移动，进行反复熏灸。一般每个部位灸 5 分钟左右。③回旋灸时将艾条燃端距离施灸部位皮肤 3 cm 左右，左右来回或旋转移动，反复熏灸。一般每个部位可灸 20～30 分钟。

（3）施灸过程中，注意询问患者有无不适，及时将艾灰弹入弯盘中，防止灼伤皮肤和烧坏衣物。

（4）灸至局部皮肤出现红晕而不起疱为宜。施灸时间应根据不同施灸方法及患者的体质而定。对于小儿或皮肤感觉迟钝的患者，操作者可将手指置于施灸处皮肤两侧，测知患者局部受热程度，以便随时调整施灸距离，防止局部烫伤。

（5）施灸完毕，将燃烧的艾条插入小口瓶中灭火。

（6）后续处理：①用纱布清洁施灸处皮肤。协助患者穿衣，取舒适体位，整理床单位，告知注意事项，酌情开窗通风，再次核对医嘱。②按规定分类处理用物。③洗手，记录。

二、艾炷灸

艾炷灸是将艾绒制成大小不等的圆锥形艾炷，直接或间接置于腧穴或患处进行施灸的一种方法。艾炷大小可视患者病情及施灸部位而定,小者如麦粒,中者如半截枣核,大者如半截橄榄。每燃尽一个艾炷,称为一壮。

艾炷灸可分为直接灸和间接灸。直接灸可分为瘢痕灸和无瘢痕灸;间接灸可分为隔姜灸、隔蒜灸、隔盐灸和隔附子饼灸。本部分重点介绍隔姜灸。

（一）目的

借助灸火的热力和艾绒的功效,使局部产生温热的刺激,并借助姜片的功效,达到散寒止痛、温胃止呕、温经通络、防病保健等作用。

（二）适应证

慢性虚弱性疾病及风寒湿邪为患的病证,如呕吐、腹痛、腹泻、痛经、风寒痹痛、肢体麻木等。临床常灸足三里、中脘、气海、关元、神阙、三阴交等穴位。

（三）禁忌证

实热证、阴虚发热者;孕妇的腹部、腰骶部禁灸。颜面、五官、大血管、关节活动处不宜采用瘢痕灸。

（四）评估

（1）患者年龄、病情、既往史。

（2）女性患者应了解是否处于妊娠期。

（3）患者施灸部位的皮肤情况、对温度的敏感程度。

（4）患者文化程度、目前心理状态及合作程度。

（五）操作准备

1.环境准备

环境整洁,空气流通,光线明亮,温度适宜,注意遮挡。

2.物品准备

治疗盘内放艾炷（根据患者病情及施灸部位准备大小合适的艾炷）、血管钳、打火机、线香、生姜片（切成直径 2~3 cm,厚 0.2~0.3 cm 的薄片,中间用针刺数孔）、弯盘、纱布、治疗单等。

3.护士准备

衣帽整齐,洗手,戴口罩。

4.患者准备

核对患者基本信息,做好解释,以取得患者和（或）家属对执行该操作的知情同意。协助患者取安全舒适体位。

（六）操作程序

（1）松解患者衣着,暴露施灸部位,注意保暖,必要时床帘遮挡。根据医嘱选择施灸部位和施灸方法。

（2）将生姜片置于施灸部位,再将艾炷置于姜片上,将艾炷顶端点燃施灸,艾炷燃尽除灰,换炷再灸。

（3）施灸过程中,注意观察施灸部位皮肤的变化,及时询问患者有无灼痛感。

（4）灸至局部皮肤出现红晕而不起疱为宜,施灸壮数视施灸部位及患者病情而定。

（5）施灸完毕,将艾灰置于盛水的弯盘中灭火。

（6）后续处理:①用纱布清洁施灸处皮肤。协助患者穿衣,取舒适体位,整理床单位,告知注意事项,酌情开窗通风,再次核对医嘱。②按规定分类处理用物。③洗手,记录。

三、温针灸

温针灸是将毫针刺法与灸法相结合的一种方法,使艾绒燃烧产生的热力通过毫针针身传入施治部位,达到加强针刺效果的一种治疗方法。

(一)目的

借助针刺和艾绒的功效,使局部产生针感和温热的刺激,达到温通经脉、行气活血、祛寒除痹的作用。

(二)适应证

适用于寒盛湿重,经络壅滞之证,如关节痹痛、肢体麻木、腹痛等。

(三)禁忌证

实热证、阴虚发热者;孕妇的腹部、腰骶部;耳、眼、鼻部禁用。对针刺恐惧者,应慎灸。

(四)评估

(1)患者年龄、病情、既往史。

(2)女性患者应了解是否处于妊娠期。

(3)患者施灸部位的皮肤情况、对疼痛的耐受程度。

(4)患者文化程度、目前心理状态及合作程度。

(五)操作准备

1.环境准备

环境整洁,空气清新,光线明亮,温度适宜,注意遮挡。

2.物品准备

治疗盘内放 1～2 cm 长的艾条段、镊子、打火机、线香、毫针(根据针刺部位及患者病情选择合适的针具)、无菌棉签、75%乙醇、硬纸片、弯盘、纱布、治疗单、利器盒、污物盒及医疗垃圾收集盒等。

(六)操作程序

(1)松解患者衣着,暴露施灸部位,注意保暖,必要时床帘遮挡。根据医嘱选择施灸部位。

(2)消毒施治部位皮肤。

(3)遵医嘱选择相应的进针方法,将毫针刺入施治部位,通过提插、捻转等手法调节针感,得气后留针。

(4)根据施灸部位选择大小适宜的剪口方块硬纸片套在针身周围,紧贴皮肤放置,防止艾灰脱落烫伤皮肤。

(5)将 2 cm 长的艾条段穿插在针柄上,点燃艾条段近皮肤端进行施灸,使热力沿针身传至穴位。针柄上的艾条段必须放置牢固,防止艾条脱落灼伤皮肤或烧坏衣物,同时艾条段不可过大,以免发生弯针或断针。

(6)施灸过程中,注意观察施灸部位皮肤的颜色,及时询问患者有无灼痛感,观察有无针刺意外的发生。艾条段燃尽后换炷再灸,可连续灸 2～5 壮。

(7)施灸完毕,去除艾灰,并将艾灰置于盛水弯盘中灭火,取走硬纸片,起出毫针,用无菌棉签轻按针孔片刻。清点晕针数目,以防遗漏。

(8)后续处理:①用纱布清洁施灸处皮肤。协助患者穿衣,取舒适体位,整理床单位,告知注意事项,酌情开窗通风,再次核对医嘱。②按规定分类处理用物。③洗手,记录。

四、艾灸疗法护理

(1)严格掌握禁忌证,凡实证、热证、阴虚发热证,以及面部、大血管和黏膜附近,孕妇胸腹部和腰骶部均不宜灸。

(2)施灸时,严密观察艾条的燃烧情况,防止艾火灼伤皮肤、烧坏衣被,如有发生,应立即采取相应措施。

(3)艾灸后皮肤局部出现水疱时,小型水疱,无需处理,大水疱用无菌注射器抽出疱内液体,并用消毒纱布覆盖,防止感染。

(4)施灸后,患者切忌吹风,宜保暖,协助患者穿好衣服,记录施灸腧穴、壮数、留针时间,以及有无反应等情况并签名。

(孙 红)

第六节 面神经炎

面神经炎又称特发性面神经麻痹或 Bell 麻痹。常见病因多由病毒感染、面部受凉、神经源性病变、物理性损伤或中毒等引起一侧或者双侧耳后乳突孔内急性非化脓性面神经炎,受损的面神经为周围性,故在此以"周围性面神经麻痹"作重点介绍。本病以口眼㖞斜为主要特点,常在睡眠醒来时发现一侧面部肌肉板滞、麻木、瘫痪,额纹消失,眼裂变大,露睛流泪,鼻唇沟变浅,口角下垂歪向健侧,病侧不能皱眉、蹙额、闭目、露齿、鼓颊。部分患者初起时有耳后疼痛,还可出现患侧舌前 2/3 味觉减退或消失,听觉过敏等症。病程迁延日久,可因瘫痪肌肉出现挛缩,口角反牵向患侧,甚则出现面肌痉挛,形成"倒错"现象。发病急骤,以一侧面部发病为多,双侧面部发病少见。无明显季节性,多见于冬季和夏季,好发于 20~40 岁青壮年,男性居多。

本病属中医"口僻""面瘫""吊线风""口眼㖞斜""歪嘴风"等病证范畴。中医认为,"邪之所凑,其气必虚"。本病多由脉络空虚,风寒侵袭,以致经气阻滞,气血不和,瘀滞经脉,导致经络失于濡养,肌肉纵缓不收而发作。

颅内炎症、肿瘤、血管病变、外伤等多种病变累及面神经所致的继发性面神经麻痹与前者不同,不是本节讨论的对象。

一、康复评定

(一)现代康复评定

1.病史

起病急,常有受凉吹风史,或有病毒感染史。

2.表现

一侧面部表情肌突然瘫痪、患侧额纹消失,眼裂不能闭合,鼻唇沟变浅,口角下垂,鼓腮,吹口哨时漏气,食物易滞留于患侧齿颊间,可伴患侧舌前 2/3 味觉丧失,听觉过敏,多泪等。

3.损害部位

耳后乳突孔以上影响鼓索支时,则有舌前 2/3 味觉障碍;若镫骨肌支以上部位受累时,除味觉障碍外,还可出现同侧听觉过敏;损害在膝状神经,可有乳突部疼痛,外耳道和耳郭部的感觉障碍或出现疱疹;损害在膝状神经节以上,可有泪液、唾液减少。

4.脑 CT、MRI 检查

脑 CT、MRI 检查均正常。

5.实验室检查

急性感染性(风湿、骨膜炎等)面神经麻痹者可有:①外周血白细胞及中性粒细胞升高;②血沉增快;③大多数患者脑脊液检查正常,极少数患者脑脊液的淋巴细胞和单核细胞增多。

6.电生理检查

肌电图(EMG)可显示受损的面肌运动单位对神经刺激的反应,测知面神经麻痹程度及有无失神经反应,对确定治疗方针和判定预后及可能恢复的能力很有价值。通常可进行动态观察,在发病 2 周左右,应列为常规检查。神经传导速度(MCV)是判断面神经受损最有意义的指标,它对病情的严重程度、部位以及鉴别轴索与脱髓鞘损害,均有很大帮助。此外,电变性检查对判定面神经麻痹恢复时间更为客观,发病早期即病后 5～7 天,采用面神经传导检查,对完全性面瘫的患者进行预后判定,患侧诱发的肌电动作电位 M 波波幅为健侧的 30％ 或以上时,则 2 个月内可望恢复;如为 10％～30％,常需 2～8 个月恢复,并有可能出现合并症;如仅为 10％ 或以下,则需6～12 个月才能恢复,甚至更长时间,部分患者可能终生难以恢复,并多伴有面肌痉挛及联带运动等后遗症。病后 3 个月左右测定面神经传导速度有助判断面神经暂时性传导障碍,还是永久性的失神经支配。

7.功能障碍评定

面神经炎患侧功能障碍和面肌肌力的康复评定(表 8-13 和表 8-14)。

表 8-13　功能障碍分级

分级	肌力表现
0 级	相当于正常肌力的 0％,嘱患者用力使面部表情肌收缩,但检查者看不到表情肌收缩,用手触表情肌也无肌紧张感
1 级	相当于正常肌力的 10％,让患者主动运动(如:皱眉、闭眼、示齿等动作),仅见患者肌肉微动
2 级	相当于正常肌力的 25％,面部表情肌做各种运动虽有困难,但主动运动表情肌有少许动作
3 级	相当于正常肌力的 50％,面部表情肌能做自主运动,但比健侧差,如皱眉比健侧眉纹少或抬额时额纹比健侧少
4 级	相当于正常肌力的 75％,面部表情肌能做自主运动,皱眉、闭眼等基本与健侧一致
5 级	相当于正常肌力的 100％,面部表情肌各种运动与健侧一致

表 8-14　肌力分级

分级	功能障碍情况
Ⅰ	正常
Ⅱ	轻度功能障碍,仔细检查才发现患侧轻度无力,并可察觉到轻微的联合运动
Ⅲ	轻、中度功能障碍,面部两侧有明显差别,患侧额运动轻微运动,用力可闭眼,但两侧明显不对称
Ⅳ	中、重度功能障碍,患侧明显肌无力,双侧不对称,额运动轻微受限,用力也不能完全闭眼,用力时口角有不对称运动
Ⅴ	重度功能障碍,静息时出现口角喝斜,面部两侧不对称,患侧鼻唇沟变浅或消失,额无运动,不能闭眼(或最大用力时只有轻微的眼睑运动),口角只有轻微的运动
Ⅵ	全瘫,面部两侧不对称,患侧明显肌张力消失,不对称,不运动,无连带运动或患侧面部痉挛

（二）传统康复辨证

1.病因病机

中医对本病多从"内虚邪中"立论，认为"经络空虚，风邪入中，痰浊瘀血痹阻经络，以致经气运行失常，气血不和，经筋失于濡养，纵缓不收而发病"。

2.辨证

（1）风寒侵袭：见于发病初期，面部有受凉史。症见口眼㖞斜，伴头痛、鼻塞、面肌发紧，舌淡，苔薄白，脉浮紧。

（2）风热入侵：见于发病初期，多继发于感冒发热，症见口眼㖞斜，伴头痛、面热、面肌松弛、耳后疼痛，舌红，苔薄黄，脉浮数。

（3）气血不足：多见于恢复期或病程较长的患者。症见口眼㖞斜，日久不愈，肢体困倦无力，面色淡白，头晕等，舌淡，苔薄白，脉细无力。

二、康复治疗

面神经炎的中医治疗方法日趋多样化，有针灸、推拿、中药内服、外敷、皮肤针、电针、刺络拔罐、穴位注射、割治、埋线等。在临床中应注意诊断，及早治疗，充分发挥中医各种治法的优势，标本兼顾，内外治疗，并中西医结合，各取所长，以达到提高疗效、缩短病程、降低费用的良好效果。

（一）一般治疗

（1）治疗期间，可在局部用热毛巾热敷，每次 10 分钟，每天 2 次。

（2）眼睑闭合不全者，每天点眼药水 2～3 次，以防感染。

（3）患者应避免风寒侵袭，戴眼罩、口罩防护。

（4）患者宜自行按摩瘫痪的面肌，并适当地进行功能锻炼。

（5）治疗期间，忌长时间看电视、电脑，以防用眼过度，导致眼睛疲劳，影响疗效。

（二）针灸治疗

1.毫针法

治则：活血通络，疏调经筋。

处方：以面颊局部和手足阳明经腧穴为主。

主穴：阳白、四白、颧髎、攒竹、颊车、地仓、合谷（双）、翳风（双）。

随症配穴：风寒证加风池穴祛风散寒，风热证加曲池疏风泻热，鼻唇沟平坦加迎香，人中沟歪斜加人中、口禾髎，颏唇沟歪斜加承浆，味觉消失、舌麻加廉泉，乳突部疼痛加风池、外关，恢复期加足三里补益气血、濡养经筋。

2.电针法

取地仓、颊车、阳白、瞳子髎、太阳、合谷（双）等穴，接通电针仪，以断续波刺激 10～20 分钟，强度以患者面部肌肉微微跳动且能耐受为度，每天 1 次。适用于恢复期（病程已有 2 周以上）的治疗。

3.温针法

取地仓、颊车、阳白、四白、太阳、下关、牵正、合谷（双）等穴，将剪断的艾条（每段 1～1.5 cm）插到针柄上，使艾条距离皮肤 2～3 cm，将艾条点燃，持续温灸 10～20 分钟，注意在艾条与皮肤之间放置一小卡片（4 cm×5 cm），防止烧伤皮肤，温度以患者有温热感且能耐受为度，每天 1 次。

操作要求：①初期：亦称"急性期"，为开始发病的第 1～7 天，此期症状有加重趋势，此乃风邪初入,脉络空虚,正邪交争,治以祛风通络为主。此期宜浅刺,轻手法,不宜使用电针法过强刺激。②中期:亦称"平静期",为发病第7~14天,此期症状逐渐稳定,乃外邪入里,络阻导致气血瘀滞,故治当活血通络。此期宜用中度刺激手法,可用电针法、温针法等强刺激手法。毫针法处方、随证配穴、操作等具体方法见上。其中电针法、温针法、穴位敷贴、穴位注射、皮肤针、耳针法等均可酌情选用。③后期:又称"恢复期",约为发病16天至6个月,此后症状逐渐恢复,以调理气血为主。此期浅刺多穴多捻转有助促进面部微循环,营养面神经及局部组织,同时激活神经递质冲动,利于松肌解痉,恢复面肌正常运动,类似"补法",有别于初期浅刺泄邪之"泻法"。若辅以辨证配穴,补气益血、祛风豁痰,则更显相得益彰。毫针法处方、随证配穴、操作等具体方法见上。可酌情选用电针法、温针法、穴位敷贴、穴位注射、皮肤针、耳针法等。④联动期和痉挛期:发病6个月以上(面肌连带运动出现以后),此期培补肝肾、活血化瘀、舒筋养肌、息风止痉。采用循经取穴配用面部局部三线法取穴针灸治疗。在电针法、温针法、穴位敷贴、穴位注射、皮肤针、耳针法无效下可选择手术治疗。

三、康复护理

(1)嘱患者多食新鲜蔬菜、粗粮、黄豆制品、大枣、瘦肉等。

(2)平时面瘫患者需要减少光源刺激,如电脑、电视、紫外线等。

(3)嘱患者多做功能性锻炼,如抬眉、鼓气、双眼紧闭、张大嘴等。

(4)嘱患者睡觉之前用热水泡脚,有条件的话,做些足底按摩。

(5)面瘫患者在服药期间,忌辛辣刺激食物,如白酒、大蒜、海鲜、浓茶、麻辣火锅等。

(6)嘱患者用毛巾热敷脸,每晚3~4次,勿用冷水洗脸,遇到寒冷天气时,需要注意头部保暖。

(7)告诉患者应注意保持良好心情。心理因素是引发面神经麻痹的重要因素之一。面神经麻痹发生前,有相当一部分患者存在身体疲劳、睡眠不足、精神紧张及身体不适等情况。所以保持良好的心情,就必须保证充足的睡眠,并适当进行体育运动,增强机体免疫力。

(8)告诉患者面神经麻痹只是一种症状或体征,必须仔细寻找病因,如果能找出病因并及时进行处理,如重症肌无力、结节病、肿瘤或颞骨感染,可以改变原发病及面瘫的进程。面神经麻痹也可能是一些危及生命的神经科疾病的早期症状,如脊髓灰质炎或Guillian-Barre综合征,如能早期诊断,可以挽救生命。

(孙 红)

第七节 慢性阻塞性肺疾病

慢性阻塞性肺疾病(COPD)是一种具有气流受限特征的肺部病证,气流受限不完全可逆,并呈进行性发作,与肺部对有刺激气体或有刺激颗粒的异常炎症反应有关。COPD与慢性支气管炎和肺气肿密切相关。当慢性支气管炎、肺气肿患者肺功能检查出现气流受限,并且不完全可逆时,即属COPD。如患者只有"慢性支气管炎"和(或)"肺气肿",而无气流受限,则不能诊断为COPD,可将具有咳嗽、咳痰症状的慢性支气管炎视为COPD的高危期。

COPD属中医"哮证""喘证""肺胀"等疾病范畴,认为本病多因内伤久咳、支饮、哮喘、肺痨等慢性肺系疾病,迁延失治,痰浊潴留,气滞肺间,日久导致肺虚,复感外邪诱使病情发作加剧。

一、康复评定

(一)现代康复评定方法

1.病史

COPD起病缓慢,病程较长。

2.症状

主要有慢性咳嗽、咳痰、喘息、胸闷、气短或呼吸困难等。同时,出现运动耐力下降,活动的范围、种类和强度减少甚至不能活动。

3.体征

本病早期体征不明显,随着病情的进展可出现桶状胸、呼吸变浅、频率加快、辅助呼吸肌活动增强,重症患者可出现呼吸困难或发绀。叩诊肺部过清音,心浊音界缩小,肺下界和肝浊音界下降。听诊两肺呼吸音减弱,呼气延长,平静呼吸时可闻及干啰音,肺底和其他部位可闻及湿啰音。

4.X线检查

肺容积增大,膈肌位置下移,双肺透亮度增加,肋间隙增宽,肋骨走行扁平,心影呈垂直狭长。

5.呼吸功能徒手评定分级

大多数COPD患者都不同程度存在呼吸困难,通过让患者做一些简单的动作或短距离行走,根据患者出现气短的程度可初步评定其呼吸功能。徒手评定一般分为0~5级(表8-15)。

表8-15 呼吸功能的徒手评定分级方法

分级	表现
0级	虽然不同程度的阻塞性肺气肿,但活动时无气短,活动能力正常,疾病对日常生活无明显影响
1级	一般活动时出现气短
2级	平地步行无气短,速度较快或登楼、上坡时,同龄健康人不觉气短而自己有气短
3级	慢走100 m以内即有气短
4级	讲话或穿衣等轻微活动时即有气短
5级	安静时出现气短,不能平卧

6.肺功能测试

(1)用力肺活量(FVC):指深吸气至肺总量位,然后用力快速呼气直至残气位时的肺活量。

(2)第1秒用力呼气量(FEV_1):为尽力吸气后尽最大努力快速呼气,第1秒所能呼出的气体容量。

临床评价通气功能障碍的两项主要指标为:FEV_1占预计值的百分比(即$FEV_1\%$)和FEV_1占FVC的百分比(即FEV_1/FVC)。通过这两项指标来评价气流的阻塞程度,用于COPD肺功能的分级(表8-16)。

7.COPD的严重程度分级

肺功能康复是慢性阻塞性肺疾病的康复的主要内容,根据慢性阻塞性肺疾病全球倡议,将本病的严重程度分为5级(表8-17)。

表 8-16 肺功能的分级标准

分级	FEV₁%	FEV₁/FVC(%)
基本正常	>80	>70
轻度减退	80～71	70～61
显著减退	70～51	60～41
严重减退	50～21	≤40
呼吸衰竭	≤20	

表 8-17 COPD 严重程度分级

级别	分级标准
0级(危险期)	有慢性咳嗽、咳痰症状;肺功能正常
Ⅰ(轻度)	伴或不伴慢性咳嗽、咳痰症状;$FEV_1/FVC<70\%$,$FEV_1\geq80\%$预计值
Ⅱ(中度)	伴或不伴慢性咳嗽、咳痰、呼吸困难症状;$FEV_1/FVC<70\%$,$30\%\leq FEV_1<80\%$预计值
Ⅲ(重度)	伴或不伴慢性咳嗽、咳痰、呼吸困难症状;$FEV_1/FVC<70\%$,$30\%\leq FEV_1<850\%$预计值
Ⅳ(极重度)	伴慢性呼吸衰竭;$FEV_1/FVC<70\%$,$FEV_1<30\%$预计值

8.COPD 病程分期

(1)急性加重期:在疾病过程中,短期内咳嗽、咳痰、气短和(或)喘息加重、痰量增多,呈脓性或黏液脓性,可伴发热等症状。

(2)稳定期:患者咳嗽、咳痰、气短等症状稳定或症状轻微。

9.活动能力评定

(1)活动平板试验或功率车运动试验:通过活动平板或功率车进行运动试验可获得最大吸氧量、最大心率、最大代谢当量(MET)值、运动时间等量化指标来评定患者的运动能力,也可通过活动平板运动试验中患者主观劳累程度分级(Borg 分级)等半定量指标来评定患者的运动能力。

(2)定量行走评定(6 分钟步行试验):适用于不能进行活动平板试验的患者,让患者行走6 分钟,记录其所能行走的最长距离,以判断患者的运动能力及运动中发生低氧血症的可能性。

(3)日常生活活动能力评定:可根据需要进行 Barthel 指数、Katz 指数、修订的 Kenny 自理指数和 Pulses 等评定。

(二)传统康复辨证

1.病因病机

本病病位主要在肺、脾、肾及心,病变首先在肺,继而影响脾、肾,后期则病及于心。因肺主气、司呼吸,开窍于鼻,外合皮毛,故外邪从口鼻、皮毛入侵,多首先犯肺,以致肺之宣降功能不利,气逆于上而为咳,升降失常而为喘。久则肺虚,而致主气功能失常,影响呼吸出入,肺气壅滞,导致肺气胀满,张缩无力,不能敛降。若肺病及脾,子盗母气,脾失健运,则可导致肺脾两虚。肺为气之主,肾为气之根,若久病肺虚及肾,肺不主气,肾不纳气,可致咳喘日益加重,吸气尤为困难,呼吸短促难续,动则尤甚。肺与心同居胸中,经脉相通,肺气辅佐心脏治理,调节血脉的运行,心阳根于命门真火,故肺虚治节失职,或肾虚命门火衰,均可病及于心,使心气无力、心阳衰竭,甚则可以出现喘脱等危候。

2.四诊辨证

(1)稳定期分为肺虚、脾虚、肾虚 3 型进行康复评定。①肺虚型:偏气虚者易患感冒,自汗怕风,气短声低,或兼见轻度咳喘,痰白清稀;偏阴虚者,多见呛咳,痰少质黏,咽干口燥。②脾虚型:偏气虚者常常痰多,倦怠,气短,食少便溏;伴阳虚者,则可见形寒肢冷,泛吐清水等症状。③肾虚型:平素常短气息促,动则尤甚,吸气不利,腰膝酸软。

(2)急性加重期一般分为以下 2 型行康复评定。①外寒内饮型:咳逆喘满不得卧,气短气急,咳痰白稀、呈泡沫状、胸部膨满;或恶风寒,发热,口干不欲饮,周身酸楚,面色青黯,舌体胖大,舌质黯淡、舌苔白滑,脉浮紧或浮弦滑。②痰热郁肺型:咳逆喘息气粗,胸满烦躁,目睛胀突,痰黄或白、黏稠难咯;或发热微恶寒,溲黄便干,口渴欲饮,舌质红黯、苔黄或白黄厚腻,脉弦滑数或兼浮象。

二、康复策略

COPD 目前尚无有效的治疗方法,病程可长达数十年,在缓解期因症状轻微常被患者忽视,若出现并发症,如肺心病、肺性脑病、呼吸衰竭等往往预后不良。因此在缓解期进行康复治疗是非常必要的。

COPD 急性加重期病情严重者应住院治疗,采取控制性氧疗、抗感染、舒张支气管、纠正呼吸衰竭等多种方法对症治疗,不宜进行康复治疗。COPD 患者的传统康复治疗应在稳定期进行。由于稳定期患者气流受限的基本特点仍持续存在,如果不作有效治疗,其病变长期作用的结果必然会导致肺功能的进行性恶化。因此,应重视 COPD 患者稳定期的传统康复治疗,采取综合性康复治疗措施,以减轻症状,减缓或阻止肺功能进行性降低为目标。

COPD 的传统康复治疗主要有针灸、推拿、中药疗法、食疗、运动疗法、情志康复等具有中医特色的治疗手段和方法。通过全面的传统康复治疗措施,可明显改善患者症状,增加呼吸运动效率,提高生活自理能力,减少住院次数,从而延长患者寿命,提高生活质量。

三、康复治疗

(一)中药疗法

1.内服法

(1)肺脾两虚者可见喘促短气,乏力,咳痰稀薄,自汗畏风,面色苍白,舌淡脉细弱,或见口干,盗汗,舌红苔少,脉细数或兼食少便溏,食后腹胀不舒,肌肉消瘦,舌淡脉细。治以健脾益气、培土生金。方取补中益气汤加减。

(2)肺肾两虚者可见胸满气短,语声低怯,动则气喘,或见面色晦暗,或见面目水肿,舌淡苔白,脉沉弱。治以补肺益肾、止咳平喘。方取人参蛤蚧散加减。

(3)肺肾阴虚者可见咳嗽痰少,胸满烦躁,手足心热,动则气促,口干喜饮,舌红苔少,脉沉细。治以养阴清肺。方取百合固金汤加减。

(4)脾肾阳虚者可见胸闷气憋,呼多吸少,动则气喘,四肢不温,畏寒神怯,小便清长,舌淡胖,脉微细。治以补脾益肾、温阳纳气。方取金匮肾气丸加减。

2.外治法

白芥子、延胡索各 20 g,甘遂、细辛各 10 g,麝香 0.6 g,共为细末,用姜汁调和,在夏季三伏天时,每伏第一天外敷于肺俞、膏肓、颈百劳等腧穴,4 小时后除去,共分 3 次敷完,每年 1 个疗程。

3.药膳

药膳可以提高本病康复治疗效果,现介绍几种常用药膳。

(1)紫苏粥:紫苏叶 10 g、粳米 50 g、生姜 3 片、大枣 5 枚。具有祛风散寒、理气宽中的作用。

(2)枇杷饮:枇杷叶 10 g、鲜芦根 10 g。具有祛风清热、止咳化痰的作用。

(3)鲫鱼汤:鲫鱼 200 g 以上 1 条,肉豆蔻 3~5 g。具有健脾益肺的作用。

(4)梨子汤:梨子 200 g、川贝母 10 g。具有养阴润肺化痰的作用。

(5)薏苡杏仁粥:薏米 50 g、杏仁(去皮尖)10 g。具有健脾祛湿、化痰止咳的作用。

(6)人参蛤蚧粥:蛤蚧粉 2 g、人参 3 g、糯米 75 g。具有补肺益肾、纳气定喘的作用。

(7)虫草全鸭汤:冬虫夏草 10 g、老雄鸭肉 300 g、黄酒 15 g、生姜 5 g、葱白 10 g、胡椒粉 3 g、食盐 3 g。具有补肺益肾、平喘止咳的作用。

(8)紫河车汤:紫河车 1 个,生姜 3~5 片。具有补肺疗虚的作用。

(二)针灸治疗

以毫针刺法、灸法为主,以疏通经络、宣肺止咳为原则。

1.毫针刺法

主穴:肺俞、脾俞、肾俞、膏肓、气海、足三里、太渊、太溪、命门。

配穴:合谷、天突、曲池、列缺。

操作方法:每次选 3~5 穴,常规方法针刺,用补法,隔天 1 次。

2.灸法

主穴:大椎、风门、肺俞、肾俞、膻中、气海。

操作方法:用麦粒灸,每穴每次灸 3~5 壮,10 天灸 1 次,3 次为 1 个疗程。

(三)推拿治疗

以疏通经络、宣肺止咳为原则,分部选择腧穴进行推拿治疗。

(四)传统运动疗法

常用的传统运动疗法如八段锦、易筋经、少林内功、五禽戏等。

四、康复护理

(一)饮食护理

应叮嘱患者的饮食做到"三高四低","三高"即高蛋白、高维生素、高纤维素,故宜多食用瘦肉、豆制品、鱼类、乳类等含蛋白量较高食品,以及蔬菜、水果、菌类、粗粮等含维生素、纤维素较多的食物,经常食用有助于增加营养,改善体质,通畅大便,排出毒素。"四低"即饮食中应注意低胆固醇、低脂肪、低糖、低盐。

(二)情绪护理

对患者及时有效地运用语言疏导法,有助于病情的康复和生活质量的提高。首先要改善患者对本病的消极态度,协助其解脱因呼吸困难而产生的焦虑,又因焦虑而产生呼吸困难的恶性循环。其次,应鼓励患者参加适当的活动,改善其躯体功能。另外,要及时发现患者潜在的身体和心理方面的异常变化,防止患者因极度痛苦而感到绝望,甚至产生自杀行为。医护人员及家属要多与患者交流,以满足患者对关怀的需求,消除抑郁、孤独的情绪。

(三)吸氧

绝大多数患者有低氧血症,尤其夜间容易发生缺氧,吸氧可以使患者运动能力提高,也可以防止肺动脉高压的发展,及肺心病的发生。

(四)慎起居

叮嘱患者平时要注意防寒保暖、忌烟酒、远房事、调情志、加强体育锻炼,增强体质,提高机体免疫力。

(孙　红)

第八节　糖　尿　病

糖尿病是一组以慢性血糖水平增高为特征的代谢性疾病群,是极为常见的内分泌代谢疾病之一,多见于中老年人。临床一般分 1 型糖尿病、2 型糖尿病、其他特殊类型糖尿病和妊娠糖尿病几种类型。

糖尿病的病因目前尚未完全阐明。目前公认糖尿病不是单一病因所致的疾病,而是多种因素所致的综合征。发病与遗传、自身免疫及环境因素有关。其基本的病理生理特点为绝对或相对性胰岛素分泌不足引起的糖、蛋白质、脂肪和水、电解质等的代谢紊乱。

糖尿病属中医"消渴"或"消瘅"范畴。中医认为本病多因素体禀赋不足,长期过食肥甘厚味,脾胃积热,化燥伤津;或长期精神刺激,气郁化火,消烁阴津;或劳欲过度,致五脏柔弱,久郁化火,积热伤津,火烁损阴,耗精伤肾引起。其主要病机为阴津亏损,燥热内盛。阴虚为本,燥热为标,两者互为因果,贯穿在消渴病的整个病变过程中。

糖尿病临床早期可无症状,以后多有烦渴、多饮、多食、多尿、疲乏、消瘦等表现,严重病例可发生酮症酸中毒或其他类型的急性代谢紊乱。常见的并发症和伴随症有急性感染、肺结核、动脉粥样硬化、肾和视网膜微血管病变及神经病变等。

一、康复评定

(一)现代康复评定方法

1.病史

病史较长,并且由于缺乏疾病的特异性标志,在出现代谢紊乱前不易发现。

2.症状和体征

多饮、多食、多尿、消瘦、皮肤瘙痒,女子外阴瘙痒是常见的症状。合并眼部并发症时可出现视力减退,眼底出血;合并肾病时可出现水肿、贫血;合并神经病变时可出现肢体酸痛、麻木、性欲减退、大小便失禁及膝腱反射、跟腱反射减弱或消失等。

3.尿糖测定

尿糖阳性是诊断糖尿病的重要线索。尿糖测定包括次尿糖与段尿糖的测定,次尿糖就是在尿前2.5 小时(应用口服降糖药物或胰岛素治疗的患者,应在用药前 0.5 小时)排空膀胱,留尿测定的尿糖,一天当中至少测 4 次,即三餐前与睡前,也可以根据患者情况测定任何时间次尿糖;段尿糖亦分为 4 段,第 1 段为早饭后至午饭前,不管有几次尿,均混在一起测尿糖;依此类推,午饭后至晚饭前为第 2 段;晚饭后至睡前为第 3 段;睡前至第 2 天早餐前为第 4 段。一般情况下,尿糖(＋)时,血糖＜10.0 mmol/L;尿糖(＋～＋＋)时,血糖为 11.0～14.0 mmol/L;尿糖(＋＋～＋

＋＋)，血糖为 14.0～19.0 mmol/L；尿糖(＋＋＋～＋＋＋＋)，血糖＞19.0 mmol/L。以上情况都是针对肾糖阈正常的糖尿病患者而言，对肾糖阈不正常的患者，其尿糖不能如实反映血糖水平，应以血糖测定为准。

4.血糖测定

血糖测定是诊断糖尿病的主要指标，并可作为选择初始治疗方案的依据。正常空腹静脉血浆葡萄糖浓度为 3.9～6.0 mmol/L。用快速血糖仪测定毛细血管血糖是糖尿病检测的主要手段，通过监测 5 次血糖(即空腹、睡前及三餐后 2 小时)可观察治疗效果，调整口服降糖药物或胰岛素用量。

5.其他检查

如口服葡萄糖耐量试验(OGTT)、胰岛素释放试验、血清 C-肽浓度的测定、糖化血红蛋白 A1(HbA1c)和糖化血清蛋白的测定、胰岛素抗体与胰岛素受体抗体的测定、胰岛细胞抗体的测定、尿酮体的测定、尿蛋白的测定等有助明确诊断。

(二)传统康复辨证

1.病因病机

本病涉及多个脏腑，但主要以上焦肺、中焦胃、下焦肾为主。其肺、脾胃、肾之间又常相互影响。如肺燥阴虚，津液失于输布，则胃失濡润，肾失滋养，胃热炽盛，灼伤肺津，反耗肾阴；肾阴不足，阴精源泉亏损，则阴虚火旺，灼伤肺胃，终至肺燥、胃热、肾虚同时存在，故多饮、多食、多尿相互并见。消渴日久，阴损及阳，或气阴两伤，可累及五脏和血行。如气虚不能推动血液运行，而致血瘀；阴虚发热，热邪内耗，久则炼血成瘀。瘀血内结，久则痰瘀互结，阻滞气机，犯至心脏则胸痹；犯至肢体则麻痹；犯至目则视矇；犯至脑脉则半身不遂；终至精血枯竭，燥热内蕴，阴竭阳衰。

2.四诊辨证

临床一般将本病分为以下 4 型。

(1)肝肾阴虚：可见尿频量多，浑浊如膏脂，或尿甜，腰膝酸软无力，头晕耳鸣，遗精多梦，皮肤干燥，全身瘙痒，舌红少苔，脉细数。

(2)气阴两虚：可见烦渴多饮，神疲乏力，动则汗出，心悸气短，手足心热，失眠多梦，舌红少苔，脉细数或细数无力。

(3)阴阳两虚：可见面色㿠白，形寒肢冷，耳鸣耳聋，腰膝酸软，口燥咽干，小便频数，混浊如膏，甚则饮一溲二。舌质淡胖，苔薄白，脉沉弱。

(4)阴虚燥热：可见口干、目涩、舌燥，烦渴多饮，尿频量多，多食易饥，大便秘结，疲乏、消瘦或肥胖者。舌质红或绛，苔黄或黄少津，脉弦滑或弦数。

二、康复治疗

(一)康复策略

糖尿病的康复治疗应在患者发病早期或病情减轻，尿糖控制不超过"＋"，或糖尿病的症状减轻，但有大血管、微血管、神经病变或糖尿病足等并发症时进行。如糖尿病并发酮症酸中毒、高渗性非酮症糖尿病昏迷、或乳酸酸中毒时不宜进行康复治疗。

糖尿病的传统康复疗法主要有传统运动、饮食、药物等，通过传统康复治疗可以预防或延缓糖尿病并发症的发生、发展，改善或恢复患者代谢紊乱，减少糖尿病的致残率和致死率，提高患者日常生活质量。

针对糖尿病阴虚为本,燥热为标的基本病理,糖尿病的康复仍要以益气养阴,清热生津为基本康复原则。对于出现并发症的患者,除了采用糖尿病的康复治疗方法外,还要针对并发症采用相应的传统康复治疗方法。在康复治疗中,要贯彻综合调理,耐心守法的原则,综合运用多种传统康复疗法。

(二)治疗方法

1.推拿治疗

以疏通经络、活血化瘀为原则。目的在于加速血糖的利用,改善全身症状。

2.针灸治疗

一般常用的针灸治疗包括毫针刺法和灸法两种方法。

(1)毫针刺法:以疏通经络、行气活血、扶正祛邪为原则。①主穴:肺俞、胃俞、肾俞、风池、曲池、内关、足三里、三阴交、关元。②配穴:烦渴多饮者加承浆;多食便秘者加丰隆;多尿腰痛者加复溜;神疲乏力、少气懒言者加气海;肝郁烦躁易怒者加太冲。

(2)灸法:选取承浆、意舍、关冲、然谷等,每次每穴 5～10 壮,每天 1 次;或选取水沟、承浆、金津、玉液、曲池、劳宫、中冲、行间、商丘、然谷等,每次每穴 5～10 壮,每天 1 次。由于糖尿病患者多合并周围神经病变,灸疗时应注意避免烫伤。

3.传统运动疗法

传统运动疗法是治疗糖尿病的一项重要措施,适当的锻炼可使肌肉组织内葡萄糖得到充分利用,使血液中的葡萄糖迅速到达肌肉和其他组织内,从而使血糖降低。常用的传统运动疗法如易筋经、八段锦、少林内功等。

4.其他传统康复疗法

(1)中药内服:肝肾阴虚者,治以滋养肝肾、润燥填精,方选六味地黄汤加减;气阴两虚者,治以益气养阴,方选生脉散加减;阴阳两虚者,治以滋阴温阳、益气生津,方选金匮肾气丸加减;阴虚燥热者,治以滋阴清热、生津止渴,方选润燥生津方加减。

(2)中药外治:取石膏 5 g,知母 2 g,生地黄 0.6 g,党参 0.6 g,炙甘草 1 g,玄参 1 g,天花粉 0.2 g,黄连 0.3 g,粳米少许,制成粉剂,放置阴凉处保存备用。每次取粉 250 mg,加盐酸二甲双胍 40 mg,混合敷脐,上盖纱布 6～8 层,外用胶布固定。每 5～7 天换药 1 次,每 6 次为 1 个疗程。

5.饮食疗法

饮食疗法是治疗糖尿病首选的一种重要方法,糖尿病饮食康复的基本原则是:主食宜粗,不宜细;品种宜杂,不宜单;副食宜素,不宜荤;肉蛋宜少,不宜多;蔬菜宜多,不宜少;口味宜淡,不宜咸;吃饭宜慢,不宜急;嚼食宜细,不宜粗;吞咽宜慢,不宜快;饭量宜少,不宜多;喝水宜多,不宜少;忌食肥甘辛辣炙煿之品。

三、康复护理

(1)嘱患者保持心胸宽、情绪稳、心情乐观、精神放松,避免紧张、激动、压抑、恐惧等不良情绪造成血糖升高。

(2)让患者建立规律的生活制度,避风寒、慎起居、适当饮食。

(3)糖尿病患者应当禁烟酒。使用胰岛素治疗的患者,应当注意随身携带几块糖,当出现低血糖反应时及时吃糖,防止低血糖的发生。

(4)糖尿病合并皮肤感染、溃疡、或孕妇患有糖尿病者,不宜用灸法治疗。

(孙　红)

第九节 脊 髓 损 伤

脊髓损伤主要是因直接暴力(砸伤、摔伤、刺伤、枪伤等)造成脊柱过度屈曲、骨折、脱位伤及脊神经,其次是因脊髓感染、变性、肿瘤侵及脊髓引起。本节重点介绍外伤性脊髓损伤。

外伤性脊髓损伤根据损伤水平和程度差异,可分为脊髓震荡、脊髓挫伤、椎管内出血和脊髓血肿 4 种类型。本病多造成严重瘫痪致残。胸、腰髓损伤引起双下肢和躯干的部分瘫痪称截瘫,颈髓 C_4 以上损伤上肢受累则称四肢瘫。可伴有损伤水平以下躯干、肢体、皮肤感觉、运动反射完全消失、大小便失禁等症状。

中医认为脊髓损伤多为督脉损伤,从而导致督脉和其他经络、脏腑、气血之间的功能紊乱,出现一系列临床表现。中医古籍中无脊髓损伤这样的病名,也缺乏与脊髓损伤相关疾病的完整记载。《灵枢·寒热病》:"身有所伤,血出多……若有所堕坠四肢懈惰不收,名为体惰。"本句描述了外伤所致的截瘫与脊髓损伤极为类似,提出了中医病名"体惰",可被认为是对本病的最早病名记载。

一、康复评定

(一)现代康复评定方法

康复评定通过对患者功能障碍的性质与程度进行评估,为医师在治疗前制订康复治疗策略做准备。同时,通过治疗前后评估客观指标的变化比较,体现治疗效果,有助于进一步康复治疗与策略的修改。康复评定一般分为初期评定(入院后 1 周)、中期评定(治疗 1 个月后)和末期评定(出院前 1 周)。具体评定项目如下。

1.脊柱脊髓功能评定

脊柱脊髓功能评定包括脊柱骨折类型与脊柱稳定性及脊柱矫形器评定,根据美国脊髓损伤学会(ASIA)标准对脊髓损伤程度的评定,根据肌力评定与感觉评定对脊髓损伤水平的评定。

2.躯体功能评定

躯体功能评定包括关节功能评定,肌肉功能评定,上肢功能评定,下肢功能评定,自助具与步行矫形器的评定,泌尿与性功能评定,心肺功能评定,疼痛评定等。

3.心理功能评定

心理功能评定包括心理状态评定,性格评定等。

4.日常生活活动能力评定

可采用 Barthel 指数评定或独立生活能力评定(FIM)。

5.社会功能评定

一般包括生活能力评定,就业能力评定等。

(二)传统康复辨证

1.病因病机

本病属于中医之"痿证""痿证""痿躄""体惰"的范畴。坠落、摔伤、挤压、车祸、砸伤及战时火器伤,造成督脉损伤,肾阳不足;迁延日久,阳损及阴,使肝肾亏损。督脉受损,阳气不足,导致临证多变。总之,脊髓损伤病位在督脉;累及肾、脾、肝、肺。在病理性质方面,以经络瘀阻、阳气不足为主,甚则阳损及阴,导致阴阳两虚。故其病因为"瘀血",病机为"督脉枢机不利"。

2.辨证

辨证包括:①瘀血阻络证;②脾肾阳虚证;③肝肾亏虚证。

二、康复策略

确定各种不同损伤水平患者的康复目标,使患者使用尚有功能的肌肉,学习相关的技术,完成尽可能独立地进行自理生活的各种活动,完成从一个地方到另一个地方的转移,甚至要努力重新就业。

康复治疗在很大程度上可以预防或降低脊髓损伤所引起的一系列严重的并发症,如肺部感染、尿路感染、压疮、关节僵硬和挛缩、精神抑郁等。通过装配和使用辅助设施使患者最大限度地恢复日常生活活动和工作、学习娱乐等能力。

脊髓损伤康复在早期即应开始。在受伤后有两种情况:一种是需手术治疗,另一种是保守治疗。只要病情稳定、无其他合并损伤,康复即应开始。当然早期活动不能影响手术效果。主要是活动身体各个关节,保持关节正常活动度,每天活动2～3次,每个关节活动不少于1分钟。另外,在医师允许情况下,在护士指导下进行体位更换,也就是定时翻身,防止压疮产生,一般2小时一次,突出骨部分(如肩胛骨、足跟、后背部、骶尾骨、双肢部)加软垫垫起,注意大小便排出通畅,注意体温变化,经常安慰患者,改善患者心理,注意伙食的营养,定时饮水。如果早期康复做得好,会为今后进行全面康复训练创造良好基础。

传统康复治疗对脊髓损伤患者,不论在缩短康复疗程、提高生活自理能力、还是在解除患者病痛方面,都有着不容忽视的作用。它可使脊髓损伤患者的肌力得到不同程度的提高,降低痉挛性瘫痪患者的肌张力,对痉挛有一定的缓解作用,减轻患肢疼痛;改善尿便排泄功能,改善性功能,对泌尿系统感染、继发性骨质疏松和压疮等合并症有很好的防治作用。

脊髓损伤所导致的各种功能障碍和并发症,需采用不同的治疗原则。截瘫或四肢瘫宜疏通督脉,通达阳气;痉挛宜疏通督脉,养血柔肝散寒;骨质疏松应补肾通经,行气活血;直立性低血压应补脾益肾;便秘宜调理肠胃,行滞通便;尿潴留应疏调气机,通利小便;泌尿系统感染宜利尿通淋;脊髓损伤神经痛应通经活血行气止痛。

三、康复治疗方法

(一)推拿治疗

推拿治疗的原则是疏通经络、行气活血、补益肝肾。选择以足阳明胃经脉和督脉的腧穴为主,辅以足少阳胆经、足太阳膀胱经经脉及腧穴。

(二)针灸治疗

1.毫针刺法

毫针刺法是治疗脊髓损伤中应用广泛的一种疗法。以疏通经络、活血化瘀为原则。临床一般常用循经取穴和对症取穴施术。

(1)循经取穴:以足阳明胃经脉、足太阳膀胱经脉、足少阳胆经脉、督脉、任脉为主。胃经取梁门、天枢、水道、归来、髀关、阴市、足三里、上下巨虚;膀胱经取各背俞穴及膈俞;胆经取京门、环跳、风市、阳陵泉、悬钟、丘墟、足临泣;督脉取大椎、陶道、身柱、神道、至阳、筋缩、脊中、悬枢、命门、腰阳关;任脉选中脘、建里、水分、气海、关元、中极。也可酌选足三阴经穴,如章门、三阴交、地机、血海、涌泉等。

(2)对症取穴。①二便障碍:选取八髎、天枢、气海、关元、中极、三阴交;②下肢瘫:下肢前侧选取髀关、伏兔、梁丘,下肢外侧选取风市、阳陵泉、足三里、绝骨,下肢后侧选取承扶、殷门、昆仑;③足下垂选取解溪、商丘、太冲;④足外翻选取照海,足内翻选取申脉;⑤上肢瘫选取肩髃、肩髎、臂臑、曲池、手三里、外关透内关、阳溪、合谷。

另外,还可按脊髓损伤节段取穴:$C_{5\sim7}$ 节段损伤取手太阴经或手阳明经的穴位,$C_8 \sim T_2$ 节段损伤取手少阴经或手太阳经的穴位;$T_{4\sim5}$ 节段损伤取双乳头连线相平的背部俞穴;$T_{7\sim9}$ 损伤取平肋缘或肋缘下方的背部俞穴;T_{10} 损伤取脐两旁腰部的穴位;$L_{1\sim5}$ 损伤取足阳明经和足太阴经的穴位;$S_{1\sim3}$ 损伤取足太阳经和足少阳经穴位。临床还常用华佗夹脊疗法,一般选取从受损脊柱两侧上 1~2 椎体至第 5 骶椎夹脊穴为主。

(3)具体操作:各经腧穴,轮流交替使用。常规方法针刺上述穴位,软瘫宜用补法,痉挛性瘫痪宜用泻法,针感差者常加电刺激。留针 30 分钟,每天或隔天 1 次,30 次为 1 个疗程。1 个疗程结束后休息 1 周再进行下 1 个疗程。

2.头皮针疗法

以疏通经络、行气活血为原则。选择焦氏头针进行治疗,截瘫选取双侧运动区上 1/5,感觉区上 1/5;四肢瘫选取双侧运动区上 1/5、中 2/5,感觉区上 1/5、中 2/5 及足运感区。痉挛者加取舞蹈震颤区。

具体操作:采用大幅度捻转手法,每次捻针 15~20 分钟,隔天 1 次。

3.电针疗法

选择损伤脊髓平面上下的椎间隙处督脉穴位,选穴时应避开手术瘢痕。

具体操作:取督脉穴沿棘突倾斜方向进针,针刺的深度以达硬膜外为止,针刺颈段和上胸段时尤应慎重,不可伤及脊髓。针刺到位后,上下两针的针柄上分别连接直流脉冲电针仪的两个输出电极。弛缓性瘫痪,以疏波为主,输入电极正极在下,负极在上;痉挛性瘫痪以密波为主,输入电极正极在上,负极在下。打开开关,电刺激频率为 1~5 Hz,电流强度宜从小到大逐渐加大,以引起肌肉明显收缩,患者能够耐受而无痛苦或者以患者下肢出现酸、麻、胀、轻度触电样等感觉为度。对高位损伤的患者强度不宜过大。每天治疗 1 次,每次 30 分钟,30 次为 1 个疗程。1 个疗程结束后,可休息 1~2 周再进行下 1 个疗程的治疗。

(三)其他传统康复疗法

1.中药疗法

(1)督脉受损,瘀血阻络:方用通督化瘀汤(当归、赤芍、桃仁、红花各 10 g,三七粉 3 g,延胡索 15 g,大黄 8 g,续断、川牛膝各 15 g,炮附子 10 g),水煎服,每天 1 剂。

(2)督脉受损,肾阳不足:可用软瘫康(鹿茸 15 g,鹿角 30 g,干、熟地 80 g,生地 20 g,川牛膝 25 g,杜仲 30 g,山茱萸 25 g,炮附子 20 g,肉苁蓉 20 g,枸杞子 30 g,鸡血藤 25 g,酒当归 30 g,炙地龙 15 g,五味子 15 g),共为末,炼蜜为丸,麝香为衣,每丸 10 g,每次 1 丸,温开水服下,每天 2~3 次。

(3)阳损及阴,虚风内动:可用硬瘫康(鹿茸 15 g,鹿角 20 g,山茱萸 20 g,干、熟地黄 20 g,生地黄 20 g,乳香 10 g,没药 10 g,五灵脂 15 g,酒当归 20 g,炮川乌 10 g,炙马钱子 0.4 g,白附子 9 g,全蝎 2 条,乌蛇肉 10 g,白芍 60 g,鸡血藤 15 g),共为末,炼蜜为丸,麝香为衣,每丸 9 g,每次 1 丸,温开水服下,每天 2~3 次。

2.灸法

以温通经脉、散寒解痉、舒筋止痛、扶正祛邪为原则。一般根据痉挛部位选择穴位,下肢痉挛取肾俞、委阳、浮郄、承山,隔姜灸或温和灸,每天1次,每穴10～15分钟。

3.拔罐疗法

可参照毫针刺法局部取穴,也可用刺络拔罐法;选用大号玻璃罐在股四头肌和肱二头肌的相应皮肤区行闪罐,刺激量以皮肤充血红润为度;或者取督脉、背部膀胱经为主,外涂红花油走罐、闪罐或皮肤针叩刺后闪罐,每天1次,10次为1个疗程。

四、康复护理

(1)自主神经过于反射亢进者,慎用针刺治疗。对于体质瘦弱者,针刺眼区、项部的风府等穴及脊柱部的腧穴,要掌握一定的角度,不宜大幅度的提插、捻转和长时间留针,以免伤及重要组织器官;胸胁腰背部腧穴,不宜深刺、直刺。对尿潴留患者小腹部的腧穴,应掌握适当的针刺方向、角度、深度等,以免误伤膀胱等器官。

(2)由于脊髓损伤患者存在不同程度的感觉障碍,施灸法时要注意患者的皮肤温度和颜色,避免造成烫伤。

(3)电针的电流调节应逐渐从小到大,不可突然增强,以免造成弯针、折针、晕针等情况。应避免电针电流回路经过心脏,安装心脏起搏器者禁用电针。

(4)皮肤针叩刺时,重刺而出血者,应及时清洁和消毒,防止感染;拔火罐时应注意勿灼烫伤皮肤。

(5)要积极预防和及时处理并发症。

(6)在开展传统康复疗法治疗脊髓损伤的同时,要积极应用现代康复的技术,如肌力增强术、关节活动术、关节松动术、体位转移训练、轮椅训练等,让患者利用尚有功能的肌肉,完成尽可能独立地进行自理生活的各种活动,使患者最大限度地恢复日常生活活动和工作、学习娱乐等。

(孙　红)

第十节　尿　失　禁

尿失禁是指在清醒状态下,排尿失去控制,尿液从膀胱不自主流出的病证。常因神经系统的疾病所致,尿道括约肌损伤、膀胱过度膨胀时也可发生尿失禁。咳嗽剧烈、直立过久、打喷嚏、大哭、惊吓等时尿可自行流出。《诸病源候论》最早以"小便不禁"病名论述此证。

一、病因病理

西医认为,尿失禁是脊髓排尿中枢病变或支配膀胱的神经遭受损伤,致使尿道括约肌松弛或麻痹而失去控制排尿的功能。

中医认为,本病多由先天禀赋不足、年老体虚或久病气虚,肾气不足,下元不固,膀胱约束无权;或脾肺气虚,脾失健运,上虚不能制下;或火热郁于下焦,湿热蕴结,脉络瘀阻,膀胱气化失司,开合失职而致小便失禁。

二、临床表现

尿失禁在临床上以神志清楚时,尿液不能自控而经尿道流出为特征。常在咳嗽、打喷嚏、上楼梯、大哭大笑、直立过久、惊吓时发生,多见于妇女产后、久病年老体弱者。

三、诊断要点

(1)临床上以神志清楚时,尿液不能自控而经尿道流出为特征。

(2)在咳嗽、打喷嚏、大哭、惊吓等情况下,尿液不自主从尿道流出。

(3)实验室检查多无尿检异常。

四、康复治疗

(一)物理治疗

(1)物理因子治疗:①低频电刺激。②生物反馈治疗。③体外磁疗。

(2)运动治疗:收缩尿道、肛门和会阴5～10秒后放松,间隔5～10秒重复上述动作,连续做20分钟,每天2次,8个疗程。可在站位、坐位及卧位时进行。

(二)针灸治疗

1.毫针法

处方一:百会、关元、太溪、肾俞、三阴交、足三里、次髎。

操作:局部消毒后针刺,关元、足三里、肾俞用补法;百会、三阴交、太溪、次髎平补平泻。针关元时针尖略下斜,使针感到达会阴部;针次髎时,以45°角朝尾骨方向进针,使针感到达前阴部。留针30分钟。每天1次,7次为1个疗程。

处方二:足三里、脾俞、膀胱俞、关元、三阴交。

操作:常规消毒后针刺,得气后行捻转结合提插补法,针足三里时,使针感传至会阴部,关元穴针后加灸,留针30分钟。每天1次,10次为1个疗程。

处方三:中极、行间、下髎、膀胱俞、三阴交、阴陵泉。

操作:常规消毒后针刺,中极、行间、膀胱俞用泻法,中等强度刺激;阴陵泉、下髎、三阴交平补平泻,下髎采用强刺激,使针感放射至前阴部。每天1次,每次30分钟,7次为1个疗程。

处方四:关元、气海、肾俞、三阴交。肾阳不足加脾俞、命门;肺脾气虚加肺俞、脾俞、足三里。

操作:常规消毒后针刺,得气后施提插捻转补法,留针20～30分钟。关元、气海针后加灸。每天1次,12次为1个疗程。

处方五:承浆、太冲、委中、大敦、阴陵泉、膀胱俞。

操作:常规消毒后针刺,得气后留针30分钟,每天1次,12次为1个疗程。

处方六:腰俞穴。

操作:常规消毒,选取30号3寸毫针,沿与皮肤呈15°～30°角进针,麻胀感上传至腰骶部下传至会阴部,此为得气。后用周林频谱仪照射俞穴,使局部穴位及周围有热感,皮肤潮红充血。每次治疗40分钟,每天1次。

处方七:气海、关元、肾俞、中极、三阴交、阴陵泉。

操作:常规消毒后针刺,得气后行补法,留针30分钟,每10分钟行针1次,若小腹冷痛,可加灸肾俞、关元。每天1次,7次为1个疗程。

处方八：关元、中极、三阴交、膀胱俞、肾俞。

操作：常规消毒后针刺，得气后行补法，留针 20 分钟，关元、肾俞可加灸。每天 1 次 7 次为 1 个疗程。

处方九：百会、长强、脾俞、肺俞、气海。

操作：局部皮肤常规消毒后，用 28 号 1.5 寸毫针针刺，得气后行补法，百会、气海可加灸。每天 1 次，10 次为 1 个疗程。

处方十：神门、三阴交、心俞、肾俞、关元、内关。

操作：局部皮肤常规消毒后，采用 28 号 1.5 寸毫针针刺，得气后行平补平泻法。每天 1 次，10 次为 1 个疗程。

处方十一：肾、肝、肝俞、太溪、太冲、水泉。

操作：局部皮肤常规消毒后，采用 28 号 2 寸毫针针刺，刺肝俞时，针尖朝棘突方向针刺，得气后行平补平泻法。每天 1 次，7 次为 1 个疗程

处方十二：膀胱俞、中极、阴陵泉、行间、太溪。

操作：局部皮肤常规消毒后，用毫针针刺，得气后行泻法。每天 1 次，7 次为 1 个疗程。

处方十三：中极、合谷、血海、三阴交、行间。

操作：局部皮肤常规消毒后，用 28 号 1.5 寸毫针针刺，得气后行平补平泻法。每天 1 次，12 次为 1 个疗程。

2.温针灸法

处方一：气海、肾俞、关元、命门、膀胱俞、三阴交。

操作：常规消毒后针刺，行捻转提插补法。前 3 穴和后 3 穴交替使用。得气后在针柄上串一段约 2 cm 长的艾段，从下端点燃，待燃毕针冷出针。每天 1 次，10 次为 1 个疗程。

处方二：肾俞、关元、气海、太溪、膀胱俞、足三里。

操作：患者取仰卧位，取背俞穴，常规消毒后针刺，得气后行温针灸，每个艾段长 25 cm 左右，燃尽针冷出针，然后再针腹部及下肢穴位，得气后施灸。每天 1 次，12 次为 1 个疗程。

处方三：肾俞、膀胱俞；中极、关元。

操作：两组穴位交替使用。皮肤严格消毒后针刺，中极、关元刺 15～20 寸，施呼吸补泻之补法，使局部产生酸胀感，并向外生殖器扩散；肾俞、膀胱俞直刺 1～1.5 寸，施捻转补法，每次 1 分钟，然后在针柄上串一段约 2 cm 的艾段，自下点燃，燃尽留针 20 分钟，针冷出针。每天 1 次，12 次为 1 个疗程。

处方四：关元、中极；肾俞、膀胱俞。

操作：局部皮肤常规消毒后针刺，关元、中极二穴进针 1.5～2 寸，取呼吸补泻之补法使局部酸胀感并向外生殖器扩散。肾俞、膀胱俞直刺 1～1.5 寸，施捻转补法，每穴施术 1 分钟。然后每穴在针柄上穿置一段长 2～3 cm 长的艾条，自下端点燃施灸，等艾灸燃毕，留针 20 分钟后起针。每天 2 次，两组穴交替使用，10 天为 1 个疗程。

3.电针法

处方一：关元、气海、中极、肾俞、足三里。

操作：局部皮肤常规消毒后，选 25 号 2 寸毫针针刺，得气后接通 C6805 电针仪，通电分钟。每天 1 次，12 次为 1 个疗程。

处方二：腰俞、会阳、八髎。

操作:局部皮肤常规消毒后快速针刺,进针得气后接通 C6805 电针仪,用连续波持续 30 分钟,刺激强度以患者能耐受为度。每天 1 次,12 次为 1 个疗程。

4.头针法

处方一:百会。

操作:严格消毒,取 2 寸毫针,沿头皮向后刺入 1.5 寸,以 200 次/分的速度捻转 5 分钟,留针 30 分钟,每 5 分钟行针 1 次。每天 1 次,7 次为 1 个疗程。

处方二:四神聪。

操作:严格消毒,取 2 寸毫针,向百会方向透刺,得气后留针 30 分钟,间隔刺激,用指甲刮针柄 5 次左右,使患者头顶有微热感。每天 1 次,7 次为 1 个疗程。

处方三:头部顶区。

操作:局部皮肤严格消毒后,用 28 号 3.0 寸毫针,于头皮呈 15°,快速平刺,进入帽状腱膜下疏松组织内 1.5～2.0 寸,得气后施捻转提插补泻手法,使针感扩散至整个头部,留针 30 分钟,留针期间行针 2～3 次。每天 1 次,15 天为 1 个疗程。

5.耳针法

处方一:外生殖器、交感、三焦、膀胱。

操作:每次选 3～4 穴,用 0.5 寸毫针刺入 0.2～0.3 寸,中等刺激,留针 40～60 分钟。每天 1 次,10 次为 1 个疗程,疗程间隔 2～3 天。

处方二:脑、肾、神门、膀胱、尿道区、敏感区。

操作:每次选 3～4 穴,严格消毒后针刺,中等刺激,留针 30～40 分钟。每天 1 次,12 次为 1 个疗程,两耳交替使用。

处方三:肾、膀胱、尿道区、脑、下脚端、神门、敏感点。

操作:局部皮肤常规消毒后,选 2～3 穴,毫针刺,弱刺激,留针 20 分钟。每天 1 次,10 次为 1 个疗程,两耳交替使用。

处方四:内分泌、肝、肾、神门、皮质下。

操作:局部皮肤常规消毒后,用毫针针刺,中度刺激,留针 20 分钟。隔天 1 次,10 次为 1 个疗程。

处方五:膀胱、肾、交感、肾上腺。

操作:局部皮肤严格消毒后,用耳针针刺,强刺激,不留针。每天 1 次,12 次为 1 个疗程。

处方六:心、肾、交感、内分泌、神门。

操作:局部皮肤常规消毒后,用耳针针刺,中等刺激,留针 30 分钟。隔天 1 次,7 次为 1 个疗程。

处方七:肾、肝、膀胱、皮质下。

操作:局部皮肤常规消毒后,用 0.5 寸毫针针刺 0.2～0.3 寸,中等刺激,留针 30 分钟隔天 1 次,7 次为 1 个疗程。

处方八:肺、脾、肾、皮质下。

操作:局部皮肤常规消毒后,用耳针针刺,中等刺激,留针 30 分钟。每天 1 次,10 次为 1 个疗程。

处方九:肾、膀胱、皮质下。

操作:局部皮肤常规消毒后,用毫针针刺,得气后中度刺激,留针 10～20 分钟。隔天 1 次,

7 次为 1 个疗程。

6.耳压法

处方:肾、三焦、尿道、交感、外生殖器。

操作:每次选 4～5 穴,用胶布将王不留行籽分别压于耳穴上,每天按压 3～5 次,每次 3 分钟。每三天换 1 次,7 次为 1 个疗程。

7.鼻针法

处方:心、肾、前阴、生殖器。

操作:局部皮肤常规消毒后,选 28 号 1.5 寸毫针针刺,得气后留针 10 分钟,每天 1 次,10 次为 1 个疗程。

8.眼针法

处方:下焦区、心区、肾区。

操作:局部皮肤常规消毒后针刺,直刺 2 分,行平补平泻法,留针 10 分钟。每天 1 次,10 次为 1 个疗程。

9.穴位注射法

处方一:关元、三阴交;中极、阴陵泉。

操作:每次选一组穴位,局部皮肤严格消毒后,用注射器吸出莨菪碱注射液 10 mg,加 0.9%氯化钠 2 mL,对准穴位快速进针,得气后回抽无回血后将药液缓缓注入,每穴 1 mL 左右。每天 1 次,10 次为 1 个疗程,疗程间隔 5 天,两组穴位交替使用。

处方二:百会。

操作:局部皮肤常规消毒后,取醋谷胺 100 mg,呋喃硫胺 20 mg,用带 5 号针头的注射器取 2～3 mL 药液,并由穴位部位沿头皮向后矢状缝方向进针约 3 cm,再边推注药液边退出注射针,拔针后在注射部位压迫 20 分钟,防止出血。隔天 1 次,10 次为 1 个疗程。

处方三:肾俞、小肠俞。

操作:局部皮肤严格消毒后,用 5 mL 注射器吸入麻黄素注射液 0.5 mL,2%普鲁卡因 1 mL,再吸注射用水至 5 mL,肾俞与小肠俞交替使用,每穴注射 1 mL,每天 1 次,下午 5 点以后注射,5 次为 1 个疗程。

10.穴位照射法

处方:关元、三阴交。

操作:关元、三阴交(双)行穴位封闭后,3 穴交替照射。照射距离 30 cm,照射时间每穴 20～30 分钟,每天 1～2 次,10 天 1 个疗程,2 疗程间休息 3～5 天,一般 2～3 个疗程。

11.穴位贴敷法

处方一:神阙。

操作:硫黄 30 g,大葱 120 g,先将硫黄研末,再和大葱共捣如泥,烘热,装纱布袋,敷脐,外用纱布包裹,或用胶布固定。每晚 1 次,7 次为 1 个疗程。

处方二:神阙。

操作:甘草 50 g,白芍、白术各 20 g,硫黄 50 g,白矾 10 g,前三味水煎 2 次,每次 1 小时,2 次药液混合浓缩成膏糊,后两味药研末后掺入搅匀,再烘干研细备用,每次 2～3 g,纳入神阙穴,上盖薄纸片,胶布固定。每 3～7 天换药 1 次。

12.灸法

处方一:命门、肾俞。

操作:将艾条点燃对准上述穴位,距皮肤4~16 cm施灸,以皮肤潮红为度。每穴15~20分钟。每天1次,12次为1个疗程,疗程间隔3天。

处方二:关元、天枢、上髎、下髎;中极、气海、中髎、次髎。

操作:天枢、气海、中极、关元用1.5寸毫针施补法,留针20分钟,起针后再施灸法前4个穴位施温和灸,艾条的点燃端距皮肤2~3 cm,约10分钟,以皮肤暗红为度,使之起泡。隔1天,再灸后4个穴位,使之起泡,不要挑破水泡,使之自然吸收。

五、康复护理

(一)心理护理

尿失禁给患者带来了很大的精神压力,甚至会影响患者正常的生活和工作,从而使其心情低落,意志消沉。护理人员平时要积极与患者沟通,讲解疾病的有关知识,帮助患者树立战胜疾病的信心,保持良好的精神状态,积极配合治疗和护理,从而达到治疗和康复的最佳效果。

(二)清洁护理

护理人员应保持患者皮肤清洁干燥,经常清洗患者的会阴部皮肤,叮嘱患者勤换衣裤、床单、衬垫等,避免因尿液长期滋润皮肤从而使皮肤出现各种炎症。告诉患者不要憋尿,一旦有尿意应该尽快排空。

(三)功能锻炼

护理人员应叮嘱患者持续进行膀胱功能训练,定期安排排尿,建立规则的排尿习惯,促进排尿功能的恢复;指导患者进行盆底肌的锻炼,以增强控制排尿的能力。对于长期具有尿失禁的患者,可以使用成人纸尿片,避免尿液带来的不适。

(四)饮食护理

患者的饮食以清淡、易消化的食物为主,多吃一些绿色的蔬菜和水果,比如白菜、芹菜、黄瓜、萝卜、油菜、香蕉、苹果、西瓜等,也可以每天早餐或晚餐喝一些小米粥、蔬菜粥等。尿失禁患者要少吃油腻、油炸类、辛辣等刺激性的食物,比如肥肉、油条、辣椒、动物油等,会加重患者的不适,另外一些高糖食物也要少吃,比如蛋糕、奶油、巧克力等,忌烟酒。每天饮水量在2 000~3 000 mL有利于促进排尿反射,但是护理人员应叮嘱患者在睡前不要喝水,以减少排尿量,保证睡眠时间。

(孙　红)

第九章

烧伤科护理

第一节　烧伤创面愈合的病理生理过程

创面愈合是指由于致伤因子的作用造成组织缺失后,局部组织通过再生、修复、重建,进行修补的一系列病理生理过程。创面愈合本质上是机体对各种有害因素作用所致的组织细胞损伤的一种固有的防御性适应性反应。这种再生修复表现在丧失组织结构的恢复上,也能不同程度地恢复其功能。

促进烧伤创面愈合是烧伤治疗的基本任务,而建立正确的创面治疗方法则依赖于对烧伤创面愈合机制的理解。创面愈合是一个复杂的生物学过程,是由一系列生理及生化变化和细胞、细胞因子、细胞外基质等共同参与并相互调节的过程,多种生理、病理条件均可影响和改变这一正常的创面愈合过程。烧伤创面愈合不同于一般的单纯组织断裂的切割伤和组织缺损的创伤,它是一种伴有坏死组织存在的组织缺损性损伤,其愈合过程有着独特的规律性。

一、烧伤创面愈合的一般过程

一定程度的热力作用可使皮肤组织发生凝固性坏死,在创面上可形成明显的坏死组织。深Ⅱ度创面的坏死表皮与坏死的真皮成分一起形成痂皮,而Ⅲ度烧伤创面为全层皮肤坏死,形成焦痂,初期创面呈灰白色,因含有水分质地尚软,如行暴露疗法,组织中水分蒸发而逐渐变硬变薄,色黄带黑。

创面坏死组织缺乏正常皮肤的各种功能,它不具有抵御细菌入侵的屏障功能,还是细菌生长的良好介质,增加创面感染的机会;由于创面坏死组织的高渗透性,使皮肤丧失了防止水分、电解质、血浆成分丢失的功能,蛋白质大量丢失,将破坏氮平衡,影响创面愈合,补体成分和免疫球蛋白的丢失将加重烧伤引起的免疫抑制;其可加速凝血因子和相关因子(如血小板、纤维蛋白原)的消耗,因此常可破坏机体凝血功能;其不具备正常皮肤的温度调节功能,可导致热量丢失。

皮肤组织烧伤后可以合成一种脂蛋白复合物的毒性物质,对组织细胞有损害作用。研究发现,大量坏死组织可以激活巨噬细胞、淋巴细胞和中性粒细胞,释放氧自由基、溶酶体酶、细胞因子、前列腺素、白三烯等介质。体外试验也证实,烧伤皮肤不仅含有 TNF-α 等炎性介质,而且其浸出液对培养中的血管内皮细胞等有明显的损害作用。这些坏死组织释放出大量的炎性介质不仅能进一步激活局部炎症细胞产生过度炎症反应,对局部组织产生损害作用,而且还可直接或间接地损伤创缘和创面残存的组织修复细胞(如成纤维细胞、内皮细胞和角质形成细胞),并阻止这些修复细胞向创面迁移而影响修复。坏死组织中含有的热源性产物和毒素一旦扩散入血,尚可影响其他脏器的功能。

不同深度的烧伤创面,修复过程是不一样的。浅Ⅱ度烧伤创面为表皮角质形成细胞迁移、增殖和分化,修复表皮层;深Ⅱ度烧伤创面则为上皮细胞(含残存皮肤附件)、成纤维细胞、血管内皮细胞迁移、增殖和分化,胶原等细胞外基质沉积,结缔组织重塑,瘢痕形成;Ⅲ度烧伤创面的变化与深Ⅱ度类似,但如创面直径>2 cm,表皮层由创缘表皮角质形成细胞移行、增殖则难以修复,需皮片移植,以避免或减少瘢痕愈合。烧伤创面处理的总原则是尽快封闭创面,尽可能地达到功能和外观均满意的修复效果。根据烧伤创面修复的机制,不同深度烧伤创面的处理原则:Ⅰ度烧伤保持创面清洁,减轻疼痛;浅Ⅱ度烧伤防止感染,减轻疼痛,促进愈合;深Ⅱ度烧伤防止感染,保护残留的上皮组织,清除坏死组织,促进愈合,减少瘢痕形成;Ⅲ度烧伤防止感染,尽早去除坏死组织,如面积较大应尽早植皮,早日封闭创面。

研究表明,烧伤创面愈合的一般过程,包括炎症反应、组织增生、基质形成和创面重塑等阶段,现分述如下。

(一)炎症反应

炎症反应是创面修复的初始阶段。热力损伤内皮细胞后,暴露基底膜的胶原纤维成分激活凝血因子Ⅶ,启动内源性凝血途径;损伤组织可直接释放大量的凝血激活酶(凝血因子Ⅲ、组织因子),启动外源性凝血途径,继而激活血液的纤溶、激肽系统,而创面的变性蛋白可直接激活血液的补体系统,这四大系统的部分活化产物为炎症介质。损伤组织的细胞还可生成或释放血管活性肽、脂质炎性介质和趋化性细胞因子等物质,在这些介质作用下,伤后很快就出现毛细血管痉挛收缩,继而毛细血管扩张,通透性增加,体液和细胞渗出。受伤部位的血小板被内皮下的胶原所激活,立即发生凝集,也释放大量的炎性介质,趋化炎症细胞进入受伤部位。

中性粒细胞为首批进入受伤部位的炎症细胞,活化补体片段如 C3a、C5a 可吸引白细胞,清除细胞碎片、细菌;稍后单核细胞浸润至受伤部位,并分化为巨噬细胞,大部分巨噬细胞由血液循环单核细胞转化而来,有些是在局部增殖的组织巨噬细胞,巨噬细胞清除细胞碎片和细菌,分泌大量生长因子,吸引和活化局部内皮细胞、成纤维细胞、上皮细胞,启动创面修复,在创面由炎症反应向组织增生的转换中起关键作用。淋巴细胞进入创面更晚,其在创面修复中的作用主要是通过其释放的淋巴因子而发生的,许多淋巴因子在体外具有调节成纤维细胞迁移、增殖和合成胶原的作用,因而淋巴细胞可能也参与了创面胶原的重塑过程。

最近有研究表明:炎症反应期的本质与核心是生长因子调控的结果,组织受伤后出血与凝血等过程可释放出包括转化生长因子(transforming growth factor,TGF)-β、血小板衍生细胞因子(platelet-derived growth factor,PDGF)、成纤维细胞生长因子(fibroblast growth factors,FGF)等在内的多种生长因子,生长因子招募中性粒细胞、单核细胞和成纤维细胞进入创口,向创面集聚、趋化、刺激成纤维细胞、血管内皮细胞分裂、增殖,为后期的修复奠定基础。

(二)组织增生

创面修复主要有组织增生和塑形两个阶段。组织细胞增殖起始于炎症反应阶段,表皮角质形成细胞、成纤维细胞和血管内皮细胞是烧伤创面愈合过程中的主要修复细胞,分别完成创面的上皮化、细胞外基质形成和新血管形成。

伤后数分钟内，创缘角质形成细胞的形态即可发生变化，创缘表皮增厚，基底细胞增大，可与真皮脱离并移行至创面缺损处，创面周围附件上皮细胞也可脱离基底向创面迁移。细胞外基质黏附糖蛋白如纤维粘连蛋白、玻连蛋白等提供上皮移行轨道。上皮细胞移行到坏死组织下方，便将坏死组织与正常组织逐渐分离。一旦缺损创面被上皮细胞覆盖，上皮细胞即停止迁移，上皮细胞分泌形成基底膜、半桥粒，将表皮角质形成细胞固定在新的基底膜上，连接于真皮层，并继续增殖形成复层。

伤后成纤维细胞被活化、增殖，改变其分化表型，以新沉淀基质的纤维蛋白和纤维粘连蛋白为支架移行至创面，分泌胶原、纤维粘连蛋白及 TGF-β 等。巨噬细胞的产物可刺激创面周围的成纤维细胞分化，如 TGF-β、PDGF、FGF、肿瘤坏死因子（tumor necrosis factor，TNF）、白介素（interleukin，IL)-1 等可刺激成纤维细胞增殖，C5a、胶原肽、纤维粘连蛋白肽、表皮生长因子（epidermal growth factor，EGF）、FGF、PDGF、TGF-β 可促进成纤维细胞迁移等。

伤后第 3 天，随着炎症反应的消退和组织修复细胞的逐渐增生，创面出现以肉芽组织增生和表皮细胞增生移行为主的病理生理过程。此时组织形态学的特征为毛细血管胚芽形成和成纤维细胞增生，并产生大量的细胞外基质。

增生的成纤维细胞可以来自受创部位，也可以通过炎症反应的趋化，来自创面邻近组织。毛细血管是肉芽组织的重要组成成分，毛细血管形成的时间、数量及质量直接影响到创伤愈合的程度。目前认为毛细血管来源有两种可能：一是结缔组织中小血管和毛细血管以发芽方式向外生长而来。首先，多种生长因子作用于创面底部或邻近处于"休眠"状态的血管内皮细胞（特别是静脉的血管内皮细胞），使其"活化"并生成毛细血管胚芽，在形成毛细血管胚芽后呈祥状长入创区，最后相互连接形成毛细血管网；二是血管周细胞增生，演变为内皮细胞或由静止成纤维细胞演变为内皮细胞而使毛细血管再生。

血管内皮细胞增生始见于伤后 24 小时，最开始呈团状、条索状，逐渐变成由单层内皮细胞组成的毛细血管，新生毛细血管相互平行并与表面垂直生长，这种生长方式可以为结缔组织和表皮细胞提供充分的血供。

随着肉芽组织的增多，基质成分沉积，毛细血管逐渐减少至消失。细胞外基质主要由透明质酸、硫酸软骨素、胶原及酸性黏多糖等组成，其主要成分来自成纤维细胞。

肉芽组织形成的意义在于填充创面缺损，保护创面防止细菌感染，减少出血，机化血块坏死组织和其他异物，为新生上皮提供养料，为再上皮化创造进一步的条件。

（三）基质形成和创面重塑

创伤愈合与肿瘤生成的细胞分子生物学进程很相似，两者的基质形成也很相似，主要区别在于创伤愈合有自控性，而肿瘤却无。细胞外基质是围绕细胞，由蛋白、多糖交联形成的复杂结构，主要成分有胶原蛋白、蛋白聚糖及粘连糖蛋白。深度烧伤创面（尤其是深Ⅱ度）愈合通常有瘢痕形成，在此过程中，成纤维细胞则缓慢移行进入稠密而有阻力的创面细胞外基质中，所分泌的胶原纤维沉积呈紧缩而紊乱的排列。

1.细胞外基质

（1）胶原蛋白：胶原是主要的细胞外基质，约占机体蛋白质总量的 25%，为 3 条 α（或 β，γ）肽链拧成三股螺旋结构的基质蛋白。组成胶原蛋白的氨基酸中，甘氨酸约占 1/3，脯氨酸约占 1/4，尚有胶原特有的羟脯氨酸和羟赖氨酸，这与胶原分子交联有关。目前已发现胶原至少有 15 型，主要胶原蛋白有 6 型（Ⅰ～Ⅵ型），与皮肤烧伤修复有关的主要为Ⅰ型胶原、Ⅲ型胶原，正常皮肤约 80％ 为Ⅰ型胶原，20％ 为Ⅲ型胶原，创伤修复过程Ⅲ型胶原比例升高。

研究表明，赖氨酸羟化酶将赖氨酸缩合成赖氨酸-赖氨酸键，这是胶原蛋白分子交联的基础，稳定胶原蛋白结构。如果没有足量的脯氨酸羟化，则 α 肽链不能合成稳定的三股螺旋结构的胶原蛋白。

测定羟脯氨酸量及Ⅰ型和Ⅲ型胶原比值可以了解创面愈合的情况。浅度（浅Ⅱ度）创面羟脯氨酸量伤后不久即增加，伤后 2 周羟脯氨酸量趋于正常，而Ⅲ型胶原量降低。深度（深Ⅱ度、Ⅲ度去痂植皮）创面，伤后羟脯氨酸及Ⅲ型胶原量升高，创面覆盖后相当长一段时间其含量仍高。胶原蛋白在创面积聚，取决于创面局部酶所致的胶原合成和降解比率，伤后早期胶原蛋白降解少，创面覆盖趋于成熟后其降解量增加。

（2）蛋白聚糖：蛋白聚糖、糖蛋白均由蛋白质和糖组成，但二者的比例、结构、代谢、功能有很大差别。糖蛋白是在多肽链上连接了一些寡糖，蛋白质较多，糖占的比重变化大，更多表现为蛋白质性质。蛋白聚糖中含 1 条或数条多糖链，多糖链与多肽链以共价键相连接，多糖所占重量达50％～95％，因而具有多糖性质。所以蛋白聚糖是由一种或多种糖胺聚糖，共价连接于核心蛋白组成。重要的糖胺聚糖有 6 种，即透明质酸、硫酸软骨素、硫酸皮肤素、硫酸乙酰肝素、肝素、硫酸角质素。

蛋白聚糖中糖胺聚糖是多阴离子化合物，可结合阳离子 Na^+、K^+ 等，吸收水分子，蛋白聚糖可吸引保留水而形成凝胶，容许小分子化合物扩散而阻止细菌通过。透明质酸可与细胞表面的透明质酸受体结合，影响细胞黏附、迁移、增殖和分化。蛋白聚糖可影响创面胶原纤维形成和排列，调控胶原蛋白降解速度。

（3）粘连糖蛋白：细胞外基质中粘连糖蛋白包含纤维粘连蛋白、腱生蛋白、层粘连蛋白、纤维蛋白原、血小板反应素、玻连蛋白等。这些粘连糖蛋白作用是通过细胞膜表面受体-整合素来完成的。

整合素为膜糖蛋白家族，由 α 和 β 两个亚单位组成，它联结细胞间骨架、细胞周围基质及邻近细胞。各种特定细胞对粘连糖蛋白的亲和力，即整合素与其配体的亲和力，决定细胞移动方向。

纤维粘连蛋白广泛存在于细胞外基质、基底膜及各种体液中，成纤维细胞、上皮细胞、巨噬细胞等均可合成分泌，尤以成纤维细胞分泌量多，血浆纤维粘连蛋白主要来自肝细胞。纤维粘连蛋白与许多涉及创面愈合的分子如胶原、肌动蛋白、纤维蛋白、透明质酸、肝素、纤维粘连蛋白自身及成纤维细胞表面受体等均有结合作用，对细胞移行、胶原沉积、再上皮化及创面收缩均有影响。如肉芽组织成纤维细胞及肌纤维母细胞表面均有一层纤维粘连蛋白基质，这可造成创面收缩。

腱生蛋白抑制纤维蛋白的细胞黏附作用，使细胞离开基质而移行。腱生蛋白的出现常伴随上皮细胞、间质细胞移行的开始。

层粘连蛋白是基底膜的主要成分，由上皮角质形成细胞分泌，促进上皮细胞间黏附，抑制上皮细胞的移行，增强上皮细胞与基底膜结合的稳定性，使上皮化过程终止，上皮细胞恢复功能。

2.创面收缩

创面收缩涉及细胞、细胞外基质和细胞因子之间复杂而和谐的相互作用。创面愈合的第 2 周，部分成纤维细胞转变成以细胞内含有大量肌动蛋白微丝纤维束为表型特征的肌纤维母细胞，同时出现了创面结缔组织紧缩和创面收缩。创面收缩很可能需要 TGF-β_1 或 β_2 和 PDGF 的刺激，成纤维细胞经整合素受体附着在胶原基质表面，以及胶原束之间的交联。

3.创面重塑

深度烧伤创面上皮化或植皮覆盖,只是完成了创面的封闭,而创面愈合过程并未结束,还需经历创面组织重塑阶段,其表现为封闭创面色泽、感觉、功能的变化,新生上皮趋向成熟,新生毛细血管网减少而形成以真皮小动脉和小静脉为主的血供模式,胶原酶等降解过多胶原纤维,而胶原排列由紊乱转向有序,瘢痕经历增生而消退萎缩,这一创面重塑过程经历数月至数年。

二、烧伤创面进行性加深现象

(一)概述

基础研究与临床观察表明,并不是所有的烧伤创面愈合过程都是按我们预想的方向进展,在临床工作中我们经常发现早期的浅Ⅱ度烧伤进展为深Ⅱ度烧伤,早期的深Ⅱ度烧伤进展为Ⅲ度烧伤,所以烧伤创面愈合过程会呈现曲折的过程。

烧伤创面组织进行性加深现象,早在半个多世纪前人们就已注意到了,这一现象往往发生在伤后的数天内,创面进行性损害一旦发生,即可使原浅度的烧伤创面转变为深度创面,这使烧伤创面深度的诊断和创面处理方案的制订成为一个相当棘手的问题。

1949 年 Sevitt 在试验动物中就已发现烧伤创面发生局部微循环的变化,但当时人们尚未能将这种创面局部的血液循环变化与创面进行性加深的临床现象进行动态的、机制上的联系。1953 年 Jackson 首次报道皮肤烧伤后创面自中心向外存在三个区带:中央部分为高热引起的凝固区,是热力直接作用所致的局部组织细胞坏死的部位,是不可逆的凝固坏死区,最外层为充血带,是局部损伤后的反应性区域,通常不发展成坏死组织,中间为淤滞带,该区在组织学上呈现血管扩张、局部血流滞缓,如果血流滞缓至一定程度可发展成坏死组织,但如给予该区域合理的保护,则可使血流淤滞现象得到改善并随病程演变逐渐恢复为正常健康组织。由于淤滞的组织可向存活或继续损害乃至坏死两个方向发展,有人称之为"间生态"组织。进一步的组织学动态观察发现:淤滞带在伤后即刻仍可见有局部血流灌注,但在伤后 24 小时内血流可停止,并表现出局部出血、瘀斑、血管内血栓形成、血管通透性增加和局部组织水肿等,淤滞带常在伤后 48 小时内出现血流渐进性淤滞加重,甚至导致血供中断而转化为凝固坏死带。1963 年 Hinshaw 发现,未予任何治疗的烧伤创面在伤后 24~48 小时可见因局部发生进行性缺血引起细胞损伤并致细胞死亡,最后导致创面加深,使原先创面下的坏死组织范围扩大,这一前瞻性研究较为明确地建立了创面局部血流渐进性淤滞加重导致血供中断与创面进行性加深的关系。众多的临床观察发现,创面深度在伤后 2~3 天发生改变,临床表现为创面的加深和扩大,提示了创面进行性加深现象的存在。

Masson 染色和抗波形蛋白免疫组织化学染色法是组织学观察深Ⅱ度创面进行性加深的有效、直观的研究方法。应用 Masson 染色技术可将正常的胶原染成蓝色或亮绿色,而将变性坏死胶原染成棕红色;应用抗波形蛋白免疫组织化学染色方法可特异性地标记基质细胞、内皮细胞、白细胞、朗格汉斯细胞等细胞膜的抗波形蛋白原,其染色一旦脱失则反映了细胞受损变性。因此,通过动态比较棕红色染色区域的范围及波形蛋白抗原阳性表达的数量,能够很好地在组织学水平上评价创面组织进行性损害的发生和发展。

有研究发现,烫伤大鼠深Ⅱ度创面组织在伤后的 48 小时内,随着时间的推移,变性胶原部分逐渐增加,正常胶原部分逐渐减少,同时,坏死或变性的组织细胞成分逐渐增加。此外,在深Ⅱ度烧伤患者的创面组织学观察中,同样发现了伤后 24 小时内以亮绿色的正常胶原为主,而伤后

5天则红染的变性胶原成分明显增加,伤后24小时内组织细胞波形蛋白抗原阳性表达,而伤后5天波形蛋白抗原染色脱失,提示组织细胞变性坏死数量增加。这些结果进一步为烧伤创面组织进行性损害现象提供了直接的组织学证据。

(二)机制研究

烧伤创面早期损害进行性加深现象的发生和发展是一个序贯过程,多因素参与了这一病理过程,而且与组织进行性损害有关的各种因素之间还存在复杂的调控关系。迄今,人们对其确切机制尚未完全了解,现有的研究资料提示,烧伤后局部的组织水肿、烧伤后抗凝-纤溶系统功能改变所致的血液高凝状态或血栓前状态、因创面坏死组织存在或感染所致的局部过强炎性反应是组织进行性损害加深发生的重要机制。

1.水肿的形成

烧伤后创面局部水肿被认为是创面进行性加深的原因之一,创面局部水肿形成,不仅导致血液浓缩,加重血流淤滞,而且还可导致组织压增大,压迫局部微循环,造成淤滞带组织血流进一步淤滞,加重组织缺血缺氧;而减轻组织水肿的程度,则有利于组织的灌流,提示了组织水肿在创面进行性损害发生发展病理机制中的作用。

(1)血管通透性增加:是烧伤后组织水肿形成的主要原因,引起血管渗透性增加的原因之一是热量造成毛细血管和小静脉内皮细胞受损,细胞肿胀、细胞间连接破坏、缝隙形成,易致水分通过扩大的血管内皮间隙丢失;烧伤创面释放的化学介质(如组胺、缓激肽以及氧自由基等),也是引起血管(主要是毛细血管后静脉)通透性增加的原因。

(2)组织间隙渗透压升高:血液中小分子物质和大分子蛋白,从血管中渗出到组织中,可增加组织间隙的渗透压。众所周知,毛细血管缝隙直径大于大分子蛋白的直径,因此蛋白也可以从血管缝隙中渗出,但蛋白质实际渗出量却比小分子物质要少得多,分析烧伤水肿渗出液后可以得知:同样是蛋白质,小分子清蛋白比大分子球蛋白、纤维蛋白原的渗出量大,其比例失调。这提示尽管血管缝隙直径较大,但血液中物质向外渗出时,血管对大分子物质具有选择性通透的特点,导致其中大部分仍被保留在管腔中。有依据推测,烧伤后毛细血管基底膜可能作为后备的渗透性屏障,将那些从内膜损伤的血管中渗出的血液成分保留下来,导致了组织水肿。

烧伤早期在热力作用下透明质酸和胶原纤维的迅速降解,以及被破坏细胞高渗性物质的释放是组织间隙渗透压升高的主要原因。此外,氧自由基的释放同样可以破坏间质组织中的透明质酸和胶原,使组织渗透压明显升高,成为水肿形成的重要原因之一。

Arturson公式指出:液体渗出压为$26.7\sim40.0$ kPa($200\sim300$ mmHg)时,可以导致大量水肿形成。研究认为,毛细血管静水压是导致水肿发生的一个可能因素。如Pitt发现烧伤早期毛细血管静水压几乎增加了两倍,首先提出的机制是化学介质的参与,例如伤后由肥大细胞释放出的组胺,具有扩血管作用,而组胺受体拮抗剂(如H受体阻滞剂)可以阻断烧伤水肿的发生,有关组胺的最新研究表明,它是通过释放介质一氧化氮而发挥扩血管功能的;然而,另一种观点认为组胺可能是通过刺激氧自由基的释放而参与烧伤水肿的发生。

烧伤后体液中的各种前列腺素也可能参与了水肿的发生。人们研究了前列腺素产物抑制剂(例如吲哚美辛、烟碱酸、布洛芬)对水肿的影响时发现,此物质可以减轻水肿,但淋巴液中的蛋白含量无明显改变,说明使用这类药物后毛细血管缝隙直径未发生改变。这提示烧伤后水肿发生过程中前列腺素类物质主要是通过扩张血管增加毛细血管内压力,而不是增加了毛细血管通透性。

毛细血管后静脉中红细胞淤滞和黏附可影响静脉回流,可导致毛细血管滤过压增加,而红细胞淤滞则可能与体液丢失或热力所致的红细胞变形能力降低有关。此外,血小板和中性粒细胞黏附至毛细血管和静脉内皮表面,亦与红细胞淤滞有关,而5-羟色胺等介质可引起静脉收缩,是导致毛细血管滤过压增加的另一原因。

还有一些观点认为,烧伤水肿形成可能与间质组织改变有关。如Lund等发现,严重烧伤患者伤后早期间质组织静水压明显下降,这可能是由于胶原纤维损伤导致纤维相互分离、间质空间体积增加、产生真空所致。该区域的负压约为16.0 kPa(120 mmHg),在如此大的负压下,并有其他因素的共同存在,这就不难解释伤后2~3小时能快速形成烧伤创面局部水肿的现象。

2.血栓前状态

烧伤后即刻可发生凝血、抗凝和纤维蛋白溶解功能的改变,呈现出血液的高凝状态,即血栓前状态。众多的研究认为,烧伤后早期发生的创面进行性损害与烧伤后即刻发生的血栓前状态有密切的关系。例如,有学者对重度和特重度烧伤的患者研究发现,烧伤患者早期处于血栓前状态,其凝血因子增加、抗凝功能减弱、纤维蛋白溶解功能不足、血液黏度和血细胞比容增高、TXB_2明显增加、$PGF-\alpha$显著降低等,这些都是促进血栓形成的有利因素。

3.创面局部炎性反应

创面局部在受到烧伤打击后即可引起炎症反应,炎症反应是创面愈合过程的启动阶段,为创面愈合所必需的,但过强的炎症反应则可引起局部损伤,导致创面进行性损害的发生。炎症反应对创面局部的损害机制如下。

皮肤烧伤可激活补体、缓激肽、凝血和纤溶系统,进而激活血液循环中的细胞成分,促使多种细胞因子和炎症介质的释放,从而构成一个复杂的相互作用的网络。研究表明,烧伤后4小时起,外周血炎症细胞及中性粒细胞的数量明显增加,而代表中性粒细胞被激活的表面CD11/CD18分子表达在伤后半小时即可出现一个高峰,在伤后24小时出现第二个高峰。近年来的研究发现,烧伤后皮肤组织炎性介质的释放是有区域性和针对性的,表现为IL-8在烧伤创面组织、创缘组织和正常皮肤组织的释放水平存在极大的差异,认为烧伤创面这一区域性的高水平IL-8释放可能是机体为了吸引炎性细胞,针对抵抗受伤局部微生物的入侵和启动创面愈合过程的一种自身调节机制。此外,众多的文献资料也表明了烧伤早期创面组织局部IL-1、IL-6、IL-8、TNF-α、C3a等炎症介质水平明显升高,通过细胞因子和炎症介质的作用,吸引中性粒细胞、巨噬细胞到达创面局部并与血管内皮细胞黏附、游出,在组织间释放氧自由基和蛋白水解酶等,可导致组织的损害。依赖黏附分子与内皮细胞发生黏附是中性粒细胞游出的关键环节,当血流减慢时,中性粒细胞在血管壁上滚动,其表面选择素分子LECAM与内皮细胞上相应的配体ECAM结合而发生黏附,但这种黏附是不稳定的,只有当中性粒细胞表面CD11/CD18分子与内皮细胞上的ICAM-1结合时,中性粒细胞才能牢固地附着在血管壁上,借助蛋白水解酶的水解作用,黏附分子及黏附分子相连接的胞内骨架结构的变动,中性粒细胞游出血管到达组织间隙,烧伤早期中性粒细胞表面CD11/CD18分子的高度表达无疑为其向局部组织浸润创造了条件。

适度的炎性反应为创面愈合所必需,炎性反应的不足或过度均会导致创面愈合"失控",即创面愈合延迟或创面进行性加深等不良转归。如何界定"适度炎性反应",如何量化"炎性反应不足或过强",是一个有助于我们调控炎性反应、把握创面愈合转归的关键问题。就目前人们对炎症反应的机制及其对愈合进程调控规律的认识而言,还远不足以圆满地回答这一问题,但寻找和探索影响炎性反应的相关因素,将有助于我们揭开炎性反应对创面愈合调控机制的神秘面纱,明确炎症反应在创面进行性加深机制中的地位和作用。

三、烧伤创面愈合的现代概念

创面愈合是一个复杂而有序的生物学过程,主要包括炎症反应、细胞增殖、结缔组织形成、创面收缩和创面重塑几个阶段。创面愈合过程的各个阶段间不是独立的,而是相互交叉、相互重叠,并涉及多种炎症细胞、修复细胞、炎性介质、生长因子和细胞外基质等成分共同参与,在机体的调控下呈现高度的有序性、完整性和网络性。

(一)炎症反应

炎症反应是创面愈合的始动环节,机体受损后,血小板立即相互聚集,并释放促凝因子、趋化因子和生长因子,中性粒细胞、巨噬细胞和淋巴细胞等炎症细胞按照一定的时相规律被趋化至创面局部,并在创面愈合过程中各司其职。

1.中性粒细胞

中性粒细胞虽然在炎性介质的释放和坏死组织的清除中起重要作用,但有试验发现,造成中性粒细胞减少的动物其创面愈合仍能正常进行,这一迹象提示中性粒细胞本身并不直接参与修复细胞增生和创面愈合。而最近研究发现,中性粒细胞产生的炎性细胞因子可充当激活成纤维细胞和表皮角质形成细胞的最早信号。因此,中性粒细胞在创面愈合中的地位尚需进一步认识。

2.巨噬细胞

巨噬细胞在创面愈合中的重要作用已被普遍认识,有人称之为创面愈合的"调控细胞"。研究证实没有巨噬细胞参与,创面就不能愈合。巨噬细胞本身在执行清除坏死组织、细菌和异物等免疫细胞功能的同时,还能分泌多种生长因子,如 PDGF、EGF、TGF-β、IL-1、TNF-α、HB-EGF、MDGF、WAF 等,趋化修复细胞、刺激成纤维细胞的有丝分裂和新生血管的形成,以促进肉芽形成,在创面愈合中承担重要角色。

此外,巨噬细胞对胶原尚有双向的作用。巨噬细胞可刺激胶原纤维增生,又可促使胶原降解,这提示了其对创面愈合增殖阶段具有双向调控作用,以避免增生"失控";同时也提示了巨噬细胞促进创面愈合的生物学行为,不仅发生在创面愈合过程的炎症阶段、增殖阶段,而且还参与了创面的重塑阶段,贯穿于创面愈合过程的始末。

3.淋巴细胞

淋巴细胞是创面炎性反应阶段出现较晚的炎症细胞,目前尚没有见到淋巴细胞直接参与创面愈合的试验证据,但淋巴细胞产生的细胞因子为创面愈合所必需。经低剂量的钴[60]照射造成免疫抑制的动物模型,在烫伤后创面愈合延迟,胶原产生减少,说明淋巴细胞可通过产生对成纤维细胞活性有促进或抑制作用的细胞因子而影响创面愈合。

(二)细胞增殖与结缔组织形成

表皮细胞、成纤维细胞和血管内皮细胞等修复细胞的增殖是创面愈合的重要环节,该增殖阶段的特点是通过一系列修复细胞的生物学行为的表达,促进新生血管形成、产生细胞外基质、引起伤口边缘收缩、造成表皮细胞迁移覆盖创面。

1.血管化过程

血管化过程要求血管内皮细胞增生和迁移,血管内皮细胞在胶原酶和其他酶的作用下,从未受损的血管部位分离后,向损伤部位迁移并增生,逐渐形成管状结构和毛细血管芽,并相互连接形成血管网,细胞外基质成分沉积至网状结构中,形成新的血管基底膜。研究表明,炎性细胞分泌的具有趋化作用的生长因子和具有降解作用的胶原酶与内皮细胞迁移的启动有关,尤其是a-FGF、 b-FGF、TGF-β、EGF 和 WAF 等生长因子在调节血管形成的全过程中起着非常重要的作用。

2.细胞外基质形成

细胞外基质形成始于细胞增生阶段,从巨噬细胞向受伤部位趋化性迁移时就开始了,因此其与炎症阶段是部分重叠的,在炎症阶段向增生阶段转变过程中,创伤部位中的炎症细胞数量逐渐减少,而成纤维细胞数量则逐渐增加。此阶段中,成纤维细胞不断地刺激 PDGF、TGF-β 及其他生长因子的表达,从而调节细胞外基质成分的合成和沉积,包括粘连蛋白、层粘连蛋白、糖胺聚糖和胶原基质的形成,不仅是单纯组织结构的填充,更具有调控修复细胞生物学活性的作用。

3.上皮化

上皮化对于创面覆盖及愈合十分重要,上皮化过程涉及角质形成细胞的迁移、增生和分化,从创缘或创面残存的毛囊及汗腺来源的角质形成细胞,在受到损伤刺激后的数小时内即开始迁移,迁移的角化细胞增生并覆盖创面,并最终与基底膜相连接。上皮和基底膜支持结构的重新建立,是创伤愈合过程中非渗透性屏障形成所必需的。

表皮细胞的迁移有两种方式,以完整的多细胞层一起的方式迁移或以一种复杂的"蛙跳"方式迁移(又被称为"外包"方式)。这两种方式都保护了表皮细胞特有的细胞间紧密连接结构,多细胞层的迁移将持续到创面被完全覆盖区域的基底膜结构产生后。粘连蛋白、胶原、层黏蛋白影响表皮细胞的迁移,生长因子也能够影响上皮化过程,提高上皮化率。由巨噬细胞分泌的角质细胞生长因子(KGF,也称为 FGF-7)能够促进新生结缔组织的形成,并直接促进上皮化过程,创缘和创面残存的上皮细胞是这种生长因子的重要来源。

(三)创面收缩和组织重塑

1.创面收缩

创面收缩表现为皮肤损伤后数天,伤口边缘的整层皮肤向中心移动,创面逐渐减小,伤口收缩的意义在于缩小创面。肉芽组织产生的收缩力来自含有收缩蛋白的肌纤维母细胞,而与胶原形成无关。在肉芽组织形成过程中,成纤维细胞经历了一系列表型变化,肌纤维母细胞的出现便是其表型变化之一。创面中富含沿收缩方向排列的肌纤维母细胞,其胞质内成束的 α-平滑肌肌动蛋白(α-SMA)微丝沿细胞膜内面排列。通过细胞外基质的整合素受体,肌纤维母细胞可与胶原及纤维粘连蛋白等基质成分结合。创面中细胞之间、基质之间、细胞与基质之间的连接提供了广泛的网络,使得肌纤维母细胞在基质上的牵引力得以在创面传递,从而引起伤口收缩。伤口收缩的程度随组织缺损的深度而变化。例如,在全层皮肤损伤时,如组织缺损深于皮肤附件,伤口收缩则是愈合过程的重要组成部分之一,可使创面缩小达 40%。抑制胶原形成对伤口收缩无影响。包扎创面及某些药物(如可的松类药物)可抑制伤口收缩,植皮可使伤口收缩停止。

2.组织重塑

覆盖了再上皮化的表皮的肉芽组织并不意味着创伤愈合过程的完结,它还将经历组织重塑(又称组织改构)阶段,主要表现为肉芽组织逐渐成熟,即肉芽组织向瘢痕组织转化。在此阶段,角质形成细胞、成纤维细胞和巨噬细胞等细胞可分泌多种基质降解酶,分解多余的 ECM 成分。如间质胶原酶或基质金属蛋白酶-1(metalloproteinases-1,MMP-1)可降解Ⅰ、Ⅱ、Ⅲ、Ⅹ、Ⅷ型胶原;明胶酶(MMP-2)能降解Ⅴ、Ⅺ型胶原和所有类型的变性胶原;基质溶解素(MMP-3)能降解蛋白聚糖、黏附性糖蛋白及Ⅲ、Ⅳ、Ⅴ、Ⅶ、Ⅸ型胶原。因此,胶原不断更新,组织中Ⅰ型胶原含量显著增加,胶原纤维交联增加,而透明质酸和水分减少,蛋白聚糖分布渐趋合理。由于凋亡增加,肉芽组织中细胞数目逐渐减少,丰富的毛细血管网也逐渐消退。组织重塑可延续至伤后数周甚至两年。机体通过组织重塑可改善组织的结构和强度,以达到尽可能恢复组织原有结构和功能的目的,最终常形成一个被重塑的愈合组织。

总之,烧伤创面愈合的现代概念认为,炎性介质、细胞外基质和生长因子等调控中性粒细胞、单核-吞噬细胞、淋巴细胞、表皮细胞、成纤维细胞、血管内皮细胞的趋化、活化、增殖和分化,特点是在损伤即刻即发生一系列复杂的生物学级联事件,最初产生的因子或介质将启动下一步骤的发生和(或)调节与其同时发生的事件;创面愈合的各个阶段都受由参与组织修复过程的各种细胞所产生和分泌的生长因子的调节,一种细胞可产生多种生长因子,一种因子可作用于一种或多种细胞,而产生不同的细胞效应,创面愈合往往是多种因子或介质综合作用的结果;由此,这些因子或基质与炎症细胞和修复细胞一起构成了创面愈合过程的网络性、细胞增殖与抑制或基质合成与降解的统一性,并形成介质、基质、因子和细胞间的多相作用形式,如特异性趋化物质,尤其是生长因子 TGF-β 和 PDGF,能够刺激巨噬细胞的浸润;巨噬细胞是多种启动或介导炎症反应的生长因子的主要来源;血小板源生长因子和由单核细胞产生的其他趋化物质能够刺激邻近损伤部位的成纤维细胞向损伤部位迁移并增生,这个过程是由多种具有促进或抑制作用的生长因子相互协调来完成的;迁移和增生的成纤维细胞,可以传导炎症阶段向增生阶段转化的信号;成纤维细胞还不断产生重建阶段必需的生长因子,这些生长因子不仅促进胶原合成,而且促进胶原酶活性,控制着重建阶段复杂的合成和降解过程。

目前,随着对烧伤病理生理过程认识的不断提高,烧伤治疗手段的不断发展,很多时候在烧伤的病理生理发展过程中并没有出现全部的创面愈合病理分期:第一步炎症反应,第二步组织增生,第三步基质形成与组织重塑。例如,当患者来院时的深Ⅱ度烧伤或Ⅲ度烧伤可以急诊清创切(削)痂、植皮治疗,迅速将一个有坏死组织覆盖的创面变成一个新鲜的无菌创面,炎症反应过程很短暂甚至可以忽略不计,或者说人为的因素加快了这一过程,创面很快进入组织增生期至创面愈合。当然烧伤愈合的这几个过程是难以截然分开的,它们之间相互渗透、相互交织、相互影响,如在炎症反应时创面及创周细胞增殖、组织增生就开始了,而在创面组织重塑阶段是一个组织增生与降解的动态过程,而且在组织重塑阶段也可能存在炎症反应过程。

(孙璐璐)

第二节　烧伤的一般护理

一、烧伤的应急处理

(一)现场急救

热力、电、放射线和某些化学物质等造成的烧伤,其损伤的面积和深度除与烧伤因素自身强度有关外,更重要的是它们作用于人体表面的范围和持续时间。作用范围广则烧伤面积大,持续时间长则烧伤深。因此,当患者受伤后应进行必要的现场抢救。

现场急救的原则:迅速脱离致伤源,立即冷疗,就近急救和分类转运专科医院。

1.迅速脱离致伤源

烧伤严重程度与致伤物作用于机体的时间密切相关,时间越长,烧伤得越深,而且由于致伤物蔓延,烧伤范围也越大。任何致伤物(火焰、化学物等)从接触人体到造成损伤均有一个过程,只是时间的长短不一而已。因此,现场抢救要争取时间,迅速脱离致伤源,有效的现场救护可使伤情减轻。常用方法如下。

(1)火焰烧伤:衣服着火,应迅速脱去燃烧的衣服,或就地卧倒打滚压灭火焰,或以水浇,或用湿衣、被等物扑盖灭火。切忌站立喊叫或奔跑呼救,以防增加头面部及呼吸道损伤。

(2)热液烫伤:应立即冷疗后再将被热液浸湿的衣物脱去。

(3)化学烧伤:化学物质种类繁多,常见的有酸、碱、磷等。当化学物质接触皮肤后,其致伤程度与这些化学物质的浓度、作用时间有关。一般来说,浓度越高、时间越长,对机体损伤越重。故受伤后应首先将浸有化学物质的衣服迅速脱去,并立即用大量清水冲洗,尽可能去除创面上的化学物质。生石灰烧伤,应先用干布擦净生石灰粉粒,再用清水冲洗,以免生石灰遇水产热,加重烧伤。磷烧伤应迅速脱去污染磷的衣服,并用大量清水冲洗创面或将创面浸泡在水中以洗去磷粒。如无大量水冲洗或浸泡,则应用多层湿布包扎创面,使磷与空气隔绝,以防止磷继续燃烧。禁用任何含油质的敷料包扎,以免增加磷的溶解和吸收,产生严重的磷吸收中毒。

(4)电烧伤:应立即切断电源,不可在未切断电源时去接触患者,以免自身被电击伤。如患者呼吸、心脏骤停,应在现场立即行体外心脏按压和人工呼吸,待呼吸、心搏恢复后及时送附近医院进一步治疗。如由于电弧使衣服着火烧伤,首先应切断电源,然后,按火焰烧伤的灭火方法灭火。

2.冷疗

冷疗是在烧伤后用冷水对创面淋洗、浸泡或冷敷,以减轻疼痛、阻止热力的继续损害及减少渗出和水肿。因此,伤后冷疗越早实施越好,以5～20℃为宜,可采用自来水或清水。冷疗持续的时间,应以冷源去除后不痛或稍痛为准,一般应在0.5～1小时,甚至可达数小时。如冷疗水温偏低患者自觉太冷时,可暂停数分钟后继续施行。冷疗镇痛效果较肯定,有些表浅烧伤疼痛甚剧,甚至注射哌替啶或吗啡也难完全镇痛的患者,经冷疗后,疼痛显著减轻,甚至消失。冷疗在减低局部血液循环时也降低氧耗量,如烧伤创面冷却至20℃,血流减少30%,氧耗量则降低75%。

(二)镇静镇痛

烧伤患者伤后多有不同程度的疼痛和躁动,应适当地镇静镇痛。对轻度患者可口服镇痛片或肌内注射哌替啶、吗啡等。大面积烧伤患者由于伤后渗出、组织水肿,肌内注射药物吸收较差,多采用静脉给药,药物多选用哌替啶或与异丙嗪合用。应慎用或不用氯丙嗪,因该药用后使心率加快,影响休克期复苏的病情判断,且有扩血管作用,在血容量未补足时,易发生休克。对小儿、老年患者和有吸入性损伤、颅脑伤的患者应慎用或不用哌替啶和吗啡,以免抑制呼吸。可改用地西泮(安定)、苯巴比妥或异丙嗪等。

(三)液体治疗

液体疗法是防治烧伤休克的主要措施。烧伤后2天内,因创面大量渗出而致体液不足,可引起低血容量性休克。根据病情采取不同的补液方法。

1.轻度烧伤

可口服烧伤饮料,烧伤饮料的配方是100 mL水中含盐0.3 g,碳酸氢钠0.15 g,苯巴比妥0.005 g。也可口服淡盐水(每200 mL开水中加食盐约1 g),但每次口服量不要超过200 mL,避免引起恶心、呕吐等反应。

2.中度以上烧伤

遵医嘱及时补足血容量是休克期的首要护理措施。伤后迅速建立静脉通路,有时需多路输液,必要时静脉切开插管输液。

(1)补液量的估计:我国常用的烧伤补液方案是伤后第一个 24 小时补液量按患者每千克体重每 1%烧伤面积(Ⅱ度至Ⅲ度)补液 1.5 mL(小儿 1.8 mL,婴儿 2 mL 计算),即第一个 24 小时补液量=体重(kg)×烧伤面积(%)×1.5 mL,另加每天生理需要量 2 000 mL(小儿按年龄或体重计算),即为补液总量。晶体和胶体溶液的比例一般为 2∶1(儿童 1.8∶1),即每 1%烧伤面积每千克体重补充电解质溶液和胶体溶液各 0.75 mL,特重度烧伤为 1∶1。伤后第二个 24 小时补液量为第一个 24 小时计算量的一半,日需要量不变。第三个 24 小时补液量根据病情变化决定。

(2)液体的种类与安排:晶体液首选平衡盐液,其次选用等渗盐水等。胶体液首选血浆,以补充渗出丢失的血浆蛋白,也可用血浆代用品和全血,Ⅲ度烧伤应多输新鲜血。生理日需量常用 5%～10%葡萄糖液补充。因为烧伤后第 1 个 8 小时内渗液最快,应在首个 8 小时内输入上述总量的 1/2,其余分别在第 2、第 3 个 8 小时内均匀输入。日需量应在 24 小时内均匀输入。补液原则一般是先晶后胶、先盐后糖、先快后慢,胶体液、晶体液交替输入,尤其注意不能集中在一段时间内输入大量不含电解质的液体,以免加重低钠血症。

(3)观察指标。①尿量:如肾功能正常,尿量是判断血容量是否充足的简单而可靠的指标,所以大面积烧伤患者补液时应常规留置导尿管进行观察。成人每小时尿量＞30 mL,有血红蛋白尿时要维持在 50 mL 以上,但儿童、老年人、心血管疾病患者,输液要适当限量。②其他指标:观察精神状态、脉搏、血压、外周循环、中心静脉压等。患者安静,成人脉搏在 100 次/分(小儿 140 次/分)以下,收缩压在 12.0 kPa(90 mmHg)以上,肢体温暖,中心静脉压 0.6～1.0 kPa(6～10 cmH$_2$O)。

二、创面的处理

(一)处理创面的主要目的及原则

1.目的

(1)清洁、保护创面,防治感染,促进创面愈合。

(2)减少瘢痕产生,最大限度恢复功能。

2.原则

(1)控制烧伤创面细菌滋生和创面感染。

(2)尽快祛除烧伤创面上的失活组织。

(3)维持一个促进创面愈合的局部环境。

(4)防止创面加深。

(5)对愈合的创面没有损伤。

(二)初期清创

在控制休克之后尽早清创,即清洗、消毒、清理创面。主要是将创面上烧坏的毛发、腐皮、沾在创面上的衣服碎片脏物、泥土、污染的细菌等清除掉,使创面清洁、干净。

浅Ⅱ度创面的小水疱可不予处理,大水疱可用无菌注射器抽吸,疱皮破裂应剪除。深Ⅱ度创面的水疱及Ⅲ度创面的坏死表皮应去除。

清创后根据烧伤部位、面积及医疗条件等选择采用包扎疗法或暴露疗法。清创顺序一般自头部、四肢、胸部、腹部、背部和会阴部顺序进行。

(三)包扎疗法

1.适用范围及优缺点

适用于面积较小或四肢的Ⅰ度、浅Ⅱ度烧伤。包扎具有保护创面、减少污染和及时引流创面渗液的作用。包扎疗法有利于保护创面、便于护理和患者活动;缺点是不利于创面观察,也不适用于头颈、会阴处创面处理,且耗用材料多,患者换药时痛苦感加重。

2.操作方法

创面清创后用油性纱布覆盖创面,再用多层吸水性强的干纱布包裹,包扎厚度为3～5 cm,包扎范围应超过创面边缘5 cm。包扎松紧适宜,压力均匀,为避免发生粘连或畸形,指(趾)间分开包扎。采用敷料对烧伤创面包扎封闭固定的方法,目的是减轻创面疼痛,预防创面感染,同时施加一定的压力可部分减少创面渗出、减轻创面水肿。

3.观察重点

创面包扎后,每天检查敷料有无松脱、异味或疼痛,注意肢端外周血液循环情况。敷料浸湿后及时更换,以防感染。肢体包扎后应注意抬高患肢,保持关节各部位尤其手部的功能位和髋关节外展位。一般可在伤后5天更换敷料,深Ⅱ度、Ⅲ度创面应在伤后3～4天更换敷料。如创面渗出多、有恶臭,且伴有高热、创面跳痛,需及时换药检查创面情况。

4.包扎后的护理

(1)观察肢端感觉、运动和血供情况,若发现指、趾末端皮肤发凉、发绀、麻木感等情况,必须立即放松绷带。

(2)抬高患肢。

(3)注意保持肢体功能位置。

(4)保持敷料清洁干燥,如外层敷料被浸湿,需及时更换。

(5)注意创面是否有感染,若发现敷料浸湿、有臭味,伤处疼痛加剧,伴高热,血白细胞计数增高,均表明创面有感染,应报告医师,及时检查创面。如脓液呈鲜绿色、有霉腥味,表明是铜绿假单胞菌感染,可改为暴露疗法,伤口处更换下的污染敷料应烧毁,防止院内交叉感染。

(四)暴露疗法

1.适用范围及优缺点

暴露疗法适用于Ⅲ度烧伤、特殊部位(头面部、颈部或会阴部)及特殊感染(如铜绿假单胞菌、真菌)的创面、大面积烧伤创面。暴露疗法有便于观察创面、便于处理伤口、防止铜绿假单胞菌生长、减轻换药时带来的痛苦等优点,但对病房条件及护理质量要求较高。

2.操作方法

将患者暴露在清洁、温暖、干燥的空气中,使创面的渗液及坏死组织干燥成痂,以暂时保护创面。病房应具备以下条件:室内清洁,有必要的消毒和隔离条件,室温控制在30～32 ℃,相对湿度以40%左右为宜,便于抢救治疗。

3.暴露后的护理

护理时随时用灭菌敷料吸净创面渗液,保护创面,适当约束肢体,防止无意抓伤,用翻身床定时翻身,防止创面因受压而加深。注意创面不宜用甲紫或中药粉末,以免妨碍创面观察,也不宜轻易用抗生素类,以免引起细菌耐药。

翻身床是烧伤病房治疗大面积烧伤的设备,使用前向患者说明使用翻身床的意义、方法和安全性,消除患者的恐惧和疑虑。认真检查各部件,确保操作安全。一般在休克期度过后开始翻身俯卧,首次俯卧者,应注意防止窒息,一旦发现呼吸困难,立即翻身仰卧。俯卧时间逐渐由30分钟延长至4～6小时。翻身时两人共同配合,旋紧螺丝,上好安全带,严防患者滑出。骨突出处垫好棉垫,防止压力性损伤形成。昏迷、休克、心肺功能不全和应用冬眠药物者忌用翻身床。

(五)半暴露疗法

半暴露疗法是用单层药液或薄油纱布黏附于创面,任其暴露变干,用以保护肉芽面或去痂后的Ⅱ度创面、固定植皮片、控制创面感染等。也可用于保护供皮区。

(1)纱布应与创面等大,勿使肉芽组织裸露。但也不宜超过创缘,以免浸渍软化周围皮肤和焦痂,引发毛囊炎,加重周围痂下感染。

(2)纱布与创面必须贴紧,勿留空隙,以免存积脓汁。

(3)施行半暴露的创面应较洁净。因为半暴露的引流欠佳。若创面脓汁较多,先用淋洗、浸泡、湿敷等使创面脓汁减少后实施。

(4)不宜在痂皮、焦痂上实施半暴露。对裸露肉芽半暴露时间不能太久,应及早植皮。

(5)一般可每天或间日更换一次敷料。如为浅Ⅱ度创面,纱布干净并与创面紧贴,纱布下无积脓,可不必更换,待创面在纱布下自愈。

(6)浅Ⅱ度烧伤发生感染时,可将痂皮去除,清除脓汁,或经淋洗、浸泡、湿敷等使创面洁净后,改用抗菌药液纱布半暴露,控制感染。去痂的深Ⅱ度创面半暴露时,除深Ⅱ度较浅且感染不重可望痂下愈合外,常易发生纱布下积脓,应及时引流。如感染加重,创面变深,应立即改用浸泡、淋洗、湿敷等方法控制感染,对已加深的创面应及时植皮。Ⅲ度焦痂经"蚕食脱痂",原则上应及早植皮,还不具备植皮条件时可用半暴露疗法,作为植皮前覆盖肉芽的临时措施,但切忌时间过长。

(六)湿敷疗法

湿敷可使创面上的脓液、脓痂、坏死组织得以引流与清除,减少创面菌量,多用于肉芽创面植皮前准备,加速创面清洁。有时也可加速脱痂,用于促进焦痂(痂皮)分离。如果在"蚕食脱痂"焦痂分离较完全的肉芽面条件较好时,焦痂经剪除后,可采用"速湿敷"立即植皮。"速湿敷"是指在几十分钟内,更换湿敷数次。

(1)脓汁与坏死组织黏附较多的创面,一般敷料交换与清洁方法难以除净时,可使用湿敷。如果坏死组织黏合较牢固,无松动迹象时,则应暂缓实施,因为这样不仅短时间内难以清洁创面,大面积长时间湿敷可引发全身性感染。

(2)湿敷用作促使焦痂(痂皮)分离时,要掌握时机。焦痂(痂皮)尚未开始分离松动前,不要贸然采用,因为湿敷难以达到预期目的,若湿敷时间长,焦痂(痂皮)软化、变湿,又不能从创面分离,则促使细菌生长繁殖。如焦痂(痂皮)已趋松动,湿敷促使焦痂分离,但面积亦不可过大,必须控制在一定范围内。

(3)非侵袭性感染创面的脓汁、脓痂可用湿敷清除,对侵袭性感染创面,应着重加强局部及全身抗菌药物的应用,不宜采用湿敷。

(4)湿敷可引流、清除脓汁、坏死组织,但也有扰乱局部及全身的不利作用。更换湿敷时,可引起出血、疼痛。使用时间过久,则使肉芽苍老、水肿。面积较大的湿敷常引起高热、寒战等中毒症状。面积大、时间久的湿敷可促发全身性感染。

(5)为了减少更换敷料时的出血和疼痛,紧靠创面可敷贴一层网眼纱布,更换湿敷时,若网眼纱未被脓液浸满而影响引流,则不必每次更换;也可将湿敷区域内比较洁净的创面用油纱布保护，以减少换湿敷时对创面的刺激。

（6）有时为了控制感染，可在内层敷1～2层浓度较高的抗菌药液纱布，外加数层盐水纱布湿敷。

（7）湿敷纱布不宜太湿，以防创面浸渍，但亦不宜干燥。为防止水分迅速蒸发，保持湿润，除定时喷洒药液外，也可将外层敷料加厚，但不宜加油纸或防水布包扎，以免造成创面浸渍，影响湿敷效果。

（8）湿敷所用药液通常为等渗盐水，亦可用0.05％氯己定、5％磺胺米隆、0.1％新洁尔灭等消毒液。也可根据创面细菌培养的药物敏感试验，选用其他抗菌药物溶液。肉芽水肿时可用高渗盐水，一般用2％～3％氯化钠溶液，浓度过高可引起疼痛。坏死组织多而范围不大者也可用碘伏溶液。湿敷使创面潮湿，有利于铜绿假单胞菌的生长。如创面已出现铜绿假单胞菌，则应使用暴露或半暴露的方法，并同时使用局部抗菌药物。铜绿假单胞菌感染创面使用湿敷，尤其是无抗菌药物的大面积等渗盐水湿敷，可引起致命后果。

（9）湿敷交换次数视创面洁净状况而定，可每天1～2次至4～6次。坏死组织多黏附于敷料上，随敷料撕脱而除去，因此，在交换敷料时，不必每次拭洗创面，以减少创面疼痛刺激。

（七）浸浴或浸泡疗法

浸浴或浸泡疗法是将患者身体的全部或一部分浸于温热盐水或药液中一定的时间。

1.作用

（1）可以较彻底地清除创面脓汁及松动的脓痂和坏死组织。

（2）可减少创面细菌与毒素。

（3）使痂皮或焦痂软化，促进分离，便于剪痂，以及有利于引流痂下积脓。

（4）处理烧伤后期感染，促使严重烧伤后期残留小创面愈合。

（5）浸浴后敷料容易去除，可减轻患者换药时疼痛感。

2.浸浴与浸泡

患者可在水中活动，促进循环，改善功能。将这种方法用于全身的称"浸浴"，用于局部的称"浸泡"。

（1）浸浴时机：对中、小面积烧伤，无严格时间限制，而大面积烧伤早期在局部肉芽屏障未形成前不宜浸浴，应保持痂皮或焦痂的干燥完整。浸浴反而使之软化，可促使创面感染扩散。一般以伤后2～3周开始浸浴为宜。患者月经期，有严重心肺并发症及一般情况很差、有可能发生虚脱者，不能进行浸浴。

（2）器材准备：浸泡只需容器（如桶、盆、缸等）及浸泡用等渗盐水或药液即可。全身浸浴则需浴盆（患者不便搬动可用塑料或橡皮布兜起）、1％温热盐水、水温计、体温计、换药用具、血压计、急救药品，以及衬垫患者头、臀等处的海绵软垫等，水温38～39 ℃，室温28～30 ℃，水量以浸没躯干为宜。要注意消毒浴盆等容器，避免交叉感染。有的浴盆安装有搅拌器，使水产生涡流，按摩创面。

（3）患者入水前，应测体温、脉搏、呼吸、血压，询问排便情况，并交代注意事项。浸浴中要观察病情变化。浸浴10分钟左右，待患者已适应且敷料浸透后才开始清理创面。浸浴中可口服流质或继续补液。若有心慌、出汗、脉搏增快、面色苍白等虚脱现象，立即终止浸浴。

（4）浸浴时患者有时有呼吸紧迫感，应予解释。初次浸浴不宜超过半小时，以后逐渐延长，但也以1～1.5小时为宜。浸浴次数及间隔时间根据创面及全身反应决定，可逐日或隔数天施行。

（5）出浴后，患者常感寒冷，应迅速拭干，并用消毒巾覆盖，待无寒冷感后再清理创面，且时间宜短。

（6）浸浴后可有体温升高、脉搏增快、畏寒、寒战等中毒症状加重现象，一般24小时后应恢复，若继续加重，应注意病情变化。浸浴虽可清除创面细菌、脓汁，但也能促使毒素吸收；既可引流局部，也可使局部感染扩散。

（7）浸浴能软化焦痂，使其分离，有利于早期消灭创面。但大面积烧伤浸浴后可使大片焦痂软化，并由于不能及时植皮覆盖创面，可导致全身感染，故大面积烧伤，一般不采用浸浴去痂。浸浴只用于手术去痂或蚕食脱痂的辅助方法，植皮前清洁创面，移植皮片后浸浴应于手术后48小时施行，以免皮片脱落。

（8）局部浸泡可用于局部感染严重创面及后期残留小创面。清洗时尽可能清除脓痂、脓汁及坏死物质，浸泡水量要多，必要时多次更换浸泡液，最好用流水浸泡或淋洗，周围正常皮肤及愈合创面也应洗净。

（八）干热疗法

干热疗法是常用于预防和治疗的一种方法，是用温热的和干燥的风吹到创面上达到控制或减轻创面的目的。在用电扇送干热空气过程中，要注意尽量避免地面及周围环境的尘埃、细菌卷扬到创面上去。每天根据情况给患者补充水分，避免出现全身脱水继而引发高钾血症和高钠血症。机体在高温下代谢旺盛，能量消耗大，蛋白水解也多。因此，应为患者增加蛋白质的补充，一般每天每千克体重多补蛋白质1～2 g。

对于呼吸道烧伤的患者，特别是有气管切开的患者使用干热疗法时，因干热的空气对呼吸道黏膜是极不利的，为避免干热空气直接进入呼吸道，可用单层湿纱布掩盖患者口、鼻、气管切开处，并经常替换，还可以定期进行雾化吸入。

（九）使用新型敷料的护理

随着湿性愈合理念的推广和应用，近年来，各种各样的新型敷料进入伤口和创面治疗领域，新型敷料品种繁多，性能各异。

1.注意事项

（1）认真评估患者的创面情况及全身的综合情况，制定目标，选择治疗方案，继而选择适合的敷料，以达到治疗的目的。

（2）在使用敷料的治疗过程中要评估治疗效果，及时根据创面情况调整治疗方案。

2.各度烧伤的敷料选择原则

（1）Ⅰ度烧伤处理：Ⅰ度烧伤只是损伤表皮细胞层而生发层没有损伤。仅仅有局部红斑、轻度炎症反应无水疱的状态。使用水胶体类敷料能形成凝胶，保护暴露的神经末梢，减轻疼痛，同时，更换敷料时不会造成再次性机械性损伤。水胶体类敷料能保持创面湿润，保留创面本身释放的生物活性物质，为创面愈合提供一个最佳的微环境，还可以使创面愈合的过程加速。

（2）Ⅱ度烧伤的处理分成Ⅱ度烧伤和深Ⅱ度烧伤。①浅Ⅱ度烧伤：伤及生发层及真皮浅层。受伤部位形成较大的水疱，去除表皮后创面湿润，基底颜色鲜红，渗出较多。藻酸盐敷料是一种很柔软的伤口敷料，由质地细密的藻酸盐纤维组成。它由天然海藻提取的纤维和钙离子的混合物，组织相容性好，能快速大量吸收渗出液，质地柔软，顺应性好，与伤口渗液、渗血接触后形成凝胶，保护创面，促进伤口愈合。②深Ⅱ度烧伤：伤及真皮深层。受伤表皮下积存小量体液，水疱较细小，去除表皮后创面湿润发白，疼痛感觉迟钝，局部皮温略低。亲水纤维吸收渗液后进一步融合成凝胶,并将细菌紧紧包裹在形成的凝胶中锁定渗出液维持潮湿的伤口环境,有助于自溶性清创,可更好地防止侧漏,减少渗出液对创周皮肤的浸渍。揭除敷料时,凝胶化的敷料不会损伤幼嫩的肉芽组织或伤口周围健康的皮肤,支持愈合过程。

（3）Ⅲ度烧伤:伤及全层皮肤、皮下组织、肌肉及骨骼。创面苍白或焦黄炭化、干燥,受伤皮肤质如皮革,多数可见粗大静脉支栓塞,局部疼痛消失,感觉迟钝。创面直径＞5 cm 的Ⅲ度烧伤自行愈合的可能性较小,大多需要进行植皮手术覆盖创面。小面积的烧伤伤口比较干燥,使用水凝胶类敷料能够水化伤口,提供湿性环境,促进清创,有利于黑痂的溶解,之后根据伤口床的状况给予相应的处置。

三、手术治疗与护理

（一）手术治疗

1.烧伤创面植皮术

可以分为大张植皮、邮票状植皮、网状植皮、自体异体皮肤相间移植、点状植皮、微粒植皮、小皮片异体镶嵌植皮、MEEK 植皮等。

（1）大张植皮:一般指由鼓式取皮机或电动取皮机切去整张皮片,通常指由鼓式取面积＞4 cm² 的皮片。优点是移植后比较美观,瘢痕较小,术后挛缩率较小,有利于外形和功能的恢复。缺点是手术技术要求较高,切去部位有限。

（2）邮票状植皮:将自体皮剪裁成1～2 cm 的正方形皮块移植于创面,此方法消灭创面迅速,适用于Ⅲ度烧伤面积不大,供皮区充足者。优点是皮片与皮片之间留有间隙,利于引流,较大张植皮容易存活,取皮技术要求也不高。

（3）网状植皮:在大张自体皮肤上切若干大小、距离相等的平行小切口,每行小切口的行距相等,但邻近行的小切口位置交错,拉成渔网状,可以扩大皮片面积,节约自体皮肤,且有利于引流,愈后外形比较整齐,弹性较好。适用于大面积深度烧伤非功能部位的切、削痂创面,自体皮源相对较多,均可采用。网状植皮为深度烧伤创面治疗常用的植皮方法,1964 年由 Tanner 首先提出这种方法。其通过切皮机将自体皮片按一定扩展率切割成网状,张开后皮片面积成倍扩展,一般扩展率以 1∶（3～4）为宜,最大可达 1∶9。将网状皮片植于创面后,通过网状皮的逐步扩展,网眼融合消失,创面愈合,从而达到创面修复的目的。

2.皮瓣移植

皮瓣是具有血液供应的皮肤及皮下组织,移植过程中依靠皮瓣的蒂部与供区相连,以保持皮瓣的供血,用于修复局部或远处组织缺损。皮瓣移植术后注意观察皮瓣血运,防治感染和出血。

针对不同的伤情、部位、性别和拟施行的修复原发伤的手术方式等,采取相应的手术方法,主要有直接缝合、皮片移植、邻近皮瓣修复、双叶或三叶皮瓣、游离远位皮瓣修复供区及皮肤伸展术等。

（二）护理

烧伤治疗内容包括患者的急救、伤口的处理、外科手术治疗及康复后的整形治疗等。常见的烧伤手术治疗有焦痂切开术、皮肤移植及皮瓣移植。

1.焦痂切开护理

大面积及深度的严重烧伤患者较易发生环状深层烧伤,在四肢或身体因烧伤焦痂的约束及组织水肿,容易引起急性受压综合征而导致肢体坏死及呼吸困难。焦痂切开术可令烧伤焦痂引致的约束减小从而防止急性受压综合征。

(1)术前护理:在患者需要做焦痂切开术前,如患者清醒需向患者说明此治疗的必要性及得到患者的同意后才进行;如患者已昏迷须先知会家人及在两位医师的同意下才可进行。其他术前护理包括电烧灼仪器的准备、消毒、血凝检查等。

(2)术后护理:焦痂切开术后伤口一般都会因水肿而被拉扩,应以无菌生理盐水纱布覆盖后再包扎伤口,如需使用其他敷料请遵照医嘱并在每天换药时检查伤口有无感染。

2.皮肤移植的护理

在一般的情况下,伤口愈合过程会由局部炎症反应发展至伤口表皮覆盖。如伤口不能自行愈合,便须考虑以外科手术闭合。外科手术闭合包括皮肤移植和皮瓣移植两种方式。在修补伤口缺损时,皮肤是最好的敷料,如伤口因感染或其他原因不能实时盖上移植的皮肤,表皮皮肤片(人或其他动物)可作为覆盖的敷料。

(1)术前护理:皮肤移植术前护理包括血型及血液检查、伤口准备(观察有无感染的症状、局部的血管供应状况)、术前指导等。手术后伤口痛、痒、活动范围的限制及植皮部位的术后固定等知识都需在手术前向患者讲解以得到良好的心理预备及手术后的合作。

(2)术后护理:皮肤移植后需维持正确的姿势,高举移植的部位高于心脏的位置5~10天。

如受皮部位以密闭式方法处理应避免有压力于敷料上,小心移动患者以避免创伤,受皮部位需固定并预防移植皮肤的移动。在包扎敷料较厚的情况下观察,敷料表面有无不正常的渗液或血渍,以评估移植部位的皮下有无血肿或液体积聚的可能。并需每天观察敷料及受皮部位的疼痛程度及渗液、气味或肿胀。依医嘱可于术后第4、第7、第10、第14天检查移植部位,移除最后一层纱布前必须有足够的时间用生理盐水或油剂将敷料湿润,以降低移去纱布时的痛楚及损伤植皮。

如受皮部位以开放式方法处理,受皮部位需固定并预防移植皮肤的移动。在手术后第一天需每小时观察植皮表面有无不正常的渗液或血渍,及早发现血肿或液体积聚。如移植位的皮下有血肿或液体积聚应尽早排出以防植皮浮起,可用渗有无菌液状石蜡的消毒棉棒将积聚的液体挤滚出来并继续观察,防止再有液体积聚。

在手术后第14天如植皮保存良好,用水溶性乳脂在植皮上揉抹直至干燥的焦痂脱落及皮肤恢复弹性。植皮区如以密封式处理,护理上需保持敷料密封及周围皮肤干燥14~20天。

愈合皮肤的护理同个人卫生处理。如有水疱切勿穿刺水疱,因水疱内的液体会自行吸收。穿刺水疱会增加皮肤感染的机会。

3.皮瓣移植的护理

在外科整形重建过程中如需代替全层皮肤的缺陷,而植皮又不能满足受皮位置的功能上的需要时皮瓣移植是常用的方法(如骨、肌腱神经、血管或其他敏感结构的外露,需要盖上软组织保护)。以外科重建修补伤口的缺陷时需要平衡美学及功能的目的,以及对于捐皮或受损组织的部位所造成的功能性损害而做出决定。选择皮瓣手术的方法是基于很多因素,简单来说以能提供最优良的外观、最好的功能于受皮区而又最小影响捐皮区的方法为最佳。

(1)术前护理:皮瓣移植一般术前护理同皮肤移植。其他皮瓣移植的术前指导如疼痛、活动能力障碍及有关术后被固定的身体部位和术后体位固定的训练都必须进行。特别是手术前的量度及画记号等须于患者沐浴后才标记于皮肤上,如在手术前记号变淡,需重画。如手术需支架固定体位,须于手术前做好并留有空间于手术后再做微调。

(2)术后护理:①接受皮瓣移植后的患者需要一个温暖、清洁的环境休息,必须保持病房温暖。②维持体位:植皮位抬高 5～10 天,高过心脏位置。如受皮位置以密封式处理,护理上与密封式处理的皮肤移植一样;如受皮位置以开放式处理,护理上需特别处理,受皮区及血管进入皮瓣处应避免压力及小心避免意外创伤,手术后需每 0.5～1 小时的观察皮瓣。③皮瓣需固定与特定的体位 7～10 天,或需支架辅助。④手术后 14 天如皮瓣良好可恢复自由活动。捐皮瓣的位置会以植皮覆盖,护理上同皮肤移植受皮区的护理。

烧伤护理团队是整个烧伤治疗中不可或缺的,护士在 24 小时不断的值班制度下也同时 24 小时不断地看护患者。烧伤患者的看护、治疗及康复都需要整个医疗团队的合作才能有效地帮助患者。烧伤护士团队与其他医疗团队一定要有良好合作,并协调不同的专科治疗以达治疗效果。烧伤科护士应有充足知识使用实证的护理概念、技术来提供优质的服务。在直接服务患者时需考虑患者的生理、社会、心理及生活背景以及与合适的护理。

4.包扎疗法护理

(1)抬高肢体并保持各关节功能位,保持敷料清洁和干燥,敷料潮湿时,及时更换,每次换药前,先给予镇痛剂,减少换药所引起的疼痛。

(2)密切观察创面,及时发现感染征象,如发热、伤口异味、疼痛加剧、渗出液颜色改变等,需加强换药及抗感染治疗,必要时可改用暴露疗法。注意观察肢体外周血液循环情况,如肢端动脉搏动、颜色及温度。

5.暴露疗法护理

(1)安排隔离病室,保持病室清洁,室内温度维持在 30～32 ℃,相对湿度 40% 左右,使创面暴露在温暖、干燥、清洁的空气中。

(2)注意隔离,防止交叉感染。接触患者前需洗手、戴手套,接触患者的所有用物,如床单、治疗巾、便盆等均需消毒。注意保持床单的干燥和清洁。

(3)保持创面干燥,渗出期用消毒敷料吸取创面过多的分泌物,表面涂以抗菌药物,以减少细菌繁殖,避免形成厚痂。若发现痂下有感染,立即去痂引流,清除坏死组织。

(4)定时翻身或使用翻身床,交替暴露受压创面,避免创面长时间受压而影响愈合。创面已结痂时注意避免痂皮裂开引起出血或感染。极度烦躁或意识障碍者,适当约束肢体,防止抓伤。

四、心理护理

烧伤,特别是大面积深度烧伤给患者带来的后果是灾难性的,虽然临床医师经过积极的救治,挽救了患者的生命,但是,生存者从被烧伤的那一刻起,从一个生理功能健全的人变成了留有严重毁容和生理功能障碍的不幸者,其心理状态也从这一刻起发生了重大的改变,一系列心理问题接踵而至。

烧伤作为一种强烈的应激性刺激源,不仅对患者造成病理生理机制的紊乱,而且因为死亡威胁、功能障碍、肢体残缺、毁容等后遗症,使患者的正常心理防御体系失去平衡甚至崩溃,进而导致各种心理疾病。常见的心理疾病有创伤后应激障碍、急性应激障碍、抑郁症、焦虑症及睡眠障碍等。相对于其他的应激性刺激而言,烧伤改变患者心理状态的原因更为复杂,不仅包括烧伤打击本身,还包括住院期间的痛苦体验及重返社会后将面临的各种始料未及的问题,因此烧伤是一种持续性的创伤应激源。

近 20 年来,随着康复医学的发展,烧伤后的心理问题和社会问题正日益受到重视。烧伤后的康复治疗模式中很重要的一环就是烧伤后心理与社会治疗。众多资料表明,烧伤后患者常存在明显的生理、心理和社会适应性的障碍,并给烧伤患者本人、家庭和回归社会带来诸多不利影响。因此,只有全面深入地研究和分析烧伤后患者不同时期的心理病理特征,并及时给予正确的心理疏导、心理支持等心理治疗,才能提高患者存活后的生存质量,为患者回归社会奠定基础。烧伤并发心理精神障碍的原因如下。

创伤因素:①大面积烧伤致有效血容量急剧减少,致脑部供血不足;伴吸入性损伤、肺水肿者通气及换气障碍,致血氧浓度降低,从而脑细胞缺氧,易出现精神障碍。②创面的疼痛刺激,促使下丘脑-垂体系统(HPA)内分泌释放,引起 ACTH、ADH、GH 激素增多,从而增加并发精神障碍的风险。③感染期毒素吸收,出现毒血症或败血症,脑细胞水肿,进而出现精神症状。④烧伤后水、电解质及酸碱平衡紊乱,易导致精神障碍。⑤化学品(苯、有机磷、强碱等)烧伤的同时可经创面、呼吸道黏膜吸收,损害中枢神经系统引起精神症状。

精神因素:严重的烧伤会因瘢痕挛缩、畸形而毁容、致残,使患者遭受到严重的精神打击。伤后多次换药、手术、反复的痛苦体验,扰乱中枢神经系统,嘈杂的环境也常加重患者的精神负担,产生幻觉,促成妄想等。

药物不良反应因素:严重烧伤患者用药种类多、剂量大,药物不良反应也明显增多,特别以抗生素不良反应较突出。如头孢吡肟和喹洛酮类药物具有神经系统刺激的不良反应,长期应用于抗感染治疗易导致精神异常发生。

其他因素:部分患者担心日后影响工作、生活及婚姻,惧怕丧失劳动与生活能力,难以融入社会,使患者背上沉重的心理负担而致精神障碍。

烧伤并发精神障碍,早期发病于休克期的患者,此时,关键在于抗休克。早期有效的液体复苏,可以减轻组织及重要脏器的缺血缺氧性损害;复苏时应注意复苏液的质和量,防止单位时间内水分进得过多过快引起脑水肿。当精神症状出现后要及时给予药物对症治疗,防止症状进一步加重,影响治疗进程。其后漫长的治疗过程中,应随时注意积极消除患者的各种心理障碍,与其建立和谐、信任的关系,争取其积极配合治疗,解除其思想包袱。只有在进行烧伤本身治疗的同时注意适当心理干预,才能减少、减轻或避免精神障碍的发生,即全面康复治疗措施介入方能取得良好效果,不会留下严重后果。

在烧伤后的不同时期,心理反应及心理障碍各有特点。Steiner 等将这一时期分为三个时期,即生理反应期、心理反应期和社会反应期。①生理反应期:为烧伤后即刻至病情基本稳定期间。在此阶段中,创伤后应激障碍特别是急性应激障碍是常见的心理障碍,此外还有因疼痛(清创换药)诱发焦虑症、抑郁心境、睡眠障碍等。②心理反应期:为患者病情稳定至出院期间。此期以创伤后应激障碍、抑郁症为多见。其主要诱发因素不再是生理刺激,而是烧伤患者本身的心理因素。③社会反应期:为烧伤患者痊愈出院至伤后一年期间。此期患者烧伤创面虽已愈合,但是烧伤所造成的毁容及活动障碍等后遗症影响了患者回归社会,患者不仅要面对自身外表形象改变和躯体活动功能障碍等问题,而且还要承受这些问题所致的多种社会因素的干扰,例如,家庭成员或亲朋好友是否有疏远及回避行为、恋爱或婚姻关系能否维持、学业或事业能否继续完成或发展、将来的医疗费用(整容等所需)、经济来源等。此期以慢性创伤后应激障碍、抑郁症、睡眠障碍等为多见。

总之,烧伤患者的生理和心理均会产生一系列不同程度的反应,以下将重点介绍烧伤后心理障碍的护理。

（一）支持疗法

支持疗法又称支持性心理疗法，是一种以支持为主的特殊性心理治疗方法。不用去分析患者的潜意识，而主要是支持、帮助患者去适应目前所面对的现实，故又称为非分析性治疗，是目前我国使用很广的一种心理治疗方法。

1.原理

支持疗法是心理医师应用心理学知识和方法，采取劝导、启发、鼓励、支持、同情、说服、消除疑虑、保证等方式，来帮助和指导患者分析、认识当前所面临的问题，使其发挥自己最大的潜在能力和自身的优势，正确面对各种困难或心理压力，以度过心理危机，从而达到治疗目的的一种心理治疗方法。支持治疗提供的支持主要有五种成分：解释、鼓励、保证、指导、促进环境的改善，适用于突然遭受严重挫折和（或）心理创伤，面临精神崩溃的烧伤患者。

2.应用注意事项

施行支持疗法时，医师必须热情对待患者，对他们的痛苦寄予同情。即使他们的行为幼稚、冲动或不合情理，也要尊重他们。要想取得成效必须做到以下几点。

（1）倾听：医师在任何情况下都要善于倾听患者的诉说。这不仅是了解患者情况的需要，也是建立良好医患关系的需要。医师要专心倾听患者诉说，让患者觉得医师郑重其事地关心他们的疾苦，以便消除顾虑，增进信任感，从而树立起勇气和信心，同时，患者尽情倾吐，会感到轻松一些。

（2）解释：在医患之间建立起信任关系，医师对患者问题的来龙去脉及其实质、患者所具备的潜能和条件有了充分了解后，可向患者提出切合实际的真诚的解释和劝告。患者常常无法记住过多信息，医师要用通俗易懂的语言，把解释和劝告多讲几次，以便患者以后仔细领会。

（3）建议：医师在患者心目中一旦建立起权威，他提出的建议便是强有力的，但医师不能包办代替，需要患者自己决定。医师的作用在于帮助患者分析问题，让患者了解问题的症结；医师提出意见和劝告，让患者自己找出解决问题的办法，并鼓励患者实施。医师提出的建议要谨慎，要有限度，有余地，否则，如果患者按建议尝试失败了，不仅对自己失去信心，而且对医师也失去了信心。

（4）保证：在患者焦虑、苦恼时，尤其是处于危机时，给予保证是很有益的。但在对患者尚不够了解时，过早地保证无法实施，患者会认为受了欺骗，将使治疗前功尽弃，所以，医师在进行保证前，一定要有足够的根据和把握，使患者深信不疑。这种信任感是取得疗效的重要保证。如患者问及疾病的预后，医师有把握的话，应尽量向好的方向回答，同时附上几条希望，指导患者从哪些方面去努力，才能实现其愿望。

（5）调整关系：医师多次为患者提供支持后，患者容易对其产生依赖，什么问题都要医师作主。这时，需调整医患之间的关系，引导患者要信赖组织、亲人，信赖自己。

3.护理原则

（1）提供适当的支持：当一个人心理上受到挫折时，最需要的莫过于他人的安慰、同情与关心。因此这一原则就在于提供所需的心理上的支持，包括同情体贴、鼓励安慰、提供处理问题的方向与要点等，以协助患者度过困境，处理问题，应付心理上的挫折。但需注意的是，护士的支持要适度且有选择性，就像父母不宜盲目疼爱或袒护自己的孩子一样。一般来说，"支持"不是"包办"，护士要考虑患者所面临的心理挫折的严重性、自身的性格及自我的成熟性，应根据其处理问题的方式及应付困难的经验而做适当的支持。支持并非仅口中说说，而应在态度上有真切表示，让患者体会到事情并非想象的那样糟。

（2）调整对"挫折"的看法：协助患者端正对困难或挫折的看法，借此来调节并改善其心理问题。例如，针对面部烧伤的患者，护士可帮助患者认识到自己的肢体还是健全的，今后还可以做很多事情，是不幸之中的幸运。假如能以此想法去看待当前的病痛，就不会特别悲观。总之，检讨自己对问题和困难的看法，调整对挫折的感受，常能改变患者对困难的态度，使患者用恰当的方式去面对困难，走出困境。

（3）善于利用各种"资源"：此原则是帮助患者对可利用的内、外资源进行分析，看是否最大限度运用了"资源"，来应对面临的心理困难和挫折。所谓资源，其范围相当广泛，包括家人与亲友的关心与支持、家庭的财源与背景、四周的生活环境及社会可提供的支持条件等。当一个人面临心理上的挫折时，往往会忘掉可用的资源，而不去充分利用，经常低估自己的潜力，忽略别人可以提供的帮助。护士正应在这方面予以指导，助其渡过难关。

（4）进行"适应"方法指导：其重点之一就是跟患者一起分析，寻求应付困难或处理问题的恰当方式方法，并指导患者正确选用。例如，因害怕疼痛而不敢接受一次次换药、植皮、整形等手术，是躲避问题的适应方式，这些都是不明智的处理方式。因此指导患者只有面对自己的现实，提高信心，勇敢配合医师，才是积极的适应方法。支持疗法的重点应放在分析、指导患者采用何种方式去处理心理上的困难，并考虑如何使用科学而有效的适应方法。

（二）合理情绪疗法

合理情绪治疗（rational-emotive therapy，简称 RET）是 20 世纪 50 年代由美国著名心理治疗家阿尔伯特·艾利斯首创的心理治疗理论及方法，是认知疗法的一种，因采用了行为治疗的一些方法，故又被称之为认知行为疗法。这种疗法的主要目标是，帮助人们培养更实际的生活哲学，减少自己的情绪困扰与自我挫败行为，也就是减轻因生活中的错误而责备自己或别人的倾向（消极目标），并学会如何有效地处理未来的困难（积极目标）。

艾利斯认为人在出生时就已经兼具了理性和非理性的思想。一方面，个体会珍惜自己的生命，通过理性思考，与人建立亲密关系；另一方面，非理性的思想及不合逻辑的思维也会使他们逃避现实，缺乏忍耐。

1.原理

合理情绪疗法的基本理论主要是 ABC 理论，这一理论又是建立在艾利斯对人的基本看法之上的。艾利斯对人的本性的看法可归纳为以下几点。

（1）人既可以是有理性的、合理的，也可以是无理性的、不合理的。当人们按照理性去思维、去行动时，他们就会很愉快、富有竞争精神及行动有成效。

（2）情绪是伴随人们的思维而产生的，情绪上或心理上的困扰是由于不合理的、不合逻辑的思维造成的。

（3）人具有一种生物学和社会学的倾向性，倾向于其在有理性的合理思维和无理性的不合理思维，即任何人都不可避免地具有或多或少的不合理思维与信念。

（4）人是有语言的动物，思维借助于语言而进行，不断地用内化语言重复某种不合理的信念，这将导致无法排解的情绪困扰。

（5）情绪困扰的持续，实际上就是那些内化语言持续作用的结果。正如艾利斯所说："那些我们持续不断地对自己所说的话经常就是，或者就变成了我们的思想和情绪。"

RET 就是通过纯理性的分析和思辨的途径来改变患者的非理性观念，帮助其解决情绪和行为上的问题。其关键点在于认识到"人的情绪不是由某一诱发性事件的本身所引起，而是由经历了这一事件的人对这一事件的解释和评价所引起的"，即 ABC 理论的基本观点。在 ABC 理论模式中，A 是指诱发性事件；B 是指个体在遇到诱发事件之后相应而生的信念，即他对这一事件的看法、解释和评价；C 是指特定情景下，个体的情绪及行为的结果。

通常人们会认为，人的情绪的行为反应是直接由诱发性事件 A 引起的，即 A 引起了 C。ABC 理论则指出，诱发性事件 A 只是引起情绪及行为反应的间接原因，而人们对诱发性事件所持的信念、看法、解释 B 才是引起人的情绪及行为反应的更直接的原因。

例如，两个人一起在街上闲逛，迎面碰到他们的领导，但对方没有与他们招呼，径直走过去了。这两个人中的一个对此是这样想的："他可能正在想别的事情，没有注意到我们。即使是看到我们而没理睬，也可能有什么特殊的原因。"而另一个人却可能有不同的想法："是不是上次顶撞了他一句，他就故意不理我了，下一步可能就要故意找我的岔子了。"

两种不同的想法就会导致两种不同的情绪和行为反应。前者可能觉得无所谓，该干什么仍继续干自己的；而后者可能忧心忡忡，以致无法冷静下来干好自己的工作。从这个简单的例子中可以看出，人的情绪及行为反应与人们对事物的想法、看法有直接关系。在这些想法和看法背后，有着人们对一类事物的共同看法，这就是信念。这两个人的信念，前者在合理情绪疗法中称之为合理的信念，而后者则被称之为不合理的信念。合理的信念会引起人们对事物适当、适度的情绪和行为反应；而不合理的信念则相反，往往会导致不适当的情绪和行为反应。当人们坚持某些不合理的信念，长期处于不良的情绪状态之中时，最终将导致情绪障碍的产生。

2.护理模式

护理操作模式如下：①找出使患者产生异常紧张情绪的诱发事件（A），例如当众讲话、考试、工作压力、人际关系等。②分析挖掘患者对诱发事件的解释、评价和看法，即由它引起的信念（B），从理性的角度去审视这些信念，并且探讨这些信念与所产生的紧张情绪（C）之间的关系。从而认识到异常的紧张情绪之所以发生，是由于患者自己存在不合理的信念，这种失之偏颇的思维方式应当由患者自己负责。③扩展患者的思维角度，与其不合理信念进行辩论（D），动摇并最终放弃不合理信念，学会用合理的思维方式代替不合理的思维方式。还可以通过与他人讨论或实际验证的方法来辅助转变思维方式。④随着不合理信念的消除，异常的紧张情绪开始减少或消除，并产生出更为合理、积极的行为方式。行为所带来的积极效果，又促进着合理信念的巩固与情绪的轻松愉快。最后，个人通过情绪与行为的成功转变，从根本上树立起合理的思维方式，不再受异常的紧张情绪的困扰（E）。

（三）系统脱敏法

系统脱敏疗法又称交互抑制法，利用这种方法主要是诱导患者缓慢地暴露出导致焦虑的情境，并通过心理的放松状态来对抗这种焦虑情绪，从而达到消除焦虑习惯的目的。

1.原理

系统脱敏疗法是由美国学者沃尔帕创立和发展的。沃尔帕认为，人和动物的肌肉放松状态与焦虑情绪状态，是一种对抗过程，一种状态的出现必然会对另一种状态起抑制作用。例如，在全身肌肉放松状态下的机体，各种生理生化反应指标，如呼吸、心率、血压、肌电、皮电等生理反应指标，都会表现出同焦虑状态下完全相反的变化，这就是交互抑制作用。而且，能够与焦虑状态有交互抑制作用的反应不仅是肌肉放松，即使进食活动也能抑制焦虑反应。根据这一原理，在心理治疗时便应从能引起个体较低程度的焦虑或恐怖反应的刺激物开始进行治疗。一旦某个刺激不会再引起患者焦虑和恐怖反应时,施治者便可向处于放松状态的患者呈现另一个比前一刺激略强一点的刺激。如果一个刺激所引起的焦虑或恐怖状态在患者所能忍受的范围之内,经过多次反复的呈现,他便不再会对该刺激感到焦虑和恐怖,治疗目标也就达到了。这就是系统脱敏疗法的治疗原理。

2.护理步骤

采用系统脱敏疗法进行治疗应包括三个步骤。

(1)建立恐怖或焦虑的等级层次,这是进行系统脱敏疗法的依据和主攻方向。

(2)进行放松训练。

(3)要求患者在放松的情况下,按某一恐怖或焦虑的等级层次进行脱敏治疗。

系统脱敏法是一种最常用的行为治疗方法,它应用"抗条件作用"原理以解除患者的与焦虑有联系的神经症等行为问题。系统脱敏法的基本原则是交互抑制,即在引发焦虑的刺激物出现的同时让患者做出抑制焦虑的反应,这种反应就会削弱,最终切断刺激物同焦虑反应间的联系。

(四)松弛疗法

即放松训练,它是按一定的练习程序,学习有意识地控制或调节自身的心理生理活动,以达到降低机体唤醒水平,调整那些因紧张刺激而紊乱了的功能。

1.原理

一个人的心情反应包含"情绪"与"躯体"两部分。假如能改变"躯体"的反应,"情绪"也会随着改变。至于躯体的反应,除了受自主神经系统控制的"内脏内分泌"系统的反应,不易随意操纵和控制外,受随意神经系统控制的"随意肌肉"反应,则可由人们的意念来操纵。也就是说,经由人的意识可以把"随意肌肉"控制下来,再间接地把"情绪"松弛下来,建立轻松的心情状态。基于这一原理,"放松疗法"就是通过意识控制使肌肉放松,同时间接地松弛紧张情绪,从而达到心理轻松的状态,有利于身心健康。

2.用途

心理生理的放松,均有利于身心健康,起到治病的作用。其共同特点是松、静、自然。渐进性的放松训练是对抗焦虑的一种常用方法,可单独使用和(或)系统脱敏疗法相结合,可治疗各种焦虑性神经症、恐惧症,且对各系统的身心疾病都有较好的疗效。

3.放松训练类型

一类是渐进性肌肉放松,二类是自然训练,三类是自我催眠,四类是静默或冥想,五类是生物反馈辅助下的放松。其中二、三、四类兼具有自我催眠的成分,犹如我国气功疗法中的放松功。我国的气功、印度的瑜伽术、日本的坐禅、德国的自生训练、美国的渐进松弛训练、超然沉思等,都是以放松为主要目的的自我控制训练。

4.操作步骤

(1)准备工作:安排一间安静整洁、光线柔和、周围无噪声的房间,在施疗时,护士说话声音要低沉、轻柔、温和,让来访者舒适地靠坐在沙发或椅子上,闭上眼睛。

(2)护士:"现在我来教你如何使自己放松。为了让你体验紧张与放松的感觉,你先将你身上的肌肉群紧张起来,再放松。请你用力弯曲你的前臂,同时体验肌肉紧张的感受(大约10秒钟)。然后,请你放松,一点力也不用,尽量放松,体验紧张、放松感受上的差异。(停顿5秒)这就是紧张和放松。下面我将让你逐个使身上的主要肌肉群紧张和放松。从放松双手开始,然后双脚、下肢、头部,最后是躯干。"

（3）注意事项：①第一次进行放松训练时，作为示范，护士也应同时做，这样可以减轻患者的羞涩感，也可以为患者提供模仿对象。事先告诉患者，如果不明白指示语的要求，可以先观察一下护士的动作，再闭上眼睛继续练。②会谈时进行的放松训练，最好用护士的口头指示，以便在遇上问题时，能及时停下来。护士还可以根据情况，主动控制训练的进程，或者有意重复某些放松环节。③在放松过程中，为了帮助患者体验其身体感受，护士可以在步与步的间隔时，指示患者，如"注意放松状态的沉重、温暖和轻松的感觉""感到你身上的肌肉放松"或者"注意肌肉放松时与紧张的感觉差异"等。

（孙璐璐）

第三节　特殊部位烧伤的护理

一、头面部烧伤

（一）头皮烧伤

1.定义

各种原因导致头皮烧伤，严重者可波及颅骨，甚至颅内组织，发生局限性脑积液或脑水肿。

2.疾病相关知识

（1）临床特点：头皮破损、水肿、疼痛。

（2）治疗：皮瓣及皮片修复术。

（3）康复：防瘢治疗。

（4）预后：必要时行 2 次手术。

3.专科评估与观察要点

（1）头皮水肿、渗出、溃烂情况。

（2）患者心理精神情况。

（3）焦虑恐惧程度。

（4）治疗效果。

4.护理问题

（1）疼痛：与烧伤的深度、个人耐受力有关。

（2）自我形象紊乱：与烧伤后毁容有关。

（3）焦虑：与烧伤疼痛、担心愈后有关。

（4）皮肤完整性受损：与烧伤后导致皮肤损伤有关。

5.护理措施

（1）病情观察：观察创面的颜色、有无异味及红、肿、热、痛。

（2）用药指导与观察：遵医嘱合理使用有效抗生素及镇痛药，观察药物效果及不良反应。

（3）做好自理能力评估与指导，协助患者完成生活护理。

（4）专科护理：①针对不同的原因给予相应的支持；介绍烧伤后创面水肿、吸收、愈合的过程，使患者对较长的治疗过程有正确的认识；对深度烧伤导致毁损伤的患者，注意沟通中把握言语的分寸；了解患者家庭成员、社会关系和经济情况等，取得亲人和朋友的支持，消除其顾虑。②保持环境安静，减少探视，定时通风。③保持创面干燥及时清除分泌物，头部经常更换受压部位。④抬高床头，减轻水肿，愈合后经常剪除头发，保持清洁，防止创面再次溃烂或局限脓肿。

6.健康指导

(1)严格限制探视人员。

(2)保持创面清洁干燥，防止不洁的手去摸抓搔。

7.护理结局评价

(1)患者心理平静积极配合治疗。

(2)未受伤的部位保持皮肤完整。

(3)患者的头皮及时得到治疗和护理，预防修复头皮创面感染。

(二)面部烧伤

1.定义

热力、化学物理等原因造成颜面部的不同程度的烧伤，深度烧伤常留畸形和功能障碍，严重影响着患者的心理健康，为严重烧伤。

2.疾病相关知识

(1)临床表现：水肿，重者眼睑外翻，口唇肿胀，张口困难。常伴有耳、鼻、喉、口腔等器官的烧伤。

(2)治疗：创面植皮术。

3.康复

深度烧伤愈合后，尽早进行康复锻炼。

4.预后

面部深度烧伤遗留瘢痕，一般等待伤后 6～12 个月进行手术；严重睑外翻畸形创面未愈，也可行整形手术。

5.专科评估与观察要点

(1)面颈部烧伤程度。

(2)呼吸的频率节律及深浅，有无呼吸困难发生。

(3)意识情况。

(4)患者精神心理情况。

(5)治疗效果。

6.护理问题

(1)低效型呼吸形态：与水肿压迫喉部有关。

(2)有体液不足的危险：与口腔烧伤程度、补给不足有关。

(3)疼痛：与烧伤的深度、个人耐受力有关。

(4)焦虑：与烧伤后疼痛、担心预后有关。

(5)自我形象紊乱：与颜面部烧伤有关。

(6)睡眠形态紊乱：与烧伤后疼痛有关。

7.护理措施

(1)病情观察：观察创周有无红、肿、热、痛，患者有无反复持续高热，创面上有无脓点等感染迹象。

（2）用药指导与观察：遵医嘱合理使用有效抗生素及镇痛药，观察药物效果及不良反应。

（3）做好自理能力评估与指导，协助患者完成生活护理。

（4）专科护理：①做好患者思想工作，减少思想顾虑，稳定情绪配合治疗。针对不同的原因给予相应的支持；介绍烧伤后创面水肿、吸收、愈合的过程，使患者对较长的治疗过程有正确的认识；对深度烧伤导致毁损伤的患者，注意沟通中把握言语的分寸；了解患者家庭成员、社会关系和经济情况等，取得亲人和朋友的支持，消除其顾虑。②保持创面干燥，渗出多时更换敷料，保持清洁。③抬高床头，取平卧位，以利于肺扩张和呼吸保持正常，给予氧气吸入，床旁备气切包。④定时翻身拍背，指导患者做深呼吸运动；更换头的位置，以防压疮发生。⑤张口困难者，给予高蛋白、高营养、易消化流食，做好口腔护理。

8.健康指导

（1）严格限制探视人员。

（2）保持创面清洁干燥，防止不洁的手抓搔创面。

（3）以软食为主，进食时注意保护口周创面，防污染。

（4）创面愈合后使用瘢痕贴、弹力套预防瘢痕的增生，弹力套使用的原则"一早、二紧、三持久"。

9.护理结局评价

（1）焦虑减轻或消除，主动表达自身感受。

（2）疼痛减轻，配合治疗。

（3）创面得到有效的保护和治疗。

10.急危重症观察与处理

窒息的临床表现与处理如下。

（1）临床表现：口唇发绀、进行性呼吸困难等呼吸道梗阻症状。

（2）处理：保持呼吸道通畅，随时清除呼吸道分泌物；颈部深度烧伤应及时行焦痂切开减压术；气管切开，随时吸痰。

（三）眼部烧伤

1.定义

各种原因导致眼部组织的损伤，轻微损伤也可引起严重的视力障碍，眼部烧伤较常见，占烧伤患者13%。

2.疾病相关知识

（1）临床表现：眼睑水肿、视力模糊、易怒、烦躁不安。

（2）治疗：大量清水冲洗，降低温度及洗净化学物质；移除眼球异物，局部抗生素预防感染。

（3）康复：眼部功能锻炼。

（4）预后：易视力障碍，眼睑瘢痕形成。

3.专科评估与观察要点

（1）眼睑水肿程度。

（2）视力恢复程度。

（3）患者能否正确对待现状，积极配合。

（4）治疗效果。

4.护理问题

(1)焦虑:与烧伤后视力障碍、疼痛有关。

(2)疼痛:与烧伤的深度有关。

(3)自我形象紊乱:与视力障碍有关。

(4)睡眠形态紊乱:与疼痛有关。

5.护理措施

(1)病情观察:观察患者视力减退情况。

(2)用药指导与观察:遵医嘱合理使用有效抗生素及镇痛药,观察药物效果及不良反应。

(3)做好自理能力评估与指导,协助患者完成生活护理。

(4)专科护理:①眼球烧伤后有疼痛、流泪、畏光感及视力减退等症状,要及时告知患者,消除恐惧和疑虑,积极配合治疗。针对不同的原因给予相应的支持;介绍烧伤后创面水肿、吸收、愈合的过程,使患者对较长的治疗过程有正确的认识;对深度烧伤导致毁损伤的患者,注意沟通中把握言语的分寸;了解患者家庭成员、社会关系和经济情况等,取得亲人和朋友的支持,消除其顾虑。②保护眼部清洁,及时清理眼部分泌物,大量清水清洗。遵医嘱滴眼药水,涂眼膏,取俯卧位时额部垫棉垫悬空眼部,防止眼部受压。眼睑外翻时用无菌纱布覆盖或涂大量眼膏,防止角膜感染。③剧烈疼痛时,遵医嘱使用止痛剂。

6.健康指导

(1)消除患者思想顾虑。

(2)加强患者陪护人员的防感染意识,勤洗手。

7.护理结局评价

(1)焦虑减轻或消除,积极配合治疗。

(2)疼痛减轻,情绪稳定。

(四)耳部烧伤

1.定义

任何原因导致外耳和外耳道的烧伤,烧伤常波及耳软骨,且凹凸不平,易合并感染,耳烧伤占烧伤的24%。

2.疾病相关知识

(1)临床特点:外耳水肿、发红、破溃、焦痂,发生化脓性耳软骨炎时,外耳持续性剧烈疼痛,伴有畏寒、发热、精神差、食欲缺乏。白细胞增高,全身中毒症状。

(2)治疗:修复创面,恢复耳外形。

(3)康复:保持耳外形。

(4)预后:易软骨坏死致小耳畸形,必要时行2次整形手术。

3.专科评估与观察要点

(1)受压部位有无红、肿、热、痛,皮肤破溃情况。

(2)有无发热,全身不适。

(3)疼痛。

(4)治疗效果。

4.护理问题

(1)疼痛:与烧伤后的深度、个人耐受力有关。

（2）皮肤完整性受损：与烧伤的严重程度有关。

（3）自我形象紊乱：与颜面部外伤有关。

5.护理措施

（1）病情观察：观察患者耳软骨有无红、肿、热、痛，伤口有无异味、渗出情况。

（2）用药指导与观察：遵医嘱合理使用有效抗生素及镇痛药，观察药物效果及不良反应。

（3）做好自理能力评估与指导，协助患者完成生活护理。

（4）专科护理：①解释外耳烧伤的特点及治疗护理的方法，密切配合的重要性。对不同的原因给予相应的支持；介绍烧伤后创面水肿、吸收、愈合的过程，使患者对较长的治疗过程有正确的认识；对深度烧伤导致毁损伤的患者，注意沟通中把握言语的分寸；了解患者家庭成员、社会关系和经济情况等，取得亲人和朋友的支持，消除其顾虑。②用无菌棉签吸干渗出液及脓性分泌物，保持外耳创面干燥，防止渗液流入耳内引起感染，局部悬空防受压；化脓性耳软骨炎发生后，做到引流通畅，清洁坏死耳软骨。

6.健康指导

（1）避免患侧卧位，以防压疮发生。

（2）保护创面，禁止用手抓搔外耳。

7.护理结局评价

（1）疼痛减轻，情绪稳定，积极配合治疗。

（2）创面得到有效的保护和治疗。

二、手部烧伤

（一）定义

任何原因导致手部的不同程度的烧伤，深度烧伤遗留畸形和功能障碍。严重者可丧失劳动，手的烧伤为严重烧伤。

（二）疾病相关知识

1.临床表现

手部水肿、破溃、疼痛、不能背伸、内收、合并感染时伴有发热、寒战等全身中毒症状。

2.治疗

尽快消灭创面，最大限度保存手的功能。

3.康复

早期功能锻炼，保持手的功能位。

4.预后

手掌深度烧伤，因瘢痕挛缩导致手指屈曲，伴有指蹼粘连及指蹼过浅呈"拳样手畸形"。行2次整形手术。

（三）专科评估与观察要点

（1）疼痛。

（2）活动功能改善情况。

（3）发热、全身不适、伤口渗出物情况。

（4）治疗效果。

(四)护理问题

1.疼痛

与烧伤有关。

2.自理能力缺陷

与烧伤后功能障碍、疼痛,适应不良有关。

3.焦虑

与烧伤后疼痛,担心手功能恢复有关。

4.自我形象紊乱

与烧伤后手部瘢痕畸形功能障碍有关。

(五)护理措施

1.病情观察

密切观察患者手指端血循环、颜色、温度、疼痛、肢端肿胀等情况。有无痂下积液积脓,创周有无红肿等感染征象及时发现及时处理。

2.用药指导与观察

遵医嘱合理使用有效抗生素及镇痛药,观察药物效果及不良反应。

3.自理能力的评估与指导

做好自理能力的评估与指导,协助患者完成生活护理。

4.专科护理

(1)心理护理:介绍手部烧伤的深度、面积治疗方案和护理方法,让患者积极配合治疗,强调手术的必要性和重要性。对可能致残者,及时得到亲人和朋友的支持,正视现实。

(2)体位:抬高患肢,手高过肘,肘高过肩,利于静脉回流,减轻水肿。保持功能位,即腕背伸屈 30°或中位,分开各指,拇指对掌位,第 2~5 掌指关节屈 20°,指间关节屈伸。

(3)活动:伤后 48 小时制动,48~72 小时后逐渐进行被动或主动活动手指各关节;鼓励患者自己穿衣吃饭、大小便等日常生活训练;植皮术后 8~10 天开始理疗和功能锻炼,以免关节僵硬残疾。

(4)禁忌:禁止患肢输液、抽血、测血压和做有创操作等。

(六)健康指导

1.功能锻炼

维持手部功能位 2~3 个月,进行主动和被动功能锻炼,以手指最大限度屈伸和虎口张大为主。

2.自理生活

鼓励患者独立完成吃饭、穿衣、洗脸、梳头、刷牙、拿书等日常生活动作。

3.防瘢治疗

使用弹力手套、瘢痕贴等进行防瘢治疗,疗程 3~6 个月甚至 1 年以上。

4.复查

一般为 1 个月、3 个月、半年、一年各复查一次,检查并指导手的功能恢复情况,必要时行整形手术治疗。

(七)护理结局评价

(1)自理能力提升。

（2）焦虑减轻或消除，主动表达自身感受。

（3）创面得到有效的保护和治疗。

三、会阴烧伤

（一）定义

各种原因导致会阴部位的烧伤，会阴较隐秘，占烧伤2%，但会阴烧伤易被大小便污染，容易感染。

（二）疾病相关知识

1.临床表现

会阴部水肿、发红、破溃，合并感染时，周围皮肤发红、肿胀，有发热寒战等全身中毒症状。

2.治疗

会阴植皮术。

3.康复

进行康复训练，进行大腿外展和下蹲训练。

4.预后

创面愈合后易瘢痕挛缩导致功能障碍。

（三）专科评估与观察要点

（1）会阴烧伤程度。

（2）焦虑恐惧程度。

（3）治疗效果。

（四）护理问题

1.焦虑、恐惧

与烧伤部位的特殊性及担心愈后有关。

2.自理能力缺陷

与特殊部位致如厕困难有关。

（五）护理措施

1.病情观察

观察烧伤创面有无感染征象。

2.用药指导与观察

遵医嘱合理使用有效抗生素及镇痛药，观察药物效果及不良反应。

3.自理能力的评估与指导

做好自理能力评估与指导，协助患者完成生活护理。

4.专科护理

（1）心理护理：加强与患者及家属沟通；对患者的担心（性功能、大小便）给予理解同情；加强对隐私的保护。介绍疾病相关知识及治疗和护理的注意事项，取得患者和家属的配合。了解其社会关系，取得情感支持。

（2）饮食护理：非手术患者给予高营养、新鲜、清淡、忌辛辣。手术患者术前2天进无渣饮食；术前晚及术晨禁食水；术进无渣流质4～5天，加强肠外营养。

（3）体位护理：仰卧位。大面积会阴烧伤者睡翻身床，便于创面暴露和大小便的护理。保护隐私,将患者安置在单、双人间病房,或用屏风遮挡。

(4)创面护理:彻底清创剔除阴毛,采用半暴露或暴露疗法,反复冲洗皱褶及凹陷处。保护创面随时用棉签拭去渗液和分泌物,保持创面干燥。

(5)二便护理:睡翻身床或有孔床,双下肢外展位;大便后用0.1%新洁尔灭或0.9%氯化钠溶液清洗肛周,减少污染;必要时留置尿管尿道口护理,每天2次;男性患者托阴囊用无菌接尿器接尿,避免污染创面,早日植皮,便器专用并消毒,防交叉感染。

(六)健康指导

(1)康复训练,循序渐进地进行大腿外展和下蹲训练。

(2)饮食清淡,忌辛辣刺激,瘢痕瘙痒时忌抓挠,防止裂开出血感染。

(3)防瘢治疗,坚持瘢痕贴,弹力裤的使用。

(七)护理结局评价

(1)焦虑情况有减轻或消除,能主动配合治疗和护理。

(2)患者合理要求得到满足,感觉舒适,逐渐恢复自理。

四、呼吸道烧伤

(一)定义

热力或烟雾引起的呼吸道以及肺实质的损害,是烧伤患者早期死亡主要原因之一。

(二)疾病相关知识

1.临床表现

口鼻咽发白、充血、水肿,声音嘶哑和呼吸困难;烦躁不安、心率加快、全身冷汗、发绀。

2.治疗

保持呼吸道通畅,解除气道梗阻,重度患者应尽早机械通气。

3.康复

肺功能训练及监测。

4.预后

严重者有肺功能损害。

(三)专科评估与观察要点

(1)呼吸道通畅情况。

(2)患者安静及全身情况。

(四)护理问题

1.焦虑、恐惧

与患者对受伤死亡场景,担心预后有关。

2.清理呼吸道功能低下或无效

与呼吸道受损,分泌物增多及肺部感染有关。

3.气体交换受损

与呼吸道受损有关。

4.睡眠形态紊乱

与呼吸困难有关。

（五）护理措施

1.病情观察

严密观察呼吸及心肺功能情况；观察有无呼吸困难，口唇发绀等情况；监测血氧饱和度和血气分析。

2.用药指导与观察

遵医嘱合理使用有效抗生素及镇痛药，观察药物效果及不良反应。

3.自理能力的评估与指导

做好自理能力评估与指导，协助患者完成生活护理。

4.专科护理

（1）心理护理：解释呼吸道损伤的病变过程及伴随的不适，告知治疗方案和注意事项；气管切开术后患者可通过手势、文字和医护人员沟通，了解患者需求；鼓励家属给予患者关心和支持。

（2）饮食护理：非气管切开患者口服流质或半流质、高热量、高蛋白、高维生素饮食；气管切开患者行鼻饲或全胃肠外营养。

（3）体位与活动：单纯的吸入性损伤给予半卧位；轻度吸入性损伤给予半卧位或仰卧头高位；定时更换体位，翻身拍背，鼓励患者深呼吸、自行咳嗽，促进体位引流，防止肺部感染。

（4）气管切开护理：保持切口清洁，每天清洁伤口2次，随时更换覆盖开口纱布；气管导管固定牢靠，防止滑脱（在水肿回吸收期，套管系带及时调整），严格无菌操作。

（六）健康指导

（1）严格限制陪伴探视人员。

（2）教会患者自行咳嗽方法，防止肺部感染。

（3）嘱患者出院后定期进行肺功能检查，及时进行防治。

（七）护理结局评价

（1）焦虑恐惧减轻，安静休息。

（2）呼吸道通畅，全身症状良好。

（孙璐璐）

第十章

医院医疗保险

第一节　医疗保险的概述

社会保障是世界上各个国家都在实施的一项社会政策,也是一个国家社会经济制度的重要组成部分。而医疗保障制度作为社会保障制度的重要组成部分,是保障社会成员健康,保障劳动力资源,从而促进经济发展的重要社会制度。进入新世纪,我国在全国范围内逐步建立了以城镇基本医疗保险和新型农村合作医疗制度为核心的多层次医疗保障体系。本章内容阐述了医疗保险的相关概念,社会医疗保险基金的运行,以及定点医疗机构管理的相关制度。

社会保障中的医疗保障制度,特别是医疗保险制度涉及面广、内容复杂、运行难度大。医疗保险作用的发挥是通过医疗保险机构、被保险人群、医疗服务提供机构及政府之间的一系列复杂的相互作用过程来实现的。

一、医疗保险的基础知识

(一)社会保障

社会保障源于"社会安全"一词,是指国家依法强制建立的、具有经济福利性的国民生活保障和社会稳定系统,是社会经济发展到一定阶段的必然产物。社会保障制度是社会政治经济制度的重要组成部分,也是社会经济发展的安全网和社会矛盾的缓冲器。

现代社会保障制度的产生是在 19 世纪的德国,其标志是一系列社会保险相关法律的出台。1935 年美国颁布了历史上第一部《社会保障法》。我国于 1951 年颁布了《中华人民共和国劳动保险条例》,1993 年在"关于建立社会主义市场经济体制若干问题的决定"中,提出了养老和医疗保险的统分结合模式,并将社会保障体系概括为社会保险、社会救济、社会福利、社会互助、优抚安置、个人储蓄积累保障等内容,其中社会保险是社会保障最主要的支柱。

(二)社会保险

保险是相对于风险来说的。风险是意外事件发生的可能性,是一种客观存在的、损失的发生具有不确定性的状态,是保险产生的前提。人类常常会遇到自然灾害、意外事故及自身生、老、病、死、自然规律带来的各种各样的风险,而疾病风险就是其中之一,是关系到人类基本生存权益的特殊风险,造成的损失将影响到个人、家庭、集体、社会。保险是一种经济补偿制度,它以合同的形式集合众多受同样风险威胁的人,按损失分摊的原则预先收取保险费,建立保险基金,用以补偿风险发生后给被保险人所带来的经济损失。

保险根据标的,分为财产保险和人身保险;根据保险的保障范围,分为财产保险、责任保险、保证保险和人身保险;根据保险的实施方式,分为强制保险和自愿保险;根据风险转稼形式,分为原保险、再保险和共同保险;根据保险人经营的性质,可分为社会保险和商业保险。

社会保险是根据国家通过立法,由劳动者个人、单位或集体、国家三方面共同筹集资金,在劳动者及其直系亲属遇到年老、疾病、工伤、生育、残疾、失业、死亡等风险时给予物质帮助,以保障其基本生活的一种社会制度。社会保险在我国分为医疗、工伤、生育、养老、失业五个险种。社会保险由国家举办,通过立法形式强制推行,是社会保障制度的最核心的内容。

(三)医疗保障

医疗保障是指国家通过法律法规,积极动员全社会的医疗卫生资源,保障公民在患病时能得到基本医疗的诊治,同时根据经济和社会发展状况,逐步增进公民的健康福利水平,提高国民健康素质。

从社会保障制度的角度来看,医疗保障属于社会保障的有机组成部分,也要惠及每一个社会成员,在制度框架上是多层次、多形式、多样化的,医疗保险是其中的一种;从医疗卫生事业的角度来看,卫生福利体系包括医疗保障制度和医疗卫生服务体系,两者既相互联系、相互交叉,又自成体系,独立运行。

(四)医疗保险

(1)广义的医疗保险指健康保险,发达国家的健康保险不仅包括补偿由于疾病带来的经济损失(医疗费用),也包括补偿间接经济损失(如误工工资),对分娩、残疾、死亡也给予经济补偿,以至于支持疾病预防、健康维护等。狭义的医疗保险是指以社会保险形式建立的、提供因疾病所需医疗费用资助的一种保险制度。一般而言的医疗保险指的是社会医疗保险。

(2)医疗保险根据保险性质的不同,可分为社会医疗保险和商业医疗保险;根据保险层次的不同,可分为基本医疗保险和补充医疗保险;根据保险对象的不同,可分为职工医疗保险和居民医疗保险等;根据保险范围的不同,可分为综合医疗保险、住院医疗保险和病种医疗保险等。

(3)医疗保险的基本原则。①强制性原则:医疗保险是由国家立法规定享受范围、权利、义务及待遇标准,强制执行的社会制度。②全员参保原则:由全社会劳动者来共同承担责任,这样抵御疾病风险的能力就大大增强。③费用分担原则:一方面,医疗保险基金由国家、用人单位和个人三方面共同筹集;另一方面,医疗费用由医疗保险基金和个人共同分担。④保障性原则:以保障人们的平等健康权利为目的。⑤公平与效率原则:指公平与效率相结合,既要体现公平,又要兼顾效率。⑥属地管理原则:我国基本医疗保险实行属地管理,在一个统筹地区内,执行统一政策,基金统一筹集、使用和管理。

(五)医疗保险法律法规

医疗保险的法律制度是医疗保险事业的重要组成部分,是医疗保险制度得以实施的重要保证。

1.相关概念

医疗保险法是调整在医疗保险中形成的各种社会关系的法律规范的总称。医疗保险法律关系是国家医疗保险法律确认和保护的具有权利和义务内容的具体的社会关系,是医疗保险制度主体间的权利和义务关系。医疗保险法律关系由医疗保险法律关系的主体、内容和客体三部分组成。

医疗保险合同是指医疗保险经办机构与参保单位所订立的一种在法律上具有约束力的协议。基本医疗保险服务协议是我国社会医疗保险经办机构与定点医疗机构或药店签订的一种服务协议，即是一种服务"合同"，具有行政合同和经济合同的双重特性。

2.关于我国医疗保险法律的探讨

《中华人民共和国宪法》中明确规定："中华人民共和国公民在年老、疾病或者丧失劳动能力的情况下，有从国家和社会获得物质帮助的权利。国家发展为公民享受这些权利所需要的社会保险、社会救济和医疗卫生事业。"《中华人民共和国社会保险法》已于 2011 年 7 月 1 日起正式实施，其中明确规定国家建立基本医疗保险、生育保险、工伤保险等社会保险制度，以保障公民在疾病、生育、工伤等情况下从国家和社会获得物质帮助的权利。但对于医保经办机构的性质、医疗保险协议的性质及协商和纠纷解决机制无尚未立法，亟待以法律形式明确，以建立与现行法律相衔接的程序法律规范，保障关系民生的重大问题能够有效解决，建立和谐的社会关系。

我国医疗保险法律关系的界定探讨：我国的医疗保险法律关系应具有一般法律具有的共性，即指引人们的社会行为，调整社会关系中人们之间的权利和义务联系，是社会内容和法律形式的统一。医疗保险法律关系也应具有部门法律关系自身的特殊性，主要表现在：①医疗保险法律关系所涉及的社会活动内容局限在医疗保险的范围之内；②医疗保险法律关系的主体涉及医、保、患三方，客体涉及财产权、行政权、经营自主权、知情权、隐私权、名誉权；③医疗保险法律关系的内容涉及医疗保险的权利和义务；④医疗保险法律关系是一种多重的法律关系，具有行政法律关系、民事法律关系和社会法律关系的特征；⑤医疗保险法律关系的调整方式可以有法律调整、行政调整和社会机构调整。

我国医疗保险法律关系的主体和客体探讨：我国医疗保险法律关系的主体应包括国家行政机关、经办机构、定点医疗机构和药店、参保单位、集体和参保人员。客体应包括医疗保险基金和财政预算资金的财产权，经办机构、医疗机构和用人单位的自主经营权，参保职工的财产权、隐私权、医师的名誉权，以上各方的知情权。

我国医疗保险法律关系的内容探讨。我国医疗保险法律关系的内容应是各主体的具体权利和义务：①国家行政机关在医疗保险法律关系中的权利主要体现在制定法律法规、政策措施，认定定点医疗机构和定点药店的资格，制定药品、诊疗和服务设施目录等标准，开展医疗保险监督检查等方面。其义务主要体现在推行医疗保险制度，通报医疗保险基金运行情况，提供医疗保险政策咨询和工作指导，进行行政执法等方面。②医疗保险经办机构在医疗保险法律关系中的权利主要体现在依法征缴医疗保险费，用医疗保险合同管理定点医疗机构和药店，管理和支付医疗保险基金等。其义务主要体现在执行和宣传医疗保险政策，组织单位、集体和个人参加医疗保险，按时征缴医疗保险费，提供医疗保险服务，防范医疗保险基金欺诈行为，接受财政、税务、审计等部门的监督等。③定点医疗机构在医疗保险法律关系中的权利主要通过医师行使处方权，通过医疗服务收取医疗费用，进行医疗鉴定、开具有关证明等；定点药店的权利主要体现在药师和经营人员进行药品销售。定点医疗机构的义务主要体现在提供门诊和住院治疗，记载和保管病历档案，接受参保人员咨询等；定点药店的义务主要是提供购药服务。④参保单位、集体在医疗保险法律关系中的权利主要是为职工或人群参加医疗保险；参保人员的权利主要体现在享受医疗保险待遇，对医疗服务和医疗保险政策的知情权。参保单位、集体在医疗保险法律关系中的义务主要是筹集和缴纳医疗保险费；参保人员的义务主要体现缴纳个人应付的医疗保险费，支付个人承担的医疗费,配合医务人员进行检查和治疗等。

我国医疗保险法律关系的运行探讨:医疗保险法律关系的运行,在制度层面应构建完整的医疗保险体制,形成良性的制度运行机制;在法律层面应制定一系列的法律、法规、政策,建立一支熟悉医疗保险法律的司法和行政执法队伍;在管理层面应实现医疗、财务、信息技术等业务人员的专业化管理。

3.医疗保险中的纠纷与处理

医疗保险中的纠纷按其性质不同可分为行政纠纷和民事纠纷两类。①医疗保险中的行政纠纷一般有医疗保险管理机构的行政处罚或行政强制措施不服而产生的纠纷;为符合法定条件申请医疗保险资格或申请定点医疗机构资格,而医疗保险管理机构拒绝申请或不予答复而引起的纠纷;医疗保险管理机构没有依法给付保险金的纠纷;医疗保险管理机构违法设置义务而产生的纠纷;医疗保险管理机构关于平等主体之间各种纠纷事实的认定以信赔偿问题的行政裁决不服而引起的纠纷。②医疗保险中的民事纠纷一般有:保险承办机构与约定医疗机构之间签订了医疗保险合同,因一方不履行合同而引起的纠纷;医疗单位与接受医疗服务的参保人之间因医疗服务质量或医疗费用等原因引起的纠纷;医疗保险承办机构与用人单位及被保险人之间在合同履行方面引起的纠纷;单位与被保险人之间因医疗保险产生的纠纷。

医疗保险纠纷的处理途径。①社会调整:在医疗保险中,指由社会仲裁机构或第三方机构建立由医疗卫生、社会保障、药品监督、物价管理等部门专家组成的医疗保险争议调解组织,对经办机构、医疗机构、药店和参保职工之间的医疗保险争议进行调解和仲裁。②行政调整:有行政裁决和行政复议。行政裁决指行政管理机构依照法律法规的授权,对于行政管理活动密切相关的特定民事纠纷进行裁定与处理行为。在医疗保险中集中表现在被保险人与约定医疗机构之间因医疗服务质量或医疗费用而产生的纠纷。行政复议指公民、法人或其他组织不服行政主体的具体行政行为,依法请求上一级行政机关或法定复议机关重新审查,并做出决定的活动。在医疗保险中,指约定医疗机构、用人单位和被保险人等管理相对人认为医疗保险管理机构的具体行政行为侵犯其合法权益,向该管理机构的上一级主管部门申请重新审查并做出决定的行为。③司法裁决:即诉讼,是国家司法机关在当事人和其他诉讼参与人的参加下,用裁判或以其他方式解决案件而进行的活动,具有最终裁决的法律效力。可分为民事诉讼、行政诉讼和刑事诉讼三种类型。在医疗保险中,指通过司法程序,对医疗保险法律关系中的违法行为进行调整。

二、医疗保险系统

医疗保险系统是一个以维持医疗保险的正常运转和科学管理为目的的,主要由被保险人及其单位、医疗保险机构、医疗服务提供机构等要素组成的,以规范医疗保险费用的筹集、医疗服务的提供、医疗费用的支付为功能的有机整体。

医疗保险系统的形成有一个从简单到复杂的过程。随着社会经济与医学的发展,系统中的各方相互作用,相互影响,从而使医疗保险系统不断地趋于完善,构成了由医疗保险机构、被保险人、医疗服务提供者和政府组成的现代医疗保险系统。

(一)医疗保险系统在社会系统中的位置及相互关系

政府以经济、法律、行政等手段介入到医疗保险系统,并把它纳入整个社会保障系统中,政府处于医疗保险各方的领导地位,医疗保险管理必须是多个部门的参与,主要涉及人力资源和社会保障、医疗保险、财政、物价、税务、医药、金融等职能部门,其中社会保障和医疗保险是主要的管理部门。就社会分工来看,财政部门管理医疗保险基金,物价部门对供方价格实行管理,医药、医疗保险部门负责医药、医疗保险协调管理,银行等金融机构则提供金融服务,而政府领导层则负责协调相关部门在医疗保险系统中充分发挥各自的作用。

(二)医疗保险系统各方的特点

1.政府

由于政治、经济、文化、体制、医疗保险模式等多种因素的影响,政府对医疗保险的管理有不同的方式,但一般有计划型、市场型、中间型三种管理模式。计划型管理模式的主要特点是政府承担医疗保险的责任,保险的公平性、均衡性、普及性得以保证,保险费用易于从总量上得以控制。但保险各方的积极性和效率下降,政府要为不断上涨的医疗费用负责而不堪重负。市场型管理模式下,政府只做宏观规划,医疗保险基本由市场调节,会出现公平性下降、费用难以控制等问题。中间型管理模式下,政府一方面要在市场之外进行宏观调控,同时要用计划手段进行适当的控制,甚至对医疗保险的某些部分直接参与。许多国家在总结多年的经验后,都在逐步向中间型管理模式靠拢。

2.医疗保险机构

医疗保险机构指具体负责医疗保险费用的筹集、管理、支付、监督等业务的机构,又称为医疗保险方。根据医疗保险机构独立经营的程度高低,社会医疗保险机构可以分为三类。

政府机构型:这类医疗保险机构的运行基本按照政府计划规定办事,主要目标是保障政府计划的落实,可视为政府的派出机构,其机构成员类似于国家公务人员。经营效果主要依赖于行政管理水平,经营活动几乎没有风险。这类医疗保险机构在各国医疗保险机构中较少,例如加拿大、中国的医疗保险机构。

独立经营型:这类医疗保险机构在经营方面基本独立,包括组织人事、财务安排、经营决策等都可以自行决定,只是在总体上按照政府有关医疗保险的法规执行,并接受国家有关部门的监督。在财务经营方面自负盈亏,可以发展,也可以倒闭。商业保险公司经办的医疗保险多属于这种类型,例如,美国、荷兰等国的医疗保险机构。

中间型:世界上许多国家的医疗保险机构属于中间型。这类机构一方面接受政府统一的计划安排,另一方面又有相对独立的经营权,如在决定保险范围、保险费率和经营方式拥有一定程度的自主权。居民可自由选择保险机构,保险机构之间存在着一定的竞争。因此,既可以在实施医疗过程中保证社会公益性,又可以通过保险机构间的竞争保持较好的效率和效益,是一种较为合理的机构模式。

3.被保险方

在我国被保险方通常指参保单位或参保人。综合多个国家医疗保险政策,对被保险方可以从以下几个角度进行分类。

按经济收入分类:一般划分为高、中、低三类。中等收入的人群是大多数,一般保险政策是针对他们而定。对于低收入人群,往往采用政府资助保险费的办法参加保险。

按年龄分类:许多国家把65岁以上的老年人作为特殊保护对象,由国家负担保险金,支付医疗费。商业保险往往按不同年龄段收取保险金额。

按职业进行分类:即不同职业的人群享有不同的保险政策。我国常见的职业人群有企事业单位的职工、国家公务员、特殊人群(例如离休人员)、灵活就业人员、城镇居民、农民等。

按健康状况进行分类:对患有一些特殊疾病的人群,例如残疾人、传染病患者、癌症患者等,由国家出资承担保险费、医疗费。

4.医疗服务提供方

在医疗保险制度中,医疗服务提供方指经医疗保险统筹地区劳动保障行政部门审查,并经社会保险经办机构确认的,为城镇职工医疗保险参保人员提供指定医疗服务的医疗机构及其医务人员。我国医疗保险实行定点医疗制度,即为参保职工提供医疗服务的医疗机构分为定点医疗机构和定点药店。

(三)医疗保险系统中各方的关系

在现代医疗保险系统中,四个基本构成方围绕着医疗费用的补偿问题相互作用,相互影响,这一系统中各方的关系实质上是一种经济关系,其表现在以下四个方面。

1.医疗保险机构与被保险方

医疗保险机构向被保险方收取保险费、确定医疗服务范围、组织医疗服务、确定医疗费用的补偿水平。在这一环节中,医疗保险机构通过确定医疗服务范围,满足被保险人的健康需求。

2.被保险方和医疗服务提供方

被保险人向医疗服务提供方选择自己所需的医疗服务,并支付需自付的费用。在这一环节中,一般采取个人账户和费用分担的方法,使被保险方自我约束,审慎选择所需的医疗服务种类和服务量,以达到控制费用的目的。

3.医疗服务提供方与医疗保险机构

医疗保险机构向通过一定的形式向医疗服务提供方支付医疗费用,同时对医疗服务的质量进行监督。在这一环节中,医疗保险机构通过改变支付方式约束医疗服务提供方的行为,同时采取一些外部监督措施,以达到既保证医疗服务质量又能有效地控制医疗费用的目的。

4.政府与各方

政府与各方的关系主要体现在政府作为管理方对医疗保险系统的其他三方:保险方、被保险方和医疗服务提供方的行为进行监督和管理。政府一般通过法律、政策、行政和经济手段等来调节和保障三方的利益。

(四)医疗保险管理体制

医疗保险管理体制是组织领导医疗保险活动的管理原则、管理制度、管理机构和管理方式的总和。医疗保险管理体制一直是各国推行社会医疗保险最关键、最敏感的因素,它在很大程度上决定着医疗保险资源的使用效率,决定着参保人员得到的医疗服务数量和质量。医疗保险的管理是通过一定的管理模式实现的,主要是指医疗保险行政与业务管理的组织制度,包括各级医疗保险管理机构的主体、职责权限的划分及其相互间的关系。由于各个国家政治、经济、文化和历史背景的不同,医疗保险的管理体制也不尽相同,从世界范围来看,各国医疗保险管理体制概括起来有以下三种模式。

1.政府调控下的医疗保险部门和卫生部门分工合作模式

这种模式下,政府不直接管理医疗保险,只制定强有力的法律框架,并通过某个主管部门进行宏观调控;在政府法律的框架内,各机构拥有自主权。医疗保险部门由许多相对独立的公共机构组成,负责筹集和管理资金、支付费用;卫生部门负责提供医疗服务。这种模式以市场调节为主,医保、医疗双方各自独立、互相协商,通过签订和执行医疗服务合同发生经济关系,为参保人提供医疗服务。这种模式一般见于社会医疗保险实施前医疗市场就已相当发达的西方国家,主要是欧洲国家,例如德国、法国。20世纪90年代以来我国实行的社会医疗保险基本上也是这种模式。

这种模式的优点是社会医疗保险制度与市场经济有机结合,既保证社会稳定,又促进经济发展;比较灵活,可以根据医疗保险需求调整资金筹集,并通过支付制度的改革调整资源供给;医疗保险与医疗服务职责分明、独立核算、相互制约,有利于卫生资源合理利用;患者择医自由度高,对服务质量满意度高。但是,实行这种模式需要比较发达的医疗服务市场、比较完善的支付制度,同时还需要政府较强的监督和调控。

2.社会保障部门主管模式

社会保障部门主管模式的特点是社会保障部门统一制定有关政策;所属社会保险组织不仅负责筹集和管理医疗保险基金,还组织提供医疗服务,也从社会上购买一部分医疗服务。这种模式多见于医疗资源比较缺乏且分布不尽合理的发展中国家。实行这种模式的关键是要协调好社会保障所属医疗系统与原卫生部所属医疗系统的关系,防止资源配置不当,造成浪费;并要调整好对医疗机构的补助和工作人员的工资,调动医疗机构和工作人员的积极性。

这种模式能够较快地促进卫生系统的发展,有效地提供初级卫生服务,摆脱缺医少药困境,有利于控制医疗保险费用,并可通过本系统内部的资源调整来满足医疗需求的变化。拉丁美洲和其他发展中国家一般采用这种模式。其缺陷是:社会保障部门所属医疗机构与卫生部门的职能容易重复,不利于行业管理和实行区域卫生规划;主要依靠的是部门内部人员和设施,不能充分利用社会上已有的医疗资源;医院设施归医疗保险机构所有并受其支配,行医自主权受到限制;参保人只能在医疗保险系统内部的医疗机构看病,择医自由受到某些限制。

3.卫生行政部门主管模式

卫生行政部门主管模式的特点是国家的医疗保险计划和政策通过卫生部门来贯彻实施,卫生部门既负责分配医疗资源,又负责组织提供医疗服务。由国家财政资助的医疗保险制度一般采用这种模式,如英国、加拿大、瑞典等,我国的公费医疗和新型农村合作医疗制度也属于这种模式。

这种模式将福利与卫生结合起来,在提高医疗保险资源经济效率和加速实现卫生保健目标方面有许多优点:有利于实行行业管理和区域卫生规划,让有限的卫生资源得到充分利用;以预算制和工资制为主要补偿和支付方式,利于成本控制;有利于预防与治疗相结合;被保险人能够平等地享受医疗服务。但是实行这种模式,医疗保险水平和医疗卫生事业的发展受政府财政状况的影响较大,需要有较强的监督机制才能保证被保险人获得适当的、满意的医疗服务,还需要有完善的预算分配制度,既加强费用控制,又调动卫生部门的积极性。

(五)我国社会医疗保险机构的性质和职能

在我国,社会医疗保险机构是政府隶属下的事业单位,社会医疗保险机构所从事的医疗保险是一项社会公益事业,所承担的医疗保险范围是基本医疗保险,不以盈利为目的,其事业经费不能从社会医疗保险基金中提取,而由各级财政预算解决。社会医疗保险机构代表政府执行医疗保险的各种方针政策,是具有一定自主经营权的非营利性的事业单位,同时也是按照国家有关医疗保险的政策法规运作,并接受政府的监督。各个统筹地区的社会医疗保险机构要根据当地不同的经济发展水平,以"以收定支,收支平衡"的原则自主确定医疗保险实施方案。

社会医疗保险组织机构通过业务活动将医疗保险费的提供者和医疗服务的提供者联系起来,将传统的医患双边关系变成了医、保、患的三方关系,其职能是有效地开展医疗保险业务,保证医疗保险系统的正常运转,包括筹资、支付、管理、服务、监督等方面。

1.筹集医疗保险基金

征收方式主要有征税方式和征费方式。主要包括制定保险基金的筹集原则、方式和程序；做好统筹单位的建档工作；一些有关指标的测算和预算；选择有效的资金筹集方式；组织缴纳保险费；对医疗保险市场的调查研究等。

2.组织医疗卫生服务的提供

包括定点医疗机构的资格审查；确定医疗卫生服务的范围和种类；提供接受医疗卫生服务的程序和方式等。

3.支付医疗保险费用

选择和确定付费方式；审核定点医疗机构提供服务的情况；支付款项的账务处理；医疗费用的控制等。

4.对医疗服务提供方和参保人的监督

对服务提供方的监督包括对服务范围和种类的监督，对服务价格、收费的监督及服务水平和质量的监督；对参保人的监督包括对参保人道德风险、各种违反保险条例的欺诈行为进行的监督。

5.医疗保险基金的管理和运营

催收欠缴的单位与个人，保证基金及时入账；基金纳入专户管理，专款专用；建立健全医疗保险经办机构的预决算制度、财务会计制度和审计制度，加强核算和管理；加强基金的运营管理、风险管理，保证基金的保值和增值；加强对基金的社会监督等。

6.参与制定有关医疗保险的法律、法规和政策

医疗保险组织机构是医疗保险的直接实施部门，最了解整个医疗保险的运行情况，很多医疗保险措施是由其制定的，国家要制定有关医疗保险的法律、法规时，也需要医疗保险组织机构的参与。

(六)我国医保经办机构的管理内容

1.法律管理

医疗保险法律管理是由国家法律确认的方式，使医疗保险制度主体间的权利和义务关系明确，即医疗保险各方在医疗保险的缴费、支付、基金监管中所发生的权利和义务关系明确。这种关系通过国家强制力保证，不仅是社会医疗保险管理的基础，更是社会医疗保险运行的根本保证。

2.行政管理

主要指社会医疗保险的计划、组织、协调、实施、立法、控制和监督检查等通过国家行政机构实施。社会医疗保险的保障对象、经费来源、享受条件、给付标准、管理方式、管理机构等都必须以国家立法为依据公布实施。社会医疗保险法一经国家公布，政府主管部门就要积极组织实施并监督检查；具体经办机构要认真做好诸如登记、收支、统计、分析等具体细致的技术操作工作，保证社会医疗保险制度的正常运转。

3.基金管理

主要包括医疗保险基金的筹集、支付和运用等方面的财务管理。这要求建立健全一套统一的、科学的财务制度、会计制度、审计制度和报表报告制度，并要严格执行。如在我国，社会医疗保险的现收现付和补偿给付财务管理形式与工伤、养老失业等其他社会保险有着明显的区别，会计账目必须清楚无误，确保社会医疗保险基金的专款专用。

4.医疗保险业务管理

医疗保险业务管理涉及参保人群、医疗服务提供者、医疗保险管理机构及政府等多方。医疗

服务管理又对医疗、药品、护理等专业化程度要求很高,这是医疗保险管理的复杂性所在,是社会医疗保险管理的核心内容。社会医疗保险管理机构不直接向参保人提供医疗服务,而必须通过医疗服务机构进行,因而,在医疗保险运行过程中,提供高质量的医疗服务管理成为社会医疗保险的最为主要的内容,对其管理显得十分重要。从某种意义上说,对医疗服务的监督和管理的好坏直接关系到社会医疗保险制度运行结果的好坏。

5.信息管理

医疗保险信息管理是以医疗保险的基金运动规律和医疗保险服务质量为核心的管理,它对社会医疗保险运行和政策评估有着直接影响。医疗保险信息管理以提高医疗保险管理的效率及决策科学性为目的,因此,其主要任务在于实时、准确、完整和全面地采集医疗保险运行的信息,并对其科学加工处理,为社会医疗保险的决策和有效管理提供依据。随着社会经济的发展,知识经济的到来,信息管理在社会医疗保险的管理中扮演着越来越重要的角色,起着越来越重要的作用。

6.其他管理

主要指社会生活服务工作。社会医疗保险的社会生活服务工作包括面非常广,如随访、慰问、护理、社区调查等都属于该范畴。

(七)医疗保险的社会意义

1.有助于提高劳动生产率

医疗保险是社会进步、生产力提高的必然结果。反过来,医疗保险制度的建立和完善又会进一步促进社会的进步和生产力的发展。

2.有助于维护社会稳定

医疗保险对患病的劳动者给予经济上的帮助,维持这些人的正常生活,有助于消除因疾病带来的社会不安定因素。

3.有助于促进社会文明与进步

医疗保险是一种社会共济互助的经济形式,这种形式是建立在互助合作的思想基础上的。

4.有助于体现社会公平性

医疗保险体现了公平与效率相结合的原则,同时也是一种社会再分配的方式,所有劳动者患病后有均等的就医机会,依据其病情提供基本医疗服务。

5.有助于增强费用意识和健康投资意识

医疗保险制度实行费用分担制,有助于控制医疗费用,加强自我保健,提高医疗保障能力,有效利用卫生资源。

(崔华蔚)

第二节 医疗保险的基本原则

医疗保险的基本原则如下。

(1)医疗保险是国家立法强制实施的社会保障制度。

(2)政府通过税收或社会保险缴费的方式筹集医疗保险基金。

(3)绝大多数国家由政府负责医疗保险计划的制定、管理和实施。

（4）政府向全体公民提供统一标准的医疗保险待遇。

（5）医疗保险的待遇水平只限于满足基本医疗需求。

（6）被保险人一般被要求到公立医院或国家指定的医院就医。

（崔华蔚）

第三节　医院医疗保险的管理概述

医院是落实医疗保险政策的场所，需要为参保人员提供更加优质、高效、低耗的服务，掌握和运用医院医疗保险管理的理论与方法，探索建立科学的医院医疗保险管理体系，对我国医疗保险和医院管理的发展都有重要意义。

一、医院医疗保险管理基本理论

（一）概念与原理

（1）医院医疗保险管理的概念和分类目前尚无统一定义。根据医院管理理论，本书给出的定义是指医院通过一定的组织机构和程序，运用管理理论和方法，对医院医疗保险的资源及活动进行计划、组织、指挥、协调、控制及监督的全部管理过程。按照学科体系划分，可以分为理论和实务两部分；按照管理层次划分，可以分为宏观管理和微观管理两个层面；按照管理内容划分，可以分为基础管理、就医管理、质量管理、结算管理、信息管理等方面。

（2）医院医疗保险管理以系统论、信息论、控制论等管理学原理为基本理论，主要应用以下原理。

系统原理：医院医疗保险管理作为医院系统的子系统，执行特定的功能，有相对的独立性，又与医院内部的其他子系统（例如财务、医务、信息等）及医院外部的医疗保险系统有着相互作用、相互依赖的关系，进行系统分析才能达到最佳化管理。

经营和效益的原理：医院经营是将医院内部的经济管理与医疗技术和服务管理有机结合，使社会效益与经济效果相统一的经济管理活动和过程。医疗保险制度的实施，使医院必须强化经营意识，降低成本，增强效率，提高管理效能。

整分合原理和责任原理：医院医保管理应首先从整体要求出发，制定管理目标，然后对目标进行分解，并明确分工，职责分明，责、权、利一致，是完成任务和实现目标的重要手段，也是调动职工的积极性、激发职工潜能的最好方法。

过程管理和持续质量改进原则：过程管理原则充分体现了"预防为主"的现代管理思想。医院医保管理应从"预防为主"的角度出发，对每一个环节都进行严格的质量控制，并强调全程的、持续的医疗保险质量管理。

信息化和数据化的原则：医疗保险系统是一个多部门、多层次、多专业的复杂系统，运行中会产生大量的数据和信息并需加工处理和交流使用，医疗保险信息系统发挥着巨大的、不可替代的作用。同时，现代化管理重视"用数据说话"，寻求定量化管理的方法，运用各种统计方法和工具进行分析，提供基于数据分析的管理策略。

社会化的观点：社会化观点是一种开放式的管理思想，指在政府的统一规划下，打破行政隶属之间的界限和个体封闭式结构,将各系统组织成一个有机的体系,进行分工与协作,充分进行人、财、物和信息的交流,最大限度的发挥各系统的社会功能。医院医疗保险管理涉及医疗保险和医院管理两个大系统,需要加强交流和协作,共同做好群众的医疗保障工作。

人本原理:主要有患者第一和全员参与的原则。医院医疗保险服务的相关者主要有参保患者、家属、各医疗保险经办机构等,要树立"以患者为中心"的思想,为患者提供满意的医疗服务。医院医疗保险管理需要医院各部门、各层次、各专业的职工参与,要善于运用激励效应和团队合作,保证医疗保险管理目标的实现。

(二)管理方法

医院医保管理方法是为实现医院医保管理目标,组织和协调管理要素的工作方式、途径或手段,主要有以下几种。

1.行政方法

指依靠行政权威,借助行政手段,直接指挥和协调管理对象的方法。管理形式有命令、指示、计划、指挥、监督、检查、协调等。

2.经济方法

指依靠利益驱动,利用经济手段,通过调节和影响被管理者物质需要而促进管理目标实现的方法。管理形式有经济核算、奖金、罚款、定额管理、经营责任制等。

3.法律方法

指借助法律法规和规章制度,约束管理对象行为的一种方法。管理形式有国家的法律、法规,组织内部的规章制度,司法和仲裁等。

4.社会心理学方法

指借助社会学和心理学原理,运用教育、激励、沟通等手段,通过满足管理对象社会心理需要的方式来调动其积极性的方法。管理形式有宣传教育、思想沟通、各种形式的激励机制等。

二、医院医疗保险管理相关学科与研究方法

(一)相关学科

医院医疗保险管理学是研究医院医疗保险活动及其规律的学科,作为一门具有综合性、交叉性和应用性特点的管理学科,与许多学科有着紧密的联系,主要相关学科如下。

1.医院管理学

医院管理学不仅研究医院系统及其各个层次的管理现象和规律,也研究医院在社会大系统中的作用,其来源学科管理学、公共管理学、卫生事业管理学也均是相关学科。医疗保险必须借助于医院的医疗服务来提供保险服务;医院医保管理是医院管理的子系统,其原理和方法有一部分来自医院管理学;医院医保管理与医院管理的其他子系统有着紧密的联系。

2.医疗保险学

医疗保险学是研究医疗保险活动及其发展规律的学科,包括其来源学科保险学、社会保险学的有关学科知识,这些理论和方法是研究医院医保管理的前提条件。同时,医院医保管理的许多工作项目也是社会医疗保险业务的延伸,医疗保险的发展方向对于医院医保管理的发展具有导向作用。

3.临床医学和预防医学

临床医学是医学科学中研究疾病的诊断、治疗和预防的各专业学科的总称。医疗保险的产

生和发展与疾病风险有直接的关系,疾病是影响医疗费用发生额大小的第一因素;了解各种疾病的诊疗方法和程序,是评价医疗服务合理性和医疗费用支付审核的基础。预防医学理念对制定医疗保险政策有指导作用,通过健康促进措施提高参保人群的健康水平,减少医保基金的支出,促进卫生资源的合理利用。

4.卫生经济学和卫生统计学

卫生经济学是研究医疗卫生领域中的经济现象及其规律的科学,医院医保管理与经济活动密切相关;医院医保管理中的许多问题或现象是通过大量的数据表现的,只有经过统计学的处理和分析,才能使这些数据成为有用的信息。因此,掌握经济学和统计学的理论和技术,是进行医院医保管理研究的条件。

5.信息科学

医疗保险和医院系统运行中会产生大量的数据和信息,医疗保险经办机构与医院之间要实现数据交换和信息共享。信息科学和技术的发展应用,极大地提高了医疗保险信息处理的效率和效果,也是进行分析和预测、实现医疗保险管理科学化的重要工具。

6.法学

劳动法、保险法、卫生法等有关法律,是医疗保险制度顺利实施的重要保障,也是制定医疗保险政策和处理其法律关系的重要依据。医院医保管理者应研究和掌握相关法律、法规、规章及法学知识,提高管理水平。

7.社会学

社会学是从社会整体功能出发,通过社会关系和社会行为来研究社会结构、功能、发生和发展规律的学科。医院医保管理作为医院的一个子系统,其发展受到各种社会因素的影响;医院医保管理工作不仅与医院内其他科室打交道,更要与参保人员、医疗保险经办机构打交道。了解社会学的基本知识,可以更好地控制和利用社会因素促进医院医保管理的发展。

(二)研究方法

医院医疗保险管理在从经验管理向科学管理的转变之中,需要从学科发展的角度予以研究,并上升到一种理论的高度,这个过程中涉及研究方法的合理选择和使用,常常需要定性研究与定量研究相结合。常用的研究方法有以下几种。

1.系统方法

系统方法是以对系统的基本认识为依据,应用系统科学、系统思维、系统理论、系统工程与系统分析等方法,用以指导人们研究和处理科学技术问题的一种科学方法。系统方法以语言和数学模型为工具,遵循整体功能、等级结构、动态平衡、综合发展、最优目标原则,注重从整体与部分之间、整体与外部环境之间的相互联系、相互作用、相互制约等关系中考虑对象和研究问题。

2.比较研究

比较研究是根据一定的标准,对事物相似性或相异程度的研究与判断的方法。比较研究可分为单项比较与综合比较,横向比较与纵向比较,求同比较与求异比较,定性比较与定量比较等。

3.数理统计和经济分析方法

医疗保险运行中产生大量的数据,包括社会学、医疗、经济学等方面的信息,应用统计学方法对这些数据进行研究,才能保证管理的科学性。经济分析方法包括市场分析、成本效益分析、资金平衡分析等。

4.调查研究

医院医保管理涉及的人群和内容广泛,具体个案特征鲜明,因此调查研究方法成为一种研究的重要手段。常用的方法包括观察法、问卷调查法、访谈法、专题小组讨论、德尔菲法等。

5.关键路径法和循证医学分析

关键路径法是运筹学中常见的一种方法,针对任务或项目计算分析实现和完成它的最短的工期和成本,以发现完成任务或项目的最佳路线。循证医学分析的核心思想是,在临床医疗实践中,应尽量以客观的科学结果为证据制定患者的诊疗决策。

6.文献分析

文献分析是通过查阅有关的文献资料或记录了解情况的研究方法,具有方便、快速、成本低的特点。在医院医保管理研究中,文献分析的范围不仅是期刊、著作和教材,还包括相关的政策文件、研究报告、专项调查及公示信息等。

7.政策研究情景分析

也称为情景分析法,是一种能识别关键因素及影响的方法。政策情景分析的结果分两类,一类是对未来政策实施过程中某种状态的描述,另一类是描述政策制定及管理决策发展过程,包括未来可能出现的一系列变化。

8.SWOT 分析法

即态势分析,SWOT 四个英文字母分别代表优势(strength)、劣势(weakness)、机会(opportunity)、威胁(threats),运用 SWOT 研究方法,可以对研究对象所处的情景进行全面、系统、准确的研究,从而根据研究结果制定相应的发展战略、计划和对策等。

9.实验研究

医疗保险实验主要指社会科学研究中的社会实验研究,即通常所说的试点,也包括一些自然科学中的实验室研究,例如,某项医疗新技术的验证,计算机模拟实验等。我国所进行的九江、镇江医疗保险改革试点,就是典型的实验研究。

三、医院医疗保险管理历史与发展

(一)医院医疗保险管理发展回顾

中国医院管理,从步入科学管理到建立具有中国特色的医院管理学科体系,大体起步于 20 世纪初期,形成于 60 年代,发展于 80 年代,而医院医保管理是随着医院管理和医疗保障制度的变化而形成和发展的。我国在 20 世纪 50 年代初建立了公费医疗和劳保医疗制度后,一些医院相应设置了公费医疗办公室。卫生部 1952 年 8 月发布的《国家工作人员公费医疗预防实施办法》中指出,"对公费医疗预防事宜采取区域负责制,其具体组织工作由各地卫生行政机关的公费医疗预防处(科)负责办理,公立医院均有协助完成公费医疗预防任务的责任";劳动部 1953 年 1 月发布的《中华人民共和国劳动保险条例实施细则修正草案》规定,"实行劳动保险的企业,已设立医疗机构者,应根据必要与可能的情况,充实设备,并应建立健全制度"。20 世纪 90 年代,随着我国改革开放的不断深入和新型的城镇职工医疗保险制度的建立,医院的公费医疗办公室也更名为医疗保险办公室。劳动和社会保障部 1999 年 5 月发布的《城镇职工基本医疗保险定点医疗机构管理暂行办法》中规定,定点医疗机构应配备专(兼)职管理人员,与社会保险经办机构共同做好定点医疗服务管理工作。21 世纪初,随着我国新型农村合作医疗制度的建立,各省出台了新农合定点医疗机构管理办法,其中对定点医疗机构配备专(兼)职管理人员也作出了规定,医院医保办因此又增加了新农合管理的职能,有的医院还设置了独立的新农合管理办公室。

随着时代进步和信息技术的高速发展,医院医保管理的范围和职能在不断拓展,从公费和劳保医疗到医保、新农合、商业保险等广义的医疗保险范畴,从手工报销到联网结算,从费用管理到综合的医疗管理,从一般性事务处理阶段到主动管理和加强质量控制阶段。但是由于医疗保险和新农合都实行属地管理,医保经办机构的多重性带来医疗保险政策的复杂性,各类参保人员的管理办法、享受待遇和结算方式不尽相同,使医院的管理难度加大。在全民医保的形势下,医疗保险的发展趋势应是构建一体化社会医疗保险体系,整合基本医疗保险和新农合医疗基金,实现跨区域统一结算和管理;而医院医疗保险管理的未来应是将医保管理与医疗管理相结合,建立多部门协作运行的医疗质量管理体系。

(二)医疗保险教育

我国社会医疗保险学科始于20世纪80年代,起初是作为卫生管理学、卫生经济学的一部分。1982年开始,一些医学院校先后建立了卫生管理系或卫生管理专业,编写了教材,培养卫生事业管理和医院管理专业人员,北京大学1987年成为国内第一批社会医学与卫生事业管理硕士点。

随着我国经济体制改革和医药卫生体制改革的深入,社会医疗保险制度的建立与发展,以及商业健康保险需求的日益扩大,社会需要大批既懂医学又懂经济学和保险学等知识的复合型人才,政府机构、科研机构和高等院校对社会医疗保险研究越来越重视,人力资源与社会保障部门和一些财经或医学高等院校纷纷设立有关社会医疗保险研究或教学机构,一些高等院校开办了医疗保险专业及社会保障专业。武汉大学医学院(原湖北医科大学)于1994年在卫生事业管理领域设立医疗保险专业。同年,华中科技大学同济医学院(原同济医科大学)开始招收医疗保险方向研究生。1995年东南大学医学院(原南京铁道医学院)招收医疗保险本科生。哈尔滨医科大学、郧阳医学院等一批院校招收医疗保险专业本科生或专科生。1998年中国人民大学率先设置社会保障专业硕士点。随之各地的综合性大学或医学院校的公共卫生学院、预防医学系、社会医学与卫生事业管理系等院系相继建立医疗保险专业或研究方向,加快培养医疗保险高级专业人才的步伐,为政府部门、社会保障部门、政策研究机构、各类医疗机构、商业保险机构等培养从事医疗保险工作的专门人才。

从20世纪90年代中期,武汉、深圳、北京等地的专业人员,结合教学及医疗保险实践,编写出版了有关社会医疗保险的专著。2002年,卫健委(原卫生部)教材办公室及全国医学教材评审委员会编写出版《社会医疗保险学》第一版。医疗保险专业的课程涉及基础医学、临床医学、管理学、经济学、保险学等方面,独立的医学院校在数学、管理学、经济学、保险学等方面力量薄弱,因此,以拥有医学院的综合性大学开办比较合适,如果由独立的医学院校开办,可采取与财经类或综合性大学联合办学的方式。专业的培养要求应该是掌握上述相关课程的基础知识,了解国内外社会和商业医疗保险的理论及现状,具备较强的实践能力和综合分析问题的能力,以及科研和进行医疗保险管理和经营的能力。目前,与医疗保险相关的期刊有《中国医疗保险》、《中国社会保障》、《中国卫生经济》、《中国卫生事业管理》等。

(三)医疗保险学术组织

学术组织是从事科学研究的社会团体,通过课题研究、管理咨询、培训人员等,推动学科和行业的进步及管理水平的提高。以下为社会保障和医疗保险行业的有关协会。

1.国际社会保障协会

国际社会保障协会(International Social Security Association,ISSA)是汇聚各国政府部门、

社会保障管理部门和经办机构的国际社会保障领域规模最大、最具代表性的国际组织。创立于1927年,总部设在日内瓦国际劳工局内,全体会员由世界上大多数国家中管理社会保障的机构和团体组成。国际社会保障协会为会员提供信息、研究、专家咨询和平台,把改善社会保障的产出成果与加强社会保障机构的能力联系起来,以便在全球建设和促进充满活力的社会保障制度。1994年,我国的人力资源和社会保障部(原劳动部)代表中国加入该协会,成为正式会员。此后,中国老龄协会(原老龄委)、香港职业安全卫生协会、中国社会保险学会、国家安全生产监督局先后加入 ISSA 成为联系会员。

2.中国社会保险学会

是研究中国社会保险的全国性、学术性非营利社会团体,其业务主管单位是人力资源和社会保障部。成立于2002年6月,主要由全国各省市的社会保险经办机构、劳动保障或社会保险学会、高校及科研院所等单位和个人组成。开展社会保险的基本理论和实际问题的研究,为推动社会保险各项制度改革、促进社会保险事业发展、建立健全我国社会保险理论体系和科学的社会保险体系、构建社会主义和谐社会服务。

3.中国医疗保险研究会

前身为中国社会保险学会医疗保险分会,成立于2002年12月,是由全国从事医疗保险及其相关工作的单位及个人组成的全国学术性社会团体,业务主管单位是人力资源和社会保障部医疗保险司。主要由人力资源和社会保障部直属事业单位、全国医疗保险经办机构、定点医疗机构、高校及科研院所、制药企业等单位和个人组成,一些省市办有分会。宗旨是组织会员和广大医疗保险工作者理论与实践相结合,开展医疗保险的理论研究和学术活动,推动医疗保险制度改革,促进医疗保险事业发展,建立健全我国医疗保险理论体系,为全面实现建设小康社会宏伟目标服务。发行《中国医疗保险》杂志。

4.中国医院协会医院医疗保险管理专业委员会

中国医院协会所属的分支机构,是全国性医疗机构医疗保险管理工作者的非营利性学术组织和群众性行业组织,业务主管单位为原卫生部。成立于2009年2月,主要由全国各级各类医疗机构主管医疗保险工作的负责人、医保办负责人、从事医院医疗保险管理工作的人员、各级医保经办人员及研究制定医保政策的专家学者、医药企业、商业保险单位和人员组成,一些省市相继成立了分会。宗旨是落实国家建立覆盖城乡居民的基本医疗保障体系的目标,遵守和执行国家法律、法规和卫生、医保相关政策,开展有关医疗保险管理的学术活动,深化医药卫生体制改革,为人人享有基本医疗保险而服务。

(崔华蔚)

第四节　医院医疗保险的就医管理

定点医疗机构是医疗保险系统中医疗服务的提供者,是落实医疗保险政策的场所,也是医疗保险服务功能的延伸。医疗保险在医院的运行涉及多个环节,医院医保工作者需掌握医疗保险政策,科学制定操作流程并规范实施,处理好来自医保经办机构和参保人员的各种事务,为各类医疗保障人群就医提供良好的服务。本章讲述了医保经办机构和医院的医疗管理职能,并分别以经办机构、医院、参保人角度对常见的就医流程进行介绍。

一、医保经办机构医疗管理

我国的医疗保险经办机构是劳动和社会保障行政部门下属的公共管理机构,通常内设医疗管理部门来实现其管理和服务职能。医院医保工作者首先需熟悉各医保经办机构的医疗管理制度,才能更好地落实医保政策,建立协调机制,做好医疗保障服务。

(一)医保经办机构医疗管理职能

医保经办机构履行医疗管理的部门主要为医疗管理科,此外,居民医保、离休干部、生育保险、工伤保险等由于参保类别或支付渠道不同,一般也需分别管理。

1.医疗管理科

(1)负责城镇职工医疗保险政策的调研、培训、宣传、咨询工作。

(2)负责与定点医院、定点药店的协议签订,制定管理和考核办法。

(3)负责对定点医院、定点药店进行日常管理。

(4)负责医疗保险药品和诊疗目录的管理和维护。

(5)负责参保人员正常就医和特殊就医的管理。

(6)负责大病医疗保险的综合协调和管理工作。

(7)负责对委托管理单位和县(区)的业务指导工作。

2.居民医保科

(1)负责城镇居民医疗保险政策的调研、培训、宣传、咨询工作。

(2)负责全市参加城镇居民医疗保险方案的调整测算、扩面和基金征收。

(3)负责办理参保居民门诊慢性病认定、转诊转院审批备案工作。

(4)负责城镇居民医疗保险费用审核、审批、报销工作。

(5)协助监督科做好居民医疗保险的检查、监督工作。

3.离休科

(1)负责制定离休人员医疗保障工作各项业务的操作办法。

(2)组织协调、综合管理离休人员的医疗保障工作。

(3)负责办理离休人员正常就医和特殊就医的相关事宜。

(4)负责审核定点医院上传的离休人员的医疗信息和费用。

(5)负责离休人员门诊、住院费用的审核和费用的结算等工作。

(6)定期对离休人员医疗保障情况进行汇总、综合分析上报。

4.生育保险科

(1)负责综合协调和管理生育保险业务。

(2)负责参加生育保险职工的备案、医疗费审核、报销及生育津贴核定工作。

(3)负责对抽调的定点医疗机构生育病历的审核工作。

(4)负责提供生育保险有关统计资料和信息。

(5)负责生育保险的宣传、教育和咨询。

5.工伤保险科

(1)负责综合协调和管理工伤保险业务。

(2)负责对工伤定点医疗机构、辅助器具配置机构和康复机构进行协议管理。

（3）配合劳动保障部门进行工伤调查和取证，确定工伤补偿。

（4）确定参保单位浮动缴费费率，管理工伤保险待遇、费用、支出审核。

（5）负责提供工伤保险有关统计资料和信息。

（6）负责工伤保险的宣传、教育和咨询。

（二）医保经办机构医疗管理内容

1.就医管理

为保障医疗保险参保人员基本医疗，医保经办机构医疗管理科需制定医保政策的具体落实办法，并在实践中持续改进。例如医疗机构管理办法、参保人员就医管理办法、医保门诊大病管理办法等，以加强就医管理，规范定点医疗机构行为，引导参保人员合理就医，保障参保人员基本医疗。

以下内容为地方医保政策实例，仅供参考，各地以当地政策为准。

（1）市医保定点医疗机构医疗保险管理办法。

组织机构的设置：定点医院应设置专门从事医疗保险管理业务的机构——医保科，并应有一名院级领导负责，同时配备专职人员管理基本医疗保险业务，积极主动地与医疗保险中心配合做好对参保人员的医疗服务工作，接受医疗保险经办机构的业务指导和监督考核。

医保科的职责：①负责向广大参保患者宣传医疗保险政策，执行基本医疗保险的各项规定。②负责做好院内科室之间的医保协调工作。③监督检查医护人员单纯为追求经济利益而影响参保人员就医行为。④监督参保人员的就医行为。⑤负责明示医院各项收费标准，方便参保人员查询，接受上级医保部门监督检查。⑥医保科应定期或不定期地深入门诊、病房了解参保人员就医情况和各相关科室执行医保政策的情况，发现问题及时汇总上报市医保中心。⑦医保科应建立健全医疗保险费用动态分析制度，按期上报动态分析报表，准确反馈医疗费用使用情况，发现问题及时采取措施。⑧医保科要制定针对医务人员执行医保政策规定、医疗质量和服务态度的奖惩制度，把执行政策、医疗质量、服务态度与晋职晋级、奖金发放、评先选优紧密联系在一起，对违反规定、增加患者不合理负担、服务态度不佳、工作不负责等不规范行为的责任人应严肃处理。

门诊医疗保险管理：①定点医院医师应热情为参保人员服务，并有责任认真查验参保职工医疗保险手册和核对 IC 卡。②定点医院医师须按照首诊负责制的原则，严格执行基本医疗保险的药品目录、诊疗项目、医疗服务设施的规定，将参保人员每次就诊情况清晰、准确、完整地记载于医疗保险手册内。③定点医院须开设医保患者专用窗口。④参保人员需外购药品时，定点医院应为其处方加盖外购印章。⑤门诊特定病要严格按照规定办理，要成立专门领导组，设专人负责，要制定规章制度、操作办法，规范收费项目，明示收费标准，根据患者病情的相关检查作出诊断，所在医院医保科主任审核签字并盖章，经市医保中心组织专家认定符合规定的，所需费用可纳入基本医疗保险报销范围。

住院医疗保险管理：①参保人员在门诊检查完之后，如果病情确实需要住院治疗的，且符合住院指征，定点医院医师应根据检查结果提出住院建议，经医保科审核后方可办理住院手续并将医保手册留存院医保科。定点医院应严格掌握住院标准，如将不符合住院指征的参保人员收入院，其所发生的医疗费用医保基金不予支付，并作出相应处罚。②医保科在为参保人员办理住院登记手续时，应认真查验人、证、卡。如发现参保人员所持 IC 卡与住院患者身份不相符时，医保部门有权拒绝为其办理住院手续，并与医保中心联系。如将冒名医保患者收入院的，一经查出追回相应费用并按比例扩大扣款，情节严重的将停止其医疗保险业务。③定点医院应严格掌握各项化验检查指征。凡近期内做过的检查如非必要,都不应重复,能用一般检查达到诊断目的,就不应用特殊检查,一种检查方法能明确诊断的,就不应重复检查。住院患者除常规检查外,其他各项化验检查均应有针对性,不应列为常规检查之列。④遇有抢救患者需做特殊检查治疗时,可先行检查,但需在3个工作日内补办完手续,对未经批准所发生的特殊检查、治疗费用医疗保险基金将不予支付。定点医院应严格按市医保中心体内置放材料规定进行审批。⑤严禁参保患者挂床住院,如查出有挂床住院的除按规定扣回其发生的医疗费用外,还将按比例扩大扣款,并在考核中扣分。⑥住院患者用药严格执行《基本医疗保险药品目录》,处方由主管医师开具。主管医师须见患者后凭病历记录开处方,所用药品必须上医嘱,医嘱必须和病情记录相符,用药量要和病程相符,用药、医嘱要和诊断结果相符。如发现超剂量开药、跨科室开药、乱开药,市医保中心将根据超出金额十倍扣回,并在考核中扣分。⑦严格控制贵重药品的使用,如因病情需要必须使用贵重药品时,每张处方不得超过3~4天量,并由医保科主任签字,同时建立贵重药品登记制度。⑧丙类药品、丙类检查的使用必须严格执行定点医疗机构协议规定,签订超目录使用协议,自负率在合理的范围内。⑨医保患者住院期间,确因技术设备等条件限制不能做的项目,定点医院主管大夫应为其开具外出指定项目检查建议书,所在科主任签注意见,医保科批准,方可外出检查,外出费用由参保患者垫支,后由所住定点医院比照相应收费标准输入计算机系统,上传市医保中心予以报销,超出标准的部分由患者支付,医保科应建立外转项目登记制度。⑩参保患者病愈出院,一般不予带药,确需带药的,院医保部门应严格控制,急性病不得超过3天量,慢性病不得超过5天量,中草药不超过3天计量。参保患者办理出院手续,经主管医师应在参保人员病历手册上详细书写出院小结、治愈情况、带药情况、复查时间。⑪对欠费单位的参保人员住院,医院必须按医保患者管理,费用由本人垫付。⑫参保人员入住家庭病床时,院医保科应按照三个病种严格把关,每1个疗程不得超过两个月,住院期间不得超量开药、不得跨科室开药、不得开与病种无关的药,如有违规行为所发生的医疗费用医保中心有权拒付。⑬定点医院要严格遵守协议规定,对超住院天数、超平均费用的由医院负担。⑭参保人员住院的医疗年度为自然年度,即从每年的1月1日—12月31日,定点医院必须在12月31日前为所有住院参保人员办理出院结算手续,结清当年医疗费用。⑮定点医院应为参保人员建立严格的住院病历档案,并妥善保存15年。

网络的管理:①定点医院应确保网络系统全天24小时不间断运行,随时方便参保人员就医结算。②定点医院必须保证用于基本医疗保险的计算机系统设备是专用的,以确保信息数据的安全。③定点医院应当配备与其规模相适应的专业技术人员和专业技术支持,尽量避免出现由于人为操作不当造成的损失。④定点医院要按要求做好数据的上传与下载工作,以确保数据的及时、准确、完整。⑤定点医院应与市医保中心积极配合做好网络信息系统的升级更新改造工作。⑥定点医院在日常使用系统过程中遇到突发性事件或发生安全事故时,要及时与市医保中心管理人员联系处理。⑦定点医院的计算机网络信息系统发生可能危及整个医疗保险网络安全的情况时,市医保中心将采取暂停联网、停机检查等措施,以确保网络系统的安全。

(2)市医保参保人员就医管理办法。

门诊、住院管理:①参保人员可按照就近、择优的原则,从定点医疗机构中选择医疗机构就医。②参保人员就医须持医疗保险手册和IC卡,到定点医疗机构专设窗口挂号,取药时使用医疗保险专用处方。③定点医疗机构医师须按照首诊负责制的原则,执行医疗保险诊疗项目和医疗服务设施范围标准,将参保人员每次就诊情况清晰、准确、完整地记载于医疗保险手册内,做到合理检查治疗、合理用药。④参保人员可凭定点医疗机构医师开具的处方到零售药店购药,外购时,定点医疗机构须在处方上加盖外购章。⑤参保人员患慢性病,属于规定病种的,由定点医院向市医保中心申报鉴定,通过鉴定的门诊慢性病患者可持专用手册在选定的医院门诊就诊,由统筹基金支付部分费用。⑥参保人员住院治疗,须持定点医疗机构医师开具的入院通知单和医疗保险手册、IC卡,经定点医疗机构医保部门审核后住院治疗,并先垫付一定数量的自付费用。⑦定点医疗机构经批准可设立家庭病床。参保人员须持参保人员家庭病床登记表、定点医疗机构主治医师开具的家庭病床通知单,经市医疗保险经办机构批准后,到定点医疗机构办理家庭病床住院手续,每1个疗程不得超过两个月,期间不得在定点医疗机构同时住院治疗。逾期需继续治疗者,重新办理有关手续。⑧定点医疗机构应严格执行医疗保险甲、乙类药品目录,未经参保人员同意,不得随意使用甲、乙类药品目录以外药品,必须使用时,需征得患者的同意。

急诊就医管理:①参保人员因危、急、重在急诊门诊抢救后需住院继续治疗的,急诊费用和住院费用可一并进入基本医疗保险网络实时结算,个人只负担当次住院起付标准。②参保人员因危、急、重在急诊、门诊抢救无效死亡的,按急诊规定报销。③参保人员因公出差、探亲、节假日外出期间等因危、急、重病在异地急诊住院,参保单位要在十日内将参保人员的病情、住院情况报市医疗保险经办机构备案。

转诊、转院管理:①参保人员因病转诊转院,采取定点医疗机构逐级转诊转院制度。②因定点医疗机构条件所限,需转往本市上一级定点医疗机构诊治时,参保人员须持科主任提出的转诊意见,定点医疗机构医保部门开具的转诊建议书,到上一级定点医疗机构转诊就医。③因本省医疗条件所限,参保人员需转往外地诊治,须经主治医师开具转诊住院建议书,填写转诊审批表,定点医疗机构医保科报市医保中心备案。

异地就医管理:①铁道、建筑等系统所属各局(公司)的部门跨地区!产流动的运输、施工企业及其职工应以相对集中的方式异地参加所在地的基本医疗保险,并在当地就医。②异地安置居住人员和因公长期在外地工作的职工就近选择当地一所二级以上(含二级)医院和一所一级医院就医。选定的医院名单由所生单位汇总上报市医疗保险经办机构备案。③异地安置居住和因公长期在外地工作的参保人员,在当地选定医疗机构住院发生的医疗费用,比照市同等级医院起付标准各费用段挂钩比例累加计算。在非选定医疗机构发生的费用不予报销。④出国考察、讲学、探亲等或在港、澳、台期间发生的医疗费用,一律自付。

(3)省医保门诊大额疾病就医管理办法。

管理原则:①按照"以收定支"的原则,在基本医疗保险统筹基金和公务员医疗补助经费支付能力范围内,确定门诊大额疾病门诊费用待遇标准。②参保人员患门诊大额疾病后,在病情稳定的情况下,确需在门诊长期治疗的,其符合规定的门诊医疗费用可纳入统筹基金、公务员医疗费用补助和大额医疗费用补助的支付范围。

疾病病种:①恶性肿瘤;②尿毒症透析;③器官移植后使用抗排斥免疫调节剂;④慢性肺源性心脏病;⑤活动性结核病;⑥脑血管病后遗症致神经功能缺损;⑦心肌梗死(塞);⑧慢性中(重)度病毒性肝炎;⑨高血压Ⅲ级高危及极高危;⑩糖尿病合并并发症;⑪血友病;⑫慢性再生障碍性贫血;⑬系统性红斑狼疮;⑭重度精神分裂症。

管理办法:①申报程序,参保人员凭单位介绍信、社会保障卡、诊疗手册、病历复印件(含病历首页、入院记录、出院小结、相关检查化验结果、医嘱、必要时体温单)及近二个月内相关化验检查资料(辅助检查资料报告单、化验结果单等)原件,向具有资质的三级甲等定点医院医疗保险管理部门提出申请,经初步确认后,由副主任及以上医师开具诊断建议书,填写《门诊大额疾病审批表》,加注审核意见并盖章。三级甲等定点医院是指三级甲等综合医院和三级甲等专科医院。其中,三级甲等专科医院只认定相应的门诊大额疾病病种。②鉴定程序:参保单位专管员于每季度后两个月的21日至25日将上述资料报送省医疗保险管理服务中心(以下简称省医保中心),经初步审核后,提请省直门诊大额疾病鉴定组,经鉴定通过后,发给患者《门诊大额疾病诊疗手册》。③医疗待遇:门诊大额疾病患者享受医疗待遇的时间,从审核小组鉴定通过之日的次月起开始。基本医疗保险统筹基金、公务员医疗费用补助支付门诊大额疾病患者门诊医疗费用,要符合《省直管单位门诊大额疾病用药、检查及治疗项目支付范围》。门诊大额疾病患者,当年发生符合规定的、医保统筹基金最高支付限额内的医疗费用,统筹基金支付70%,个人自付30%。享受公务员医疗费用补助的门诊大额疾病患者,当年发生符合规定的门诊医疗费用,在基本医疗保险统筹基金最高支付限额内的部分,一般人员补助18%,医疗照顾人员补助20%;超过统筹基金最高支付限额以上的部分,在公务员医疗补助最高限额之内,一般人员补助90%,医疗照顾人员补助92%;未享受公务员医疗费用补助的门诊大额疾病患者,按有关规定执行。门诊大额疾病待遇复审时间按规定执行,符合退出条件的停止其享受门诊大额疾病医疗待遇。④医疗服务管理:门诊大额疾病患者门诊就医时,需持本人的社会保障卡、《门诊大额疾病诊疗手册》到本人选定的门诊大额疾病定点医院就医、购药。对在非本人定点医院发生的医疗费用,基本医疗保险基金和公务员医疗费用补助资金不予支付。承担门诊大额疾病服务的定点医院,由省医保中心根据服务水平、服务能力、区域分布和信誉等级,原则上在有资质的省直医保定点医院内确定。异地安置人员在本人异地定点医院内确定。患者在确定的定点医院内只能选择一家作为门诊大额疾病就诊医院。定点医院接诊医师,应熟悉《省直管单位门诊大额疾病用药、检查及治疗项目支付范围》,超出此范围的需征得患者或家属同意;根据《门诊大额疾病诊疗手册》中的记录,每月累计开药量不得超过当月需要量,药量计算从处方之日算起,超出部分基本医疗保险基金和公务员医疗费用补助资金不予支付。正规书写处方及《门诊大额疾病诊疗手册》,并必须写清药品规格、数量、用法、用量。开药时对于每一最小分类下的同类药品原则上不宜叠加使用,如特殊情况确需使用时,应在《门诊大额疾病诊疗手册》中注明合理的依据。要采取措施鼓励医师按照先甲类后乙类、先口服制剂后注射制剂、先常释剂型后缓(控)释剂型等原则选择药品,鼓励药师在调配药品时首先选择相同品种剂型中价格低的药品。接诊医师每年(一)(四)(七)十月要对患者治疗情况作阶段小结,小结包括症状、体征(主要针对所患大额疾病、并发症及附件三所要求的)、治疗归转评估和诊断,慢性中(重)度症病毒性肝炎、活动性结核病必须有治疗计划方案。定点医院为门诊大额疾病患者提供一站式便捷服务通道(要有明确指引标识),鼓励为门诊大额疾病患者挂号免费、就诊免费和免临时静脉输液床位费。对门诊大额疾病的管理,要纳入协议管理和年度考核范围。⑤门诊大额疾病的医疗费用结算:门诊大额疾病患者在本人选定的定点医院发生的符合规定的门诊医疗费用,个人支付相应部分后,由定点医院与省医保中心直接结算。异地安置的门诊大额疾病患者发生的符合规定的门诊费用,先由个人垫付,每90天为一个医疗费用报销期(每季度第一个月的1～5日报销上一季度费用),持本人的社会保障卡、报销凭证(制式收据、费用明细、处方)及《门诊大额疾病诊疗手册》到省医保中心审核报销。省医保中心对门诊大额疾病探索多种结算方式。对门诊大额疾病费用每季度结算一次,每季度初支付定点医院上季度应付医疗费用总额的90%,其余10%作为信誉保证金,根据年度综合考核结果予以支付。

2.协议管理

医疗服务是一个具有高度专业性、不确定性等特征的复杂过程,医保经办机构通过与定点医院定期签订医疗服务协议的方式,为医疗保险的平稳运行提供必要的前提,并按年度对定点医院进行考核。

3.目录管理

为规范医疗服务和加强医保基金支出管理,政府有关部门通过制定药品和诊疗项目报销范围进行管理,医保经办机构医疗管理科需对药品和诊疗目录进行维护,为定点医院和药店进行目录对应提供基础字典库,并根据医保政策和物价文件进行动态调整。

(三)医保经办机构医疗管理流程

医保经办机构医疗管理范畴较广,本书仅列出与定点医院和参保人员有关的流程示例。

1.新准入医疗机构、药店签订协议

持单位基本情况说明等相关材料,到市人社局医保处申请定点资格→获批后持定点资格证书(或文件)与医保中心医疗管理科和信息科联系→按照管理要求完成计算机联网、医疗保险政策宣传栏制作等事宜→验收合格后,签订服务协议。

2.增加药品和诊疗目录流程

定点医院医保科填写《医保目录修改申请表》并加盖医院公章→携带药品或一次性材料说明书、物价文件等相关材料→报医保中心医管科审核→医保中心分管领导签字→中心系统中增加相应的药品或诊疗项目→定点医院进行目录对应。

3.门诊特定病审批程序

一般为定期组织鉴定。在定点医院医保科领取《门诊特定病鉴定表》→医师填写相关项目→定点医院医保科初审→医保科主任签字盖章→医保中心医管科窗口初审→专家鉴定组复审→医管科科长签字→发放门诊特定病就医手册→到选定的定点医院就诊并直接报销费用→定期年审。

4.家庭病床审批流程

患者在定点医院医保科领取《家庭病床审批表》并填写相关项目→携带定点医院主治医师开具的家庭病床诊断建议书及相关材料→医院医保科主任签字盖章→医保中心医管科窗口初审→医管科科长复审→到定点医院办理家庭病床住院手续→在规定期限内按家庭病床诊疗→办理出院结算。

5.异地就医审批流程

(1)转诊转院审批流程:在定点医院(三甲医院)医保科领取《转诊申请表》→主管医师填写转诊意见→医院医保科主任签字盖章后→报医保中心医管科窗口初审→医管科科长复审→同意后转往上一级医院就诊并备齐相关材料→医保中心结算科录入费用明细→结算科报销统筹费用。

(2)异地安置审批流程:由单位专管员或参保人员到医保中心申请异地安置备案→在异地选定医院的门(急)诊、住院就医→持相关材料到医保中心进行费用录入与审核→打印结算单→审批并由财务科支付。

(3)异地急诊住院审批流程:异地急诊住院→医保中心电话备案→出院→持相关材料到医保中心进行费用录入与审核→打印结算单→审批并由财务科支付。

6.生育保险费用报销流程

参保单位持本单位职工生育费用报销有关材料到医保中心→生育科审核录入→打印生育保险待遇支付结算单→参保单位盖章→结算科审核→财务科审核→通过网银支付到参保单位账户→参保单位为职工个人发放生育费用。

7.工伤保险报销流程

参保单位持本单位职工工伤费用报销有关材料到医保中心→工伤科对用人单位申报资料进行审核录入→打印工伤保险待遇支付结算单→参保单位盖章结算科审核→财务科审核→通过网银支付到参保单位账户→参保单位为职工个人报销工伤费用。

二、医院医保科医疗管理

定点医疗机构是医疗保险系统中卫生服务的提供者,也是落实医疗保险政策的场所,与医院、医保经办机构、参保人员有关的大量事务需医院医保科来完成。医疗保险在医院的运行涉及多个环节,医院医保管理人员需掌握医疗保险政策,科学制定操作流程并规范实施,处理好来自医保经办机构和参保人员的各种事务。

(一)医院医保门(急)诊管理

1.门诊就医管理

(1)挂号:在我国当前的医疗机构运行模式下,挂号是患者门诊就医的第一个环节。随着医药卫生体制改革的不断深入,许多医院在传统的窗口挂号、即时就诊门诊模式的基础上开展了不同形式的预约就诊服务,如电话预约、网上预约、手工预约、院内自助机预约、手机短信预约及转诊预约等。同时,为了使预约诊疗与医疗保障制度有效衔接,一些省份在以全省或城市为单位的预约平台上建立了与医疗保险卡(包含银行卡功能)互通互联的挂号收费服务,患者可以使用医保卡完成挂号、就诊、交费等整个流程,实现信息互通,资源共享。医院应根据已联网的医保类型,设立不同的窗口,提高就诊效率,方便患者就医。

(2)就诊:定点医院的门诊通常有专科门诊,方便门诊、医保门诊、特需门诊等,参保人员可根据情况选择。门诊医保患者可分为门诊普通医保、门诊大病(或门诊慢性病、门诊特殊病、门诊统筹)医保、门诊公费医疗(包括离休)、门诊异地医保或新农合等患者类型。医务人员应诊真核对患者身份,对于行动不便的特殊患者确需他人代诊时,应做好相关记录。接诊医师需将患者的病情、检查、治疗、用药等情况完整记录在医保手册上,并查阅以往记录,避免重复检查、重复用药。开药时使用医保专用处方,注意药量及适应证不能超限,超价处方或检查需经有关人员审批。提示异地医保或新农合患者的门诊费用报销规定需咨询当地医保或新农合管理机构。

(3)化验、检查、取药:定点医院医务人员应坚持"以患者为中心"的服务准则,按照因病施治的原则,合理检查、合理治疗、合理用药,严格掌握各项化验检查的适应证,执行当地卫生部门规定的检查化验结果互认制度和门诊处方外配制度。医保处方应分类保存,有条件的医院药房应实行进、销、存的数字化管理,杜绝以药换药等行为。参保人员要求到定点药店购药时,医院应按规定提供外配处方。优化就医流程,减少各个环节的排队等候时间,及时回报检查化验结果,为参保人员提供优质高效的服务。

2.急诊就医管理

(1)定点医院医保科和急诊科工作人员需了解医保患者急诊就医的管理规定,核实患者身份。通常参保人员患危、急、重病时可就近急诊抢救治疗,也有的医保经办机构规定需选择医保定点医院。参保人员在外地或本地非定点医疗机构救治,一般需要在规定时间内向相应的医保经办机构备案,并保存相应的就医资料和收费单据以备报销。

(2)定点医院经治医师应当按照卫生行政部门规定规范书写急诊病历,做到用药处方、检查单与急诊病历记录相符,并在医保手册上记录本次就医内容。采用电子病历的医院,应保存电子信息,以备医保管理部门监督检查。参保人员病情稳定后应及时转到普通病房治疗。

3.门诊统筹就医管理

(1)门诊统筹是门诊医疗保险的一种实现形式,将参保人员的部分门诊费用纳入医保报销,由统筹基金和个人共同负担。门诊统筹的保障方式主要有门诊通道式统筹和门诊特定病(或称门诊慢性病、门诊大病)两种模式。此外,由财政或企事业单位筹资的公费医疗(保健干部)、离休干部门诊费用通常都由相应的管理机构统筹支付,无个人账户和封顶线限制,也是各级医保管理机构和医院需加强管理的内容。

(2)承担门诊特定病初审的医务人员应提供真实、可靠、准确的疾病证明材料,鉴定专家要严格遵守医疗保险的有关规定,秉公办事,严格审批。医保科工作人员要严把初审关,准确执行医保政策,确保所送达材料的真实性和完整性,公开、公平、公正,做好政策宣传,热情为参保人员服务。

(3)定点医院可为病情稳定的医保门诊特定病、离休干部、公费医疗患者提供一站式便捷服务通道。接诊医师应规范书写门诊大病诊疗手册,定时对患者治疗情况作阶段小结,所开的化验、检查、药品、治疗应符合医疗保险的有关规定,并记录在医疗手册内,不得超量、超病种、超范围用药。医保科应设立相应的门诊大病处方、诊疗审批和监督管理制度。医院对门诊大病处方和单据应单独保存备查。

4.医保窗口管理

(1)与医保患者有关的大量事务需医保科来处理,设置医保窗口可方便参保人员,完成接待咨询、医保慢病门诊、医保审批、出入院审核等业务。

(2)医保窗口人员应熟悉窗口服务内容和流程,注意沟通技巧,加强服务理念,提高解决纠纷和与相关部门协调工作的能力。

(3)医保窗口可为参保人员现场答疑解惑,并提供多种形式的医保知识宣传渠道,例如宣传栏、电子滚动屏、自助查询机、宣传单等,使各类医保患者了解就医流程,解决其就医中遇到的问题和困难。

(4)医保窗口可建立医保大病门诊绿色通道,派全科医师(或内科医师)出诊,出诊人员可相对固定,方便为门诊大病(或门诊慢性病、门诊特殊病)、公费医疗、离休干部开药和检查、治疗。患者也可持专用手册在各专科门诊就医,然后到医保窗口审核后计费。

(5)医保窗口可完成各种医保审批和审核功能。例如门诊慢病、公费医疗、离休干部等患者门诊大额处方和检查的审批;异地安置、工伤、生育患者的备案与门诊治疗审核;急诊报销、外转报销、门诊慢病申请鉴定等申报材料的接收;住院患者植入材料、血制品、人血白蛋白等特殊治疗和用药的审批等。

(6)医保窗口可进行出入院审核。医保入院审核应根据病种和入院原因区别医保、生育、工伤、普通患者等不同的患者类别和费用支付渠道,按病种付费的还应注意是否走该病种的费用支付方式,在入院证和信息系统中作出相应标识。出院审核应根据出院诊断再次鉴别患者类别和费用支付方式,并审核费用情况,发现问题及时协调处理,在出院前解决。对未联网结算的参保患者相关资料进行审核盖章,方便患者回当地报销医疗费用。

医保窗口审核注意事项:①医保、新农合住院应先审核医保本、卡与住院证信息是否一致,无误后在住院证上方加盖标识章。②下列情况不能按医保入院:美容整形,各种不孕症,打架斗殴,酗酒戒酒,戒毒,自残自杀,交通事故、工伤等。外伤患者职工医保需提供单位证明、离退职工提供单位或街道证明、学生提供学校证明。暂时未开来证明的可先办理普通住院手续,待出具证明后再办理"普通转医保"。③本市新农合入院时需持转诊表,没有的需在入院 7 天内补办,否则报销比例低于有转诊表的。外伤无论何原因均按自费住院,到市新农合中心审核报销。④本市新农合住院证上盖"新农合直补"章。全省其他市县新农合住院证上盖"新农合"章,并标注所在地市名称。⑤急诊转住院的患者,需急诊科先审核并在住院证上加盖"急诊转住院"图章后,本窗口才能加盖相应医保章,然后去财务窗口转医保。⑥"普通转医保(或农合)"的患者在本窗口盖章后,注意提示患者家属还需到财务窗口办理,更新电脑系统中该患者的医保(农合)信息。⑦符合市医保单病种的疾病要加盖"单病种"标识章。⑧异地来本市居住就医、工伤、生育等各种备案表、工伤治疗表,审核后加盖医保科图章。

(二)医院医保住院管理

1.医保入院管理

(1)入院审核:医保窗口应根据患者就医凭证和相关政策,进行入院前审核,确认参保人员身份与医保类型。入院审核的主要内容有:①接诊医师开入院证时,需核实医保(新农合)手册与患者本人是否相符,在诊疗手册上记录入院原因,应有明确的需住院治疗指征。对于外伤患者,应记录受伤时间、地点、原因等。②医保窗口工作人员根据身份证、医保(新农合)手册等证件,再次核实患者身份,并审核病种,在入院证上加盖相应的标识章。

(2)入院审核注意事项:①医保患者未带相关证件或证明的,可先按普通患者入院(告知科室按医疗保险患者管理),待证件齐全后尽快到医保窗口办理手续,转换成相应的医保类别。②因入院时不易判断或入院后病情有变化、出院前需重新界定支付类别的(例如生育与病理产科的界定、因出入院诊断不同需判断是否按单病种结算等),应能从信息系统中更改患者类别,并冲销和重新上传费用。③发现冒名住院或提供虚假外伤证明等违规情况时,应将其医保转成普通患者类别,必要时通知医保经办机构。④对于二次返院(即同一患者出院后再次入院)的间隔时间,一些经办机构有限制条件和审批流程,例如需大于 10 天,若未超过而再次入院则需符合一定的条件(例如出院后病情有变化,急、危、重症等),经医保经办机构或医院审批后方可办理或转成医保手续。⑤根据我国 2011 年 7 月 1 日起施行的《社会保险法》规定,"医疗费用依法应当由第三人负担,第三人不支付或者无法确定第三人的,由基本医疗保险基金先行支付。基本医疗保险基金先行支付后,有权向第三人追偿"。但在目前的医保运行实践中,政府和各医保经办机构尚未制定具体的实施办法,如果由医保基金先行支付,医院则有违规的风险,所以需和相关的医保经办机构协商解决。

2.医保在院管理

(1)严格出入院标准:按照卫生部门的《病种质量控制标准》,掌握出入院标准,不得挂床住院、轻病住院;对于在短时期内二次返院的医保患者病历应在入院记录中说明原因,不可人为的分解住院;参保人员住院后应将医保手册放在护理站保管,临床科室核对人、本一致后方可入住,出院时归还,严禁冒名住院;科室应在患者一览卡、床头卡上加盖分类标识章以方便管理;外伤患者的医保手册、证明材料、住院病历中记载的致伤原因应一致,若发现异常因及时核实解决。

(2)病历与计费管理:病历是患者就医过程中的重要记录,在一定程度上反映出医院的技术水平和服务质量,也是医保经办机构进行监督检查的主要途径之一,医院在医疗收费中执行卫生、物价部门《医疗服务项目价格》的情况,是监督考核和返还医疗费用的重要依据。因此,医疗保险对病历书写的准确性、全面性、完整性,以及医疗收费的合理性等方面提出了更高的要求。

一些医院设置有"出院患者费用审核处""医保费用审核处"等机构,或医保科有专人进行病历和费用的审核或抽查。

医保病历的检查重点有:是否符合出入院标准;费用、医嘱、报告单是否一致;使用药品和植入材料是否规范、限定用药是否符合要求等,即合理检查、合理治疗、合理用药、合理收费。医保患者住院病历中,主诉、现病史、既往史,以及病程记录,应详细描述病情转归、治疗方案的调整,转院治疗的患者应将前期用药情况详细记录在现病史中,以体现后续治疗的连续性及用药依据的完整性。因病情需要使用基本医疗保险目录范围以外的药品和诊疗项目时,医务人员应履行告知义务,向患者说明自费项目使用的原因、用量和金额,患者或家属同意后在《自费项目同意书》签字后方可使用。

(3)医保审批:根据不同的业务项目,医保经办机构通常设定医院医保科审批和初审两种权限。由医院医保科负责审批的项目一般有大额处方、血液制品、植入材料、特殊检查及治疗等;由医院医保科初审、医保经办机构审核的项目一般有门诊慢性病的鉴定和年审、异地外转就医的审核和费用报销;由单位医保专管员初审、医保经办机构审核的项目一般有异地安置、异地急诊、生育、工伤人员的就医审核和费用报销。医院医保科应根据各个经办机构对不同业务项目的政策规定、结合医保信息系统的操作流程,以及医院内部的业务流程,制定出科学、合理的审批制度,各级审批人员应认真审核把关,各业务经办人应将审批材料定期整理、归档备查。

(4)不同住院类型的管理。

1)家庭病床管理:家庭病床是指符合住院条件的参保人员,因本人生活不能自理或行动不便,住院确有困难而在其家庭或社区定点医疗机构设立的病床,一般由社区定点医疗机构提供管理服务。可以申请家庭病床的情况通常有:一是治疗型,诊断明确,可在家庭进行治疗、护理的患者;二是康复型,在出院后恢复期仍需进行康复治疗的患者;三是照顾型,包括疾病晚期,需要姑息治疗和减轻痛苦的患者,自然衰老、主要脏器衰竭、生活不能自理者;四是等待入院型,择期手术的患者可以先进行术前检查或治疗,等到病床空出,就可以直接进行治疗及手术,减少住院的时间,加快床位周转率,减少部分住院费用(例如床位费、护理费、空调费等)的支出。

医保患者家庭病床管理办法:为了规范市医保家庭病床患者的管理,加强用药和诊疗管理,特制定本办法。①市医保患者可办理家庭病床的病种有脑血管意外后遗症、恶性肿瘤晚期、骨折牵引。②办理家庭病床时由主管医师在医保手册上详细记录病情和入院指征、治疗方案、需用药品名剂量。参保人员须持家庭病床审批表、入院证,经我院医保办和市医保中心批准后,可办理住院手续。③家庭病床每次住院不得超过两个月,逾期需继续治疗者,重新办理有关手续。期间不得同时在其他科室住院治疗,一般不得跨科室、跨病种开药。④市医保家庭病床由主管医师所在病区管理,主管医师需为家庭病床患者建立简单病历,内容包括:入院记录、(巡诊)病程记录、长期(临时)医嘱、各种检查、化验结果、出院记录。⑤取药、记账在该科室护理站进行,家庭病床建床费和巡诊费按医疗收费标准执行。⑥市医保家庭病床出院病历由住院科室送病案室进行统一管理。

家庭病床服务是我国初级卫生保健的一种重要组织形式,在许多省市已纳入基本医疗保险支付范围。医保经办机构对家庭病床每一建床周期一般规定在2~6个月之内,确需继续治疗的,须重办登记手续。定点医疗机构对家庭病床应建立规范化管理要求,包括家庭病床建床、撤床条件,会诊、转诊条件,病案文书,查房内容和程序,医务人员工作职责,医疗风险防范措施,医保管理规定等。

2）日间病房管理：日间病房是根据常见病、多发病经简短观察治疗即可出院的特点，专为该类患者设计的短、平、快式医疗服务。日间病房是目前国外比较流行的新型治疗模式，在国内一些医院也已经开展，常见的有日间手术病房、日间化疗病房等。这种新模式能够缩短患者无效住院时间，减轻患者经济负担，提高床位使用率，有效缓解"住院难"的问题，提高医疗资源的有效利用率。

推行日间住院模式有利于医改的顺利进行，深入开展日间病房更需医保的支持。目前一些省市的医保经办机构已将日间病房费用纳入医疗保险支付范围，定点医院需协调并明确各类医保政策以确保日间模式的顺利开展。在支付方式上，有的地区按"门诊统筹"或"特殊门诊"类别报销医疗费用，有的地区按普通住院对日间病房费用进行结算。定点医院对日间病房应实行病房化管理，建立日间病房管理制度，积极探索与日间病房管理相适应的新机制。例如建立以临床路径为指南的标准化诊治流程、患者准入制度、离院评估制度、医保报销办法等管理制度，全面保障医疗质量和医疗安全。

医保日间病床管理办法：①手术医师确定患者适合做日间手术，开具术前检查单（包括血常规、凝血系列、肝肾离子、血糖、术前免疫、尿常规、心电图、胸片等）、住院证、手术通知单。②患者做术前检查。出结果后，持检查结果到麻醉科门诊进行麻醉术前评估。③患者持住院证、手术通知单、各项化验结果、麻醉评估单到日间手术部预约处预约手术。④确定手术时间后，预约处护士通知术者并对患者进行术前宣教。⑤手术当日患者按规定时间到达日间手术部病房，护士接诊，医师查看患者，签署手术知情同意书，开具术前医嘱。护士根据医嘱为患者做术前准备（备皮、皮试等）。⑥术前准备完善后，进入手术室进行手术，手术结束回病房进行观察和治疗。⑦次日医师进行出院评估并作出院指导，患者办理出院手续，离院。⑧术后连续三天对患者进行随访指导并记录。

3）单病种管理：单病种付费是指医院对单纯性疾病按照疾病分类确定支付额度的医疗费用支付方式，其理论基础和方法学是循证医学和临床路径。单病种付费方式降低了患者的医疗费用，主要针对诊断明确、技术成熟、治疗流程和效果可控性强的外科常见病和多发病，疾病复杂多变、病种价格测算复杂等原因影响到单病种限价的持续推行。医院医保科需与医务科协作，健全落实诊断、治疗、护理各项制度，通过对患者入院诊断、手术、治疗、费用、住院日等信息的跟踪监控，根据临床路径的实施情况，为临床科室及时反馈相关信息，结合医保按病种付费制度，在确保医疗质量的前提下，合理控制医疗费用。

医保单病种管理办法：①根据省、市医保中心的单病种支付政策，建立以临床路径为指导的单病种管理模式，制定单病种质量管理有关制度。②职能科室提供单病种管理相关数据，指导科室建立并完善单病种诊疗方案并确定诊疗项目。医务科负责单病种质量控制；病案室负责单病种的病历首页规范管理、单病种病案统计；护理部组织制定单病种护理规范及工作流程；信息科负责单病种相关程序的改进。③定期召开讨论会，协调相关部门和人员，解决实施过程中遇到的困难。④定期检查考评，纳入医院绩效考核管理。⑤各科室成立单病种质量管理实施小组，负责本科室工作人员单病种相关知识培训，落实单病种实施管理办法，进行单病种诊疗质量及费用控制等工作。⑥单病种质量控制的主要措施：按照临床路径管理要求和医保费用指标，严格执行诊疗常规和技术规程，控制医疗费用；健全落实诊断、治疗、护理各项制度；合理检查，使用适宜技术，提高诊疗水平；合理用药、控制院内感染；加强危重患者和围术期患者管理；调整医技科室服务流程，控制无效住院日。⑦单病种质量控制指标主要有：诊断质量指标，出入院诊断符合率、手术前后诊断符合率、临床与病理诊断符合率。治疗质量指标:治愈率、好转率、未愈率、并发症发生率、抗生素使用率、病死率、一周内再住院率。住院日指标:平均住院日、术前平均住院日。费用指标:平均住院费用、每床日住院费用、手术费用、药品费用、检查费用。⑧定期考核限价病种的入院人数、平均住院天数、费用构成、治疗效果、患者满意度等指标,进行单病种限价效果评价。⑨实施病种及费用标准(略)。

4)专科疾病管理:为合理使用医保基金,一些医疗保险经办机构对专科医院中的专科疾病实行按床日付费结算管理,例如精神专科疾病。床日费医保基金支付标准按专科定点医疗机构级别或病种制定,根据物价变动等因素做适当调整。专科医院医保科应制定相应的管理办法,例如防止虚记床日天数等违规现象;对因患躯体性疾病等原因造成医疗费用过高的特殊病例,应向医保经办机构特殊申报审核;向医保经办机构争取合理的床日费支付标准。

5)生育保险管理:在社会医疗保险制度中,生育保险与医疗保险属不同的险种,而在新农合制度中则通常为统一管理。因此,医院应根据不同的生育保险医疗费用结算有关文件,制定相应的管理办法,进行出入院流程设计和实施相应的临床路径,各级医师应严格执行相关规定,患者出院时执行相应的支付方式。

6)工伤保险管理:医院工伤管理涉及的科室有医务科、医保科、外科、康复科等。与医疗保险、生育保险类似,工伤保险管理也需根据不同的工伤保险管理机构的政策制度,制定相应的管理办法。例如:入院时注意区分医疗保险与工伤保险;是否属联网结算;提示工伤保险参保人员到相应的省、市医保工伤科履行鉴定和备案手续,确保患者正常享受工伤待遇;患者住院后,各级医师应严格执行相关规定,合理检查,合理用药。

医院工伤保险管理办法:①住院登记,医保窗口应先对患者身份(工作证、身份证等)和工伤证明进行核实,在入院证上盖"工伤"章。由于工伤未实行联网结算,工伤患者全额交纳住院押金。②住院科室对工伤患者身份进行核对,工伤信息记录齐全,保证工伤职工医疗资料的真实性。③主管医师按照工伤保险目录实施治疗,确因伤情需要需使用目录外的特殊检查、医疗、用药时,由患者或家属签署自费同意书方可使用。危重抢救可先施治,但应在事后补办手续。④严格掌握入出院标准,对于符合出院指征者应及时安排工伤职工出院,严禁挂床住院。⑤因限于技术和设备条件不能诊治的工伤或职业病,可办理转诊、转院手续。由主管医师填写《转外审批表》,科主任签字,医保科盖章,报社保中心工伤科批准后方可转上级工伤定点医院。

3.医保出院管理

医保患者出院前,临床科室应注意出院带药不可超范围超量、核对医疗费用清单和医保支付方式等事项;对于未联网结算的异地医保、新农合患者,应提示其备齐费用报销材料并到医保窗口审核盖章;参保患者符合申请门诊大额疾病的,出院后复印住院病历到医保科审核申报。也可将注意事项印刷在出院证或专用宣传单上,方便患者及时查阅。

(三)医院医保转院管理

1.双向转诊

双向转诊是指在城乡基层医疗卫生机构(即患者所在地的城市社区卫生服务中心和农村乡镇卫生院)首诊的危重和疑难病症患者,及时转到具备相应条件的医院(包括城市的大医院和农村的县级医院),并将在医院经治疗病情已稳定需要康复的患者和被确诊需要长期治疗的慢性病患者及时转基层;双向转诊有时也可包括城市的大医院和农村的县级医院之间的互转。建立双向转诊制度的出发点是让一般常见病、多发病在基层卫生服务机构就可以得到解决,大病等疑难杂症在大中型医院或专科医院进行诊治,实现患者的合理分流,真正实现"小病在基层,大病在医院"的合理格局。

基本医疗保险的可持续发展也面临人口老龄化和慢性病带来的挑战,影响医保基金的安全,因此促进基本医疗保险与双向转诊有机结合,在优化卫生资源配置、促进患者合理分流、降低医疗费用、节约医保资金等方面具有重要意义,有利于医疗保障制度的改革。卫生和人社部门通过在不同级别医疗机构就诊实行不同的收费标准、起付线、报销比例等方式来引导患者,还有的地区通过确定首诊和转诊医院的方式来分流参保人员就医。在目前的实际操作中,即使在同一统筹地区内转诊转院,也需在不同的医疗机构间重新办理出入院手续。基层医疗机构和医院应根据双向转诊的标准和流程,制定相应的管理办法。

2.异地转诊

异地转诊是指当地医疗机构无能力、无设备诊治的疾病,经医保经办机构批准,转往异地更高级别医疗机构诊治的一种行为。随着社会经济水平的发展,人们对医疗服务质量和技术水平的要求也越来越高,转院已成为临床中的常见现象。目前,参保人员向统筹地区以外的医院转诊,很多无法实现联网结算,需要患者先按自费结算,出院后回当地报销医疗费用。对于省会城市大中型医院特别是三甲医院来说,既有来自本省各市县的上转患者,也有转往异地(特别是北京、上海、天津、广州等地)的本省患者,因此医院医保科应医院应根据不同医保经办机构的转诊管理制度,制定相应的管理办法。

参保人需要转诊到外地就医,一般需由主管医师提供病历摘要,提出转诊理由,填写转诊申请表,经科主任签署意见,送医保科审核并加盖公章,到医疗保险经办机构核准。转诊转院就医管理的关键是把好转诊条件关、转诊资格关和费用审核关。要求严格掌握转诊的条件,一是经当地最高水平的会诊仍未确诊的疑难病症;二是当地无设备或技术诊治抢救的危重伤者。转诊资格必须严格控制,原则上只有统筹地区最高级别的综合和专科定点医疗机构才有提出转诊的资格。费用审核主要是要求参保人提供较齐全的材料,包括住院病历复印件、疾病诊断证明书、费用明细清单、有效收费收据和医疗保险证件等,对属于基本医疗保险统筹基金支付范围内的住院医疗费用,按当地有关规定审核报销。

三、参保人员就医管理

医疗保障能够在人们因疾病、工伤、患职业病、生育需要医疗服务和经济补偿时,向其提供必需的医疗或经济补偿,因此它不仅关系到千家万户而且关系到社会安定和经济发展。定点医疗机构是医疗保险系统中卫生服务的提供者,也是落实医疗保险政策的场所。医院医保管理者需制定各种医保流程并规范实施,为各类医疗保障人群就医提供良好的服务。

(一)参保人员门(急)诊就医

从医院医保部门管辖的医疗保障人群看,归属人力资源与社会保障部门管理的省、市医保大部分实现了属地内的联网结算,方便了参保人员,对医院的制约性也较大;而行业医保、异地医保、新农合等联网率则较低,参保人员就医报销不便,医院的相应管理也较难规范。基本医疗保险和新农合都实行属地管理,医保经办机构的多重性带来了医疗保险政策的复杂性,各类参保人员的管理办法、享受待遇和结算方式各不尽相同,使医院的管理难度加大。在全民医保的形势下,发展趋势应是构建一体化社会医疗保险体系,整合基本医疗保险和新农合医疗基金,实现跨区域统一结算。建议政府对医疗保险统筹安排、合理规划、加快信息化建设,以更有利于参保人群就医和医疗机构管理。

无论是医保还是新农合患者,对于定点医院来讲,基本上都可以分为信息系统联网和未联网两大类型。已联网的多为属地内的医保和新农合经办机构,例如省、市医保中心和市新农合管理中心,医院与其建立了各自的信息接口系统,签订了医疗服务协议,在就医和结算等方面都极大地方便了参保人员,对医院的监督管理制约性也较强;未联网的主要为行业或单位(如电力、铁路系统)医保、异地医保、异地新农合等,参保人员就医和费用报销不便,医院的相应管理也较难规范,一般只能通过提供就医凭证和转诊表审核、病历复印、费用清单打印等方式来做好医保相关服务。

对于各类参保人员来说,到医院就诊需最先了解的是就医流程和支付政策。医院医保科可应用简单明了的流程图、通俗易懂的文字描述等进行医保宣传。

(二)参保人员住院就医

1.保健干部、省医保、市医保、市新农合参保人员

省直管单位医保(省医保、铁路医保)、市医保(职工医保、居民医保、离休干部)参保人员、省保健干部在我院就医实行联网结算。

(1)入院:患者或家属持入院证、医保手册、医保卡在门诊大厅的医保窗口办理审核手续,然后在财务出入院窗口办理入院。中午、夜间、节假日期间医保窗口不开放时,可直接到急诊室的财务窗口办理入院手续,但需事后尽快到医保窗口补审核。

外伤患者入院时需由单位(居民医保由社区或学校)开具外伤证明,内容包括受伤原因、地点、经过,并加盖公章。车祸、工伤等有第三方责任的不能按医保入院。暂未开出单位证明的,可先办成普通住院,开具证明经审核后可办理"普通转医保"。

"普通转医保"需在入院后24小时内办理(节假日顺延),适用于因入院时未带医保手册(医保卡)、未开具外伤证明、急诊转住院、网络故障等原因先办成自费住院的参保人员。办理流程为持住院证、医保手册、医保卡、外伤者持外伤证明,先在医保窗口审核,然后到财务出入院窗口办理。转医保后可将入院后发生的普通费用自动转为医保费用。

(2)目前每个医疗年度内,省、市职工医保基本医疗保险统筹基金最高支付金额为8万元,市居民医保最高支付金额为7万元,省保健干部、市离休干部不设封顶线;省医公务员医疗补助最高支付限额为30万元(合计38万元),市职工医保大病医疗保险最高支付限额为32万元(合计40万元),市居民医保补充医疗保险最高支付限额为33万元(合计40万元)。

(3)市居民医保未成年人先心病和白血病补充医疗费用支付:凡参加市居民医保的未成年人、大学生、新生儿均可享受此待遇,病种为先天性房间隔缺损、先天性室间隔缺损、先天性动脉导管未闭、先天性肺动脉瓣狭窄、第一诊断为标危或中危的急性淋巴细胞白血病、第一诊断为急性早幼粒细胞白血病。凡符合条件的参保患者,由接诊医师鉴定并填写《市城镇居民医疗保险未成年人(大学生)重大疾病审批表》,到医保办公室备案并上传相关信息,办理住院手续。出院时基本医疗费用和补充医疗费用都能联网即时结算。

(4)省保健干部、省医保、市医保患者住院期间使用植入材料、血制品、人血白蛋白,需由临床科室主管医师填写"特殊就医申请表",附相关材料(如植入材料申请单、化验单、手术记录、病危通知书、抢救证明等相关材料),经医院医保办公室审批后才能记入住院费用中。

(5)省、市医保患者住院期间因本院条件所限或设备故障,需到外院检查治疗时,由科室开具外出检查治疗单,到医保科审核备案后,可将外检费用转入住院费用中。

（6）患者在院期间请及时核对一天清单,根据科室的通知及时补交押金,有疑问及时咨询解决。

（7）出院患者或家属持出院证、医保卡、全部押金条,到门诊大厅出院窗口办理出院结算手续,一般只需支付自付费用。市医保患者"进入大病"和"单位欠费"（以出院结算时为准）的费用由患者先行垫付,出院后到市医保中心报销。

（8）本市新农合患者可联网直报（外伤除外）。入院时持住院证、转诊表、身份证（或户口本）、新农合证在本窗口审核盖章,出院时携相关材料到病案室办理补偿材料邮寄手续,其他手续同上述出入院流程。

2.异地新农合、异地医保、托管医保、商业医保等参保人员

异地新农合、异地医保、托管医保、商业医保等与我院未联网的参保类型需按全自费结算,入院前请咨询参保地区的新农合或医保中心,看是否需提前办理转诊或备案手续,出院后带相关资料回当地报销医疗费用。

（1）入院:新农合、异地医保、托管医保、商业医保患者入院时,持医疗手册、入院证在门诊大厅医保窗口审核,入院证上加盖相应标识图章,然后到财务入院窗口缴纳押金,办理入院。

（2）经医师诊断,符合新农合重大疾病条件的患者,应先回当地新农合管理中心办理审批手续后,持《重大疾病审批表》到医保办公室办理重大疾病门诊或住院治疗手续。我院承担的省新农合重大疾病病种:儿童急性淋巴细胞白血病、儿童早幼粒细胞白血病、儿童先心病、乳腺癌、结肠癌、直肠癌、食管癌、胃癌、肺癌、急性心肌梗死、Ⅰ型糖尿病、脑梗死、唇腭裂、血友病、慢性粒细胞白血病。（儿童的年龄为 0～14 周岁）。

（3）儿童先心病患儿符合条件的,可向爱佑基金会申请免费治疗项目。

（4）出院:患者或家属持出院证、全部押金条,到门诊大厅财务出院窗口办理结算。

（5）准备报销材料:患者或家属持相关资料到医保窗口审核,一般需以下资料,具体以参保地区的规定为准。①费用汇总单:由住院科室护理站打印,医保窗口盖章。②转院转诊表:由参保地开出（有的地区无须此表）,医保窗口盖章。③诊断建议书:由主管医师开出,在门诊办公室窗口盖章。④病历复印件:到病案室办理,可出院时预约邮寄,也可出院两周后复印。⑤出院结算单:在财务窗口办理出院结算后交患者,请妥善保存。⑥出院证:由主管医师开出。

（6）备齐相关资料后回参保地报销医疗费用。

（三）参保人员异地就医

参保人员异地就医主要有因病情需要转外地治疗,长期在外地工作、生活的异地安置,以及因出差、探亲、旅游等在异地急诊住院三种形式。如果两地之间已实现实时结算,则可以在履行有关手续后在出院时同参保本地人员一样只支付自付费用;在未实现异地联网结算的情况下,医疗费用须先全自费垫付,出院后按各医疗保险经办机构规定的结算办法和标准执行,凭单位证明、诊疗手册、住院病历复印件、诊断证明书、费用明细清单和出院发票,给所在单位医保专管员审核后统一到医保经办机构按规定报销。

随着人们经济条件和生活水平的提高,对医疗条件的需求也越来越高,加之此地区基层医疗卫生条件和水平的滞后,自愿转诊的人群增多,如果外转审批只有"本地无法医治"一种情况可转,极易引起参保人员与医院的矛盾,可建立"本地无法医治"和"自愿转诊"两种模式,自愿转诊的报销比例低于本地无法医治,这样可减少外转审核中的矛盾和医院与医保中心的压力,与时俱进,提高医保患者满意度,为参保人员提供优质服务。

（崔华蔚）

第五节　医院医疗保险审核护理人员的工作流程

一、患者住院期间的检查、治疗问题

患者做所有检查应有医嘱、报告,大型检查如 CT、MRI 等,病历中应有记录。不做与患者本次住院疾病诊断、鉴别诊断、治疗原则制定和疗效观察无关的化验检查,不进行无临床意义的重复检查或雷同检查。

二、患者到外院检查问题

如需明确诊断必须进行的检查,而本院又未开展,经主治医师应向医院管理部门提出申请,经医院管理部门批准后方可建议患者外出检查、治疗。经批准同意外出检查、治疗的项目,医师应告知患者外出检查、治疗费用如何处理。外出检查、治疗项目属于医疗保险支付范围内的,嘱患者先在外院自费缴付,回院后由所住医院记账,退现金给患者。外出检查、治疗项目不属于医疗保险支付范围内,或外出检查、治疗单位不是医疗保险定点医疗机构的,外出检查、治疗费用由患者自己承担。

三、药品限定支付范围

医疗保险药品目录中在"备注"一栏标有"△"的药品,为限定在门诊使用时由基本医疗保险基金按规定支付的药品。工伤保险用药不受此限定。

"备注"一栏标为"限工伤保险"的药品,是仅限于工伤保险基金支付的药品,不属于基本医疗保险基金支付范围。未作此限定的药品,既属于基本医疗保险基金支付范围,也属于工伤保险基金支付范围。

医疗保险支付范围以内限适应证使用药品的使用"备注"一栏标注了适应证的药品,是指基本医疗保险、工伤保险的参保患者,在出现符合适应证限制范围的情况下,使用该药品所发生的费用可以按规定支付。限适应证使用的药品所限适应证的意义:在所限适应证范围内使用时医疗保险可以支付,在所限适应证范围外使用时医疗保险不予支付,但并不意味着临床不能使用。因此限适应证使用药品在使用中有两个层面的含义:①所限适应证以内使用,使用意义和操作办法与医疗保险支付范围以内其他药品相同。②所限适应证以外使用,使用意义与医疗保险支付范围以外药品相同。如白蛋白,医疗保险支付适应证为低蛋白血症,其意义就在于当一个医保患者临床诊断有低蛋白血症时,医师可以把白蛋白作为医疗保险支付范围以内药品使用。而当患者未被诊断有低蛋白血症,而是因为其他原因使用白蛋白时,医疗保险不支付该患者因使用白蛋白而发生的费用,因此医师需把白蛋白作为医疗保险支付范围外药品使用。

四、医保患者出院、入院流程

(一)登记

参保人,确需住院治疗的,患者持住院票到住院窗口登记。

2008年10月,城镇居民医疗保险全面展开,无卡期间如需住院的,住院前必须持定点医院医师开具的诊断疾病证明去所在区社保中心居民医保科开具无卡证明。

(二)审核

患者的身份证、医保卡、医保卡正在办理的由区医保办开具无卡证明之后需要登记,防止冒名住院或挂名住院。

(三)转院

如有转院情况(患者在转出医院尚未结算完毕就在转入医院住院的),操作步骤如下。

(1)进入医院系统→普通人员住院→住院登记维护。

(2)输入住院号→撤销上报→修改住院日期(以上个医院所结算日期为准)→保存。

(3)如果需转我院治疗者,在办理住院登记时必须持前一个医院结算时开具的结算单,结算单中治疗效果若是"转院治疗",则进入普通人员住院登记维护,撤销上报登记,然后将接诊方式改为"市内转院",最后保存。

(4)参保人员病历首页必须选择"市医保",否则身份不符,审核时患者参保不予确认。

(5)根据济南市医疗保险办的规定,下列情况不能走医保:①外地医保患者;②工伤;③生育(生育前的流产、取放环、产褥感染、保胎);④自杀、自残、打架致伤;⑤美容整形;⑥交通事故。

(四)下载急诊费用

为了规范参保人员医保卡的使用,急诊发生费用时必须刷卡消费,急诊转住院者,出院审核时急诊费用才可下载报销。如下列情况:①调用本地组件出错,医保机构不允许消费,提示:医保中心不存在此卡。这时应该作废登记,再重新登记,急诊费用方可下载、审核。②医保中心常规先审核急诊费用发票总数是否与微机所下载急诊费用总数相符,如情况不符,再从系统中下载转急诊;由于程序还不完善,住院当天发生的急诊费用经常下载不下来以及我们审核时下载的急诊费用总数与所转的押金总数不符时,应及时与网络中心联系给予处理。

(五)对应

(1)首先审核账页是否有错误,审核床位记账情况,根据济南市医疗保险办规定,应报销床位费定额以外的属于参保人员自费。如有病房自行更改应及时与此病房联系予以纠正,并扣此病房管理分给予惩罚。

(2)建立医保诚信体系:加大患者医疗消费信息的透明度,参保人员住院期间,定点医疗机构应向患者提供费用明细单;超标准的床位费及发生"三大目录"外的费用,应征得参保人员或家属的同意,并在"超范围自费项目协议书"上签字;参保人住院期间可持医院发的查询卡在查询机中查看每天发生的各项费用是否正确,如有错误及时与病房联系更改。

(3)根据济南市医疗保险办规定:参保患者出院一般不准带药,确需带药者定点医疗机构要严格控制,一般不得超过7天的量。如有违反规定者应及时与病房联系给予退除多余带药,给予整顿、管理,让医疗保险规定更加规范化。

(4)审核治疗费及检查费,根据济南市医疗保险办规定:参保人员出院不允许带各项治疗项目及检查项目,如出院审核时发现有疑问应及时与有关科室纠正、解决,多者给予退除,再让此病房强化学习济南市医疗保险办的规定政策。

(5)在对应审核医疗项目时,如果出现对应不符时,应及时与有关科室部门联系解决。

(6)因限于技术和设备条件本院不能做的检查项目,参保人需要去外院做检查,患者出院时必须持此科室主任填写并签字的申请表,再由院医保办主任签字后,医保中心才给予记账、审核报销。

（7）出院审核时所存在的问题：病案合格后办理出院手续，并记录所存在的问题，及时与有关人员沟通和反馈，规范各级医务人员的日常行为。审核人员严格审核出院病案，把差错消灭在萌发状态，从源头上杜绝错收费现象，以更规范各级医务人员行为，使审核结算更加完善。

（8）根据济南市医疗保险办规定：对于参保人员出院后15天内因患同一种病确需二次住院的，这种情况须持所在医院主治医师开具的再次住院的诊断证明以及上一次住院病历等相关材料到济南市医疗保险经办机构备案方可。

（六）出院结算

经过医保中心认真严格审核无误后，办理结算。根据济南市医疗保险办规定的制度结算如下。

（1）城镇居民医疗保险"无卡结算"。

（2）如有转院情况，参保人必须持主治医师开具的转院通知单，结算时点"转院治疗"。

（3）如有死亡患者，结算时点"死亡"，并征得其家属同意将医保卡金额全部退出。

（4）如有参保人结算时程序出现故障，当日无法结账，能正常结账时一定修改出院日期。

五、患者就医流程

医保急诊就医流程如图10-1所示，医保住院的就医流程如图10-2所示。

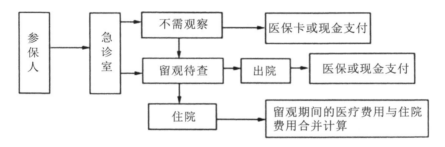

图 10-1 急诊就医流程

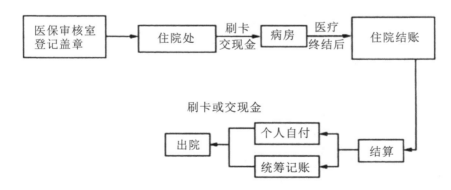

图 10-2 医保住院就医流程

（崔华蔚）

参 考 文 献

[1] 于红,刘英,徐惠丽,等.临床护理技术与专科实践[M].成都:四川科学技术出版社,2021.

[2] 兰洪萍.常用护理技术[M].重庆:重庆大学出版社,2022.

[3] 任丽,孙守艳,薛丽.常见疾病护理技术与实践研究[M].西安:陕西科学技术出版社,2022.

[4] 万霞.现代专科护理及护理实践[M].开封:河南大学出版社,2020.

[5] 王秀琴,肖靖琼,王芃.护理技能综合实训[M].武汉:华中科技大学出版社,2021.

[6] 尹玉梅.实用临床常见疾病护理常规[M].青岛:中国海洋大学出版社,2020.

[7] 任潇勤.临床实用护理技术与常见病护理.[M]昆明:云南科技出版社,2020.

[8] 刘峥.临床专科疾病护理要点[M].开封:河南大学出版社,2021.

[9] 张纯英.现代临床护理及护理管理[M].长春:吉林科学技术出版社,2019.

[10] 潘红丽,胡培磊,巩选芹,等.临床常见病护理评估与实践[M].哈尔滨:黑龙江科学技术出版社,2022.

[11] 陈春丽,任俊翠.临床护理常规[M].南昌:江西科学技术出版社,2019.

[12] 高淑平.专科护理技术操作规范[M].北京:中国纺织出版社,2021.

[13] 张世叶.临床护理与护理管理[M].哈尔滨:黑龙江科学技术出版社,2020.

[14] 涂英.基础护理技能训练与应用[M].北京:科学出版社,2021.

[15] 肖芳,程汝梅,黄海霞,等.护理学理论与护理技能[M].哈尔滨:黑龙江科学技术出版社,2022.

[16] 刘爱杰,张芙蓉,景莉,等.实用常见疾病护理[M].青岛:中国海洋大学出版,2021.

[17] 孙丽博.现代临床护理精要[M].北京:中国纺织出版社,2020.

[18] 张俊英.精编临床常见疾病护理[M].青岛:中国海洋大学出版社,2021.

[19] 姜雪.基础护理技术操作[M].西安:西北大学出版社,2021.

[20] 李秋华.实用专科护理常规[M].哈尔滨:黑龙江科学技术出版社,2020.

[21] 王春燕,闫庆红,丁爱萍.护理诊断与管理[M].长春:吉林科学技术出版社,2019.

[22] 李艳.临床常见病护理精要[M].西安:陕西科学技术出版社,2022.

[23] 李峰.护理综合实训教程[M].济南:山东大学出版社,2021.

[24] 吴旭友,王奋红,武烈.临床护理实践指引[M].济南:山东科学技术出版社,2021.

[25] 张晓艳.临床护理技术与实践[M].成都:四川科学技术出版社,2022.

［26］王艳.常见病护理实践与操作常规［M］.长春:吉林科学技术出版社,2020.

［27］吴欣娟.临床护理常规［M］.北京:中国医药科技出版社,2020.

［28］沈燕.实用临床护理实践［M］.北京:科学技术文献出版社,2019.

［29］王婷,王美灵,董红岩,等.实用临床护理技术与护理管理［M］.北京:科学技术文献出版社,2020.

［30］张蕾.实用护理技术与专科护理常规［M］.北京:科学技术文献出版社,2019.

［31］陈素清.现代实用护理技术［M］.青岛:中国海洋大学出版社,2021.

［32］邵小平,杨丽娟,叶向红,等.实用急危重症护理技术规范［M］.上海:上海科学技术出版社,2020.

［33］金莉,郭强.老年基础护理技术［M］.武汉:华中科技大学出版社,2021.

［34］张苹蓉,卢东英.护理基本技能［M］.西安:陕西科学技术出版社,2020.

［35］高正春.护理综合技术［M］.武汉:华中科技大学出版社,2021.

［36］王小明.细节护理在内科护理中的应用疗效观察［J］.中西医结合心血管病,2019,7(26):108.

［37］石静静.浅谈护理工作中的人性化护理［J］.医药卫生,2019(5):137.

［38］吕忠艳,孙敏,刘雪君.评价并分析支气管扩张症患者的临床护理效果［J］.中国医药指南,2020,18(4):255-256.

［39］李秋.临床护理路径在支气管哮喘护理中的应用及其对肺功能的改善效果［J］.中华养生保健,2021,39(1):16-18.

［40］张素红,周莉娅,黄晓哲.呼吸内科护理管理中临床护理保护的应用效果研究［J］.现代医药卫生,2020,36(2):260-262.